中医辨证施治与康复理疗

张克江　等 主编

上海科学普及出版社

图书在版编目（CIP）数据

中医辨证施治与康复理疗／张克江等主编.—上海：上海科学普及出版社，2023.9
ISBN 978-7-5427-8617-3

Ⅰ.①中… Ⅱ.①张… Ⅲ.①辨证论治②中医学–康复医学 Ⅳ.①R241②R247.9

中国国家版本馆CIP数据核字（2023）第254490号

统　　筹　张善涛
责任编辑　陈星星
整体设计　宗　宁

中医辨证施治与康复理疗

主编　张克江　等

上海科学普及出版社出版发行

（上海中山北路832号　邮政编码200070）

http://www.pspsh.com

各地新华书店经销　　山东麦德森文化传媒有限公司印刷
开本　787×1092　1/16　印张　23　插页　2　字数　589 000
2023年9月第1版　　2023年9月第1次印刷

ISBN 978-7-5427-8617-3　定价：198.00元
本书如有缺页、错装或坏损等严重质量问题
请向工厂联系调换
联系电话：0531-82601513

编委会

前言

　　《中医辨证施治与康复理疗》是一本涵盖多种常见疾病及其相应中医特色疗法的实用性书籍。全书除了系统地介绍了各科室常见疾病的病因病机、诊断、鉴别诊断、辨证论治等内容，也综合地阐述了临床常见疾病的康复理疗。

　　本书是多位专家的临床经验和学术总结，书中各病症的经验方、食疗方及偏方绝大多数为工作经验，部分参考古人及现代研究。必须说明的是，本书中列出的所有方药均需在有临床经验的医师指导下使用。

　　本书的编写强调科学性，尽力保持中医特色，吸取现代科学知识，既体现继承性，又突出创新性，可作为临床医疗及教学的重要参考书，适合临床医师、基层医师及全科医师临证学习、参考和应用。

　　中医药学是一个伟大的宝库，我们要有民族自豪感，珍视和研究这个宝库，为人类防病治病、健康长寿做出伟大的贡献。本书的出版不仅丰富了中医学的治疗，同时体现了对中医的传承及创新。因本书是第一次详细论述各科常见疾病的辨证论治与康复理疗，难免有不足之处，恳请广大读者不吝指正。

《中医辨证施治与康复理疗》编委会

2023 年 7 月

目录

第一章

眼科疾病的辨证施治

第一节 外伤性白内障

外伤性白内障指眼部受锐器刺伤或钝器击伤,或头部遭受剧烈震击,以及辐射、电击等损伤所引起的晶状体的混浊。临床上除晶状体发生混浊外,常同时发生眼部或其他组织器官的损伤。晶状体遭受伤害后发生混浊的时间长短不等,预后的好坏多与损伤程度有关。外伤性白内障患者多见于儿童、青壮年男性和战士。

根据本病的特点,《秘传眼科龙木论》所称的"惊震内障"、《审视瑶函》所称的"惊震翳"与本病相当。

一、病因病机

(1)眼部遭受钝器,气血失和。

(2)晶状体受锐器刺伤,珠损膏凝。

(3)晶状体受电、热伤害,清纯之气失运。

二、临床表现

钝器伤致晶状体混浊者,可见虹膜瞳缘色素即附于晶状体表面,成断续之环状,相应部晶状体囊下出现环形混浊,或挫伤之外力通过房水传导直接作用于晶状体引致混浊。锐器伤致晶状体浑浊者,可见眼球壁穿孔,或皮质碎片堵塞房角,可能继发青光眼。辐射或电击致晶状体混浊者,混浊常开始于后囊、后囊下皮质,或前后囊及其下皮质均受累。无论何种致伤原因,患者均视力下降,下降程度视外伤情况而不同。

三、诊断要点

(1)眼部受锐器、钝器挫伤史,或头部曾遭剧烈震击史。

(2)同时伴有头面部外伤,或无明显外伤。

(3)晶状体在受伤当时或潜伏期后发生混浊。

四、实验室和其他辅助检查

(一)了解病史

了解受伤的情况,检查并记录损伤物的性质、大小、受伤时间及地点。

(二)就诊时的远视力、近视力、矫正视力检查

视力检查主要以测远视力为准,采用小数视力记录法。为了检查方便,可将视力表的 0.1 及 0.3 之 E 字剪下,做成硬纸板卡,检查者可随身携带。

1.检查方法

检查应用此二卡,在足够明亮处被检查者与视力卡相距 5 m,遮盖一眼看 0.3 卡,E 字方向任意调换,若有一眼能看到 0.3,即不属视力残疾人。若被检查者不能分辨 0.3 卡,则用针孔镜矫正再看,若仍不能分辨 0.3 卡,则改用 0.1 卡,若好眼通过矫正能看到 0.1 卡,则属二级低视力。若被检查者好眼通过矫正在 5 m 距离看不到 0.1,则嘱被检查者向前移动,每向视力表移动 1 m,则由 0.1 减去 0.02,即患者视力为0.08,如被检者向视力表移动 2 m,则视力为 0.06(0.1−0.02×2),属一级低视力。移动 3 m 为 0.04,为二级盲,以此类推。

2.近视力检查法

常用的有标准近视力表或 Jaeger 近视力表。在充足的照明下,距眼睛 30 cm,分别查双眼,例如 J1 或标准近视力表 1.0。如患者有屈光不正,可以让其自行改变距离,例如 J1(20 cm),把改变的距离一并记录即可。

3.矫正视力

一般而言矫正视力是指戴眼镜后的视力,检查方法见远视力检查法。

(三)裂隙灯检查

1.检查目的

检查角膜、结膜及巩膜是否有伤口。

2.检查方法

裂隙灯活体显微镜,简称裂隙灯,是由光源投射系统和光学放大系统组成,为眼科常用的光学仪器。它是以集中光源照亮检查部位,便与黑暗的周围部呈现强烈的对比,再和双目显微放大镜相互配合,不仅能使表浅的病变观察得十分清楚,并且可以利用细隙光带,通过眼球各部的透明组织,形成一系列"光学切面",使屈光间质的不同层次、甚至深部组织的微小病变也清楚地显示出来。在双目显微镜的放大下,目标有立体感,增加了检查的精确性。因此,裂隙灯检查在眼科临床工作中占有重要的地位。

检查在暗室进行。首先调整患者的坐位,让患者的下颌搁在托架上,前额与托架上面的横档紧贴,调节下颏托架的高低,使睑裂和显微镜相一致。双眼要自然睁开,向前平视。光源投射方向一般与显微镜观察方向呈 30°～50°角,光线越窄,切面越细,层次越分明。反之,光线越宽,局部照明度虽然增强了,但层次反而不及细隙光带清楚。为了使目标清晰,检查时通常都是将投射光的焦点和显微镜的焦点同时集中在需要检查的部位上,在作特别检查时(如侧照法、后照法等),则两者间的关系必须另行调整。如需检查晶状体周边部、玻璃体或眼底时,应事先将瞳孔充分放大,光源与显微镜的角度应降至 30°以下,显微镜随焦点自前向后移动,被检查的部位可从角膜一直到达眼底。但在检查后部玻璃体、视网膜以及眼底周边部时,如果加用前置镜或三面镜,光线射入角应减少至 5°～13°或更小。

(四)眼眶 X 线摄片、无骨摄片或 CT 检查

对怀疑有异物者,应该做此项检查,以了解异物与晶状体的关系。

(五)眼部 B 超

了解由于外伤导致晶状体后囊破裂,晶状体皮质碎片脱向玻璃体腔,以及磁性异物及非磁性异物与晶状体的关系。

(六)眼压检查

眼压检查是必要的检查。

1.检查目的

如晶状体囊膜破裂,晶状体皮质落入前房阻塞房角,使之房水引流发生障碍,导致眼压增高。如挫伤眼内睫状体,房角受损也会眼压发生变化,从而发生继发性青光眼。

2.检查方法

检查方法包括指测法、眼压记测量法等。

(1)指测法:让被检者向下看,检者用两手示指在上睑上部外面交替轻压眼球,检查双眼,以便对比两眼的眼压,眼压高者触之较硬,眼压低者触之柔软,也可和正常的眼压相比较。此法可大概估计眼压的高低,所得结果可记录为正常、较高、很高、稍低或很低。

(2)眼压计测量法:修兹(压陷式)眼压计测量法,为常用的测量法,测量前应先向被检者作适当的说明,取得被检者的合作,然后让被检者仰卧,两眼滴 0.5％地卡因溶液 2～3 次面部麻醉。

测量前应校正眼压计(把眼压计竖立在小圆试板上,指针指向零度时方为准确),用 75％的酒精消毒眼压计足板,等酒精干后即可使用。

检查时被检者两眼自然睁开,向天花板或某一固定目标点(常用被检者自己的手指)直视,勿转动,检者用左手指轻轻分开上、下眼睑并固定在上、下眶缘,切勿压迫眼球,右手持眼压计的把手,将眼压计垂直下放,将足板轻轻放在角膜正中央(使眼压计自身重量完全压在角膜上,但注意切不可施加任何其他压力),迅速记录眼压计指针所指刻度,将此刻度对照眼压计换算表,查出眼压值。此种眼压计一般有三种不同重量的砝码 5.5 g、7.5 g 及 10 g。通常先用 5.5 g 检查,如指针刻度小于 3,则应加重砝码重测,一般先后测 5.5 g 及 10 g 两个砝码,以便相互核对及校正眼压。

测完后滴抗生素眼药水,拭净眼压计足板。

记录方法一般以眼压计的砝码为分子,指针所指之刻度为分母,即眼压计砝码/指针所指之刻度＝眼压值,如 5.5/4＝2.8 kPa(21 mmHg)。此种眼压计测得的正常眼压为 1.4～2.8 kPa(10～21 mmHg)。低于 1.4 kPa(10 mmHg)、者为低眼压,超过 2.8 kPa(21 mmHg)时。经多次测量时仍高者,应作排除青光眼检查。

五、鉴别诊断

(一)发育性白内障

年龄不符或晶状体浑浊多呈点状、局限性、较小,不发展,影响视力。

(二)青光眼

目前对于原发性开角型青光眼的诊断必须具备眼压升高以及由于眼压升高所造成的视乳头损害和视野缺损,而且房角开放。

（三）糖尿病性白内障

多双眼同时发病,进展极快,常几天即可成熟,伴随血糖升高,并有糖尿病"三多一少"等其他临床表现。

（四）药物及中毒性白内障

此类白内障诊断与药物接触史密切相关。

（五）肌强直性白内障

见于强直性肌萎缩患者,多见于29～30岁青少年,同时合并多种内分泌腺功能失调而出现的脱发、指甲变脆、过早停经、睾丸萎缩等现象,眼部除白内障外,还可侵犯眼内外各肌而出现上睑下垂、下睑外翻、瞳孔对光反射不良以至眼球运动障碍等。

六、并发症

（一）继发性青光眼

变性的晶体蛋白从晶体囊膜漏出后,在前房角激惹巨噬细胞反应,这些巨噬细胞可以阻塞小梁网,导致眼内压升高。

（二）虹膜炎

外伤致病毒感染等因素可并发此病。

七、治疗方法

（一）辨证论治

1.气滞血瘀

主症:目珠疼痛,头痛,视力下降,或胞睑肿胀,或白睛溢血,或胞轮红赤,血灌瞳神,瞳神不圆或者偏斜,晶珠部分混浊,舌红苔白脉弦。

治法:祛风明目,活血通滞。

方药:除风益损汤加减。熟地黄15 g,当归12 g,白芍10 g,川芎10 g,藁本10 g,前胡10 g,防风10 g。

方解:本方化瘀去滞,明目清肝。若晶珠混浊或破碎,加夏枯草、浙贝、海藻以去瘀散结;若血灌瞳神,加白茅根、侧柏叶以凉血止血。

2.毒邪侵袭

主症:目珠剧痛,羞明流泪,视力骤降,或胞睑肿胀红赤,白睛混赤,或黄液上冲,晶珠混浊或破碎,伴见口干口苦,便结溲黄,舌红苔黄,脉数。

治法:清热解毒。

方药:分珠散加减。大黄10 g,黄芩10 g,红花10 g,丹参12 g,当归尾10 g,赤芍10 g,荆芥10 g,乳香10 g,血竭10 g,紫草10 g,金银花15 g,野菊花10 g,蒲公英10 g,牡丹皮10 g,甘草5 g。

方解:本方清肝泄热。若大便闭结加大黄以荡涤肠胃积热;若胞轮红赤加龙胆草、夏枯草以清泻肝热。

3.肝经郁热

主症:眼痛,视物模糊,结膜充血,胃纳尚可,口不干,舌质淡,苔薄白,脉弦数。

治法:泻肝解郁,利水通络。

方药:桔梗10 g,黄芩10 g,龙胆草10 g,茺蔚子10 g,车前子10 g,葶苈子10 g,当归5 g,夏枯草 30 g,防风 10 g,赤芍 10 g,蝉蜕 10 g,木贼 10 g,甘草 3 g。

方解:本方去肝经郁热,若充血严重,可适当增加黄芩、龙胆草用量。

(二)中成药治疗

1.鳖甲散

组成:鳖甲 60 g,蛇蜕 30 g,蝉蜕 18 g,郁金 18 g,木贼 18 g,香附 18 g。

用法:每天 2 次,每次 10 g。

2.田七胶囊

组成:田七末。

用法:每次 2 颗,每天 3 次,温开水送服。

3.川芎嗪注射液

组成:川芎生物碱有效成分。

用法:每次 160 mg,加入 250 mL 生理盐水中,静脉滴注,每天 1 次。

4.丹七片

组成:丹参、三七。

用法:每次 6 片,每天 3 次,温开水送服。

5.血竭胶囊

组成:血竭。

用法:每次 6 颗,每天 3 次,温开水口服。

(三)单方验方治疗

1.消障汤

组成:当归 12 g,菊花 9 g,草决明 12 g,青葙子 10 g,生地黄 10 g,桃仁 6 g,红花 6 g,川芎 9 g,白芍 12 g,丹参 12 g,熟地黄 12 g,石决明 15 g,枸杞果 12 g,沙苑子 9 g,女贞子 9 g,白蒺藜 9 g,密蒙花 12 g,炙鳖甲 9 g,炙龟甲 9 g,牡蛎 12 g,昆布 15 g,海藻 15 g,谷精草 10 g。

用法:水煎服,煮取 200 mL,早、晚分服。

2.九味丸

组成:山药 9 g,山茱萸 9 g,泽泻 9 g,茯苓 9 g,牡丹皮 9 g,附子 6 g,石决明 12 g,人参 9 g,羚羊角 2 g。

用法:把以上九味药按比例碾成粉末用浓缩蜂蜜 10∶9 比例,蜂蜜为 9,熬制成丸状,早、晚各服 3~4 g,温开水送服,每天 6~8 g,早晚空腹时服用,30 天为 1 个疗程。

3.化瘀明目汤

组成:枸杞子 15 g,决明子 20 g,茺蔚子 12 g,蝉蜕 10 g,谷精草 15 g,青葙子 15 g,海藻 20 g,菊花 10 g,水蛭 6 g,当归 12 g,川芎 10 g,大黄 10 g,桃仁 12 g,红花 10 g。

用法:水煎服,每天 1 剂,早、晚分 2 次服。

4.泻肝解郁汤

组成:桔梗 9 g,茺蔚子 9 g,车前子 9 g,夏枯草 30 g,芦根 30 g,防风 9 g,黄芩 9 g,香附 9 g,甘草 3 g。

用法:水煎服,每天 1 剂,煮取 200 mL,早、晚分 2 次服用。

(四)古方治疗

1.除风益损汤

组成:当归、川芎、熟地黄、白芍、藁本、前胡、防风。

用法:水煎服,每天 1 剂,早、晚分服。

方解:方中重用四物汤养血活血,养血而不滞,行血而不破,畅达肝血以养目窍;佐以前胡、藁本、防风祛风逐邪通络以助消瘀明目,三药合用,祛风而不燥,无伤阳之弊。风气通于肝,风药则能入肝,目系高位,非轻灵开发之药不能入,故此三味药,既为祛风逐邪而设,又有升引药力的作用。综观全方,因其配伍精当,效专力宏,故后世广泛应用于各种眼外伤的治疗,疗效颇佳。

2.石决明散

组成:石决明(煅)、枸杞子、木贼、荆芥、晚桑叶、谷精草、粉草、金沸草、蛇蜕、苍术、白菊花各等份。

用法:共为末,每服 6 g,食后用茶清调服。

方解:石决明、草决明为主药,清热平肝,明目退翳;青葙子、栀子、大黄、赤芍清泻肝热;荆芥、羌活、木贼祛风散邪。诸药合用,清热平肝散邪明目。

3.桃红四物汤

组成:桃仁 10 g,红花 10 g,当归 10 g,熟地黄 10 g,赤芍 6 g,川芎 6 g。

用法:每天 1 剂,水煎 2 次,取汁 200 mL,每次 100 mL,每天 2 次服用。

方解:当归、熟地黄、赤芍、川芎为四物汤,补血和血;桃仁、红花活血化瘀。诸药合用,补血化瘀活血明目。

4.补水(肾)明目汤

组成:生地黄 20 g,熟地黄 20 g,白芍 10 g,当归身 10 g,麦冬 12 g,五味子 5 g,朱茯神 12 g,甘草 3 g。

用法:每天 1 剂,水煎 2 次,取汁 200 mL,每次 100 mL,每天 2 次服用。

方解:生地黄、熟地黄、当归身、白芍养阴滋阴;麦冬、五味子滋阴生津;茯神补心安神;炙甘草调和诸药。诸药合用,养心滋阴,安神明目。

5.杞菊地黄汤(丸)

组成:熟地黄 25 g,山茱萸 12 g,山药 12 g,泽泻 10 g,茯苓 10 g,牡丹皮 10 g,枸杞子 12 g,菊花 10 g。

用法:每天 1 剂,水煎 2 次,取汁 200 mL,每次 100 mL,每天 2 次服用。

方解:熟地黄滋阴补肾,山茱萸补肾涩精,茯苓淡渗利湿补心,泽泻宣泄肾浊,牡丹皮凉血活血而泻胆火,枸杞子、菊花平肝清热明目。全方补中有泻,补而不滞,滋补肝肾而明目。

6.千金磁朱丸

组成:磁石 60 g,辰砂 30 g,神曲 120 g。

用法:每次服 10 丸,渐渐加至 30 丸,空心饭汤下。

方解:此方以磁石咸寒镇坠肾经为君,令肾水不外移;辰砂微甘寒镇坠心经为臣,肝为其母,此子能令母实也(此根据中医五脏的相生关系,肝属木,心火为子,今泻其子,可使母充实),肝实则目明;神曲辛温、甘,化脾胃中宿食为佐,生用者发其生气,熟用者敛其暴气。

(五)针灸疗法

1.方法一

取穴:承泣、攒竹、太阳、风池、上星、头临泣、百会、手三里。

操作:承泣针 0.5～1 寸,其他各穴针 3～5 分,留针 30 分钟,手三里穴用重刺激,不留针。

2.方法二

取穴:主穴取健明、球后、健明₁、健明₄、承泣;配穴取太阳、合谷、肾俞、足三里、光明。

操作:第1个疗程选主穴2个,配穴1个;第二疗程取主穴1个,配穴2个。以补法为主,每天1次,10次为1个疗程。

(柴宗颖)

第二节　代谢性白内障

许多全身性疾病,特别是内分泌障碍性疾病,多合并不同类型的白内障,即代谢性白内障。内环境生化异常导致白内障形成,在先天性代谢异常情况下更为常见。因此,对于与代谢疾病有关的白内障的认识,不仅是眼科,而且对整个临床取证及鉴别诊断均具有重要的意义。

本病仍可归入中医"圆翳内障"范畴,证如《河间六书》谓消渴一证,可"变为雀目或内障"。

一、病因病机

中医学认为本病多为阴虚燥热,阴精亏损,肝肾不足,精血不能上承于目,晶珠失养而导致混浊。

(一)肝肾不足

在《灵枢·五癃津液别论》中有论述:"五脏六腑之津液,尽上渗于目。"而《审视瑶函·目为至宝论》:"究其因皆从耽酒恋色,嗜欲无穷""因知肝肾无邪,则目决不病,"这充分说明了肝肾不足、阴精亏损是本病的主要病因。而在《目经大成·偃目障七十一》的论述"盖真阳衰惫,好动能劳",则提示了真阳亏损是偃目障的病因之一。

(二)精血不足

肝受血而能视,肝开窍于目,肾主藏精,瞳神属肾,肾水神光,最灵最贵,故正常的精明视物,离不开肾精肝血的濡养。《难经·二十难》曰:"血主濡之。"就是对血液的营养和滋润作用的高度概括。行于脉中,内至脏腑,外达肌肤官窍,全身上下内外无所不至。故《素问·五脏生成》载:"肝(目)受血而能视,足受血而能步,掌受血而能握……"《素问·金贵真言论》曰:"夫精者,身之本也。"然精血不足不能上承于目濡养晶珠而混浊。

(三)阴虚火旺

头晕目眩,腰膝酸软,骨蒸潮热,盗汗遗精,手足心热,口燥咽干,心烦失眠,多饮、多食、多尿,身体消瘦,视物模糊不清,舌红少苔,脉细数。

二、临床表现

(一)症状

视力障碍是各类白内障的共同症状。糖尿病性白内障一般有糖尿病史,多为双眼视力不同程度下降,眼前飞蚊或伴闪光感。其他类型白内障因病史不同而有不同临床表现。代谢性白内障多发生于老年者,与老年性白内障相似,只是发病率较高,发生较早,进展较快,容易成熟,此型多见。真性糖尿病性白内障多发生于严重的青少年糖尿病(1型)患者。多为双眼发病,发展迅速,甚至可于数天、数周或数月内发展为晶状体完全混浊。开始时在前后囊下出现典型的白点状或雪片状混浊,迅速扩展为完全性白内障。常伴有屈光变化,血糖升高时,血液内无机盐含量减少,渗透压降低,房水渗入晶状体内,使之变凸形成近视;血糖降低时,晶状体内水分渗出,晶状体变扁平形成远视。

(二)体征

1.糖尿病性白内障

糖尿病性白内障是从密集的囊下小空泡形成开始。在年轻的患者中,这些小空泡迅速发展成典型灰色斑片混浊,在前后囊膜下皮质前层,并随病情发展使晶状体全面混浊,年龄较大患者则进展缓慢。这一过程特征性病理变化是基质高度水肿,水隙大量形成,晶状体体积因膨胀而增大。在任何一糖尿病患者,尤为年轻人无论是否存在晶状体混浊,血糖迅速增高可导致明显近视,而如将血糖迅速降至正常,则可产生远视。这些变化可在数天内达到高峰,而恢复到正常屈光状态则需要数周时间。

2.半乳糖性白内障

半乳糖性白内障为常染色体隐性遗传,由于患儿缺乏半乳糖-1-磷酸尿苷转移酶和半乳糖激酶,使半乳糖在体内积聚无法转化成葡萄糖,却被醛糖还原酶还原为半乳糖醇。醇的渗透性很强,又不能透过细胞膜,引起晶状体纤维渗透性肿胀,而导致晶状体水化、混浊。较为典型的是前后囊膜下出现簇状分布的水滴样混浊,如不治疗,最后形成板层白内障。

3.低钙性白内障

由于血清钙过低引起,较易合并婴儿期肌强直,其他年龄组佝偻病或甲状旁腺机能不全。肌强直与内分泌失调有关,为遗传性退变性疾病。甲状旁腺功能不全主要表现为甲状旁腺摘除后的明显手足搐搦症。两者共同可见囊膜下散在或密集分布的点状混浊,时而有天蓝色结晶样反光颗粒夹杂其间,甲状旁腺摘除后的手足搐搦症在皮质浅层可见鱼骨样放射条纹混浊。本病早期轻度时并不影响视力,晚期混浊加重,可发展为全白内障。

4.营养障碍性白内障

有许多代谢性疾病可以引起白内障,临床常伴有严重的心、脑、肾功能障碍占相比之下,眼部表现,特别是白内障改变,作为附属体征,常常不被人们摆到应有的重视程度。

5.Wilson病合并晶状体混浊

常见于晶状体前囊下区域出现局限混浊,混浊呈明亮色彩,葵花样分布,通常为红色,对视力一般不产生影响。就其本质而言,它代表了金属铜离子在这一部位的沉积,而并非晶状体本身的混浊。

三、诊断要点

(一)糖尿病性白内障

多双眼同时发病,进展迅速,由密集的囊下小空泡发展为前后囊膜下皮质浅层的灰白色斑点状混浊,终至晶状体全混浊。患者有屈光改变,受血糖影响。

(二)半乳糖性白内障

典型表现是前后囊膜呈簇状水滴样混浊,进行发展后形成板层白内障。

(三)低钙性白内障

混浊为囊膜下夹有彩色结晶的点状混浊,可进行性发展。婴幼儿易引起板层混浊。

(四)营养代谢性白内障

多见于各种维生素的缺乏,以及微量元素(铜、硒、锌等)在体内的异常积聚。

(五)肝豆状核性变

多由于进行性的铜代谢障碍而引起脑内基底节的壳核和豆状核软化变。

四、实验室和其他辅助检查

(一)视力检查

应分别检查双眼远、近视力,以大致估计白内障所致视力损害程度。对视力低下者,应例行光感、光定位、色觉检查。在暗室内,遮盖健眼,患眼前 5 m 持一蜡烛光源,让患者辨别出烛光是否存在以确定是否有光感,尔后从不同的九个方向,测定其方向的光的定位能力(患眼始终正视前方)。最后以红、绿玻片置于眼前,确定辨色能力是否正常。双点光源分辨试验,即辨别眼前相距很近的两个点光源的能力,对于判断视网膜功能亦有很重要的意义。一旦发现视力结果无法用白内障程度解释时应作进一步特殊检查。视力检查一般是在高对比度下进行的,并不代表低对比度下和视近处物体的视力。比如,一个视力检查结果很满意的患者,有可能在夜间驾驶时视力显得力不从心。

对视力检查结果的评价,需结合患者的职业、受教育程度、经济条件甚至社会人文环境来进行。欧美国家以 Snellen 视力表测试作为评价视功能的标准。大多数临床医师认为 Snellen 视力 20/40 或更好是好视力。美国大多数州允许视力 20/40 或更佳的人驾驶机动车,而老年人最佳矫正视力低于 20/40 不允许驾驶。因此,在美国,大多数矫正视力在 0.5,甚至 0.5 以上的白内障患者迫切要求手术已不足为奇。对于轻度或中等程度的白内障,作准确的视野检查,必要时行 Ammsler 屏检查,以确定是否有中心暗点或视物变形,对于提示可能同时存在的青光眼或其他眼底病是极有意义的。周边视野也可通过数指法大致确定,一般说来,除非视力极度低下(如成熟期白内障),应能在固视点周围 45°范围内作准确数指。

(二)视野检查

对于轻度或中度白内障患者,准确的视野检查可以确定有无中心暗点或视物变形,对青光眼和其他同时存在的眼底病诊断具有非常重要的意义。

1.视觉电生理检查

视网膜电流图(ERG)对于评价黄斑部视网膜功能具有重要价值。闪光 ERG(FERG)可用于低视力眼的检查。闪光 VEP(FVEP)反映视路传导和视皮质功能,黄斑部病变和视神经损害时,其振幅均降低。FVEP 是屈光间质混浊时检查视功能的理想方法。临床上可将两种检查结合起来预测术后视力。

2.晶状体核硬度分级

主要是根据裂隙灯检查结果,根据其核颜色进行判断之后分为五级,来确定其属于哪种类型的白内障,以及选择适合超声乳化手术的核硬度的白内障,并确保手术顺利。这五级分别是:一级(软核),透明或灰白色;二级(软核),灰或灰黄色;三级(中等硬度核),黄色或浅棕黄色,是超声乳化最主要的适应证;四级(硬核),深黄或琥珀色;五级(极硬核),棕褐色或黑色,不宜做超声乳化手术。

(三)斜照法检查

斜照虹膜(瞳孔)、晶状体如虹膜投影消失则为白内障已成熟,如阳性则晶状体仍有透明皮质。

（四）彻照法检查

当瞳孔散大，通过彻照，由眼底红光反射，可见晶状体早期的楔形或花环样混浊，则提示白内障。

（五）裂隙灯显微镜

裂隙灯显微镜对正常晶状体及白内障的检查方法主要有如下几种。

1.弥散光照明法

用于检查前后囊膜表面或较明显的混浊。

2.后照法

主要用于观察前囊膜改变。直接后照明也可明显勾勒出后囊膜及后皮质区内混浊轮廓。应用镜面反射法，则可对前囊膜混浊、隆起及凹陷做出判断，即出现所谓鱼皮样粗糙面上的黑色斑。同时亦可根据囊膜表面发光色彩推测白内障发展程度。

3.直接焦点照明

即光学切面检查法。可明显显示晶状体内光学不连续区。在前囊膜和分离带之间存在一真正的光学空虚区，代表由上皮最新形成的纤维。这一空虚区如消失，往往是晶状体代谢变化或白内障形成最早出现的征象之一。

（六）眼压的检查

测定眼内压并非绝对必要，但术前了解眼内压，判断是否存在继发于膨胀期白内障、晶状体溶解、晶状体半脱位、葡萄膜炎、进行性房角狭窄等的青光眼，进而决定采取何种术式，可提供重要参考，特别是人工晶状体植入术前，更应对青光眼因素对手术可能产生的影响做出明确的判断。

检查方法包括指测法、眼压计测量法等，此处仅介绍前2种。

1.指测法

让被检者向下看，检者用两手示指在上睑上部外面交替轻压眼球，检查双眼，以便对比两眼的眼压，眼压高者触之较硬，眼压低者触之柔软，也可和正常的眼压相比较。此法可大概估计眼压的高低，所得结果可记录为正常、较高、很高、稍低或很低。

2.眼压计测量法

修兹（压陷式）眼压计测量法，为常用的测量法，测量前应先向被检者做适当的说明，取得被检者的合作，然后让被检者仰卧，两眼滴 0.5% 地卡因溶液 2～3 次面部麻醉。

（1）测量前应校正眼压计（把眼压计竖立在小园试板上，指针指向零度时方为准确），用 75% 的酒精消毒眼压计足板，等酒精干后即可使用。

（2）检查时被检者两眼自然睁开，向天花板或某一固定目标点（常用被检者自己的手指）直视，勿转动，检者用左手指轻轻分开上、下眼睑并固定在上、下眶缘，切勿压迫眼球，右手持眼压计的把手，将眼压计垂直下放，将足板轻轻放在角膜正中央（使眼压计自身重量完全压在角膜上，但注意切不可施加任何其他压力），迅速记录眼压计指针所指刻度，将此刻度对照眼压计换算表，查出眼压值。此种眼压计一般有三种不同重量的砝码 5.5 g、7.5 g 及 10 g。通常先用 5.5 g 检查，如指针刻度小于3，则应加重砝码重测，一般先后测 5.5 g 及 10 g 两个砝码，以便相互核对及校正眼压。

（3）测完后滴抗生素眼药水，拭净眼压计足板。记录方法一般以眼压计的砝码为分子，指针所指之刻度为分母,即眼压计砝码/指针所指之刻度一眼压值,如 5.5/4～2.8 kPa(21 mmHg)。此种眼压计测得的正常眼压为 1.4～2.8 kPa(10～21 mmHg)。低于 1.4 kPa(10 mmHg)者为低眼压,超过 2.8 kPa(21 mmHg)时。经多次测量时仍高者,应做排除青光眼的检查。

检查目的:如晶状体囊膜破裂,晶状体皮质落入前房阻塞房角,使之房水引流发生障碍,导致眼压增高。如挫伤眼内睫状体,房角受损也会眼压发生变化,从而发生继发性青光眼。

(七)色觉检查

如红绿色难辨或辨认不清,往往提示手术后视力仍可能不能改善。

(八)虹膜新月影投照试验

这是检查白内障成熟程度最简单易行的方法。从集中光源自测面照射于瞳孔区,如白内障已形成、则由于光反射面使瞳孔区呈白色的反光。如果混浊已扩展到前囊膜(成熟期白内障),则白色反光区与瞳孔应相一致,视为虹膜新月影投照试验阴性;反之,如混浊处于晶状体某一定深度(未成熟白内障),则由于混浊层次与瞳孔平面尚有一定厚度的透明皮质,因此,当自侧方投照时,与光照方向同侧瞳孔缘内形成的阴影,以典型的新月姿态,投映在晶状体混浊背景上。新月影程度与白内障成熟程度成反比。虹膜新月影投照试验阳性代表进展期白内障,阴性代表成熟期白内障。对于晶状体局限性混浊及周边部混浊,本方法将失去诊断价值。

检眼镜可用于晶状体混浊的探测,用直接检眼镜＋10D 透镜,以后部反光照明法可在瞳孔红色反光背景下观察晶状体混浊形态。然而,单眼观察、有限的放大倍率,以及较短的工作距离,使得这种检查不足以对白内障进行分级、分类。间接检眼镜有时可用于评价包括晶状体在内的屈光间质混浊程度的工具,有经验的临床医师可从检查结果预测视力功能损害与白内障程度是否一致。

五、鉴别诊断

根据年龄、病史、症状及局部检查晶状体混浊体征,较容易明确诊断,但对其类型的白内障及其并发症必须鉴别。代谢性白内障常伴有各具特点的全身症状,其晶状体混浊虽不同,但大同小异,现分述如下。

(一)糖尿病性白内障与低钙性白内障鉴别

1.糖尿病性白内障

分为两种类型,即真性糖尿病性白内障和糖尿病患者的老年性白内障。一般来说,对于中年以后发生的白内障,很难在糖尿病因素和老年因素之间做出准确鉴别,但糖病尿患者的白内障要比同龄人早;典型的糖尿病症状"三多"即多饮、多尿和多食。病情严重可累及全身多个器官病变。真性糖尿病白内障多发于 30 岁以下的I型糖尿病患者,晶状体混浊是以密集的囊膜下小空泡形成开始的,这些小空泡可迅速发展成典型的灰白色斑片状混浊,位于晶状体前膜下皮质浅层。

随着病情的发展,晶状体发生全混浊。在糖尿病患者,血糖的波动可引起晶状体屈光度的改变,血糖升高可导致近视,而将血糖降至正常,又可引起远视。

2.低钙性白内障

有甲状腺手术史或营养障碍史,血钙过低血磷升高;手足抽搐、肌肉痉挛、毛发脱落,骨质软化等典型症状;囊膜下散在的或密集分布的点状混浊,有时伴有蓝色结晶样反光颗粒。早期白内障不影响视力,晚期则混浊逐渐加重,当血钙下降至 1.75 mmol/L 以下时,混浊加速,重者在短期内可发展为完全混浊。婴幼儿者多为绕核性白内障。

(二)半乳性白内障与肝豆状核变性(Wilson 病)鉴别

1.半乳糖性白内障

半乳糖性白内障为常染色体隐性遗传病,可在初生后数天或数周发生,多为板层白内障;新生儿出生后不久即可发生呕吐、腹泻、黄疸、肝脾肿大、生长发育迟缓,重者夭折;晶状体前囊膜下有油滴状混浊,如不治疗,晶状体混浊将逐渐扩大为全白内障,部分可出现绕核性白内障。

2.肝豆状核变性(Wilson 病)

儿童或青少年期起病,开始为四肢震颤、肌张力增强,逐渐发展为言语不清、吞咽困难、肝功能不正常、肝硬化;由于过量的铜在眼部沉积,可在角膜上形成 K-F 环(Kayser-Fleisher),表现为周边角膜后弹力层内形成宽 1～2 mm 褐色或蓝绿色环。铜在晶状体前囊膜沉积并在晶状体中央形成盘状或放射状混浊,形成类似于葵花样的内障,对视力影响不大。

六、并发症

糖尿病性视网膜病变主要并发于糖尿病性白内障,由于糖代谢发生紊乱,而导致全身各个器官,包括视网膜发生病变,眼底病变随糖尿病病程加长发病率逐年升高。也随病程加长而逐渐加重,增生型随病程加长而增多。有学者观察北京人病程 5 年以下者增生型竟占 17.1%,而病程在 10 年以上者上升至 45% 或以上。如同时合并高血压和高脂血症,则眼底病变率增高。

七、治疗方法

(一)辨证论治

1.肝肾不足型

主症:两目干涩,头晕目眩,腰膝酸软,视物模糊,眼目干涩,目少神光,眼内干涩,头晕耳鸣,须发早白,腰膝酸软,梦遗滑精,失眠健忘,面色㿠白,小便清长,夜尿多。晶珠部分混浊,眼底如常,舌淡苔白,脉细弱等肝肾不足之全身症状。

治法:温补肾阳,填精益髓。

方药:右归丸加减。制附子、当归、鹿角胶、熟地黄、山药、山茱萸、枸杞子、菟丝子、杜仲、牛膝、肉桂。眼干涩不适,可选加沙参、麦冬、五味子、玉竹、何首乌以益气养阴滋肾;如口干,可加地骨皮以除虚火。

方解:肝受血而能视,肝开窍于目,肾主藏精,瞳神属肾,肾水神光,最灵最贵,故正常的精明视物,离不开肾精肝血的濡养,而补益肝肾是内障眼病明目的重要方法。《医宗必读》亦言:"东风之木,无虚不可补,补肾即所以补肝。"方中制附子、鹿角胶温阳补肾;熟地黄、肉桂、山药、山茱萸、枸杞子、菟丝子、杜仲善补肝肾、益精明目;当归、牛膝补血行血,助药力运行全身。

2.精血不足型

主症:视物模糊,失眠健忘,面色无华,视物昏蒙,眼前黑花飞舞,舌淡,苔白,脉细弱。

治法:温肾助阳,补益精血。

方药:十补丸加减。附子(炮)、五味子、山茱萸、山药、牡丹皮、鹿茸、白茯苓、熟地黄、肉桂、泽泻。小便频数,色白体羸为真阳亏损,宜加补骨脂,加强温阳之力;若用于阳痿,证属命门火衰者,酌加淫羊藿、巴戟天、补骨脂等,以助壮阳起痿之力。

方解:方中附子、肉桂、山茱萸、五味子补肾中元阳;山药、熟地黄、鹿茸补肝脾而益精血,取"阴中求阳"之意。泽泻、牡丹皮、茯苓为"三泻",诸药合用温肾阳为主,补益精血,濡养肝目,适用于肾阳虚损,精血不足之证。

3.阴虚火旺型

主症:视昏目涩、午后更甚、眼干不适,眼前黑影飘动,晶珠混浊,潮热盗汗,五心烦热,大便不畅,小便不畅,舌红苔黄腻,脉细数。

治法:滋阴降火。

方药:大补阴丸。熟地黄(酒蒸)、龟甲(酥炙)、黄柏(炒褐色)、知母(酒浸,炒)。若阴虚较重者,可加天冬、麦冬以润燥养阴;阴虚盗汗者,可加地骨皮以退热除蒸;咯血、吐血者,加仙鹤草、墨旱莲、白茅根以凉血止血;遗精者加金樱子、芡实、桑螵蛸、山茱萸以固精止遗。

方解:本方证属于肝肾亏虚,肾阴不足,虚火上炎所致。治宜大补真阴以治本,佐以降火以治标,标本兼治。本方以滋阴降火为法,以"阴常不足,阳常有余,宜常养其阴,阴与阳齐,则水能制火。"(《医宗金鉴·删补名医方论》)为理论依据,方中重用熟地黄、龟甲滋阴潜阳,壮水制火即所谓培其本,共为君药。继以黄柏苦寒泻相火以坚阴;知母苦寒而润,尚能清润肺经,下能滋清肾水,与黄柏相须为用,苦寒降火,保存阴液,平抑抗阳,即所谓清其源,均为臣药。应用猪脊髓、蜂蜜为丸,此乃血肉甘润之品,填精益髓,既能助熟地黄、龟甲以滋阴,又能制黄柏之苦燥,为佐使药。

(二)中成药治疗

1.六味地黄丸

组成:熟地黄、山茱萸、山药、泽泻、牡丹皮、茯苓。

用法:每次6 g,每天2~3次,治阴虚所致白内障。

2.知柏地黄丸

组成:知母、黄柏、熟地黄、山茱萸(制)、牡丹皮、山药、茯苓、泽泻。

组成:每次6 g,每天2~3次,治阴虚内热所致白内障。

3.杞菊丸

组成:甘菊花60 g,枸杞子60 g,川芎、薄荷各30 g,苍术180 g。

用法:诸药共研细末,炼蜜为丸,如梧桐子大。每次服20~40粒,饭后服,每天服2次。此方补肝明目,清热退翳。治疗内外障眼,有翳或无翳,视物不明。(《御药院方》)

4.明目药膏

(1)熟地黄膏:熟地黄500 g。慢火煮熟地黄,煎取浓汁,去渣,加蜂蜜收膏。每天清晨用黄酒和白开水冲服,3~5匙。此方出自《清太医院配方》。据载称本方为"培元固本之圣药"。补血滋阴,填骨填精,通血脉,利耳目,黑须发。

(2)菊花延龄膏:鲜菊花瓣适量,用水熬透,去渣,再熬浓汁,少兑蜂蜜收膏,每次服10 g,白开水冲服。清肝明目,疏内清热,解毒消炎,抗血栓,抗衰老。治疗头昏神疲,眩晕目赤,两目昏涩。为秋季良好的养生保健膳食(《慈禧光绪医方选议》)。

(三)单方验方治疗

1.验方

组成:火硝30 g(隔七层纸焙干),入飞黄丹0.6 g,梅片0.9 g。

用法:共研细末,入瓶密封勿泄气,每点少许,此方治疗各种翳障。

2.兔肝丸

组成:兔肝(炙微黄)60 g,防风23 g,玄参30 g,白茯苓30 g,羚羊角屑23 g,人参23 g,决明子 90 g,车前子 30 g,地骨皮 18 g,枳壳 15 g,黄芪 30 g,熟地黄 30 g,甘菊花 30 g,麦冬 45 g。

用法:诸药捣研为末,炼蜜和捣为丸,如梧桐子大。每次服 30 丸,食前以温粥冲下,补肝明目,治疗虚劳,肝肾不足,眼目昏暗,久视无力。(《太平圣惠方》)

3.验方

组成:川楝子、杏仁各 5 g,赤芍、当归尾、地肤子、石菖蒲各 10 g,羌活 2.5 g,白矾 2 g。

用法:诸药煎汤,洗患眼,每次 20 分钟,每天 2 次。主治一切目疾。

4.磁朱丸

组成:磁石、朱砂、神曲。

用法:每天服 2 次,每次 6 g。

(四)古方治疗

1.益气聪明汤

组成:黄芪、人参各 5 g,炙甘草 25 g,升麻、葛根各 15 g,蔓荆子 7.5 g,芍药、黄柏各 10 g。

用法:为末,每服 20 g,睡前服,五更再煎服。

方解:此方以黄芪、人参之甘温,治虚劳为君;甘草之甘平调和诸药,升麻之苦微寒,行足太阳、手阳明、足阳明之经为臣;葛根之甘平,蔓荆子之辛温,皆能生发为佐;芍药之酸微寒,补中焦,顺血脉,黄柏之苦寒治肾水膀胱之不足为使。

2.太乙神丹

组成:蜂蜜 150 mL,人乳 300 mL。

用法:上两味药,合煎一二沸,以瓷器盛之,每天空腹服一盅。

方解:蜂蜜、人乳为甘甜之品,补血润燥,止渴明目,填精化气,治疗血虚,精液不足虚劳羸瘦,噎嗝、消渴、目始不明。

3.草灵丹

组成:生地黄 960 g(切细,用无灰酒浸 7 天,焙干),鹿茸 60 g,肉苁蓉 60 g,牛膝 30 g,肉桂 30 g,蛇床子 30 g,菟丝子 30 g,远志 30 g,大枣 100 个(煮熟去核,焙干)。

用法:诸药共研细末,炼蜜为丸,如梧桐子大,每服 30 丸,温酒送服。

方解:本方为补肾益精,滋容养卫,填精益髓,坚固牙齿,聪耳明目,延年不老,悦颜色,乌须黑发。

4.六味地黄汤

组成:熟地黄 25 g,山药 12 g,山茱萸 12 g,泽泻 10 g,茯苓 10 g,牡丹皮 10 g。

用法:每天 1 剂,水煎 2 次,取汁约 200 mL。每次 100 mL,每天 2 次服。

方解:熟地黄滋阴补肾;山茱萸补肾涩精;山药健脾补肺兼能涩精;茯苓淡渗补心;泽泻宣泻肾浊;牡丹皮凉血活血而泻胆火。

5.酸枣仁汤

组成:茯苓 10 g,甘草 3 g,知母 12 g,川芎 3 g,酸枣仁 15 g。

用法:每天 1 剂,水煎 2 次,取汁约 200 mL。每次 100 mL,每天 2 次服。

方解:酸枣仁补肝宁心安神,有收敛瞳神之功效;川芎养血调肝;茯苓宁心安神;知母滋阴清热补其不足,泻其有余;甘草养胃和中,清热除烦。

(柴宗颖)

第三节　并发性白内障

本病指眼部的炎症或退行性病变所造成的晶状体营养障碍或代谢紊乱所引起的晶状体混浊,例如葡萄膜炎、眼压过低、青光眼、视网膜色素变性等,其中以葡萄膜炎并发性白内障多见。

中医眼科没有并发性白内障的病名,然在阐述某些眼病时可见提及。历代中医眼科中,记载为"黄风""青盲翳""如金内障""银风内障""金花内障"等,应归于并发性白内障范畴。如《世医得效方·眼科》谓:"高风雀目……才至黄昏便不见,经年瞳子如金色,名口黄风。"类似于患病多年的高风内障,患者瞳子内之晶珠黄色混浊之并发性白内障;《证治泄绳·七窍门》指出:"绿风内障证,久则变为黄风。"其症"瞳神已大而色昏浊为黄也,病至此,十无一人可救者"。类似现代所称之绝对期青光眼并发白内障。

一、病因病机

(1)肝经郁热或外感热邪,致肝胆蕴热,上扰目窍。肝经郁热或外感风热,郁而化火,肝胆蕴热上扰晶体混浊故视物不清,热邪循经上壅致头痛目赤畏光流泪,舌红苔黄,口苦咽干脉数,皆肝胆蕴热之症。常见于角膜病,葡萄膜病并发白内障者。

(2)阴虚夹湿热,上攻头面,邪犯晶珠。素体阴虚,兼脾胃湿热,阴虚夹湿热上攻故目涩眵黏;湿热怫郁于中,精津不能上濡于目,故目涩视昏;热扰心神故心中烦热;湿热郁遏肠胃,升降失常,浊气上泛则口臭,浊气失降则大便不畅;舌红苔黄腻为阴虚夹湿热之象。常见于葡萄膜病并发白内障者。

(3)脏腑亏虚,精血不能上荣于目。肝肾亏虚,精血无力濡润目窍,故眼内干涩,目络精血不充故视物昏蒙,头昏耳鸣,梦多寐少皆由肝肾亏虚所致,并见舌红少苔而脉细。多见于久患眼底病变如视网膜色素变性、高度近视年龄较大近视度较高者。

二、临床表现

患者常在原有眼病所造成视力减退的基础上,视力进一步减退。晶状体的混浊表现为白色或黄白色,分布不均匀,常可分为两类:一类是并发于眼前部炎症,在炎症引起的虹膜后粘连附近出现局限性晶体囊下混浊。另一类是眼后段炎症、积血、退行性病变致长期循环障碍与营养不良,而晶状体后囊下颗粒状黄色混浊,混浊向晶状体中心及四周发展,后囊下皮质出现放射性带状混浊,行如梅花,分布不均匀,边界不清,呈蜂窝样。混浊继续扩展,先向前皮质蔓延,再扩展至全皮质,继之水分吸收,囊膜变厚,整个晶状体收缩,以晶状体钙化。由高度近视并发者多为核性混浊,而青光眼并发者多由前皮质及核开始混浊。眼内肿瘤的毒性产物可导致晶状体迅速混浊。并发性白内障一般发生在原来眼病的后期,其发展与原发病眼病病情的发展成正比。

三、诊断要点

(1)视力下降。

（2）晶状体后囊锅底状混浊，后囊下皮质菊花状混浊及较多的空泡变性，晶体全混浊。

（3）超声波检查排除晶状体后组织异常。

（4）晶体不均匀混浊，形态多样，均为囊下混浊。

（5）由原发眼病史，晶体混浊出现于原发眼病之后，其混浊程度与原发眼病的轻重成正比关系。

四、实验室和其他辅助检查

同代谢性白内障。

五、鉴别诊断

（一）糖尿病性白内障

有血糖升高病史或伴相关糖尿病性眼底改变。

（二）中毒性白内障

常见有三硝基甲苯（TNT）、二硝基酚、萘、氯丙马嗪等，可通过病史及晶状体混浊形态相鉴别。

六、并发症

继发性青光眼是变性的晶体蛋白从晶体囊膜漏出后，在前房角激惹巨噬细胞反应，这些巨噬细胞可以阻塞小梁网，导致眼内压升高。

七、治疗方法

（一）辨证论治

1.肝经郁热或外感风热

主症：视物不清，头痛目昏，或有目赤畏光流泪，舌质红苔黄，脉数，口苦咽干。

治法：祛风清热。

方药：新制柴连汤加减。

方解：本方清热为主，祛风为次，荆芥、防风、柴胡、蔓荆辛散轻扬，祛风散邪，黄芩、黄连、栀子、胆草、木通苦寒清热泻火。如风邪不重，肝热较甚者，可去荆芥、防风，加青葙子、石决明以清热平肝退翳。脾胃不实者去黄连、栀子。

2.阴虚夹湿热

主症：视物昏蒙，目涩眵黏，烦热口臭，大便不畅，舌红苔黄腻。

治法：滋阴清热，宽中利湿。

方药：甘露饮加减。

方解：方中以生地黄、熟地黄滋阴补肾；天冬、麦冬、石斛滋阴清热，黄芩、茵陈清热利湿，枳壳、枇杷叶宽中降气以助化湿；甘草清热和中。诸药合用，行滋阴清热，兼以利湿之功。

3.肝肾亏虚

主症：视物昏蒙，眼内干涩，头昏耳鸣，梦多寐少，舌红少苔，脉细。

治法：补益肝肾。

方药：杞菊地黄丸加减或用加减驻景丸。

方解:杞菊地黄丸补益肝肾,益精明目,是在滋阴补肾的基础方六味地黄汤加枸杞子、菊花以起滋养肝肾明目之效。加减驻景丸以菟丝子、五味子、楮实子、枸杞子、熟地黄、当归以补肝肾滋精血;川椒温阳行气,车前子利水泄热明目,合用有补肝益肾,填精养血之功。若患者偏于气虚,可加参、芪;若偏于阳虚,可加紫河车、鹿角胶等。

(二)中成药治疗

1.鳖甲散

组成:鳖甲60 g,蛇蜕30 g,蝉蜕18 g,郁金18 g,木贼18 g,香附18 g。

用法:每天2次,每次10 g。

2.障眼明片

组成:山药、茯苓、牡丹皮等。

用法:每次3片,每天3次。用于白内障初发期。

3.复明片

用法:每次4片,每天3次。用于白内障初发期。

(三)单方验方治疗

1.益精明目汤

组成:桑椹子9 g,菟丝子12 g,覆盆子9 g,谷精草9 g,熟地黄12 g,楮实子9 g,石决明15 g。

用法:水煎服,煮取200 mL,早、晚分服。

2.加味磁朱丸

组成:磁石15 g,朱砂0.3 g,神曲9 g,女贞子12 g,乌豆衣9 g,刺蒺藜12 g,山茱萸12 g。

用法:水煎服,煮取200 mL,早、晚分服。

(四)古方治疗

1.石斛夜光丸

组成:天冬(去心,焙)、麦冬(去心)、生地黄、熟地黄、新罗参(去芦)、白茯苓(去黑皮)、干山药各30 g、枸杞子(拣净)、牛膝(酒浸,另捣)、金钗石斛(酒浸,焙干,另捣)、草决明(炒)、杏仁(去皮尖,炒)、甘菊(拣净)、菟丝子(酒浸,焙干,另捣)、羚羊角(镑)各23 g、肉苁蓉(酒浸,焙干,另捣)、五味子(炒)、防风、甘草(炙赤色,锉)、沙苑蒺藜(炒)、黄连(去须)、枳壳(去瓤,面炒)、川芎、生乌犀(镑)、青葙子各15 g。

用法:诸药除另捣外,均研为极细末,炼蜜为丸,如梧桐子大。每次30~50丸,空腹时用温酒送服,盐汤亦可。

方解:方中麦冬、天冬、生地黄、熟地黄、五味子、石斛养阴生血;菟丝子、枸杞子、牛膝、肉苁蓉滋阴补肾;人参、茯苓、甘草、山药益脾补肺,以上诸药合用,有益肝肾、补肺脾的作用,构成本方补益的一面。枳壳、川芎、菊花、杏仁、防风、草决明、蒺藜、青葙子疏风清热,平肝明目;黄连、犀角、羚羊角清热凉血。诸药合用,共奏滋肾平肝、清热明目之功。

2.明目地黄汤

组成:生地黄15 g,熟地黄15 g,防风9 g,牛膝9 g,杏仁12 g,石斛12 g,炒枳壳10 g。

用法:每天1剂,水煎2次,取汁200 mL,每次100 mL,每天2次服。

方解:二地滋阴而补不足;牛膝、杏仁破瘀下气而润燥;防风祛风化痰而止痛;石斛养阴生津;枳壳宽中理气,破积导滞。

3.除风益损汤

组成：当归、川芎、熟地黄、白芍、藁本、前胡、防风。

用法：水煎服，每天 1 剂，早、晚分服。

方解：方中重用四物汤养血活血，养血而不滞，行血而不破，畅达肝血以养目窍；佐以前胡、藁本、防风祛风逐邪通络以助消瘀明目，三药合用，祛风而不燥，无伤阳之弊。风气通于肝，风药则能入肝，目系高位，非轻灵开发之药不能入，故此 3 味药，既为祛风逐邪而设，又有升引药力的作用。综观全方，因其配伍精当，效专力宏，故后世广泛应用于各种眼外伤的治疗，疗效颇佳。

4.石决明散

组成：石决明（煅）、枸杞子、木贼、荆芥、晚桑叶、谷精草、粉草、金沸草、蛇蜕、苍术、白菊花各等份。

用法：共为末，每服 6 g，食后用茶清调服。

方解：石决明、草决明为主药，清热平肝，明目退翳；青葙子、栀子、大黄、赤芍清泻肝热；荆芥、羌活、木贼祛风散邪。诸药合用，清热平肝散邪明目。

（张　军）

第四节　后发性白内障

一、病因病机

后发性白内障为气血失和，脉络郁遏，目中清纯之气失运，晶珠失养，导致气滞膏凝，逐渐成为内障，或者因为锐器刺伤，晶珠破裂，膏脂外溢，迅速凝结而成内障。

二、临床表现

(一)症状

白内障术后视力模糊，视物不清。

(二)体征

白内障手术摘除后或外伤性的白内障部分皮质吸收后，在瞳孔区残留晶体皮质火星城纤维机化膜的特殊形态。残存囊下上皮细胞增殖，形成特殊形空泡样 Elschning 珠样小体，使后囊膜混浊，为后发性白内障。机化膜组织若与虹膜广泛粘连，使瞳孔偏位或闭锁易引发继发性青光眼。晶状体周边残存皮质较多，前囊膜粘连，包裹皮质而变混浊，形成周边混浊，中央透明的环，称为梅氏晶体突或 Soemmoring 环形白内障，还有囊膜纤维和混合型等。

三、诊断要点

(1)有明确的晶体外伤或者见于白内障手术。

(2)眼检镜透照时瞳孔区较大范围后囊膜混浊影响眼底检查。

(3)裂隙灯下，可见后囊膜残存的上皮细胞增殖形成的 Elschning 珠以及机化膜相似膜组织和由于残存皮质引起的 Soemmring 环形白内障，如位于前囊膜切口处边缘与后囊膜粘连处的环形隆起,前方深。

(4)有时可有虹膜后粘连。

(5)不透明膜多位于虹膜后瞳孔区,因残存物的多少和性质的不同,其质地差别大,厚薄不一。轻者细若薄纱,成半透明状,对视力影响轻微,重者色白,质地较硬,严重影响视力。

(6)眼部损伤严重或伴有炎症反应后形成。

四、实验室和其他辅助检查

(一)视力检查

(1)利用国际标准视力表和对数视力表,应分别检查双眼远近视力,以大致估计白内障所致视力损伤程度。对视力低下者,应另行光感、光定位、色觉检查,在暗室内遮盖健眼,患者站在5 m外,置一蜡烛光源,让患者辨别出蜡烛是否存在,已确定是否有光感,尔后,从不同的角度测定其光定位能力,最后以红、绿玻片置于眼前,确定辨色能力,是否正常,双点光源分辨试验,即辨别眼前相距很近的两个点光源的能力,对于判定视网膜功能亦有很重要意义。对于轻度或中等度的白内障,准确的视野检查,必要实行 Amsler 屏检查,以确定是否有中心暗点或视物变形对于提示可能同时存在的青光眼或其他眼底疾病是有意义的。

(2)潜在视力仪检查:潜在视力仪检查是一种测定后发性白内障潜在视力的方法,潜在视力必须安装在裂隙灯上进行,此方法属于新理物理学检查方法,其结果有患者主观成分,有试验表明,对于中等程度的白内障,激光干涉条纹检查和潜在视力仪检查,对于预测术后视力的准确性为100%。

(二)视觉电生理检查

1.视网膜电图

视网膜电图对于评价黄斑部视网膜功能有重要的价值,致密浑浊的晶状体由于对光的吸收和散射作用而影响检查效果,闪光 ERG 可用于低视力眼的检查、视网膜脱离,特别是视网膜遗传性疾病的 ERG 检查具有肯定的临床意义。研究表明,后发性白内障患者,闪光 ERG 反应相当于弱光刺激正常眼。

2.视诱发电位

视诱发电位是判断视功能的重要指标,其中闪光 VEP 反映视路传导和皮质功能,当后发性白内障黄斑部病变和视神经损害时,其振幅均可降低。

五、鉴别诊断

(一)外伤性白内障

有明显的外伤史或眼部局部伤。眼的机械性损伤(挫伤、穿孔伤)、化学伤、电击伤和辐射均可引起晶体混浊,统称外伤性白内障。

1.挫伤性白内障

挫伤后,虹膜瞳孔缘色素印在晶体表面,相应部位的晶体囊下出现环形混浊,损伤前囊下晶体上皮时可引起局限性花斑样混浊,可静止不再发展或向纵深发展。可能合并有晶体半脱位或脱位。

2.穿孔性外伤性白内障

眼球穿孔同时伴有晶体囊破裂,房水进入囊内,晶体纤维肿胀,变性、导致混浊。微小的囊破裂可自行闭合,混浊局限在破口处。但多数破裂过多者晶体纤维肿胀,皮质进入前房和房角,引起继发性青光眼,需要及时手术。

3.辐射性白内障

系由红外线、X射线、γ射线、快中子辐射等引起。主要表现在后囊下皮质盘状及楔形混浊,边界清楚,渐渐发展到全部皮质。前囊下有空泡或点状混浊,若有上皮细胞增生可形成致密的膜。

4.电击性白内障

发生于雷击、触电后,致白内障的电压多为500~3 000 V。雷击白内障多为双侧性,触电白内障多为单侧性,与触电部位同侧。混浊位于囊下皮质,逐渐发展为完全混浊。常伴有电弧光黄斑灼伤,中心视力较差。

(二)低钙性白内障

(1)视力下降。

(2)晶状体混浊为无数白点或红色、绿色、蓝色微粒结晶分布于产前后皮质,可呈现辐射状或条纹状,混浊区与晶状体囊之间有一透明边界,严重者可迅速形成晶状体全混浊。婴幼儿常有绕核型白内障。

(三)老年性白内障

一般起于40~45岁以后,可双眼同时发病,也可双眼先后发病。老年性白内障的临床表现除了晶体混浊外,对视力的影响随混浊部位及程度而不同。老年性白内障患者常在早期自觉眼前有固定不动的黑点,并常出现单眼复视或多视现象,由于混浊的部位不同,视力障碍出现的时间亦有不同,随混浊的进展,视力障碍逐渐加重,最后可降低至指数以下,或仅有光感。

(四)并发性白内障

典型的混浊最早发生在晶体囊膜下。由眼前节炎症形成的虹膜后粘连附近可出现局限性的晶体前囊下混浊;由眼后节炎症或营养障碍可出现后囊下混浊。囊膜下出现灰黄色颗粒混浊,逐渐加深并向四周扩展,形成如同玫瑰花形状,其间有许多红、蓝、绿彩色点状结晶,囊下也有空泡形成或钙化,病程较长,早期影响视力。

(五)代谢性白内障

(1)发生于老年者与老年性白内障相似,只是发病率较高,发生较早,进展较快,容易成熟,此型多见。

(2)真性糖尿病性白内障多发生于严重的青少年糖尿病患者。多为双眼发病,发展迅速,甚至可于数天、数周或数月内发展为晶状体完全混浊。开始时在前后囊下出现典型的白点状或雪片状混浊,迅速扩展为完全性白内障。常伴有屈光变化,血糖升高时,血液内无机盐含量减少,渗透压降低,房水渗入晶状体内,使之变凸形成近视;血糖降低时,晶状体内水分渗出,晶状体变扁平形成远视。

(六)青光眼

目前对于原发性开角型青光眼的诊断必须具备眼压升高以及由于眼压升高所造成的视盘损害和视野缺损,而且房角开放。眼压升高、视神经功能障碍引起。如闭角性青光眼发作前常有生气、劳累等诱因,引起眼压急骤升高,出现虹视、眼痛、头痛、恶心、呕吐、视力下降、眼充血和流泪等症状。

六、并发症

(一)青光眼

早期往往无任何自觉症状,当病症发展到一定程度时,偶有轻微的眼胀,头痛或视物不清,中心视力不受影响,而视野逐渐缩小。中晚期因视野狭窄而有行动不便,定位不准等症状,尤以夜间为甚。有些晚期病例有虹膜和视物模糊不清。最后视力完全丧失。

(二)黄斑囊样水肿

中心视力缓慢减退,可有相对或难解难分对中心暗点,眼底可见黄斑区水肿呈蜂窝状或囊样外观,甚至形成裂孔。

七、治疗方法

(一)辨证论治

1.肝肾亏损

主症:眼病手术后,视物模糊,眼干目涩,头晕耳鸣,腰膝酸软,面色㿠白,小便清长,眼前如有苍蝇飞舞,晚上看灯或月亮似数个。舌苔白,脉沉细。

治法:补益肝肾。

方药:左归丸加减。制附子 10 g,当归 10 g,鹿角胶 10 g,熟地黄 15 g,山药 15 g,山茱萸 15 g,枸杞子 15 g,菟丝子 15 g,杜仲 15 g,牛膝 15 g,丹参 20 g。每天 1 剂,水煎服。可以适当地加入桃仁、红花等活血化瘀之品增强眼部血管血液运行。

方解:方中制附子、鹿角胶为温阳补肾;熟地黄、山药、山茱萸、枸杞子、菟丝子、杜仲善补肝肾,益睛明目;当归、牛膝、丹参补血行气,防止由于术后创伤而致的瘀血,助药力运行全身。由于桃仁、红花等是活血化瘀之品,可以增强眼部血管血液运行。

2.脾气虚弱

主症:视物模糊,眼前黑花飞舞,眼外观端好,睛珠混浊,眼底正常。精神倦怠,肢体乏力,面色萎黄,食少纳呆。舌淡苔白,脉缓或弱。

治法:健脾益气

方药:补中益气汤加减。党参 30 g,黄芪 30 g,茯苓 20 g,白术 15 g,山药 15 g,扁豆 15 g,蕤仁肉 15 g,陈皮 12 g,升麻 8 g,炙甘草 6 g。每天 1 剂,水煎服。可以适当加建曲、炒谷芽、炒麦芽,加炒薏苡仁,煨葛根。

方解:方中党参、黄芪、白术、山药、炙甘草为益气健脾;茯苓、扁豆健脾以助参、芪之功;陈皮行气醒脾和胃;升麻、柴胡升益清阳;蕤仁肉益精明目;建曲、炒谷芽、炒麦芽健脾消食,加炒薏苡仁,煨葛根利水消湿。

3.阴虚夹湿

主症:视物昏暗、午后更甚,眼干不适,眼前黑影飘动。晶珠部分混浊,眼底正常。全身兼见口渴,夜寐盗汗,大便不畅,小便短赤。舌红苔黄腻,脉细数。

治法:滋阴清热,宽中利湿。

方药:甘露饮加减。生地黄 15 g,熟地黄 15 g,茵陈 15 g,石斛 12 g,麦冬 15 g,天冬 12 g,黄芩 12 g,枳壳 12 g,枇杷叶 10 g,甘草 6 g,珍珠母(先煎)30 g。每天 1 剂,水煎服。夜寐多梦者可以多加磁石 30 g,烦热口苦者可以加栀子、黄连以清心除烦;大便不调腹胀、苔黄腻去熟地黄,加薏苡仁、茯苓、佩兰、石菖蒲,厚朴以淡渗利湿,芳香化浊宽中理气;目干不适,加沙参以养阴生津;视物昏蒙加菟丝子等以滋肾明目。

方解:生地黄、熟地黄滋阴补肾,麦冬、天冬、石斛滋阴清热,茵陈、黄芩清热利湿,枳壳、枇杷叶宽中降气以助化湿,甘草清热和中,珍珠母清肝明目。

4.肝热上扰

主症:视物昏暗、模糊,目涩不爽,头痛目胀,心烦或不寐。常伴有口苦咽干,急躁易怒,便结溲黄,胸胁疼痛。舌红,苔黄,脉弦。

治法:清热明目,平肝散邪。

方药:石决明散加减。石决明 30 g,决明子 30 g,青葙子 15 g,栀子 15 g,赤芍 15 g,蔓荆子 15 g,木贼 15 g,菊花 15 g,荆芥 12 g,羌活 12 g,大黄 10 g。每天 1 剂,水煎服。大便稀者去大黄、栀子;无外邪者去荆芥、羌活;头痛目涩多加白芷、桑叶;急躁易怒者加柴胡、青皮、制香附以疏肝理气,肝火不甚者可去大黄,加密蒙花等以清肝明目。

方解:石决明、决明子清热平肝,明目退翳为主药;青葙子、栀子、大黄、赤芍清肝泄热;蔓荆子、木贼、菊花、荆芥、羌活疏风散邪。

5.气血两虚

主症:晶珠混浊,视物模糊昏花,不耐久视,眉棱骨酸痛,神疲懒言,肢软乏力,舌淡,苔白,脉细。

治法:补益气血。

方药:八珍汤加减。当归 9 g,川芎 6 g,白芍 15 g,熟地黄 15 g,党参 15 g,白术 6 g,茯苓 15 g,甘草 3 g。临证可加菊花 6 g,枸杞子 9 g;气虚甚者可以加人参代党参,加黄芪 20 g。

(二)中成药治疗

1.障明片

组成:山药、茯苓、牡丹皮等。

用法:每次 3 片,每天 3 次。

2.复明片

组成:熟地黄、山药、枸杞子、山茱萸、蒺藜、谷精草、茯苓、木通、女贞子、牡丹皮、生地黄、菊花、石决明、决明子、木贼。

用法:每次 4 片,每天 3 次,

3.视明露

组成:雪莲叶汁等。

用法:滴眼 2～3 次/天。

4.昆布眼液

组成:由中药昆布的提取液配制而成。

用法:滴眼 3～4 次/天。

(三)单方验方治疗

1.补气明目汤

组成:党参 15 g,茯苓 12 g,白术 9 g,密蒙花 9 g,石斛 9 g,山药 12 g,刺蒺藜 9 g,或用益气聪明汤加减(黄芪 15 g,党参 15 g,蔓荆子 9 g,葛根 6 g,白芍 12 g,升麻 3 g,炙甘草 3 g,决明子 9 g)。

用法:适用于手术后依然视物不清。视检查眼部,晶状体混浊,肢体倦怠,气短而促,胃食欲缺乏,舌淡脉虚。

2.复明汤

组成:党参15 g,白术15 g,黄芪8 g,当归9 g,陈皮9 g,升麻9 g,柴胡9 g,茯神15 g,龙眼肉15 g,远志9 g,石菖蒲9 g,大枣12 g。

用法:适用于在手术时由于手术器械的创伤,导致视物模糊,三阴不足之目光晦暗。

3.益精明目汤

组成:桑椹子9 g,菟丝子12 g,覆盆子9 g,谷精草9 g,熟地黄10 g,楮实子9 g,石决明15 g,或用加味磁朱丸(磁石15 g,朱砂0.3 g,神曲9 g,女贞子12 g,乌豆衣9 g,刺蒺藜12 g,山茱萸12 g)做汤剂,每天1剂。

用法:适用于手术后,仍视物不清,视检查眼部,可见晶状体混浊,头晕,耳鸣,脉细或弦。

4.磁朱丸

组成:磁石、朱砂、神曲。

用法:每天服2次,每次6 g。

5.验方1

组成:火硝30 g(隔七层纸吸干),入飞黄丹0.6 g,梅片0.9 g。

用法:共研极细末,入瓶密封勿泄气,每点少许,此方治疗各种翳障。

6.验方2

组成:枯矾2 g,冰片0.6 g,乌贼膏2 g,木香0.2 g。

用法:共研极细末,取药少许点于眼上下结膜内,每天2次。反应:用药后眼内有摩擦及流泪感,但5～6小时后即可消失。

7.验方3

组成:银铢0.3 g,蛇蜕10 g,冰片0.6 g。

用法:先将蛇蜕煅存性,与后2味共研极细末,用时点眼内少许,每天3次。

8.验方4

组成:蛇蜕15 g,蝉蜕15 g,人指甲15 g,生铁落0.3 g,绣花针7个,猪肝250 g。

用法:先将前3味药置瓦上文火煅黄,共研末,然后将针和铁锈与猪肝共煎1小时左右,用此汤送上药末,每天3次,共分为2天服完。

9.菊枸地黄丸加减

组成:熟地黄24 g,山药12 g,山茱萸12 g,茯苓9 g,泽泻9 g,牡丹皮9 g,枸杞子15 g,菊花9 g,五味子15 g,首乌15 g,桔梗6 g,

随症加减:饮食不节者减熟地黄,加生姜15 g;失眠者加酸枣仁30 g;肾阳虚者可以加肉桂、制附子;口燥咽干者可以加玄参、麦冬、知母、黄柏;心烦失眠者可以加夜交藤、合欢花。

10.三仁汤加减

组成:杏仁6 g,滑石9 g,白蔻仁6 g,厚朴6 g,白通草6 g,淡竹叶6 g,薏苡仁15 g,半夏9 g。

用法:脾虚症状明显时加山药15 g,白术6 g,扁豆9 g;热象偏重者加金银花15 g,黄柏15 g,车前子9 g。

11.滋阴软坚退障饮

组成:熟地黄30 g,山药20 g,夏枯草、菊花各15 g,昆布、海藻各12 g,山茱萸、茯苓、泽泻、玄参、鳖甲、桂枝、丹麦各10 g。

用法:水煎服,早、晚各1次,每天1次,10天为1个疗程,连服2~3个疗程。

(四)古方治疗

1.石决明散

组成:石决明12 g,草决明12 g,赤芍12 g,青葙子12 g,木贼12 g,荆芥12 g,麦冬12 g,栀子9 g,羌活9 g,大黄6 g。

用法:每天1剂,水煎2次,取汁200 mL。每次100 mL,每天2次服。

方解:石决明、草决明为主药,清热平肝,明目退翳;青葙子、栀子、大黄、赤芍清泻肝热;荆芥、羌活、木贼祛风散邪。诸药合用,清热平肝散邪明目。

2.桃红四物汤

组成:桃仁10 g,红花10 g,当归10 g,熟地黄10 g,赤芍6 g,川芎6 g。

用法:每天1剂,水煎2次,取汁200 mL。每次100 mL,每天2次服用。

方解:当归、熟地黄、赤芍、川芎为四物汤,补血和血;桃仁、红花活血化瘀。诸药合用,补血化瘀,活血明目。

3.补水(肾)明目汤

组成:生地黄20 g,熟地黄20 g,白芍10 g,当归身10 g,麦冬12 g,五味子5 g,茯神12 g,甘草3 g。

用法:每天1剂,水煎2次,取汁200 mL。每次100 mL,每天2次服用。

方解:生地黄、熟地黄、当归身、白芍养阴滋阴;麦冬、五味子滋阴生津;茯神补心安神;炙甘草调和诸药。诸药合用,养心滋阴,安神明目。

4.杞菊地黄汤(丸)

组成:熟地黄25 g,山茱萸12 g,山药12 g,泽泻10 g,茯苓10 g,牡丹皮10 g,枸杞子12 g,菊花10 g。

用法:每天1剂,水煎2次,取汁200 mL。每次100 mL,每天2次服用。

方解:熟地黄滋阴补肾;山茱萸补肾涩精;茯苓淡渗利湿补心;泽泻宣泄肾浊;牡丹皮凉血活血而泻胆火;枸杞子、菊花平肝清热明目。全方补中有泻,补而不滞,滋补肝肾而明目。

5.千金磁朱丸

组成:磁石60 g,朱砂30 g,神曲120 g。

用法:先以磁石置于巨火中煅,醋淬7次,晒干,另研极细;辰砂另研极细;生神曲末先用90 g与前药和匀,更以神曲末30 g,水和做饼,煮浮为度,掺入前药,炼蜜为丸,如梧桐子大。每次服10丸,渐渐加至30丸,空心饭汤下。

方解:此方以磁石咸寒镇坠肾经为君,令肾水不外移;辰砂微甘寒镇坠心经为臣,肝为其母,此子能令母实也(此根据中医五脏的相生关系,肝属木,心火为子,今泻其子,可使母充实),肝实则目明;神曲辛温,甘,化脾胃中宿食为佐,生用者发其生气,熟用者敛其暴气。

6.泄热黄连汤

组成:升麻15 g,黄芩(酒炒)、黄连(酒洗)、柴胡(酒洗)、生地黄(酒洗)各30 g,龙胆草9 g。

用法:共为粗末,每次服9 g,水二盏,煎至一盏,去渣。午食前热服,午后再服,则阳不升,临卧休服,反助阴也。

方解:此方主治客之剂。治主者,升麻主脾胃,柴胡行肝经为君,生地黄凉血为臣,为阳明

（胃）、太阴（脾）、厥阴（肝）多血故也，故客者，黄连、黄芩皆疗湿热为佐，龙胆草专除眼中诸疾为使，为诸湿热皆从外来为客也。

7.益气聪明汤

组成：黄芪（制）、人参各 0.15 g，甘草（炙）1.5 g，升麻、葛根各 0.9 g，蔓荆子 4.5 g，芍药、黄柏（酒炒）各 3 g。

用法：为末，每次服 12 g，水二盏，煎至一盏，去渣。临睡前服，五更再煎服。

方解：此方以黄芪人参之甘温，治虚劳为君；甘草之甘平，承接和协，升麻之苦平微寒，行手阳明（大肠），足阳明（胃），足太阳（膀胱）之经为臣；葛根之甘平，蔓荆子之辛温，皆能升发为佐；芍药之酸微寒，补中焦，顺血脉，黄柏之苦寒，治肾水膀胱之不足为使。酒制又炒者，因热用也。或有热，可渐加黄柏，春夏加之，盛暑倍加之，加多则不效，脾胃虚者去之。热倍此者，服泄热黄连汤。

（柴宗颖）

第五节　老年性白内障

老年性白内障亦可称年龄相关性白内障，是指与年龄相关的眼晶状体混浊的一种最常见的致盲眼病，随着年龄增长、肌体衰老而发生渐进性视力下降乃至失明。通常双眼先后发病，因晶状体混浊程度不同致临床上视力表现有差异，初发期的白内障以药物治疗为主，尤其是应用中医药整体调理为佳；近成熟期的白内障则以手术治疗为主，尤其是采用现代囊外超声乳化吸除白内障加人工晶体植入方法为佳。

白内障是造成低视力和致盲的主要眼病之一。我国调查表明白内障盲人总数占致残眼障的46.07％，高居第一位，在双眼致盲眼病中和 60 岁以上老人视力致残眼病中白内障分别占了41.6％和60.91％，都是居第一位的致盲眼病。国外学者 Taylor 的调查指出，目前有白内障盲人2700 万～3500 万未得到手术治疗，而且每年大约有 200 万新发生的白内障患者。随着人口老龄化，白内障的高发病率，致残率越来越多的影响老年人生活质量，已成为全世界社会关注的重大疾病。值得欣喜的是现代科技的进步，显微镜外科手术的开展及人工晶体的应用，已使白内障盲人成为复明的现实。对于伴有眼底疾病的白内障的复明和早期初发晶状体混浊的控制，则主要依赖于中医药的辨证治疗。

老年性白内障在中医眼科学中属于"圆翳内障"的范畴。亦有"如银内障""偃月翳障"等之称。

一、病因病机

老年性白内障之混浊晶状体在中医眼科学中称晶珠，在五轮学说中属于水轮，在五脏中属肾。但在《灵枢·大惑论》中有云"五脏六腑之精气皆上注于目而为精"。故眼的疾病，与五脏六腑均有联系。中医认为老年性白内障多因年老体衰，肝肾亏损，精血不足，脾虚失运，精气不能上荣于目所致。此外，血虚肝旺，肝经郁热上扰或阴虚夹湿热上攻也可致晶珠混浊。

（一）肝肾亏损

在《灵枢·五癃津液别论》中有论述："五脏六腑之津液,尽上渗于目。"而《审视瑶函·目为至宝论》:"究其因皆从耽酒恋色,嗜欲无穷""因知肝肾无邪,则目决不病。"这充分说明了肝肾不足,阴精亏损是本病的主要病因。而在《目经大成·偃月障七十一》的论述"盖真阳衰惫,好动能劳",则提示了真阳亏损是偃月障的病因之一。

（二）脾气虚弱

金元四大家中的李东垣在《兰室秘藏》中有"夫五脏六腑之精气,皆禀受于脾,上贯于目。脾者诸阴之首也,目者身脉之宗也,故脾虚则五脉之精气皆失所司,不能归明于目矣"的论述。此外在《太平圣惠方》中论述到"痰状多般,皆是摄善有乖,致使眼目生患,凡人多餐热食……皆是丧目之因也。脾虚气弱不能运送精气上濡目窍,晶珠失养而混浊,病发圆翳内障"。

（三）热壅津伤

无论是六淫外感入里化热,或饮食不节生热,抑或五志过激化火生热;均可上犯目窍,并灼伤津液,引起晶珠混浊。

（四）湿热上犯

在《证治准绳》对枣花障论述到:"凡燥急及患痰火,竭视劳瞻,耽酒嗜辣,伤水湿热之人,多罹此患。"这说明湿热之邪停积日久,上犯眼目则常致晶珠混浊,翳障自生。

（五）气血亏虚

《黄帝内经》中有"气脱者目不明""肝受血而能视""久视伤血"的理论,气血两亏,晶珠自当失养而混浊,发生翳障。

（六）肝郁气滞

《黄帝内经》中还有"肝开窍于目,肝气条达则目能视万物,肝郁气滞则蒙蔽目窍,视物昏蒙,内障随生"的论述;《证治准绳·七窍门》银风内障中云:"瞳神大,或一片雪白如银……属于气忿,怒郁不得静,尽伤真气。此乃痼疾。"述及如银内障"有一点从中起,视渐昏而渐变大不见者,乃郁滞伤乎太和清纯之元气"。

二、临床表现

（一）症状

1.视力减退

视力减退的程度与晶状体混浊的程度与部位有关。眼部不充血,无肿痛及刺激症状。患者往往自觉视力逐渐下降,严重者仅有眼前手动或光感。

2.单眼复视或多视

由于晶体纤维肿胀、断裂、变性及晶状体抗硬化比变形、屈光力改变,造成棱晶样作用,出现单眼复视或多视。

3.近视

由于晶体吸收水分后体积增加,屈光力增强,核部屈光力增高,可出现近视现象,患者自觉老视程度减轻,视远方时需戴近视眼镜或原有近视度加重。

4.飞蚊症

如瞳孔区的晶状体有点状混浊,可在眼前出现点、片状阴影,其位置固定不变,而玻璃体混浊的阴影则是经常漂浮不固定的,并随眼球转动而飘动。

5.虹视

晶状体吸收水分后,不规则纤维肿胀致注视灯光时有五彩晕轮,此时需与青光眼及结膜炎所致的虹视相鉴别。

6.夜盲、昼盲或色觉异常

部分患者因白内障位于周边而发生夜盲,位于中央可致昼盲,由于硬化之晶状体核吸收短波光线,可引起紫色及青蓝色色觉障碍,而晶状体摘除后,患者短期内可有蓝视等现象。

(二)体征

白内障的体征主要是根据眼科专科检查所见晶状体混浊形态的临床表现,可分为如下三型。

1.老年性皮质性白内障

老年性皮质性白内障是临床上最为常见的类型,其特点是混浊自周边部浅皮质开始,逐渐向中心部扩张,占据大部分皮质区。根据其临床发展过程及表现形式,老年性皮质性白内障可分为初发期、膨胀期、成熟期和过熟期。

(1)初发期:最早期的改变是在靠周边部前后囊膜下,出现辐轮状的透明水隙或水泡。在裂隙灯显微镜下可见晶状体赤道部皮质有空泡、水裂和机层分离等晶状体吸水后的水化现象。水隙或水泡主要是由于晶状体上皮细胞泵转运系统失常导致液体在晶状体内积聚所致。液体积聚可使晶状体纤维呈放射状或板层分离。在前者,液体可沿晶状体纤维方向扩展,形成典型的楔形混浊,底边位于晶状体赤道部,尖端指向瞳孔区中央。散瞳检查在后照或直接弥散照射下,呈典型的辐轮状外观。这种辐轮状混浊,最初可位于皮质表浅部位,而后向深部扩展,各层次间可相互重叠掩盖,最终发展成晶状体全面灰白色混浊取代辐轮状混浊外观。代表老年性皮质性白内障进入进展期阶段。

楔形混浊是老年性皮质性白内障最常见的混浊形态,其基底朝周边,尖向中央,做辐射排列,相当于中医所称的"枣花翳内障",如果散瞳检查、彻照眼底红光反射中能看到辐轮状、楔形或花环样阴影。只有当楔形尖端发展到瞳孔区,视力才受到影响,一般位于晶状体周边部的混浊,可以多年不影响视力。

(2)膨胀期或进展期:晶状体混浊及纤维水肿和纤维间液体不断增加,原有的楔形混浊向瞳孔区发展并互相融合,视力显著下降。由于渗透压改变,晶状体吸收水分,发生体积膨胀、增大,前房变浅,因此称作膨胀期。一方面因混浊为背景的囊膜张力增加而呈现绢丝样反光;另一方面,由于膨胀的结果而使前房变浅。后者在一个有青光眼体质的患者,少数患者可以诱发急性青光眼。但并非所有老年性皮质性白内障患者都要经历膨胀期发展过程。即使有,个体之间也存在着很大的差异性,也不一定都会诱发青光眼。此时裂隙灯显微镜检查可见空泡、水裂和板层分离。由于晶状体前囊下仍有一部分透明的皮质,斜照法检查仍可见虹膜新月影投照试验阳性。此期可以持续数月至数年不等。所以做散瞳检查时应该慎重,一旦发生继发性青光眼,必须及时摘除膨胀的晶状体。

(3)成熟期:这一期以晶体经完全混浊为其特点,膨胀消退,前房深度恢复正常。裂隙灯显微镜下能看到前面有限深度的皮质,呈无结构的白色混浊状态,晶状体内水分溢出,混浊已达到囊膜下,此时斜照法检查虹膜新月影投照试验为阴性。晶状体纤维经历了水肿、变性、膜破裂等一系列病理过程,最终晶状体纤维崩溃,失去正常的形态为结局。组织学上,代表纤维基质变性的特征性改变,形成所谓 Morgangnian 小体。应用组织化学技术及 X 线衍射方法,对糖尿病和老年性白内障晶状体进行研究发现,球样小体具有脂质双层膜,其中含有证明其纤维基质来源。及至成熟阶段,晶状体囊膜仍可保持原有的张力和韧性,此后逐渐向变性方向发展。因此在白内障完全成熟之前采取囊外白内障摘除、超声乳化白内障吸除及人工晶状体植入术是恰当的。临床上此期为最佳手术时机。

(4)过熟期:成熟白内障久不手术摘除,晶状体逐渐脱水,体积缩小,前房加深,虹膜震颤,皮质乳化,核下沉,此时视力可好转,晶状体囊膜更脆、皱缩、通透性增加或自行破裂,溶解的晶状体皮质可呈现闪光的特点和胆固醇结晶,称为 Morgangnian 白内障。晶状体核可以脱位到前房和玻璃体内,伴随晶状体的蛋白颗粒游移到前方,组织碎片积聚于前房角,阻塞小梁网,引起的继发性青光眼称为晶体溶解性青光眼。同时进入前房的晶状体物质具有抗原性,可诱发自身免疫反应,导致严重的前葡萄膜炎、晶状体过敏性眼内炎。上述两种并发症药物治疗一般无效,采用手术摘除白内障是唯一有效的治疗措施。

2.老年性核性白内障

老年性核性白内障远不像皮质性白内障那样具有复杂的形态学变化和发展阶段。核性白内障往往和核硬化并存。发病年龄较早,进展较慢,没有明显分期。核混浊从胚胎核或成人核开始,初起时核呈黄色混浊,以后逐渐为较黄色、较红色或较黑色,相当于中医学的"白翳黄心内障"或"黑水凝翳内障"。由于核密度增加致屈光指数增加而产生核性近视,可达 5～10 个屈光度。因晶状体周边部屈光力不变,所以在瞳孔扩大与不扩大时,视力程度不同。

随着白内障程度加重,晶状体核颜色亦逐渐加深,由淡红色逐渐变为琥珀色或棕褐色。而迁延性核性白内障病例,特别是糖尿病患者核晶体最终变为黑色形成黑色白内障。晶状体核颜色与核硬度有一定的相关性,即颜色越深,核越硬。这一方面再超声乳化前进行病例选择时应当更加注意。从手术角度出发,鉴别皮质性和核性白内障的意义在于前者的晶状体核一般较小并且比较软,最适合于超声乳化白内障吸除术。在临床上值得一提的是有些患者主诉虽已老花眼却不需要戴老花镜即可近距离阅读。其实,这也是核性白内障患者经常面临的临床问题。随着晶状体核硬化,屈光指数增加,进而形成了近视进行性增加的特殊临床现象。如果核硬化局限于胚胎核,而成年核不受影响,其结果往往会产生一种较为特殊的双屈光现象,即中心区为高度近视,而外周区为远视,结果产生单眼复视。

3.老年性后囊下白内障

老年性后囊下白内障是指囊膜下浅皮质混浊为主要特点的白内障类型。混浊多位于后囊膜下,呈棕色微细颗粒状或浅杯形囊泡状。早期在晶体后核部囊下皮质呈棕黄色混浊,形如茶盘,故又名盘状白内障。外观如锅巴样,混浊呈细小点、小空泡和结晶样颗粒。早期视力受影响是因为混浊位于视轴区,而晶状体皮质和核保持透明,后期合并有核性或皮质性白内障,才发展为成熟白内障。裂隙灯显微镜下,有时可发现混浊区附近的囊膜受累,呈现黄、蓝、绿等反射,形成所谓的多彩样闪辉现象。由于病变距节点更近,因此即使病程早期,或病变范围很小很轻也会引起很严重的视力障碍。

老年性后囊下白内障,除后囊膜下浅皮质受累外,其他部分的皮质和晶状体核均透明,因此属于软核性白内障类型。基于这一点,后囊下白内障是超声乳化手术的最佳适应证。

三、诊断要点

(1)年龄在 50 岁以上。

(2)视力渐降,视物昏蒙或眼前黑影。

（3）眼部无充血，无痛无肿，可有黑花飞舞。

（4）外观端好，瞳孔、眼底均未见异常。

（5）晶状体程不同程度混浊，有的甚至完全混浊。

（6）视力仅存光感时，光定位检测，红绿色觉正常，眼压正常。

（7）排除全身及局部外伤、感染、中毒及其他因素所致白内障。

四、实验室和其他辅助检查

同代谢性白内障实验室和其他辅助检查。

五、鉴别诊断

根据年龄、病史、症状及局部检查晶状体混浊体征，较容易明确诊断，但对其他类型的白内障及其并发症必须鉴别。

（一）外伤性白内障

有明显的外伤史或眼局部伤，主要是机械性（如钝挫伤、穿孔伤等）、放射性、电击性等眼外伤所致。使晶状体的囊和皮质遭到破坏，其透明度降低或变得完全混浊，形成不同类型的白内障。

（二）发育性白内障

年龄不符或晶状体混浊多呈现点状、局限性、较小，不发展或不影响视力。

（三）糖尿病性白内障

有血糖升高病史或伴相关糖尿病性眼底改变。糖尿病患者中发生的白内障，可以是老年性白内障，只是由于糖尿病的影响，要比正常人群的白内障成熟年龄提早 10 年左右；另一种为糖尿病所引起者，以青少年为主，临床少见的白内障，即真性糖尿病性白内障。典型的糖尿病性白内障，因血糖浓度过高，是晶状体内外的渗透压发生急剧变化，白内障进展较快，在数天或数周内可以达到成熟阶段。另外，在糖尿病发病过程中，还常常出现暂时性近视或远视，且随血糖的变化，屈光状态也随着改变。

（四）老年性晶状体核硬化

老年性晶状体核硬化是晶体老化现象，多不影响视力，从形态上彻照法检查眼底可见核硬化为均匀红光，而核性白内障者可见核呈不均匀圆形暗影。

（五）中毒性白内障

有明显的接触史，常见有三硝基甲苯（TNT）、二硝基酚、萘、氯普马嗪等，可通过病史及晶体混浊形态相鉴别。

（六）并发性白内障

由眼局部炎症、肿瘤、感染等原因所引起白内障均可见眼局部病灶体征；由全身因素如药物、肌强直性、手足搐搦性白内障及先天遗传因素等均有相关病史。对老年性膨胀期的白内障常与青光眼发作易混淆，二者可同时存在，也可先后发病，无论青光眼并发白内障，还是膨胀期白内障继发青光眼，均应及时考虑行白内障摘除为安全。

（七）葡萄膜炎

老年性皮质性白内障的过熟期如因继发葡萄膜炎常需与葡萄膜炎相鉴别，前者前段检查可见晶状体缩小、核下沉或晶状体囊膜破裂，前房内可见游离晶状体蛋白物质体色素膜炎症；后者往往晶状体形态完整。

六、并发症

老年性白内障是临床最多见的致盲眼病,随着白内障手术的普及,人们似乎产生了这样的一种看法:得了白内障并不可怕,不管得病时间多长,视力下降多严重,只要做了手术,视力就能够恢复正常。其实,这是一种错误的认识,因为老年性白内障在其漫长的发生、发展过程中,会出现一些并发症,可严重地影响手术疗效。

(一)急性闭角型青光眼

膨胀期白内障由于晶状体皮质吸收水分,使晶状体肿胀,前房变浅,房水外流受阻,可导致青光眼急性发作。此时患者出现眼胀痛、头痛、看灯光时会出现彩色光圈,严重时出现恶心、呕吐、视力急剧下降。因此白内障散瞳检查时须谨慎,一旦发生青光眼,必须及时摘除膨胀的晶状体,否则可能导致永久性失明。

(二)瞳孔阻滞型青光眼

过熟期白内障由于固定晶状体的悬韧带变性和松弛,出现晶状体脱位或移位,引起房水通过瞳孔时受阻,使眼压升高而导致青光眼。此时出现的典型症状是严重的眼痛、头痛、恶心、呕吐。须及时摘除晶状体,处理瞳孔区的玻璃体,解除患者的病痛。

(三)晶状体溶解性青光眼

过熟期白内障囊膜的通透性增加或有细微破裂,晶状体的颗粒成分随房水的流动游移到前房,然后积聚于前房角,阻塞小梁网,从而产生继发性青光眼。此型青光眼药物治疗无效,必须摘除晶状体及行抗青光眼手术治疗。

(四)晶状体过敏性葡萄膜炎

过熟期白内障导致严重的前葡萄膜炎。出现眼睑肿胀、角膜水肿、角膜后片状沉着物堆积、瞳孔与晶状体广泛粘连,患者感到眼痛、眼红、视力进一步下降,因此也须手术摘除白内障。

(五)晶状体脱位

整个晶体可进入玻璃体腔内或瞳孔区白内障手术后并发症有后发性白内障,继发青光眼,眼内炎、虹膜睫状体炎、继发视网膜脱离、眼内积血以及人工晶体植入后的偏位、脱出、下沉、角膜水肿、炎症等。

需要指出的是,老年人中糖尿病患者明显增加。糖尿病可增加白内障的发病率,其特点是进展较快,双眼同时发病。在白内障形成之前,常会感到屈光的变化,血糖升高时会出现近视;经治疗后血糖降低,则会变为远视。因此一旦发现有糖尿病,要立即降低血糖,防止白内障的发生或发展。白内障成熟需手术时,术前须将血糖降至正常水平,术后严密细致观察。因为在血糖升高的情况下,术后容易出现伤口愈合延迟,前房积血、前葡萄膜炎等术后并发症的发生。

因此老年人若发现白内障,千万不能大意,不能任其发展,应及时就诊,定期到眼科门诊复查,避免并发症的发生。因为一旦出现并发症,即使手术治疗,术后视力恢复也不理想。

七、治疗

(一)辨证论治

老年性白内障从初发期至成熟期病程均较长,药物治疗适用于初发期或膨胀期以前,若晶状体混浊已波及瞳孔区、明显影响视力则药物难以奏效,宜待翳定障老之时,再行手术治疗可复明。

1.肝肾亏损

主症:视物模糊,眼目干涩,目少神光,眼内干涩,头晕耳鸣,须发早白,腰膝酸软,梦遗滑精,失眠健忘,面色㿠白,小便清长,夜尿多。眼前有黑花飞舞,或视灯、月数个;眼部外观端好,晶珠部分混浊,眼底如常,舌淡苔白,脉细弱等肝肾不足之全身症状。

治法:补益肝肾。

方药:右归丸加减。制附子、当归、鹿角胶、熟地黄、山药、山茱萸、枸杞子、菟丝子、杜仲、牛膝、丹参。眼干涩不适,可选加沙参、麦冬、五味子、玉竹、何首乌以益气养阴滋肾;如口干,可加地骨皮以除虚火。

方解:肝受血而能视,肝开窍于目,肾主藏精,瞳神属肾,肾水神光,最灵最贵,故正常的精明视物,离不开肾精肝血的濡养,而补益肝肾是内障眼病明目的重要方法。《医宗必读》亦说:"东风之木,无虚不可补,补肾即所以补肝。"方中制附子、鹿角胶温阳补肾;熟地黄、山药、山茱萸、枸杞子、菟丝子、杜仲善补肝肾、益精明目;当归、牛膝、丹参补血行血,助药力运行全身。

2.脾虚气弱

主症:视物昏蒙,眼前黑花飞舞,眼外观端好,或上睑下垂无力提举,晶珠部分混浊,眼底如常。全身可兼有精神倦怠,肢体乏力,面色萎黄,饮食不振,食少食欲缺乏,大便溏薄,少气懒言,语言低微,舌质淡或有齿印,苔白,脉缓或细。

治法:补脾益气明目。

方药:补中益气汤加减。党参、黄芪、茯苓、白术、山药、炙甘草、扁豆、陈皮、升麻、柴胡、薤仁肉。食少食欲缺乏可选加建曲、炒谷芽、炒麦芽以健脾消食;大便溏泻者可去薤仁肉,加炒薏苡仁,煨葛根,健脾除湿。

方解:《审视瑶函》论述"是方人参、黄芪、甘草甘温之品,甘者中之味,温者中之气,气味皆中,故足以补中气;白术甘而微燥,故能健脾;当归质润辛温,故能泽土,术以燥之,归以润之,则不刚不柔而土气和矣。复用升麻、柴胡升清阳之气于地道也,盖天地之气一升,则万物皆生,天地之气一降,则万物皆死,观乎天地之升降,而用于升麻、柴胡之意,从可知矣。"补药多滞,故用少量陈皮行气以导滞。脾胃健,清气升,则诸症可愈。

3.肝热犯目

主症:视物昏蒙,目涩不爽,头痛目胀,心烦或不寐。眼外观如常,晶珠部分混浊,眼底正常。伴全身有口苦咽干,急躁易怒,便结溲黄,舌红、苔黄、脉弦。

治法:清热平肝,散邪明目。

方药:石决明散加减。石决明、决明子、青葙子、栀子、赤芍、蔓荆子、木贼、菊花、荆芥、羌活、大黄。大便稀者去大黄、栀子;无外邪者去荆芥、羌活;头痛目涩眵多加白芷、桑叶;急躁易怒者加柴胡、青皮、制香附以疏肝理气,肝火不甚可去大黄,加刺蒺藜、密蒙花以清肝明目。

方解:石决明、决明子清热平肝,明目退翳为主药;青葙子、栀子、赤芍清肝泄热;蔓荆子、菊花、木贼、荆芥、羌活疏风散邪。

4.阴虚湿热

主症:视昏目涩、午后更甚,眼干不适,眼前黑影飘动。眼外观端好,睛珠部分混浊,眼底正常。全身可兼有口干不欲饮,烦热口臭,失眠多梦,五心烦热,潮热盗汗,大便黏腻不爽,小便短涩,舌红苔黄腻,脉细弦或细数。

治法:滋阴清热,宽中利湿。

方药：甘露饮加减。生地黄、熟地黄、茵陈、石斛、麦冬、天冬、黄芪、枳壳、枇杷叶、甘草、珍珠母。夜寐多梦者加磁石；烦热口渴加栀子、黄连以清心除烦；大便不调腹胀、苔黄腻去熟地黄，加薏苡仁、茯苓、佩兰、石菖蒲，厚朴以淡渗利湿，芳香化浊，宽中理气；目干不适加沙参以养阴生津；视物昏蒙加菟丝子、桑椹子、枸杞子以滋肾明目。

方解：生地黄、熟地黄滋阴补肾，天冬、麦冬、石斛滋阴清热，黄芪、茵陈清热利湿，枳壳、枇杷叶宽中降气以助化湿，甘草清热和中，珍珠母清肝明目。本方由滋阴与清利湿热两种药物组成，可取滋阴不助湿，利湿不伤阴之效。眼科主要用于肺肾阴虚夹湿热者，诸如慢性色素层炎、老年性白内障，主要症见视物昏花，而又舌苔黄腻者均可用之。

5.气血亏虚

主症：晶珠混浊，头痛眩晕，不耐久视，眉棱骨疼痛，神疲乏力，倦怠懒言，肢体无力，舌淡，苔薄，脉细弱。

治法：补益气血。

方药：八珍汤加减。人参、黄芪、茯苓、熟地黄、当归、白芍、川芎、菊花。若心虚惊悸，头晕少寐，则可加远志、五味子以养心宁神。为了防止过补伤胃，可加枳壳以利气和胃。

方解：方中人参、黄芪大补脾胃之气，则神疲乏力，倦怠懒言可除，茯苓补脾运湿；熟地黄、当归、白芍、川芎补血和血，行气止痛；气血充盈，下则充养血室，涩痛可愈；上则营养头目，则头痛眩晕可止。菊花可退翳明目使晶体混浊消失。

(二)中成药治疗

1.中成药(内治)

(1)障眼明片。

组成：山药、茯苓、牡丹皮等。

用法：每次 3 片，每天 3 次。用于白内障初发期。

(2)复明片。

组成：熟地黄、山药、枸杞子、山茱萸、蒺藜、谷精草、茯苓、木通、女贞子、牡丹皮、生地黄、菊花、石决明、决明子、木贼。

用法：每次 4 片，每天 3 次。用于白内障初发期。

(3)石斛夜光丸。

组成：由石斛、人参、山药、茯苓、甘草、肉苁蓉、枸杞子、菟丝子、生地黄、熟地黄、五味子、天冬、麦冬、杏仁、防风、枳壳、川芎、黄连、牛膝、菊花、青葙子、决明子、水牛角、羚羊角等组成。

用法：口服每次 1 丸，每天 2 次。本方滋补肝肾，清热明目，适用于圆翳内障肝肾亏损型。

(4)明目地黄丸。

组成：熟地黄、山茱萸、牡丹皮、山药、茯苓、泽泻、枸杞子、菊花、当归、白芍、石决明、蒺藜等。

用法：口服每次 6 g，每天 2 次。本方滋阴清热，平肝明目，适用于圆翳内障肝热上攻型。

2.中药滴眼液治疗(外治)

常用有珍珠明目眼液、麝珠明目滴眼液、莎普爱思滴眼液、蒲公英滴眼液、三黄眼液。点眼：每次2～3滴，每天 3～4 次。

（三）单方验方治疗

1.验方

组成：枸杞子6 g,茯苓9 g,当归3 g,菟丝子9 g。

用法：水煎服。适用于老年性白内障初发期。

2.苍术丸

组成：苍术250 g,黑豆1 000 g。

用法：用水两碗煮干,焙研为末糊丸,每天服9~12 g。适用于老年性白内障未成熟期。

3.决明子

组成：决明子适量(微炒)。

用法：代茶饮,每天3次。

4.验方

组成：火硝30 g(隔七层纸焙干),入飞黄丹0.6 g,梅片0.9 g。

用法：共研细末,入瓶密封勿泄气,每点少许。此方治疗各种翳障。

5.磁朱丸

组成：磁石、朱砂、神曲。

用法：每天服2次,每次6 g。

6.验方1

组成：枯矾2 g,乌贼骨2 g,冰片1 g,木香0.2 g。

用法：共研为极细末,取药少许,点于眼上下睑结膜内,每天2次。应用后眼内有流泪感,但6~7小时后即可消失。

7.验方2

组成：蛇蜕15 g,蝉蜕15 g,人指甲15 g,生铁落0.3 g,绣花针7个,猪肝250 g。

用法：先将前三味药置瓦上文火焙黄,共研末,将针和铁落与猪肝共煎1小时左右,用此汤送服药末,每天3次,共分2天服完。

8.调中益气汤

组成：人参、黄芪、升麻、柴胡、木香、苍术、陈皮、甘草。

用法：每天1剂,水煎服。

9.化障汤

组成：生石决30 g,磁石30 g,生地黄12 g,枸杞12 g,白芍12 g,密蒙花12 g,菊花12 g,夏枯草9 g,石斛9 g,谷精草9 g,白蒺藜9 g,女贞子9 g,柴胡6 g,炙甘草6 g。

随症加减：中气不足加茯苓、山药、炒白术;阴虚火旺加知母、黄柏、龟甲;服药日久,疗效不显,加牡蛎、鳖甲、昆布。

用法：每天1剂,水煎服

10.通明补肾丸

组成：石决明30 g,人参60 g,生地黄60 g,桔梗30 g,车前子30 g,茺蔚子60 g,白芍30 g,细辛15 g,大黄9 g。

随症加减：血压偏高加菊花、钩藤;头晕加天麻、龟甲;大便干燥加肉苁蓉;小便淋沥加泽泻、牡丹皮;眼睛干燥加枸杞子、石斛。

用法：诸药研成细末,用等量蜂蜜制成丸药,每丸重9 g,早晚空腹各服1丸。

11.消障汤

组成:生石决 30 g,草决明 15 g,谷精草 12 g,生地黄 12 g,赤白芍各 12 g,女贞子 12 g,密蒙花 12 g,菊花、沙苑子各 12 g,白蒺藜 12 g,党参 12 g,黄芪 12 g,炙甘草 6 g。

随症加减:中气不足加茯苓、山药、白术;合并高血压和动脉硬化加牡蛎、钩藤;合并糖尿病者加麦冬、天花粉、熟地黄。

用法:每天 1 剂,水煎服。

(四)古方治疗

1.石决明散

组成:石决明 12 g,草决明 12 g,赤芍 12 g,青葙子 12 g,木贼 12 g,荆芥 12 g,麦冬 12 g,栀子 9 g,羌活 6 g,大黄 6 g。

用法:每天 1 剂,水煎服,分 3 次,取汁 200 mL,每次 100 mL,分 2 次服。

方解:石决明、草决明为主药,清热平肝,退翳明目;青葙子、栀子、大黄、赤芍清泻平肝;荆芥、羌活、木贼祛风散邪。诸药合用,清热平肝散邪明目。

2.杞菊地黄丸

组成:熟地黄 25 g,山茱萸 12 g,山药 12 g,泽泻 10 g,茯苓 10 g,牡丹皮 10 g,枸杞子 12 g,菊花 10 g。

用法:每次 100 mL,每天 2 次服用。

方解:熟地黄滋阴补肾;山茱萸补肾涩精;茯苓淡渗利湿补心,泽泻宣泄肾浊,牡丹皮凉血活血而泻胆火;枸杞子、菊花平肝清热明目。全方补中有泻,补而不滞,滋补肝肾而明目。

3.金磁朱丸

组成:磁石 100 g,辰砂 50 g,神曲 200 g。

用法:每服 10 丸,渐渐加至 30 丸,空心饭汤下。

方解:此方以磁石咸寒镇坠肾经为君,令肾水不外移;辰砂为甘寒镇坠心经为臣,肝为其母,此子能令母实也,肝实则目明;神曲辛温,化脾胃宿食为佐,生用者发其生气,熟用者敛其暴气。

4.参苓白术散

组成:人参 6 g,白术 6 g,茯苓 8 g,扁豆 8 g,薏苡仁 6 g,山药 6 g,砂仁 3 g,桔梗 6 g,炙甘草 3 g。

用法:每天 1 剂,水煎服,每次 100 mL,每天 2 次口服。

方解:方中人参、白术、茯苓益气健脾利湿为君。山药助君药以健脾益气,兼能止泻;白扁豆、薏苡仁助白术、茯苓以健脾渗湿为臣药。砂仁醒脾和胃,行气化湿,是为佐药。桔梗宣肺利气,通调水道,载药上行,炙甘草调和诸药。

5.桃红四物汤

组成:红花 15 g,桃仁 15 g,当归 10 g,熟地黄 10 g,赤芍 6 g,川芎 6 g。

用法:每天 1 剂,水煎服,每次 100 mL,每天 2 次口服。

方解:当归、熟地黄、赤芍、川芎为四物汤,活血调血;桃仁、红花活血化瘀止痛。诸药合用活血化瘀,补血明目。

6.泄热黄连汤

组成:升麻 25 g,黄芩(酒炒)、黄连(酒洗)、柴胡(酒洗)、生地黄(酒洗)各 50 g,龙胆草 15 g。

用法:共为粗末,每服 15 g,午食前后热服,则阳不升,临卧休服,反助阴也。

方解:此方为主治客之剂。治主者,升麻主脾胃,柴胡行肝经为君,生地黄凉血为臣,为阳明、太阴、厥阴多血故也,故客者,黄连、黄芩皆疗湿热为佐,龙胆草专除眼中诸疾为使,为诸湿热皆从外来为客也。

7.益气聪明汤

组成:黄芪、人参各 5 g,炙甘草 25 g,升麻、葛根各 15 g,蔓荆子 7.5 g,芍药、黄柏各 10 g。

用法:为末,每服 20 g,睡前服,五更再煎服。

方解:此方以黄芪、人参之甘温,治虚劳为君;甘草之甘平调和诸药,升麻之苦微寒,行足太阳、手阳明、足阳明之经为臣;葛根之甘平,蔓荆子之辛温,皆能生发为佐;芍药之酸微寒,补中焦,顺血脉,黄柏之苦寒治肾水膀胱之不足为使。

(柴宗颖)

第二章

耳鼻咽喉科疾病的辨证施治

第一节　耳郭假性囊肿

耳郭假性囊肿是指耳郭上半部外侧前面的局限性肿胀。内有浆液性渗出液,形成囊肿样隆起。本病又名耳郭浆液性软骨膜炎、耳郭非化脓性软骨膜炎、耳郭软骨膜间积液等。

发病年龄以 30～40 岁者为多。男性多于女性,多发生于一侧耳郭。

耳郭假性囊肿相当于中医"耳壳流痰"范畴。

一、病因病机

本病因风邪兼夹痰湿上窜耳壳而致,多因脾胃虚弱,痰湿内生,加之风邪外犯,夹痰湿上窜耳壳,痰浊凝滞而成。

二、病因和发病机制

病因尚未明确,可能与外伤有关,也可能是耳郭受到某些机械刺激如硬枕压迫,无意触摸等,引起局部循环障碍所致。

三、病理

在显微镜下可见从皮肤到囊壁的组织层次为皮肤、皮下组织、软骨膜及与其密切相连的软骨层,该软骨层的厚薄依囊肿大小而定,软骨层的内面覆有一层纤维素。其表面无上皮细胞结构,故与真囊肿不同。由此可知,积液似在软骨内,而非软骨膜与软骨之间。

四、临床表现

(一)症状

发病突然,常常偶然发现耳郭前面上方局限性隆起,由小逐渐增大,肤色不变,常无痛感,可有胀感、灼热感或痒感。

(二)体征

耳郭隆起处多位于舟状窝、三角窝,或可波及耳甲腔,但不侵犯耳郭后面。肿胀范围清楚,有弹性及波动感,穿刺抽吸,可得淡黄色液体,抽吸后虽可使肿块缩小或暂时消失,但可复肿如前。

五、诊断与鉴别诊断

根据病史及症状可明确诊断。在暗室中透照时透光度良好,可与血肿区别。穿刺抽吸时,可抽出淡黄色清液,培养无细菌生长。但不久又复渗出。

六、治疗

(一)辨证论治

1.局部症状

本病起病突然,常于夜间睡醒偶然发现,无明显疼痛及触压痛,可有胀感、灼热感或痒感。

2.全身症状

一般无明显全身症状,舌苔微腻,脉弦或带滑。

3.局部检查

多发于耳壳凹面上半部,局部肿起,肤色不变,按之柔软有波动感,无明显触压痛。穿刺可抽出淡黄色黏液,但不经多时,又复肿起。

4.治法

祛痰散结,疏风通络。

5.代表方

二陈汤。

6.基本处方

橘皮 6 g,法半夏 15 g,茯苓 15 g,甘草 6 g。

7.随症加减

若局部麻痒、胀感者,加僵蚕 10 g、地龙 10 g、丝瓜络 12 g、当归尾 6 g、丹参 20 g、郁金 12 g 以疏风活血通络;若见食欲欠佳,可加砂仁 9 g、白术 12 g、神曲 10 g、山楂 12 g 以健脾行气消食。

(二)其他中医治疗

抽出囊肿内的液体,并加压包扎或配合选用下列方法,再加压包扎:①用艾条灸;②用磁铁异极相对贴敷;③用玄明粉溶液湿敷;④如意金黄散调敷。

(王思栋)

第二节　外耳道异物

外耳道异物是指外来物体误入耳道。本病属于中医"异物入耳"范畴,亦称"诸物入耳""百虫入耳""飞蛾入耳"等。多见于儿童。

一、病因和发病机制

小儿喜将小物体塞入耳内,成人亦可发生,多为挖耳或外伤时遗留小物体或小虫侵入等。常见的异物有:①动物类异物,如蚊、蝇、蚂蚁、水蛭等,偶尔飞入或爬入耳道,引起症状;②植物类异物,如豆类、果核、稻谷等。多因儿童无知,当嬉戏时将异物塞入耳内或因其他事故,以致异物进入;③非生物类异物,如石子、铁屑、玻璃珠类。

若为吸水性异物(豆类、纸团等),因吸水而体积膨胀,或异物损伤耳道肌肤,邪毒乘虚外侵,可致皮肤红肿、掀痛、糜烂。

二、临床表现

根据异物形态、性质、大小和所在部位的不同,而有不同的症状。体小无胀痛尤刺激性的异物,进入耳中,可长期存留于外耳道,无明显症状。

形体较大异物阻塞于耳道内,可引起耳鸣,听力障碍和反射性咳嗽等。

吸水性异物,遇水则膨胀,刺激和压迫耳道,阻塞外耳道,可引起耳闷胀感,常可引起耳道红肿、糜烂,耳痛及听力减退,并可继发外耳道炎。

动物性异物,由于在耳内爬行、骚动,使患者躁扰不安,引起剧烈耳痛和噪声,如在鼓膜处活动,或可引起眩晕及耳鸣,甚至出血或损伤耳膜,引起耳膜穿孔。

异物嵌顿于耳道峡部,疼痛较剧;接近耳膜之异物,如果压迫耳膜,可发生耳鸣、眩晕。

三、诊断与鉴别诊断

根据病史及局部检查,发现耳道的异物,可以明确诊断。应注意与耵聍栓塞相鉴别。

四、治疗

通过各种方法,将异物取出为原则。异物位置未越过外耳道峡部、未塞紧外耳道者可用耵聍钩直接钩出,或用外耳道冲洗法冲出。细小能移动的异物,可用冲洗法将其冲出。冲洗时不要正对异物冲洗,以免将异物引向深入。

(一)植物性及非生物性异物

用耳钩或耳镊取出。耳钩应顺耳道与异物的空隙或耳道前下方进入,将异物钩出,操作时必须轻巧试探,以免损伤耳道或鼓膜;圆球形异物如玻璃球、小珠子等,可用刮匙钩出,切勿用镊子或钳子夹取,以防异物滑入耳道深处损伤鼓膜;质轻而细小异物,可用凡士林或胶黏物质涂于棉签头,将其黏出。

(二)活动性昆虫类异物

用植物油、姜汁、丁卡因滴入耳内,或用氯仿、乙醇或杀虫剂等滴入耳内,或用浸有乙醚的棉球塞置于外耳道数分钟,将昆虫麻醉或杀死后用镊子取出或冲洗排出。

(三)遇水膨胀或易起化学变化的异物,以及耳膜有穿孔者

禁用冲洗法。被水泡胀的豆类异物,可搅成小块分次取出,或用95%乙醇溶液,滴耳,使其脱水收缩后,再行取出。

(四)如异物较大,且于外耳道深部嵌顿较紧者

须于局麻或全身麻醉下行耳内或耳后切口,必要时还须凿除部分骨性外耳道后壁,以取出异物。幼儿患者宜在短暂全麻下取出异物,以免术中不合作造成损伤或将异物推向深处。

(五)外耳道有继发感染者

应先行抗感染治疗,待炎症消退后再取异物;或取出异物后积极治疗外耳道炎。

(王思栋)

第三节 外耳湿疹

外耳湿疹是指由多种内外因素引起的发生于外耳皮肤的变态反应性炎症。好发于外耳道、耳甲腔、耳后沟或耳周皮肤。临床上分为急性、慢性两型。中医称"旋耳疮",或称"黄水疮""月蚀疮"。

一、病因病机

(一)风热湿邪犯耳

急性期多因脓耳的脓液浸渍,或邻近部位之黄水疮漫延至耳部,或因接触某些刺激性物而致风湿热邪毒侵袭,并引动肝胆之湿热循经上犯耳窍肌肤而为病。

(二)血虚生风化燥

慢性期多为发病日久,湿热缠绵,致伤脾胃,脾胃虚弱,气血生化不足,或病久伤阴,阴血耗损,导致血虚生风,风盛化燥,耳部肌肤失于滋润而致。

二、病因和发病机制

因摄取致敏食物,如鱼、虾、牛奶等,或外耳道脓液刺激,外用药物、纺织品、化妆品、喷发剂刺激或过敏等,引起外耳皮肤的变态反应。

三、病理

外耳湿疹为变态反应性炎症,其病理变化为组织变态反应、充血水肿、渗出、结痂。

四、临床表现

(一)症状

急性期患处瘙痒、烧灼感或有黄水流出。严重者全身可有发热或全身不适,睡眠欠佳,胃食欲缺乏,大便干结。慢性湿疹为外耳剧痒不适。

(二)体征

急性期检查见局部皮肤颜色加深、红斑或粟粒状小丘疹、水泡。溃破后流出黄水。表皮糜烂、痂皮覆盖,可导致外耳道狭窄。慢性湿疹主要表现为患处皮肤增厚、粗糙、脱屑、皲裂、结痂、苔藓样变。

五、诊断与鉴别诊断

(一)诊断

依据局部症状、体征及病原体接触、过敏史可做出准确诊断。

(二)鉴别诊断

1.外耳道疖

主要表现为耳部疼痛,牵拉耳郭耳痛加剧,检查见外耳道软骨部皮肤有局限性红肿或有黄白色脓点,破溃后有黄稠脓液流出,或带血。

2.外耳道炎

主要表现为耳道内疼痛,或有少量黏脓性分泌物流出,外耳道皮肤弥漫性红肿或增厚、粗糙、结痂。但外耳道湿疹表现有明显的丘疹和水疱,这是本病与外耳道炎鉴别的要点。

六、治疗

(一)辨证论治

外耳湿疹的发生多与气血亏虚、脏腑功能失调和外感风热湿毒之邪有关,要注重辨其虚实,进行分型分类治疗。

1.风热湿毒蒸耳

(1)局部症状:外耳道或耳郭周围瘙痒、灼痛明显。

(2)全身症状:可有发热、烦躁、睡眠不安等。舌红,苔黄腻,脉弦数或滑数。

(3)局部检查:外耳道或耳郭周围肤色潮红,丘疹或水疱,溃后流黄水,皮肤糜烂,或结皮痂。

(4)治法:祛风止痒、清热利湿。

(5)代表方:消风散。

(6)基本处方:荆芥 12 g,防风12 g,牛蒡子 12 g,蝉蜕 6 g,苍耳子 10 g,苦参 12 g,木通 10 g,石膏 15 g,知母 12 g,生地黄 15 g,当归9 g,胡麻仁 15 g。偏湿热壅盛者,宜清泻肝胆湿热。代表方:龙胆泻肝汤。基本处方:柴胡 6 g,龙胆草10 g,车前子 10 g,黄芩 10 g,泽泻 10 g,栀子10 g,木通 6 g,当归 6 g,生地黄 15 g,甘草 6 g。加减:湿重者,加川萆薢 10 g 以加强利湿之功。

2.血虚生风化燥

(1)局部症状:病程较长,反复发作,耳部痒痛甚,抓搔后有小血点或结痂。

(2)全身症状:全身可伴有脸色萎黄,食少,身倦乏力。舌质淡红,苔白,脉细缓。

(3)局部检查:耳道、耳壳及周围之皮肤增厚、粗糙、皲裂、上覆皮痂。

(4)治法:养血息风,滋阴润燥。

(5)代表方:地黄饮。

(6)基本处方:熟地黄15 g,当归 10 g,首乌 15 g,生地黄 15 g,牡丹皮 15 g,玄参 10 g,红花 9 g,白蒺藜 10 g,僵蚕 9 g,甘草 10 g。

(7)加减:若虚火盛,局部痛明显,去当归,加黄柏 10 g、知母 10 g 以降虚火。

(二)中成药

1.十味龙胆花颗粒

适合于湿热型湿疹。

2.乌蛇止痒丸

适合于血虚风燥型湿疹。

(三)其他中医治疗

外耳湿疹的治疗除了全身治疗外,局部治疗也是十分重要的,局部用药可以使药物直接作用于病变部位,增强疗效。

1.外洗及湿敷

用金银花、苦参、白鲜皮、黄柏各 15 g,煎水外洗或湿敷患处。

2.滴耳

选用黄连滴耳液滴耳。

3.涂耳

脓多者可用金银花煎水清洗后用黄连膏涂患处。

4.烟熏疗法

苍术、黄柏、苦参、防风各9g,白鲜皮30g,五倍子15g。将上述药末放在较厚草纸内制成纸卷,或将药末置于特制熏炉内,点燃,使烟雾直蒸患处,每天1～2次,每次15分钟。

5.针刺疗法

选曲池、足三里、三阴交、血海、委中等穴,用清法,留针20分钟,每天或隔天1次。

(王思栋)

第四节　外耳道疖及外耳道炎

外耳道疖又名局限性外耳道炎,发生于外耳道软骨部,为该部皮肤毛囊、皮脂腺的急性化脓性感染。中医称"耳疖"。外耳道炎又称弥散性外耳道炎,是外耳道皮肤及皮下组织的弥散性感染性炎症。中医称"耳疮"。

一、病因病机

中医认为,本病急性期多为风热邪毒侵袭耳道,或肝胆湿热蒸灼耳窍所致。

(一)风热邪毒侵袭

多因挖耳恶习,损伤耳道,风热邪毒乘机侵袭,或因污水入耳,或因脓耳之脓液浸渍外耳道而染毒发病。《诸病源候论》卷二十九曰:"耳疮候……风热乘之,随脉入于耳,与血气相搏,故耳生疮。"《外科正宗》卷四亦说:"浴洗水灌于耳中,亦致耳窍做痛生脓。"

(二)肝胆湿热上蒸

热毒壅盛,兼夹湿热,引动肝胆火热循经上乘,蒸灼耳道,壅遏经脉,逆于肌肤而致耳道漫肿、赤红。

二、临床表现

(一)外耳道疖

1.症状

主要表现为耳部较剧烈的跳动性疼痛,常放射至同侧头部,张口、咀嚼或打呵欠时疼痛加剧;夜间常因剧烈耳痛而难以入睡;牵拉耳郭及压迫耳屏可使耳部疼痛加剧;由于耳道内肿疖堵塞,可有阻塞感或影响听力。

2.体征

(1)发病早期:局部检查见外耳道软骨部皮肤有局限性红肿;有耳屏压痛和耳郭牵引痛明显。体温可有升高。

(2)成熟期:局限性红肿其顶部可有黄白色脓点,破溃后有稠厚脓液流出,或带血;耳前耳后淋巴结肿大、压痛;耳屏压痛和耳郭牵引痛稍减轻。

(二)外耳道炎

1.症状

耳道内有灼热感、疼痛或胀痛,逐渐加剧,咀嚼及说话时加重。

2.体征

外耳道皮肤充血、肿胀,有分泌物流出,初期稀薄,渐变为脓性;甚者外耳道明显肿胀,外耳道狭窄甚至完全闭塞。可有耳前耳后淋巴结肿大;体温可有升高。

三、实验室和其他辅助检查

(一)细菌培养

外耳道分泌物细菌培养可发现致病菌,可做药物敏感试验。

(二)血常规检查结果

可能白细胞增高。

(三)严重者听力检查

可呈轻度传导性耳聋。

四、诊断与鉴别诊断

(一)诊断

根据病史、临床表现及各项检查结果,不难做出诊断。外耳道疖为局限性红肿性病变,外耳道炎是弥漫性病变,两者也不难鉴别。

(二)鉴别诊断

1.化脓性中耳炎

耳内流脓,检查见外耳道皮肤多正常或潮红,或有脓液停留,鼓膜有穿孔、充血。没有耳屏压痛和耳郭牵引痛。可有轻度听力下降。X线片示乳突炎等体征可资鉴别。

2.耳后骨膜下脓肿

耳后骨膜下脓肿表现为耳后乳突部肿胀压痛,耳壳被推向前外方,脓肿形成后有波动感,外耳道无红肿,有化脓性中耳炎病史。X线片示乳突气房模糊或有乳突骨质破坏等。

五、治疗

(一)辨证论治

1.风热邪毒犯耳

(1)局部症状:耳部灼热疼痛,张口、咀嚼或牵拉耳郭、压迫耳屏时疼痛加剧。

(2)全身症状:伴恶风发热,头痛,周身不适。舌质红,苔白,脉浮数。

(3)局部检查:外耳道局限性红肿,隆起如椒目,表面有黄白色分泌物;或为弥漫性红肿,表面有黄白色分泌物。

(4)治法:疏风清热,解毒消肿。

(5)代表方:五味消毒饮。

(6)基本处方:金银花 10 g,野菊花 15 g,蒲公英 15 g,紫背天葵 15 g,紫花地丁 15 g。

(7)随症加减:若疖肿成脓或疮脓较多,应加强排脓之品,加皂角刺12 g、露蜂房 10 g。

2.肝胆湿热熏耳

(1)局部症状:耳部疼痛较剧,痛引腮脑,耳前或耳后臀核肿大疼痛。

(2)全身症状:可有发热,口苦咽干,小便短黄,大便秘结。舌红,苔黄腻,脉弦数。

(3)局部检查:外耳道见局限性红肿,高突如半球状,顶部可见黄色脓点,周围肌肤红赤,或溢少许稠厚脓血;或为耳道皮肤漫肿红赤,或为弥漫性红肿,有黄黏渗液。

(4)治法:清泻肝胆,解毒消肿。

(5)代表方:银花解毒汤。

(6)基本处方:金银花 15 g,紫花地丁 15 g,连翘 10 g,黄连 10 g,夏枯草 15 g,牡丹皮 15 g,水牛角 15 g,赤芍 12 g。

(7)随症加减:肝胆湿热较盛者可用龙胆泻肝汤;脓成未破加皂角刺 12 g、甲片(先煎)15 g以解毒排脓,促其脓出,邪热得以外泄。

(二)中成药治疗

牛黄解毒片:适合用于风热邪毒侵袭型。龙胆泻肝颗粒、十味龙胆花颗粒:用于肝胆湿热型。

(三)其他中医治疗

外耳道清洗:选用虎杖、金银花煎水清洗患耳,每天 1～2 次;黄连滴耳液滴患耳,每天 3 次。

(王思栋)

第五节　外耳道真菌病

外耳道真菌病是外耳道真菌感染性疾病。真菌易在温暖潮湿的环境生长繁殖。我国南方气候湿热的省份多见。患者以中青年居多。中医称"耳痒"或"外耳道霉痒症"。

一、病因病机

外耳道真菌的发病原因主要有外因和内因。外因多为风火痰湿结聚耳窍;内因多为肝肾不足,湿毒上攻耳窍。

二、临床表现

(一)症状

(1)早期轻者可无症状或有轻微痒感,进一步发展,有耳内发痒及闷胀感,有时奇痒,以夜间为甚。

(2)合并感染时可引起外耳道肿胀、疼痛和流脓。

(3)耳道阻塞,鼓膜受侵犯时,可有听力下降,耳鸣,甚至眩晕。

(二)体征

外耳道有状如薄膜或呈筒状痂皮,除去后见患处略充血潮湿,或见外耳道糜烂、表皮覆盖白色或奶油样沉积物,或有丘疹、脓疱、脓液。鼓膜覆盖有黄黑色或白色粉末状或绒毛状真菌。

(三)常见并发症

严重的真菌感染可引起坏死性外耳道炎,如以化脓和肉芽为主的,可能会发生面瘫。

三、实验室和其他辅助检查

取外耳道分泌物作细菌培养可发现病菌。皮痂涂片时,加 1～2 滴 10％氢氧化钠(钾)液,在显微镜下可见菌丝和孢子。

四、诊断与鉴别诊断

(一)诊断

根据病史、临床表现及各项检查结果,不难做出诊断。

(二)鉴别诊断

1.外耳湿疹

主要是耳郭、外耳道及其周围皮肤呈红斑或粟粒状小丘疹,破溃后流黄水,表面糜烂、结痂、脱屑。而外耳真菌表现为耳道奇痒,外耳道覆盖有黄黑色或白色粉末状或绒毛状真菌。

2.外耳道炎

主要表现为耳痛、灼热感,检查见外耳道弥漫性红肿,少量黏性分泌物停留,但无黄黑色或白色粉末或绒毛状物停留。

五、治疗

(一)风火痰湿袭耳

1.局部症状

一侧或双侧耳奇痒或痒痛,伴耳胀闷不适或低音调耳鸣。

2.全身症状

可有头痛发热,睡眠差。舌红,苔白或腻,脉弦。

3.局部检查

检查见外耳道有灰褐色痂皮附着或堵塞,上有黄白色霉点,去除痂皮后见外耳道皮肤潮红、肿胀、渗液。

4.治法

祛风解毒,清热化痰。

5.代表方

玄参贝母汤。

6.基本处方

防风 12 g,白芷 6 g,蔓荆子 10 g,天麻 10 g,川贝母 10 g,茯苓 15 g,法半夏 12 g,天花粉 15 g,玄参 12 g,甘草 6 g。

7.随症加减

湿邪偏重可加地肤子 10 g、苦参 12 g 以祛湿止痒。

(二)肝肾不足,耳窍失濡

1.局部症状

耳内奇痒难忍,耳胀闷或耳内蝉鸣。

2.全身症状

神疲,腰酸痛,睡眠差。舌淡红,苔薄,脉弦细。

3.局部检查

外耳道有灰褐色或黄白色霉点,去除后见外耳道皮肤潮红、脱屑、粗糙。

4.治法

滋补肝肾,祛风解毒。

5.代表方

一贯煎。

6.基本处方

沙参 12 g,生地黄 15 g,麦冬 10 g,枸杞 15 g,当归 10 g,川楝子 12 g。

7.随症加减

若湿热偏重,可加土茯苓 15 g 以加强清热利湿。若偏风重可加蔓荆子 12 g、白鲜皮 12 g 以加强祛风止痒。

(王思栋)

第六节 耵聍栓塞

外耳道软骨部皮肤具有耵聍腺,分泌淡黄色黏稠液体,称耵聍。若外耳道耵聍积聚过多,形成团块,阻塞外耳道,称耵聍栓塞。

本病属于中医"耵耳"范畴,亦称"耵聍栓塞"。

一、病因病机

耳中津液结聚,形成耵聍。风热邪毒外侵,与耵聍搏结成核,堵塞耳窍,清窍被堵,压迫耳道肌肤,妨碍血脉流通,邪毒乘隙入侵,湿热郁蒸耳窍,以致耳窍不通而为病。《诸病源候论》卷二十九曰:"耳耵聍者,耳里津液结所成,人耳皆有之,轻者不能为患,若加以风热乘之,则结聚成丸核,塞耳也令暴聋。"亦有因耳道狭窄,或有肿物等影响耵聍排出,阻塞耳道。正常时,耵聍随下颌关节运动,向外排除脱落。

二、临床表现

(一)症状

可出现听力减退、耳鸣、耳痛,甚至眩晕。也可因刺激外耳道迷走神经耳支引起反射性咳嗽。遇水后耵聍膨胀。完全阻塞外耳道,可使听力减退。还可刺激外耳道引起外耳道炎。

(二)体征

体征可见棕黑色或黄褐色块状物堵塞外耳道内。耵聍团块质地不等,有松软如泥,有坚硬如石。

三、诊断与鉴别诊断

局部检查发现耵聍堵塞是本病的主要诊断依据。

四、治疗

耵核如不完全阻塞耳道者,无明显症状。若耵核较大或当耵核遇水膨胀而致完全阻塞耳道者,则有耳窍阻塞感,听力减退。若压迫耳膜,可引起耳鸣、眩晕等症状。耵聍压迫损伤耳道肌肤,可引起耳道肿胀、疼痛、糜烂。检查耳道,可见黑褐色耵核,堵塞耳道,有的质软如蜡,也有坚硬如石者。

(一)外治

外治主要为将耵聍取出。耵聍取出后,则诸症亦随之而愈。

对可活动、未完全阻塞外耳道的耵聍可用膝状镊或耵聍钩取出耵聍团块。较软的耵聍可将其与外耳道壁分离后用膝状镊分次取出;较硬者用耵聍钩从外耳道后上壁将耵聍与外耳道壁分离出缝隙后,将耵聍钩扎入耵聍团块中间,慢慢钩出,尽量完整取出。

若耵核大而坚硬,难于取出者,先用无刺激性的香油或白酒或其他植物油、3‰皂角液、饱和碳酸氢钠溶液等,每天滴4～6次,滴入耳内,1～2天后待其软化再行取出;或用冲洗法,将其冲出,或用吸引器吸出。冲洗方向必须斜对外耳道后上壁,若直对鼓膜,可引起损伤;若直对耵聍或异物,则可将其冲入外耳道深部,更不利于取出。

外耳道肿胀、疼痛、糜烂者,应先控制炎症,再取耵聍。

(二)内治

外耳道皮肤损伤,红肿、糜烂、疼痛,可内服栀子清肝汤,或龙胆泻肝汤,以清热消肿止痛。

(王思栋)

第七节 急性化脓性中耳炎

急性化脓性中耳炎是细菌感染引起的中耳黏膜的急性化脓性炎症,病变主要位于鼓室,但中耳其他各部亦常受累。好发于幼儿及儿童。临床上以耳痛、耳流脓、鼓膜充血、穿孔为主要特点。本病属于中医"急性脓耳"范畴。

一、病因病机

中医认为本病多为风热湿邪外袭,也有因污水入耳,外邪之气内侵,湿蕴于中,郁而化热,湿热郁蒸耳窍,化生脓汁形成脓耳;或肝胆之火内蒸,邪热结聚于耳窍,蒸灼耳膜,搏于气血,血肉腐败,脓汁则生,而成脓耳。

现代医学认为本病主要的致病菌有肺炎链球菌、流感嗜血杆菌、乙型溶血性链球菌、葡萄球菌、铜绿假单胞菌等。通过以下三种感染途径。①咽鼓管途径:急性上呼吸道感染、传染病或跳水、擤鼻不当等,引起咽鼓管黏膜充血、肿胀、纤毛运动障碍,致病菌循咽鼓管侵入中耳;另外婴幼儿基于其解剖生理特点,哺乳位置不当也可引起本病。②外耳道鼓膜途径:鼓膜外伤、不正规的鼓膜穿刺或鼓室置管,致病菌由外耳道直接侵入中耳。③血行感染途径,较少见。

二、临床表现与诊断

根据病史、临床症状及专科检查,结合纯音听阈测定等实验室检查,一般诊断不难。

(一)症状

1.全身症状

轻重不一,可有畏寒、发热、怠倦。小儿全身症状较重,常伴呕吐、腹泻等消化道症状。鼓膜一旦穿孔,体温逐渐下降,全身症状明显减轻。

2.局部症状

耳痛、听力减退及耳鸣、耳漏。患者耳深部痛,表现为搏动性跳痛或刺痛,疼痛可向同侧头部或牙齿放射,咳嗽时耳痛加重,严重者夜不成眠,烦躁不安,伴耳闷,听力渐降,可有耳鸣。耳痛剧者,耳聋可被忽略。鼓膜穿破流脓后,耳痛顿减,耳闷、耳聋减轻。若病变侵及内耳,则伴眩晕,鼓膜穿孔后耳内有液体流出,初为血水样,以后变为黏脓或纯脓。

(二)体征

1.鼓膜检查

早期鼓膜松弛部充血,锤骨柄及紧张部周边可见放射状扩张的血管。继之鼓膜弥漫性充血、肿胀,向外膨出,正常标志难以辨识,鼓膜穿孔前,在隆起最明显部位出现小黄点,然后从此处出现穿孔。开始穿孔一般甚小,不易看清,彻底清洁外耳道后方见穿孔处之鼓膜有闪烁搏动之亮点,或见脓液从该处涌出。坏死型者鼓膜迅速融溃,形成大穿孔。

2.耳部触诊

局部可有轻微压痛,鼓窦区较明显。

(三)实验室和其他辅助检查

1.听力检查

呈传导性聋。

2.血象

白细胞总数增多,多形核白细胞增加,穿孔后血象渐趋正常。

3.X线检查

乳突呈云雾状,但无骨质破坏。

4.分泌物培养

常见肺炎链球菌、乙型溶血性链球菌、葡萄球菌、铜绿假单胞菌等。

三、鉴别诊断

临床上需要与以下疾病鉴别。

(一)急性分泌性中耳炎

儿童的急性化脓性中耳炎与急性分泌性中耳炎由于病因及症状相似,又可以相互转化,故现代学者常统称急性中耳炎。成人急性分泌性中耳炎一般自觉耳内胀痛、堵塞感、耳鸣、听力下降、自声增强。耳科常规检查:鼓膜完整、早期充血、内陷,光锥消失,如鼓室渗液较多,鼓膜可外凸,常于鼓膜表面隐约可见液平,其中杂以圆形或椭圆形气泡。鼓膜活动性差。听力检查:呈传导性耳聋;声阻抗检查:B型或C型鼓室压力曲线,镫骨肌反射消失。

(二)急性外耳道炎

耳痛剧烈,多有挖耳史,外耳道红肿,牵拉耳郭痛,鼓膜完整,听力一般正常。

本病常见并发症有急性乳突炎、内耳及颅内并发症。

四、治疗

原则为控制感染,通畅引流及病因治疗。中医及西药治疗效果都较好。一般可以中医辨证治疗,以祛邪为治则,疏风清热或清肝泻火、解毒排脓为治法,配合局部应用抗生素滴耳液。

(一)辨证论治

1.风热外袭

起病较急,耳内疼痛、听力下降,耳鸣,闭塞感,耳痛加剧,疼痛连及患侧头部,呈刺痛或跳痛,流出脓液后耳痛随之减轻。全身症状可有头痛,全身不适,恶寒发热。舌质红,苔薄黄,脉浮数。小儿患者的全身症状一般较成人重,多见高热,啼闹不安,甚则神昏,抽搐,项强等症状。局部检查见鼓膜充血,表面标志消失。鼓膜穿孔后流出脓液,若穿孔较小,可呈闪光搏动现象。治宜疏风清热、宣肺通窍。方选蔓荆子散加减。发热恶寒者,加荆芥、防风以祛风散寒,口苦咽干者,加黄芩、夏枯草以清热解毒。

2.肝胆火盛

本证起病较急,耳内剧痛如锥刺,疼痛牵连至头部,并见耳鸣,听力障碍,耳内胀闷感。常于剧痛之后,耳膜穿孔,流出脓液,流脓之后,耳痛及其他症状,也随之减缓。全身症状可见发热恶寒、面部潮红,口苦咽干,小便黄赤,大便秘结。舌质红,苔黄厚,脉弦数。局部检查初期见鼓膜红肿外突,血络显露,正常标志消失。鼓膜穿孔后,有脓液流出,若穿孔处较小,多见闪光搏动,耳道积脓黄稠,量较多或带红色。治宜清肝泻火、解毒排脓。方选龙胆泻肝汤加减。

小儿脓耳,易因邪毒内陷或引动肝风,故要倍加注意,一般可在上述方剂内加入钩藤、蝉蜕以平肝息风,若见烦躁、神昏、项强、呕吐等症,则宜清营凉血,解毒开窍,参考"脓耳变证"。

(二)其他中医治疗

1.外治法

(1)滴耳:用具有清热解毒、消肿止痛、敛湿去脓作用的药液滴耳,如黄连滴耳液,或用新鲜虎耳草捣汁或入地金牛根磨醋滴耳,每天6次。滴药前应先清除耳道内脓液,并注意采用正确的滴耳方法。

(2)吹药:用具有清热解毒、敛湿去脓作用的药物吹耳,如烂耳散等,吹药前应先清洗耳道内脓液及积存药物,吹药时用喷粉器将药物轻轻吹入,形成薄薄的一层,不可喷入过多,更不可将药物倒入塞满外耳道,妨碍脓汁引流而引起不良效果。本法对穿孔小者不宜用。

(3)涂敷:如脓液刺激,引起耳郭或耳后有红肿疼痛者,可用紫金锭磨水涂敷。或用如意金黄散调敷。

2.体针

以局部取穴为主,配合全身辨证远端取穴。可针刺听宫、听会、耳门、外关、曲池、合谷、阳陵泉、侠溪等穴,每次选2~3穴,用捻转泻法,不留针。

3.滴鼻法

鼻塞流涕者,用滴鼻灵滴鼻,也有助于脓耳的治疗。

六、预后与转归

预后一般良好,治疗不当者,可转化成慢性或分泌性中耳炎,或隐形乳突炎。

(王思栋)

第八节　慢性化脓性中耳炎

慢性化脓性中耳炎是中耳黏膜、黏骨膜或深达骨质的慢性化脓性炎症。临床上以耳内长期持续或间歇性流脓、鼓膜穿孔及听力下降为特点,可引起严重的颅内、颅外并发症而危及生命。慢性化脓性中耳炎的发病率为 0.5%～4.3%,其中以儿童的发病率最高。慢性化脓性中耳炎属于中医"慢性脓耳"范畴。

一、病因病机

中医认为慢性化脓性中耳炎主要是由于脾胃虚弱,运化失健,水湿停留,泛溢耳窍,导致耳内脓水日久不干;或肾元亏虚,耳窍失健,湿热邪毒久稽于耳,日久腐蚀骨质;甚致邪毒内陷,成脓耳变证。现代医学认为本病多因急性化脓性中耳炎延误未治,或处理不当,以至迁延为慢性;鼻部及咽部疾病如慢性鼻窦炎、慢性扁桃体炎、增殖体增生等,为慢性化脓性中耳炎长期不愈的重要原因之一。慢性化脓性中耳炎的致病菌为各种化脓性细菌的混合感染;并常变换不定,而合并有厌氧菌的混合感染近年逐渐受到关注。

二、临床表现与诊断

根据耳内长期持续或间歇性流脓,鼓膜穿孔,以及不同程度的听力损失,慢性化脓性中耳炎的诊断不难。

现代医学根据慢性化脓性中耳炎病理和临床表现分为单纯型、骨疡型和胆脂瘤型三种。

(一)单纯型

最常见,病变较轻,预后较好。炎症仅在黏膜。病变主要在中鼓室。鼓膜穿孔表现在紧张部中央穿孔。炎症急性发作时,鼓室黏膜充血或呈粉红色,或水肿。听力损失与穿孔大小、部位及相关的听骨损害有关。多数治疗后可干耳。

(二)骨疡型

又名坏死型或肉芽型。病变深达骨质,常破坏骨壁和听骨,最后形成死骨。局部可有肉芽组织或息肉增生。

(三)胆脂瘤型

若中耳内鳞状上皮过度增生与化生,则由于上皮细胞持续脱落与堆积,便形成胆脂瘤。从病理组织学来看,胆脂瘤是一种囊性结构;其囊的内壁为鳞状上皮,上皮外侧为一厚薄不一的纤维组织,与邻近的骨质或所在部位的组织密切相连;囊内充满脱落坏死的上皮、角化物质和胆固醇结晶,故称为胆脂瘤,实非真性肿瘤。胆脂瘤的体积因上皮不断脱落和堆积,将不断增大。由于胆脂瘤包囊内充满了脱落上皮屑及角化物质,容易反复感染,特别是厌氧菌的感染。如囊壁的上皮组织因感染而发生破溃,其下方的骨质出现坏死,上述两种因素共同作用造成邻近组织的破坏和感染,故可导致各种严重的并发症而危及生命。

三型慢性化脓性中耳炎的预后及处理原则不同,故须对病变的类型做明确的诊断,详见表 2-1。

表 2-1　三型慢性化脓性中耳炎的鉴别

	单纯型	骨疡型	胆脂瘤型
分泌物	黏液性或黏液脓性,不臭	黏液脓性,量少,有活动性骨质破坏者,脓多而臭	脓稠,量少,可含有豆腐渣样物,有特殊腥臭
鼓膜	中央型穿孔,前下方者多见	边缘性或大穿孔,锤骨柄破坏,鼓室内肉芽或息肉填充外耳道	松弛部穿孔或后上缘穿孔
耳聋	传导性耳聋,较轻	早期传导性耳聋,晚期为混合性耳聋	可为混合性耳聋,听力损失或轻或重
X 线摄片或颞骨 CT	乳突气房减少,密度增加	鼓室鼓窦和乳突内有软组织影	骨质破坏,边缘浓密,整齐
并发症	一般无	可有	常有
治疗原则	药物治疗或鼓室成形术	药物治疗或手术治疗	手术治疗

三、鉴别诊断

慢性化脓性中耳炎需要与下列疾病鉴别。

(一)慢性肉芽型鼓膜炎

鼓膜紧张部有肉芽,呈细颗粒状,侵犯部分鼓膜或整个鼓膜紧张部,但鼓膜无穿孔。

(二)结核性中耳炎

脓液稀薄,听力损害明显,早期出现面瘫。脓液培养或涂片可找到结核杆菌。肉芽组织活检可显示典型的结核病变。常伴有肺部或其他部位的结核病灶。

(三)中耳癌

好发于中年以上患者。长期流脓病史,近期耳内出血。可见外耳道肉芽,分泌物污秽,触之易出血。颞骨 CT 扫描及病理学检查可确诊。

慢性化脓性中耳炎常见并发症分颅内并发症与颅外并发症两大类。主要有耳后骨膜下脓肿、迷路炎、面神经麻痹、硬脑膜外脓肿、乙状窦血栓性静脉炎、脑膜炎、脑脓肿等。

四、治疗

慢性化脓性中耳炎单纯型以中医治疗为主,可配合局部使用抗生素或激素类滴耳液。骨疡型引流通畅者可先予保守治疗,定期复查,如引流不畅及用药治疗无效,应手术治疗;胆脂瘤型应及早进行手术治疗。

(一)脾虚湿困,上泛耳窍

耳内流脓,呈间歇性或持续性,脓液黏白或水样清稀,量多少不一,无臭味。全身症状可见面色无华,头晕头重,倦怠乏力,腹胀,食欲缺乏,便溏,唇舌淡白,苔白湿润,脉缓细弱。局部检查见鼓膜紧张部中央性穿孔,鼓室黏膜肿胀色淡,听力轻度减退。治宜健脾渗湿,补托排脓。方选托里消毒散加减。中成药用参苓白术散。

（二）肾元亏损，邪毒停聚

耳内流脓量少，污秽而臭，日久不愈，听力减退明显。全身症状可见头昏神疲，腰膝酸软，遗精早泄，脉细弱。局部检查见鼓膜紧张部后上方或松弛部边缘性穿孔，脓稠粘成块状，如豆腐渣样腐物，或见有暗红色肉芽长出。治宜补肾培元，去湿化浊。方选知柏地黄汤加减。若偏肾阳虚者，用附桂八味汤加减。若湿热久困，腐蚀骨质，脓液污浊有臭味者，可加乳香、没药、泽兰、甲片以活血祛腐。

五、预防与调整

经常清洁外耳道的脓液，以免脓液刺激引起外耳道炎或外耳湿疹；正确使用滴耳及吹耳药物；饮食上注意少食蛋类、豆类及其他引发邪毒的食物；鼓膜穿孔未愈者，禁忌游泳，洗澡时防止污水流入耳内；注意宣传正确的哺乳姿势；彻底治疗急性化脓性中耳炎，降低慢性化脓性中耳炎的发病率；积极治疗上呼吸道的慢性疾病。密切观察病情，特别注意流脓、发热头痛、神志等症状的变化，预防或及时发现脓耳变症。

六、预后与转归

慢性化脓性中耳炎单纯型一般预后良好，较少数单纯型可转为骨疡型及胆脂瘤型，部分骨疡型及胆脂瘤型失治误治可引起颅内外并发症。

（王思栋）

第九节　分泌性中耳炎

分泌性中耳炎是以中耳积液及听力下降为主要特征的中耳非化脓性炎症性疾病。国内外文献对此病的命名还有渗出性中耳炎、卡他性中耳炎、非化脓性中耳炎、浆液性中耳炎、中耳积水以及胶耳等。此病多发生于儿童，根据不同作者报道其发病率在14％～62％，发病年龄多在10岁以前。3～10岁儿童中20％～50％有过中耳积液史。本病如果治疗不当或予忽视，可导致严重听力损害，影响儿童的语言和智力发育。本病属于中医"耳胀""耳闭""气闭耳聋"等范畴。

一、病因病机

中医认为本病由于风热或风寒侵袭，肺失宣肃，以致耳窍经气不宣，而出现耳胀之症；或素有肝胆湿热之人，复感湿热之邪，湿热交蒸，循经上扰，停聚耳窍；或脾胃虚弱，运化失职，水湿内停，聚湿成痰，痰浊困结耳窍；或耳胀失治，或反复发作，以致邪毒滞留，气血瘀滞，脉络受阻，耳窍为之闭塞不通；或脾肾虚损，精气不足，不能上注，耳窍失养，以致闭塞失用，均可引起耳闭之症。

现代医学认为分泌性中耳炎病因尚未完全明了。主要与以下因素有关。①咽鼓管功能障碍：包括各种原因如上呼吸道感染，增殖体肥大，慢性鼻窦炎分泌物、鼻息肉、鼻咽肿瘤等导致咽鼓管阻塞或由于咽鼓管表面活性物质减少，提高了管内的表面张力，影响管腔的正常开放；以及急性中耳炎细菌外毒素或咽鼓管管腔内的分泌物影响咽鼓管纤毛的输送功能导致咽鼓管的清洁和防御功能障碍。②感染：目前认为是中耳的一种轻型的或低毒性的细菌感染。③免疫反应：慢性分泌性中耳炎可能是一种由抗感染免疫介导的病理过程。④气压伤:高空飞行,潜水等引起的气压损伤。

二、病理

咽鼓管阻塞、通气功能障碍,中耳气体中的氧被黏膜吸收而致中耳腔形成负压,促使中耳黏膜血管扩张,通透性增加,浆液渗出而产生中耳积液,伴上皮下组织水肿,黏膜增厚,病变进一步发展则黏膜内腺体组织化生,黏液分泌增多。恢复期,腺体逐渐退化,分泌物减少,黏膜可逐渐恢复。

三、临床表现与诊断

根据病史、临床症状及对鼓膜的仔细观察,结合纯音测试、声阻抗检查结果,一般诊断不难。如鼓膜穿刺抽出积液,即可确诊。

(一)症状

1.耳聋

急性分泌性中耳炎患者在起病之前多患有上呼吸道感染病史,以后听力逐渐下降,常伴有自听增强。如仅有部分鼓室积液,低头或躺下时听力有改善。慢性分泌性中耳炎起病隐袭,听力逐渐下降而患者说不出发病的时间。小儿多无听力下降的主诉,婴幼儿可表现为语言发育迟缓,儿童则常表现为对父母的呼唤不理睬,看电视时要求过大的音量等。如果单耳患病,则长期听力下降而不易被发现。

2.耳痛

急性分泌性中耳炎起病时常有耳痛或耳胀痛,也常常是儿童患者早期唯一主诉。慢性患者多无耳痛或有轻微耳内隐痛。

3.耳胀闷感

耳内胀闷感、堵塞感是成人常见症状,常用手按压耳门可获暂时的缓解。

4.耳鸣

耳鸣多为低音调、间歇性。头部运动时,中耳积液流动也可感觉耳内有水流声。

(二)体征

鼓膜完整,早期鼓膜充血、失去正常光泽,紧张部或整个鼓膜内陷,光锥消失或变形,锤骨柄向后、上方移位,锤骨短突凸出。鼓室积液时,鼓膜失去正常光泽,呈琥珀色或黄色,常可看到液平面或水泡,液平面中部稍凹,形如发丝,与地面平行,且随头位而变动。慢性期鼓膜呈内陷位,增厚,失去光泽,颜色暗淡,表面显现乳白色斑块,活动性差。

(三)实验室和其他检查

1.听力检查

音叉试验及纯音听力测试一般为传导性耳聋,晚期可为混合性耳聋。

2.声阻抗检查

鼓室图对本病的诊断具有重要价值。特别在无法检查听力的儿童中有较大的诊断价值。表现为平坦型(B型)或负压型(C型)。平坦型(B型)为分泌性中耳炎的典型曲线。镫骨肌反射均消失。

3.诊断性鼓膜穿刺术

对于不典型病例,可行鼓膜穿刺以明确诊断。

4.鼻咽部检查

成人应做详细的鼻咽部检查,了解鼻咽部病变,特别注意排除鼻咽癌。

四、鉴别诊断

(一)鼻咽肿瘤

分泌性中耳炎常为鼻咽癌的唯一临床表现或早期症状。因此对患分泌性中耳炎的成年患者,特别是一侧分泌性中耳炎,应注意鼻咽部有无肿瘤。

(二)突发性耳聋

纯音听阈测定为神经性耳聋,重振试验阳性。声阻抗检查鼓室图为正常型(A型)。此外需注意与脑脊液耳漏、颞骨骨折、胆固醇肉芽肿、外淋巴瘘等疾病相鉴别。分泌性中耳炎晚期并发症有粘连性中耳炎、胆固醇肉芽肿、鼓室硬化等。

五、治疗

分泌性中耳炎的治疗,以中医治疗为主,如积液明显,或耳胀闷感较重,可配合鼓膜穿刺抽液,或抽液后注入类固醇激素等药物。积液顽固者,可配合鼓膜置管术并积极治疗病因。

(一)辨证论治

1.风邪侵袭、经气痞塞

耳内作胀,不适或耳内胀痛,耳鸣如闻风声,耳内有回声感,听力下降。全身症状可伴有风热或风寒感冒的症状。舌淡红,苔薄白或薄黄,脉浮。局部检查见外耳道干净,耳膜微红,或轻度内陷,鼻窍肌膜红肿。治宜疏风宣肺,散邪通窍。方选银翘散加减。偏于风寒者,荆防败毒散加减。

2.肝胆湿热、上犯耳窍

耳内胀闷堵塞,耳鸣如机器声,听力减退。全身症状可伴口苦咽干、鼻塞、涕黄稠、大便秘结、小便黄。舌红,苔黄腻,脉滑数。局部检查见耳膜红或外凸,或见耳膜后有一水平暗影,随头位改变而移动。治宜清肝胆湿热,行气通窍。方选龙胆泻肝汤合通气散加减。鼻塞、流涕黄稠者,加辛夷、白芷以通鼻窍。中成药用龙胆泻肝丸。

3.脾胃虚弱、痰浊困结

耳内胀闷堵塞,耳鸣鸣声低沉,听力减退。全身症状伴倦怠乏力,纳少,食后腹胀,面色萎黄,唇色淡,大便时溏。舌淡齿印,苔白腻或滑润,脉细弱。局部检查见耳膜微黄或油黄色,或见耳膜后有一水平暗影,随头位改变而移动。治宜健脾益气,燥湿化痰。方选陈夏六君汤加味。如积液黏稠,加胆南星,枳实加强涤痰行气之力。中成药用参苓白术散。

4.邪毒滞留、气滞血瘀

耳内胀闷堵塞感,日久不愈,甚者如物阻隔,听力减退,逐渐下降。耳鸣如蝉或嘈杂声。全身症状一般不明显,可兼有脾虚、肾虚的症状。局部检查见耳膜凹陷明显,甚至粘连,或耳膜增厚,有灰白色沉积斑。耳膜活动度较差。治宜行气活血通窍。方选通气散合通窍活血汤加减。兼肺脾气虚,加党参、黄芪健脾益气,或用益气聪明汤或补中益气汤。兼肾阳虚,配附桂八味汤温补肾阳;兼肾阴虚者,加服六味地黄汤滋补肾阴。

(二)其他中医治疗

1.针灸

以局部取穴与远端取穴相结合的方法。耳周取听宫、听会、耳门、翳风,远端可取合谷、内关。

每次选2～3穴,中强度刺激,留针10～20分钟。脾虚者,加刺足三里、脾俞等穴;肾虚者,加刺三阴交、关元、肾俞,用补法。

2.穴位注射

取耳周穴如耳门、听宫、翳风等,选用丹参注射液、当归注射液、毛冬青注射液等,每次每穴注入0.3～0.5 mL。隔天1次。

六、预防与调护

注意适当使用滴鼻药物,使鼻腔通气,保持咽鼓管通畅,对本病的治疗非常重要;清除鼻腔涕液时,切忌用力,以免将鼻涕逆行擤入咽鼓管。

七、预后与转归

急性分泌性中耳炎预后良好。部分慢性分泌性中耳炎可影响听力,后遗粘连性中耳炎,鼓室硬化,胆固醇肉芽肿。

(王思栋)

第十节 血管运动性鼻炎

血管运动性鼻炎又称血管舒缩性鼻炎。其发病机制复杂,许多环节尚不清楚,确诊困难。因发现与自主神经功能紊乱有关,亦有人称其为自主神经性鼻炎;又因对某些刺激因子的反应过于强烈,也有人称其为高反应性鼻病。其症状与变应性鼻炎以及非变应性鼻炎伴嗜酸性粒细胞增多综合征相似,治疗亦大致相同。

一、病因发病机制

可能与下列因素有关。

(一)副交感神经兴奋性增高

乙酰胆碱释放,导致腺体分泌;血管活性肠肽(VIP)释放,则引起血管扩张。经常反复过度焦虑、烦躁或精神紧张,以及服用抗高血压药等均可使交感神经兴奋性降低而副交感神经兴奋性增高。

(二)内分泌失调

某些女性患者在妊娠期或经前期有鼻部高反应性症状,可能与此有关。

(三)非免疫性组胺释放

在一些物理性(如急剧的温度变化、阳光照射)、化学性(如挥发性刺激性气体)及精神性(如情绪变化)等因素的作用下,可引起肥大细胞释放介质。但这些因素均不属免疫性的。

二、诊断

(一)鼻腔检查

(1)鼻黏膜色泽无特征性改变,或呈慢性充血状,或为浅蓝色,或类似变应性鼻炎而表现苍白、水肿,或两侧表现不一致。

(2)大多有鼻中隔偏曲和(或)鼻甲肥厚。

(二)实验室检查

(1)免疫学检查 变应原皮肤试验及血清特异性 IgE 检测均为阴性。

(2)鼻分泌物中找不到或找到极少嗜酸性粒细胞。

三、治疗

(1)除去病因。

(2)药物:鼻塞适当应用鼻减充血剂。抗组胺药,抗胆碱药(如异丙托溴铵)。鼻用糖皮质激素抗炎消肿。

(3)手术:鼻中隔矫正、筛前神经切断等。

(4)激光、射频:对筛前神经鼻中隔支、鼻丘及下鼻甲内侧面等处进行电灼或凝固。

(王思栋)

第十一节　扁桃体周围脓肿

扁桃体周围脓肿为扁桃体周围间隙内所发生的化脓性炎症。早期发生的蜂窝织炎称为扁桃体周围炎;稍后因炎症进一步发展可形成脓肿。本病约占咽喉疾病的 4%,多发生于青壮年,老人及儿童少见,男女无明显差异,夏、秋季节发病较多。本病属于中医"喉痈"范畴,由于该病发生于中医所称的喉关部位,故又称为"喉关痈"或"骑关痈"。

一、病因病机

中医认为扁桃体周围脓肿多由肺胃素有积热,复因风热邪毒侵犯;或因过食辛辣炙,醇酒厚味;或因风热乳蛾之热毒壅盛,侵犯喉核周围而致。其发病机制为外邪侵袭,引动肺胃积热,外邪内热循经搏结于喉关及喉核周围,以致气血凝滞,热毒困结,壅聚作肿,熏灼血肉,终至化腐成脓而为病。本病初期多为外邪侵袭,热毒搏结;继之热毒困结,肉腐酿脓;后期多痈溃脓出,热毒外泄而愈,亦有热入营血者。

现代医学认为扁桃体周围脓肿多继发于急性扁桃体炎,尤其多见于慢性扁桃体炎屡次急性发作者。由于扁桃体隐窝,特别是扁桃体上隐窝被堵塞,引流不畅,导致感染进一步向深层浸润,最终穿过扁桃体被膜,进入扁桃体周围间隙形成蜂窝织炎,继之组织坏死液化,形成脓肿。常见致病菌有乙型溶血性链球菌、甲型草绿色链球菌、金黄色葡萄球菌等,厌氧菌感染也可致本病发生,混合感染亦有之。

二、病理

本病多发生于一侧,双侧极少见。扁桃体感染向外扩散至周围疏松结缔组织中,形成扁桃体周围炎,大量炎性细胞浸润,使组织细胞坏死液化,融合而形成脓肿。临床上常根据其发病部位的差异而分为前上型和后上型两种。前者脓肿位于扁桃体上极与舌腭弓之间,较常见;后者脓肿位于扁桃体上极与咽腭弓之间,较少见。

三、临床表现与诊断

根据病史、临床症状及局部检查,结合血液分析检查结果,可做出诊断。如在扁桃体周围穿刺抽出脓液,即可确诊为扁桃体周围脓肿。

（一）症状

初起为扁桃体急性感染,3～4天后,症状不但未减轻反而加重,表现为一侧咽痛加剧,吞咽时尤甚,疼痛常向同侧耳部或头部放射,常伴发热或加重。再过2～3天,疼痛进一步加剧,因病变部位红肿影响口腔、咽部及周围组织的运动,且因疼痛而不敢吞咽,故患者表情痛苦,颈部僵直,头部偏向病侧,且常以手托病侧面颊,不敢转头,口微张开,口角流涎,说话含糊不清,如口中含物;若勉强进食,常呛入鼻腔;若翼内肌受累,则有张口困难。

（二）体征

1.扁桃体周围炎期

一侧舌腭弓或咽腭弓充血肿胀明显。

2.脓肿形成期

局部明显隆起、触痛明显,甚至张口困难。若前上型者,病侧软腭及腭垂红肿,并被推向对侧,舌腭弓上方隆起,扁桃体被遮盖且被推向内下方;后上型者,则咽腭弓处红肿隆起,扁桃体被推向前下方。同侧颌下淋巴结常肿大触痛。

（三）实验室和其他辅助检查

血液分析可发现白细胞总数明显增高,核左移现象。亦可行血液或脓液细菌培养加药物敏感试验,特别是出现严重并发症者。必要时可行口外或口内超声检查。

四、鉴别诊断

临床上需要与以下一些疾病鉴别。

（一）咽旁脓肿

咽旁脓肿为咽旁间隙的化脓性炎症,脓肿部位在咽侧至一侧颈外下颌角部,伴有颈侧上部压痛,也可出现牙关紧闭及咽部炎症,病侧扁桃体和咽侧壁被推向中线,但扁桃体本身无病变。

（二）智齿冠周炎

智齿冠周炎常发生于阻生的下颌智齿周围,检查可见牙冠上覆盖肿胀组织,牙龈红肿、触痛,可发生溃疡或化脓,炎症可扩展到舌腭弓,但扁桃体及腭垂一般不受影响。

（三）扁桃体脓肿

扁桃体脓肿为扁桃体本身的脓肿,可在扁桃体内抽出脓液,患者扁桃体肿大,扁桃体上隐窝中可见脓液流出,患者多无张口困难。

（四）脓性颌下炎

脓性颌下炎为口底的急性炎症,形成弥漫性蜂窝织炎。在口底及颏下有痛性硬块,舌被抬高。压舌或伸舌时感到疼痛和困难,张口受限但非牙关紧闭。感染可扩散至喉部,引起呼吸困难。扁桃体无病变,软腭及舌腭弓无充血隆起。

炎症若经咽侧侵入咽旁间隙,可发生咽旁脓肿;向下蔓延可引起喉炎及喉头水肿等。少数病例可发生颈内静脉血栓、化脓性颈淋巴结炎、败血症或脓毒血症。

五、治疗

(一)辨证论治

临床上本病多为实热之证,按其病程发展和临床表现,常分为未成脓期、成脓期、溃脓期3个时期。

1.未成脓期

本病初起,患者咽喉疼痛,吞咽时加重,多伴有发热、恶寒、头痛、口干、咳嗽等症,局部检查见一侧咽峡、扁桃体周围充血肿胀。舌质红,苔薄白或薄黄,脉浮数。治宜疏风清热,解毒消肿。方选疏风清热汤合五味消毒饮。可加牛蒡子、桔梗以利咽止痛;若有咳嗽、痰多,可加前胡、枇杷叶以止咳化痰。中成药用双黄连胶囊。

2.成脓期

起病多日,一侧咽痛剧烈,呈跳痛感,吞咽困难,可伴高热不退,头痛剧烈,口干喜饮,口气秽臭,痰涎壅盛黄稠,大便秘结,小便黄。局部检查见一侧咽峡、扁桃体周围极度红肿,光亮高突,触之有波动感,扁桃体被推向前下方或内下方,腭垂亦被推向对侧。舌质红,苔黄厚或黄腻,脉洪数。治宜清热解毒,利膈消肿。方选清咽利膈汤。若痰涎多,可加天竺黄、胆南星、僵蚕以清热祛痰;若脓肿高突明显,可加白芷、牡丹皮、冬瓜仁以促进排脓。中成药用牛黄解毒片。

3.溃脓期

扁桃体周围脓肿自行穿溃,或经切开排脓,或穿刺抽脓后,咽喉疼痛即逐渐减轻乃至消失,发热、头痛等症迅速消失。此时常觉倦怠乏力,纳差,口干渴欲饮。局部检查:一侧咽峡、扁桃体周围红肿消退。舌淡红,苔黄而干,脉细数,治宜清热解毒,益气养阴。方选银花解毒汤合养阴清肺汤。若大便秘结,可加火麻仁、郁李仁以润肠通便;若脓溃未尽者,可加皂角刺、生薏苡仁以托脓外出。

(二)外治法

1.吹药

用药散吹患处,有清热解毒,去腐消肿作用,适用于各型之患者。每次少许,每天6~7次。可用双料喉风散、冰麝散、复方西瓜霜喷粉剂等。

2.含漱

用薄荷、防风、金银花、连翘、土牛膝、山豆根、甘草水煎2次,混匀含漱,每天次数不拘,具有疏风清热、止痛消肿功效,适用于各型患者。

3.外敷

颌下或颈部有淋巴结肿痛者,可用有清热散结的药物外敷,每天1~2次,如如意金黄散。

(三)其他中医治疗

1.针灸

针灸有泄热解毒,消肿止痛作用,多用于脓肿未成之时。

(1)用针速刺少商、商阳穴,使之出血以泄热毒,若出血不多需用手挤压之。

(2)针刺颊车、内关及合谷穴,用泻法,每天1次,能疏导气血、清泄热毒。

(3)本病未成脓时,用三棱针于患处黏膜浅刺5~6次,使少许血出,能泄热、消肿、止痛。

2.放脓

在痈肿形成后,应立即放脓,使热毒外泄,以减轻症状,促进痊愈,同时也可防止引起咽旁脓肿等并发症的发生。一般用注射器接长穿刺针头,从痈肿高突处刺入,抽吸脓液,务必吸尽,可根据情况翌日再行穿刺抽脓。也可用三棱针刺破痈肿或用小刀切开排脓。

六、预防与调护

平素注意避免过食煎炒辛辣之品,戒烟戒酒,劳逸结合,注意锻炼身体提高抵抗力,若经常发作扁桃体炎,则应尽快摘除扁桃体。发作期宜清淡饮食,注意勤漱口,保持口腔卫生。

七、预后与转归

本病经及时及适当的治疗,预后良好。若失治误治,可导致咽旁脓肿、颈深部脓肿等严重并发症。

（王思栋）

第十二节 急性会厌炎

急性会厌炎是由细菌或病毒引起急性会厌感染,亦称急性声门上喉炎。主要表现为会厌黏膜水肿、充血,重者可形成脓肿或溃疡;有时发病甚急,短时间内发生窒息,如不及时治疗,可危及生命。此病全年都可以发生,但以秋天多见;成人儿童都可发生。本病属于中医"急喉风""紧喉风"或"缠喉风"范畴。

一、病因病机

中医认为本病的发生多因外感风热之邪,风热传里,引动内热,或因饮食不节,肺胃积热,循经上扰,邪热搏结于会厌,致气滞血瘀,壅聚作肿;若热毒较甚,熏灼血肉,终致肉腐成痈。临床上,病之初期为外邪侵袭,热毒搏结;中期则热毒困结,肉腐成脓或热入营血;后期多为疽溃脓出,热毒外泄的病机。

现代医学认为本病的发生与病毒、细菌或细菌病毒联合感染有关。多数学者倾向于病毒性原发感染和细菌性续发感染的理论。细菌感染多由乙型流行性感冒杆菌致病,也可为链球菌、葡萄球菌、肺炎链球菌、卡他球菌混合感染。亦有人认为以局部的变态反应为基础,会厌易受吞咽食物的摩擦创伤,因而容易引起继发感染而骤然发病。受凉、过劳、咽外伤、吸入热气或化学药品、会厌囊肿或新生物继发感染、邻近组织的急性感染等,可能为其诱因。

二、病理

炎症始发于会厌,渐延及杓状软骨、喉室带。声带及声门下区则少有侵及者。因会厌的静脉血流均通过会厌根部,故会厌根部如受到炎性浸润的压迫,使静脉回流受阻,会厌将迅速发生剧烈水肿,且不易消退。会厌软骨舌面黏膜下组织疏松,因此该处肿胀最明显,会厌部可增厚至正常五六倍左右,黏膜充血水肿,并有白细胞浸润。炎症剧烈者局部可形成水肿。

三、临床表现与诊断

对急性喉痛、吞咽时疼痛加重,口咽部检查无特殊病变,或口咽部虽有炎症但不足以解释其症状者,应考虑到急性会厌炎,并做间接喉镜检查。

（一）症状

1.局部症状

突然咽痛,吞咽时咽痛更甚,吞咽困难和呼吸困难,说话语言含糊不清,犹如口中含物,但无声嘶。

2.全身症状

多有发热、畏寒、体温可高达40℃,儿童及老年患者,症状多较严重。病情进展迅速,甚至很快衰竭,四肢发凉,面色苍白,脉细弱,血压下降,发生昏厥休克。

（二）体征

患者呈急性病容,常有呼吸困难表现。唾液不能下咽,多向外溢。咽部检查可无病变。间接喉镜下见会厌明显充血、水肿,或水肿如球状,多以一侧为重。有时可伴有溃疡,如已形成会厌脓肿,则见局部隆起,其上有黄色脓点。炎症累及构会厌襞和杓状软骨,可见该处充血、肿胀,加上会厌肿胀不能上举,往往不易窥清声带。双颌下淋巴结肿大并有压痛。

（三）实验室和其他检查

（1）为细菌感染,血常规检查血白细胞总数升高,核左移。

（2）喉部侧位X线片或CT扫描检查可见肿大的会厌和喉腔变窄,有一定诊断价值。

（3）自咽部或会厌部做拭子细菌培养及血培养检查可为阳性,其药物敏感试验可指导用药。

四、鉴别诊断

临床上需要与以下疾病鉴别。

（一）喉水肿

由于某种刺激而至喉水肿,可见声音嘶哑,呼吸困难。但咽喉疼痛,全身症状较轻。

（二）儿童急性喉炎

发热、呼吸困难、声音嘶哑、"空空"样咳嗽,喉部检查会厌正常。

（三）喉白喉

发病缓慢,体温不高,全身症状重。喉假膜涂片或培养可发现白喉杆菌。

急性会厌炎病情严重发展迅速者,可引起急性喉梗阻,危及生命。

五、治疗

急性会厌炎较危险,可迅速发生急性喉梗阻,应密切观察和治疗,必要时行气管切开或气管插管。治疗以抗感染及保持呼吸道通畅为原则。

本病为实热之证,临床上,按病情发展分为三期。初期风热在表,宜疏风清热,解毒消肿;中期热毒壅盛,应泻火解毒,散结消肿;后期脓毒外泄,予清热排脓,养阴解毒。本病辨别痈肿有无成脓,对指导治疗有重要意义。

（一）风热在表

突然咽痛,进食吞咽加重,喉部堵塞感,发音含糊。伴发热、恶寒、鼻塞流涕,口干欲饮,咳嗽痰黏。舌边尖红,苔薄黄,脉浮数。局部检查见咽部正常或黏膜稍充血,间接喉镜下见会厌充血,轻度肿胀。治宜疏风清热,解毒消肿。方选银翘瓜蒌散加减。

（二）热毒壅盛

咽喉疼痛剧烈,吞咽困难,汤水难下,语言含糊不清,喉部堵塞感,甚则呼吸困难。伴有高热,时流口涎,或烦躁大汗出,四肢厥冷,唇甲发绀等。舌质红,苔黄腻,脉洪大或细数无力。局部检查见咽部黏膜正常或稍充血,会厌充血肿胀明显或会厌呈半球形,红里透白,表面有黄色脓点。治宜泻火解毒,散结消肿。方选仙方活命饮合清咽利膈汤加减。

（三）脓毒外泄

咽喉疼痛减轻,吞咽困难好转,发热减轻或消失,呼吸转顺,语言较清晰。伴体倦乏力,汗出,口干欲饮,胃食欲缺乏,舌质红,苔少,脉细数。局部检查见会厌脓肿已溃破,见脓液渗出,可带血丝,会厌仍充血稍肿。治宜清热排脓,养阴解毒。方选银花解毒汤合养阴清肺汤加减。

六、预防与调护

积极锻炼身体,增强体质,防治外感;饮食清淡,忌辛辣燥热之品;密切观察病情变化,做好充分准备,随时进行抢救;戒烟酒,避免刺激咽喉,加重病情。

七、预后与转归

本病病情较急重,变化迅速,严重可瞬间引起窒息死亡。若治疗恰当,抢救及时,则可转危为安。

（王思栋）

第十三节　急性喉炎

急性喉炎是病毒和细菌感染所致的喉黏膜急性炎症,常为急性上呼吸道感染的一部分,占耳鼻喉科疾病的 $1\%\sim2\%$。此病常继发于急性鼻炎及急性咽炎。男性发病率较高。发生于儿童则病情较严重。此病多发于冬春二季。根据其起病较急,卒然声嘶失声的特点,属于中医"急喉喑""暴喑""卒喑"等范畴。

一、病因病机

中医认为本病多由风寒外袭,肺气壅遏,气机不利,风寒之邪凝聚于喉,或风热邪毒由口鼻而入,内伤于肺,肺气不宣,邪热上蒸,壅结于喉,声门开合不利而致。若邪热较盛,灼津为痰,或素有痰热,邪毒结聚于喉咙,气道壅塞,可演变成"急喉风"。

现代医学认为本病发病主要与以下因素有关:①感染:多发于感冒后,先有病毒入侵,继发细菌感染。常见细菌有乙型流行性感冒杆菌、金黄色葡萄球菌、溶血性链球菌、肺炎链球菌、奈瑟卡他球菌等。②职业因素:过多吸入生产性粉尘,有害气体(如氯、氨、硫酸、硝酸、一氧化氮、二氧化硫、毒气、烟熏)等。使用嗓音较多的教师、演员、售票员等,如发声不当或用声过度,发病率较高。③外伤异物、检查器械等损伤喉部黏膜,剧烈咳嗽和呕吐等,均可继发本病。④烟酒过多、受凉、疲劳致机体抵抗力降低时,易诱发本病。此外,本病也常为麻疹、百日咳、流感、猩红热等急性传染病的并发症。

二、临床表现

(一)症状

急性喉炎多继发于上呼吸道感染,也可为急性鼻炎或急性咽炎的下行感染,故多有鼻部及咽部的炎性症状。起病时有发热、畏寒及全身不适等。

1.声嘶

声嘶是急性喉炎的主要症状,轻者发音时音质失去圆润、清亮,音调变低、变粗,重者发音嘶哑,严重者只能耳语,甚至完全失声。

2.喉痛

患者感喉部发痒不适、干燥、灼热、异物感,喉部及气管前有疼痛,发声时喉痛加重,但不妨碍吞咽。

3.咳嗽多痰

因喉黏膜炎症时分泌物增多,常有咳嗽,初起干咳无痰,至晚期则有黏脓性分泌物,因较稠厚,常不易咳出,黏附于声带表面而加重声嘶。

(二)体征

喉镜检查可见喉部黏膜急性弥漫性充血肿胀,声带呈粉红或深红,间或可见有点状或条状出血,其上可有黏稠分泌物附着。声带边缘肿胀,发音时声带闭合不全,声门下黏膜亦可充血肿胀,鼻及咽部黏膜亦常有急性充血表现。

根据患者症状结合喉镜所见,诊断不难。但诊断时须注意与特异性感染如梅毒、喉结核、喉白喉、喉异物及恶性肿瘤初起相鉴别。

三、治疗

急性喉炎的治疗以中医治疗为主,若病情严重,可配合西医抗生素治疗。

(一)辨证论治

1.风寒袭肺

受凉后,卒然声音不扬,甚至嘶哑失声,咽喉微痛、微痒,吞咽不利,咳嗽声重。全身可伴低热,恶寒,头痛,鼻塞流涕,无汗,口不渴。舌淡红,苔薄白,脉浮紧。局部检查见声带淡红而肿胀,喉部黏膜微红肿,声门闭合不全。治宜疏风散寒,宣肺开音。方选六味汤加减。若咳嗽痰多者,可加北杏仁、法半夏以宣肺化痰止咳;伴鼻塞流涕者,可加苍耳子、辛夷以疏风通窍散邪。

2.风热犯肺

声音嘶哑,甚或失声,喉部灼热感,干咳无痰,或痰少难咯,咽喉干燥微痛。全身可伴有发热、微恶寒、头痛、鼻塞等症。舌边微红,苔薄白或薄黄,脉浮数。局部检查可见喉部及声带充血水肿,表面或有黄白色痰涎,声带活动尚好,但发音时声带闭合不全。治宜疏风清热、利喉开音。方选疏风清热汤加减。若痰多难咯者,可加北杏仁、瓜蒌皮、天竺黄以清化痰热,宣肺止咳;若咽干明显者,可加天花粉、玄参以生津利喉。中成药用金嗓清音丸、黄氏响声丸。亦可含服健民咽喉片、草珊瑚含片、西瓜霜含片、六神丸、铁笛丸等。

(二)其他中医治疗

1.蒸气或雾化吸入

风热者,用野菊花、金银花、薄荷、蝉蜕水煎,行蒸气吸入。或用鱼腥草注射液加生理盐水以超声雾化吸入。风寒者,用苏叶、佩兰、藿香、葱白适量,水煎,行蒸气吸入。

2.针刺

取合谷(手阳明所过为原,主治喉痹、喉喑等症)、尺泽(手太阴所入为合,肺实泻之,主治喉痹)、天突(主治喉痹、咽喉暴喑等症),用泻法,以泻肺利喉开音。取少商穴,进行放血治疗。

3.耳针

以神门、咽喉、肺为主穴,耳屏下部外侧缘为配穴,每次取穴 2～3 穴,针刺留针 15～20 分钟。

四、预防与调护

由于急性喉炎的发病与各种因素有关,因而要增强身体抗病能力,避免各种致病因素对身体的侵袭,注意饮食调理,勿过食辛辣厚味,戒除烟酒等不良嗜好。勿滥用嗓音,注意声带的休息,并采用正确的发声方法。

五、预后与转归

急性喉炎预后良好。但若治疗不当,可以转变为慢性,缠绵难愈,甚而形成声带小结或息肉。体质虚弱或过敏者,邪毒易于壅盛而发展为急喉风,故临证应注意。

（王思栋）

第十四节　慢性喉炎

慢性喉炎是指喉部黏膜的慢性非特异性炎症,临床常见,多发于成人。因病变程度的不同,可分为慢性单纯性喉炎、肥厚性喉炎和萎缩性喉炎 3 种。根据其反复难愈的声嘶特点,本病属于中医"慢喉喑""久喑"范畴。

一、病因病机

中医认为本病常由急喉喑迁延不愈或反复发作而成。素体虚弱,或劳累太过,或久病失养,以致肺肾阴亏,肺金清肃不行,肾阴无以上乘,又因阴虚生内热,虚火上炎,蒸灼于喉,声门失健而成喑;或咽喉病后余邪未清,结聚于喉;或过度发声,耗伤气阴,喉咙脉络受损,皆可致气滞血瘀痰凝,致声带肿胀不消,或形成小结、息肉,妨碍发音而致;或过度发音,耗伤肺气,或久病失调,肺脾气虚,气虚则无以鼓动声门,以致少气而成;或饮食不节或劳损伤脾,脾失健运,聚湿成痰,久蕴化热,或邪热犯肺,肺失宣肃,痰热困结,声门开合不利而喑声嘶哑。

现代医学认为本病病因甚为复杂,未完全明确,多认为是由持续性喉部受刺激所致:①急性喉炎反复发作或迁延不愈的结果。②用声过度,发声不当,常见于教师、演员、歌唱家、售货员,或过强或过多用声,长期持续演讲,过高、过长时间的演唱。③吸入有害气体如工业气体、吸烟、化学粉尘或烟酒过度,均可使声带增厚。④鼻炎、鼻窦炎、慢性扁桃体炎、慢性咽炎的感染也是喉部慢性刺激的来源。⑤下呼吸道感染的脓性分泌物与喉长期接触,亦易发生慢性喉炎。⑥全身疾病,如糖尿病、肝硬化、心脏病、内分泌紊乱等波及喉部,并使全身抵抗力下降。

二、病理

喉黏膜慢性充血和血管扩张,淋巴细胞浸润,间质性水肿及炎性渗出物,黏膜上皮部分脱落,黏液腺的分泌增多。日久病变部位有成纤维细胞侵入,致有纤维组织增生和黏膜肥厚,黏液腺的分泌变为稠厚,长期病变可呈萎缩。

三、临床表现与诊断

(一)症状

1.声音嘶哑

声音嘶哑是最主要的症状。声音变低沉、粗糙,晨起症状较重,以后随活动增加,咳出喉部分泌物而逐渐好转,次晨又变差;噤声后声嘶减轻,多讲话又使症状加重,呈间歇性。日久演变为持续性。

2.喉部分泌物增加

喉部常觉有痰液黏附,异物感。每当说话,须咳嗽以清除黏稠痰液。

3.喉部干燥

说话时喉痛感、紧缩感。

(二)体征

喉镜检查,按病变的程度,有以下3种类型的改变。

1.慢性单纯性喉炎

喉黏膜弥漫性充血、红肿,声带失去原有的珠白色,呈粉红色。边缘变钝、黏膜表面可见有稠厚黏液,常在声门间连成黏液丝。

2.肥厚性喉炎

喉黏膜肥厚,以杓间区较明显。声带也肥厚,不能向中线靠紧而闭合不良。室带常肥厚而遮盖部分声带。杓状会厌襞亦可增厚。

3.萎缩性喉炎

喉黏膜干燥、变薄而发亮。杓间区、声门下常有黄绿色或黑褐色干痂,如将痂皮咳清,可见黏膜表面有少量渗血,声带变薄,其张力减弱。

(三)实验室和其他辅助检查

1.电声门图(electroglottography,简称 EGG)

声带慢性充血时可见闭相延长,开相缩短。

2.动态喉镜

在声带水肿时振幅、黏膜波、振动关闭相可增强,对称性和周期性不定。根据患者除声音嘶哑外,无其他全身症状,病程缓慢,声带的病变常两侧对称,不难做出诊断。但临床上可引起声嘶的病种较多,可参见表2-2予以鉴别。

表 2-2　声嘶的鉴别诊断

病名	病史特点	检查
急性喉炎	起病较急,常有上感症状。声嘶,喉痛,咳嗽,痰多	喉黏膜、声带弥漫性充血、肿胀,常附有黏痰

续表

病名	病史特点	检查
小儿急性喉炎、急性喉气管支气管炎	起病急,发热,声嘶,"空空"样咳嗽,呼吸困难	有喉阻塞感,肺部呼吸音粗糙,有啰音
喉异物	有异物吸入史,声嘶,剧咳,呼吸困难	颈侧位 X 线片,直接喉镜检查可见异物
喉白喉	起病较缓,发热不高,常有脸色苍白,精神萎靡等全身中毒症状	咽、喉部黏膜表面有灰白色假膜,分泌物涂片、培养找到白喉杆菌
慢性喉炎	起病缓慢,声嘶初为间歇性,后呈持续性,有黏痰	声带慢性充血、肥厚或萎缩,有时闭合不全
声带小结	声嘶,持续性	双侧声带前、中 1/3 边缘处有对称的小突起
声带息肉	声嘶,持续性	声带边缘有带蒂的淡红色,表面光滑的息肉样组织,多为单侧性
癔症性失声	突然失声,但咳嗽,哭笑声仍正常	声带的形态、色泽并无异常,发"衣"声时不能向中线合拢
喉外伤	有外伤受。声嘶,出血,皮下气肿,呼吸困难,喉痛	早期喉黏膜充血肿胀,喉腔变形,后期狭窄,声带运动障碍
喉返神经麻痹	单侧;声嘶,后因健侧代偿,发声接近正常;双侧不完全性;有吸气期呼吸困难;完全性;食物易误吞	单侧不完全性;病侧声带居近正中位。完全性者属于旁中位;双侧不完全性;双侧声带居于近正中位。完全性者居于旁中位
喉结核	低热,咳嗽,咽喉疼痛,吞咽时加剧,声嘶无力	喉黏膜苍白水肿,有边缘不整齐的浅溃疡,或 X 线肺部检查有结核灶
喉梅毒	声嘶粗而有力	喉黏膜暗红色,边缘锐利的溃疡,有会厌缺损和瘢痕收缩,血清学反应阳性
喉乳头状瘤	病程缓慢,声嘶逐渐加重	可见灰白色乳头样肿瘤,常见于声带或室带处
喉癌	进行性声嘶,喉痛,血痰,有时引起呼吸困难	菜花样或结节状肿物,多发生于声带、室带或会厌处,有时声带固定,可有转移性颈淋巴结肿大

四、治疗

本病以中医治疗为主;但对声带局限性肥厚病变、小结及息肉经保守治疗无效时,可行西医手术切除并积极治疗病因。

(一)辨证论治

1.肺肾阴虚

声音嘶哑,时轻时重,低沉费力,讲话不能持久,每因劳累或多言后声嘶加重。常有清嗓习惯,干咳少痰,喉部微痛或干痒不适。全身症状可伴腰膝酸软,头晕耳鸣,心烦少寐,口渴咽干,午后颧红。舌红,少苔,脉细数。局部检查见声带微红或暗红,边缘增厚,常有黏痰黏附,或声带干燥变薄,声门闭合不全。治宜滋养肺肾,降火开音。方选百合固金汤加减。若虚火明显者,可加黄柏、知母以滋阴降火;若声嘶明显,可加人参叶、胖大海以利喉开音。中成药可含服铁笛丸、金嗓子喉宝,或口服金嗓清音丸、黄氏响声丸等。

2.气滞血瘀痰凝

声嘶日重,持续无减,讲话费力,喉内不适,有异物感,喉中有痰,常"吭喀"以清嗓。全身症状可伴胸闷不舒,咽干不欲多饮。舌暗红或有瘀点,苔薄白,脉涩。局部检查见喉部黏膜暗红肿胀,声带暗红肿胀如棒状,常有痰液黏附,或可见有小结或息肉,声门闭合不全。治宜行气活血,化痰开音。方选会厌逐瘀汤加减。若血瘀明显,声带肥厚暗滞者,可加莪术、鳖甲以祛瘀攻坚;若声带肥厚淡白,呈水肿样变者,可加昆布、海藻以化痰散结开音。中成药可口服金嗓散结丸。

3.肺脾气虚

声嘶日久,劳则加重,上午明显,语音低微,讲话费力。全身症状可伴少气懒言,倦怠乏力,纳呆便溏,唇舌淡红。舌质淡红,苔薄白,脉虚弱。局部检查见咽喉黏膜色淡,声带松弛无力,闭合不良。治宜补益肺脾,益气开音。方选补中益气汤加减。若痰多咳嗽者,可加法半夏、胆南星、北杏仁以化痰止咳开音。中成药可用补中益气丸。

4.痰热蕴结

声嘶时轻时重,说话费力,常"吭喀"清嗓,喉中不适。全身症状可伴胸闷,痰多黄稠,时有咳嗽,或咽痛时作,咽干欲饮。舌红,苔黄腻或厚,脉弦滑。局部检查见喉黏膜充血,声带暗红或淡红,水肿肥厚明显,边缘厚钝,或见广基息肉或声带水肿息肉样变,声门闭合不全。治宜清热化痰,利喉开音。方选清金化痰汤加减。若热象明显,口干者,可加天花粉、射干以清热生津;若咳嗽痰多,可加北杏仁、天竺黄以宣肺化痰止咳。

(二)其他中医治疗

1.雾化或蒸气吸入

用双黄连0.3 g或鱼腥草液2 mL加入20 mL生理盐水作蒸气或雾化吸入,每天1~2次,有清热消炎消肿之功。

2.中药喉离子导入

用丹参注射液4 mL作喉局部直流电离子导入治疗,每次20分钟,每天1次。有活血消肿开音之功。

3.针灸治疗

(1)体针:取合谷、曲池、足三里、天突等穴,每天1次,中等强度刺激或弱刺激,留针20~30分钟。

(2)耳针:取咽喉、肺、肾上腺,每次取两穴,埋针7天,轮换取穴,有消肿利喉开音的作用。

4.穴位注射

(1)丹参注射液双喉返神经注射:在颈前双甲状软骨下角与环状软骨交界旁开0.5 cm处常规消毒后,用5号短针头抽取丹参注射液2 mL,垂直刺入0.3 cm,回抽无血后再将药液徐徐注入。每侧1 mL,隔天1次,10次为1个疗程。有清热活血消肿之功,用于喉明显充血伴黏膜肥厚者。

(2)人参注射液双喉返神经注射:用5号短针头抽取人参注射液2 mL,注射部位及方法与丹参相同。有益气补肺之功,用于声嘶日久,多言更甚,检查见声带活动乏力,开合不利者。

五、预防与调护

由于慢性喉炎的发病与各种因素有关,因而要积极治疗急性喉炎,减少复发;采用正确的发声方法,避免过度用嗓;避免粉尘、有害气体等的刺激;戒除烟、酒等不良嗜好,注意饮食调理;生活起居有节,增强身体抗病能力,对预防本病有积极意义。

六、预后与转归

慢性喉炎声休后有自愈倾向,再用声时,若发声不当,仍可复发。大多数患者经正确发声指导和治疗后,都能获痊愈。对喉部鳞状上皮增生的患者应密切随访。

(王思栋)

第十五节　小儿急性喉炎

小儿急性喉炎是小儿以声门区为主的喉黏膜的急性炎症,多在冬春季发病,常见于 6 个月至 3 岁的婴幼儿。由于小儿喉部的解剖特殊,如喉腔狭小,喉软骨柔软,会厌软骨舌面、杓状软骨、杓状会厌襞、室带和声门下区黏膜下组织松弛,黏膜淋巴管丰富,故发炎后易肿胀发生喉阻塞。小儿咳嗽功能不强,不易排出喉部及下呼吸道分泌物,更使呼吸困难加重。因此,小儿急性喉炎的病情常较成人严重,若不及时诊治,可危及生命。根据其发病急、发展快、病情重的特点,本病属于中医"急喉风"范畴。

一、病因病机

中医认为本病的发生多由于感受风寒或风热之邪,肺气失于宣肃,气道不利,而小儿脏腑娇弱,喉腔较窄,若邪犯喉窍,易致气血失和,痰热壅滞,脉络瘀阻而成急喉风。现代医学认为本病的病因同成人急性喉炎,可同时或继发于急性鼻炎、咽炎、气管支气管炎之后,亦可与麻疹、流行性感冒、水痘、腮腺炎、百日咳或猩红热等急性传染病并发。大多数由副流感病毒、腺病毒、麻疹病毒引起,继发感染的细菌为金黄色葡萄球菌、乙型链球菌、肺炎链球菌等。小儿营养不良、抵抗力低下、变应性体质及腺样体肥大、慢性鼻炎、鼻窦炎、扁桃体炎易诱发本病。

二、病理

主要为喉黏膜充血、水肿,有多形核白细胞浸润,病理改变主要以声门下区为甚,炎症向下发展可延及气管。声门下肿胀区的黏膜表面可形成较薄的点状假膜,拭去后见有渗血点,重者黏膜下有蜂窝组织炎性、脓肿性或坏死性病变。

三、临床表现与诊断

(一)症状

起病较急,多有发热、声嘶、咳嗽等上呼吸道感染症状。初起以喉痉挛为主,声嘶多不严重,哭闹时有喘声,继而炎症侵及声门下区,则成"空""空"样咳嗽声,夜间症状加重。病情较重者可出现吸气性喉喘鸣,吸气期呼吸困难,胸骨上窝、锁骨上窝、肋间及上腹部软组织吸气期内陷等喉阻塞症状。严重患儿口鼻周围发绀或苍白,指趾发绀,有不同程度的烦躁不安,出汗。如不及时治疗,则面色苍白,呼吸无力,循环、呼吸衰竭,昏迷,抽搐,甚至死亡。

（二）体征

喉镜检查可见喉黏膜充血、肿胀，声带亦充血呈红色，上有扩张血管，声门常附有黏脓性分泌物，声门下黏膜肿胀向中间突出而成一狭窄腔。

（三）实验室和其他辅助检查

对较大能配合的儿童可行间接喉镜或纤维喉镜检查。直接喉镜检查须特别慎重，以防诱发喉痉挛。血氧饱和度监测对诊断亦有帮助。

四、鉴别诊断

临床上根据其特有症状，如声嘶、喉喘鸣，"空空"样咳嗽声，吸气性呼吸困难，诊断多无困难。必要时可行喉镜检查。但应注意与以下疾病相鉴别。

（一）呼吸道异物

多有异物史，呛咳，呼吸有痰鸣，吸气期呼吸困难等症。颈侧位 X 线片对不透 X 线的异物，可明确诊断。其喉部一般无炎症表现。

（二）喉白喉

起病较缓，常有全身中毒症状。咽喉检查可见片状灰白色白膜。涂片和培养可找到白喉杆菌。

（三）喉痉挛

常见于较小婴儿。吸气期喉喘鸣，声调尖而细，发作时间较短，症状可骤然消失。无声嘶。

五、治疗

急性喉炎为急症、重症，可发生喉梗阻而有窒息，危及生命之虞。发病初期可行中医治疗，若病情发展，呼吸困难严重，应立即配合西医治疗。

（一）辨证论治

常有外感病史，继后出现哮吼样呛咳，吸气性呼吸困难，出现三凹征，喉间有痰鸣音，或有声音嘶哑。全身症状或有发热恶寒，喉部灼热疼痛。舌红苔黄腻，脉弦滑数。局部检查见声门下黏膜肿胀明显，声门下成一狭窄裂缝。治宜清热化痰，消肿开窍。方选疏风清热汤加减。若咳嗽痰多明显，可酌加北杏仁、葶苈子以宣肺化痰止咳。中成药可含服六神丸或选用紫雪丹、安宫牛黄丸口服以清热解毒，豁痰开窍；或以冰硼散、珠黄散等清热解毒，消肿祛痰药物吹喉。

（二）其他中医治疗

1.擒拿法

有疏通经络、减轻症状作用。

2.提刮法

有透热祛邪、疏通脉络作用。

六、预防与调护

小儿急性喉炎常因感冒受凉等诱因而诱发，其发病常继发于急性鼻炎、咽炎、气管和支气管炎之后，故本病的预防应注意流感、麻疹等传染病及鼻腔、咽部、气管和支气管的急性炎症，并积极治疗鼻炎、咽炎、气管和支气管炎等疾病。

七、预防与转归

小儿急性喉炎是急性喉炎中较危急的病证,若处理不当,可有危及生命之虞,故治疗上应予以足够的重视。若治疗及时得当,一般预后较好。

（王思栋）

第十六节　喉　息　肉

喉息肉是喉部的慢性疾病,发生于声带者称为声带息肉,其原因不明,有时可因用声不当所造成,亦可继发于上呼吸道感染。有人将它归为喉的良性肿瘤,实际上是假性肿瘤,其发病率占喉部良性肿瘤的20%以上。多见于中青年。本病属于中医"慢喉喑"范畴。

一、病因病机

中医认为素体肺脾虚弱或脏腑功能失调,水液输布失司,喉间痰浊凝聚,发为本病;或久病脏虚运化失职,或用声过度,伤及脉络,气血失和,痰浊瘀血阻于喉间肌膜之中,渐发本病。现代医学认为本病的发病有以下几种原因:①用声不当与用声过度;②上呼吸道病变如感冒、急慢性喉炎、鼻炎、鼻窦炎等;③吸烟可刺激声带,使血浆渗入任克(Reinke)间隙;④声带息肉样变多见于更年期妇女,故有学者认为与内分泌紊乱有关;⑤据声带息肉给予类固醇皮质激素治疗好转和声带息肉的光镜及电镜组织学所见,有学者认为与变态反应有关。

二、病理

初起时,声带边缘上皮下潜在的间隙中组织液积聚,因而出现局部水肿、出血、小血管扩张。水肿逐渐增大,突出于声带边缘呈灰白色或乳白色,半透明样,继而纤维组织增生,形成圆形或椭圆形块状物,表面光滑,有的基底广,多发;有的基底小,单发。多发生于一侧声带的前中1/3交界处,亦有一侧或两侧发生全声带弥漫性息肉样变。此外,由于创伤,声带黏膜出血,机化后形成出血型红色息肉。

三、临床表现与诊断

(一)症状

声音嘶哑是本病的主要特征,开始为间歇性,后为持续性,时轻时重,发声费力或感喉间有物;息肉垂于声门下腔者常伴有咳嗽;巨大息肉位于两侧声带之间者,可完全失声,甚至导致呼吸困难和喉喘鸣。

(二)体征

典型的息肉多发生于声带的前中1/3交界处,大多是带蒂的淡红色或半透明的肿物,自声带边缘长出,有时可悬垂于声门下,发音时可被闭合的声带遮住,检查不易发现,在呼气时才能看见;或在声带边缘上,呈小粟粒状突起;亦有在声带游离缘呈基底较宽的梭形息肉样变,或呈弥漫性肿胀遍及整个声带者,声带息肉一般单侧多见,亦可两侧同时发生。

(三)实验室和其他辅助检查

1.纤维喉镜或直接喉镜检查

对间接喉镜检查不满意患者,可行纤维喉镜或直接喉镜检查以了解喉部情况。

2.电脑嗓音分析

临床采用嗓音分析软件 Dr.Speech 对嗓音障碍患者声嘶做出客观评价,并为治疗提供有效的帮助。通过该软件可进行声学分析、言语训练和电声门图的定量评估,也可做声带手术前后嗓音康复的比较。

3.喉部组织病理检查

可通过对喉部肿物活检以明确性质,除外恶性肿瘤。

四、鉴别诊断

临床上需要与以下疾病鉴别。

(一)喉乳头状瘤

喉乳头状瘤为喉部较常见的良性肿瘤,多见于中年以上的患者。本病的临床表现为声音嘶哑或失声,重者可引起呼吸困难及喘鸣等症。喉镜检查发现声带、假声带或前连合等处有苍白色或淡红色肿物,表面粗糙不平,呈乳头状、桑椹状。病理活检可确诊。

(二)声带癌

常见于 50 岁以上男性。本病早期的症状为声音嘶哑,晚期则见呼吸困难与吞咽障碍。全身症状可见咳嗽、咯血、口中发臭、贫血、消瘦、颈淋巴结肿大等。局部检查可见喉部肿物呈灰白色或红色,表面不光滑可呈溃疡状,或菜花状。喉部 CT 或 MRI 有助于诊断,但最终确诊必须依靠病理活检。

五、治疗

息肉小者以中医治疗,并注意声带休息,纠正发声方法;若息肉较大,则多考虑手术摘除息肉。

(一)辨证论治

1.肺脾虚弱

声音嘶哑、低沉或失声,晨轻暮重,常伴有清嗓,兼见语久乏力,食欲缺乏,局部检查见声带边缘息肉灰白水肿,带蒂或广基。舌质淡,苔薄白或腻,脉滑。治宜健脾益气,利湿散结。方选四君子汤合五苓散加减。若痰湿重者,可加瓜蒌皮、枳实以化痰祛湿散结;若声嘶明显者,可加人参叶、诃子肉以利喉开音。

2.痰瘀困结

声嘶日久难愈,音色晦暗或发音困难,多伴有咽喉疼痛,口干。局部检查见息肉带蒂或息肉样变,色灰白或暗红。舌质紫暗或有瘀点,脉涩。治宜化痰祛瘀,散结开音,方选会厌逐瘀汤加减。若兼气阴不足,可加麦冬、五味子、太子参以益气养阴。

(二)其他中医治疗

1.蒸气或雾化吸入

以双黄连 0.3 g 或鱼腥草液 2 mL 加入 20 mL 生理盐水作蒸气或雾化吸入,每天 1 次,10 次为 1 个疗程。

2.喉离子导入

用丹参注射液 4 mL 作喉局部直流电离子导入治疗,每天 1 次,每次 20 分钟,10 次为 1 个疗程。

3.针灸治疗

体针,取人迎、天突、丰隆、扶突,每次选配 2～3 穴,平补平泻,每天针 1 次,7 次为 1 个疗程。

六、预防与调护

注意发声的方法,避免大声喊叫以及长时间持续性的讲话,少吃辛辣炙煿之品,戒烟戒酒,注意休息。

七、预后与转归

经适当的治疗及合理的发声训练,预后良好。

(王思栋)

第十七节 慢性咽炎

慢性咽炎是指咽部黏膜、黏膜组织及其淋巴组织的慢性炎症。可独立存在,也可继发于上呼吸道其他部位炎症或许多全身疾病。本病多发生于中年人,病程长,症状顽固,常反复发作,不易治愈。

本病属中医"慢喉痹"范畴,主要由脏腑之阴阳气血津液失调,咽喉失养,气血痰浊郁滞所致,包括肺肾阴虚咽喉失濡、肺脾郁热熏咽、肺脾气虚咽喉失养、肾阳虚咽喉失煦及气郁咽喉、血瘀咽喉等。

一、诊断

慢性咽炎包括慢性单纯性咽炎、慢性肥厚性咽炎、萎缩性咽炎、干燥性咽炎,根据临床表现及检查进行诊断。

(一)临床表现

一般无明显全身症状。各类型慢性咽炎的局部症状大致相似,如咽部不适感、异物感、痒感、灼热感、干燥感、刺激感或微痛感,可晨起时出现频繁的刺激性咳嗽,伴恶心;无痰或仅有颗粒状藕粉样分泌物咳出。上述症状常在用嗓过度、气候突变或吸入干热(或寒冷)空气时加重。

(二)检查

1.慢性单纯性咽炎

咽黏膜呈斑点状或片状慢性充血,可呈水肿样肿胀,有时可见小静脉曲张。咽后壁常有少许黏稠分泌物附着。软腭和两腭弓常慢性充血,悬雍垂可增粗,呈蚯蚓状下垂。鼻咽顶部常有黏液与干痂附着。

2.慢性肥厚性咽炎

咽黏膜充血增厚。咽后壁淋巴滤泡显著增生,散在突起或融合成块。咽侧索增生变粗,呈纵形条索状隆起。

3.萎缩性咽炎和干燥性咽炎

萎缩性咽炎和干燥性咽炎为一种疾病的两个不同发展阶段,其间无明显界线。咽黏膜干燥,萎缩变薄,色苍白发亮,咽后壁常附有黏稠分泌物或带臭味的黄褐色痂皮。

二、治疗

(一)一般治疗

戒除烟酒,少食煎炒和刺激性食物,注意休息,减少操劳,避免过度发音讲话,积极治疗急性咽炎及鼻和鼻咽部慢性炎症等。纠正便秘和消化不良,改善工作和生活环境(避免粉尘及有害气体)。治疗全身性疾病以增强身体的抵抗力甚为重要。

(二)辨证论治

1.肺肾阴虚

临床证候:咽部干燥,灼热疼痛,午后较重,或咽部不利,干咳痰少而稠,咽部黏膜暗红,或干燥少津,手足心热,舌红少津,脉细数。

主要治法:滋养阴液,降火利咽。

推荐方剂:肺阴虚为主者,养阴清肺汤(出自《重楼玉钥》)加减;肾阴虚为主者,六味地黄丸(出自《小儿药证直诀》)加减。

推荐处方:肺阴虚为主者,玄参、生甘草、白芍、麦冬、生地黄、薄荷、贝母、牡丹皮、桔梗、香附、郁金、合欢花;肾阴虚为主者,山茱萸、干山药、泽泻、牡丹皮、茯苓、熟地黄、生地黄、玉竹、山豆根。

2.脾气虚弱

临床证候:咽喉不利或痰黏附感,咽燥微痛,咽黏膜淡红,咽后壁淋巴滤泡增生,呃逆反酸,少气懒言,胃纳欠佳或腹胀,大便不调,舌质淡红边有齿痕,苔薄白,脉细弱。

主要治法:益气健脾,升清利咽。

推荐方剂:补中益气汤(出自《脾胃论》)加减。

推荐处方:黄芪、人参、白术、炙甘草、当归、橘皮、升麻、柴胡、射干。

3.痰瘀互结

临床证候:咽部异物感、痰黏附感,或咽微痛,咽干不欲饮;咽黏膜暗红,咽后壁淋巴滤泡增生或融合成片,咽侧索肥厚;易恶心、呕吐,胸闷不适,舌质暗红,苔白或微黄,脉弦滑。

主要治法:祛痰化瘀,散结利咽。

推荐方剂:贝母瓜蒌散(出自《医学心悟》)加减。

推荐处方:贝母、瓜蒌、天花粉、茯苓、橘红、桔梗、夏枯草、白芥子、射干、牛蒡子。

(王思栋)

第十八节 咽 外 伤

咽外伤是指咽部受到外力作用,或因高温、化学物品灼伤等造成的损伤。

由于咽和气管、食管、颈部血管、神经、甲状腺等解剖关系密切,所以咽部的损伤不仅可使重要大血管及神经损害,还影响呼吸及吞咽功能,属广泛、复合的致命创伤,需急诊处理、抢救。

咽部外伤一般分两种,即灼伤和机械性损伤。灼伤可分热灼伤和化学灼伤。机械性损伤可为切割伤、火器伤等。咽作为呼吸和吞咽的共同通道,误进烫热的饮食或吸入高热的空气,均可造成咽喉烫伤,除了局部症状外,还可引起全身复杂的病理变化和中毒症状,甚至危及生命,必须早期诊断,及时治疗。小儿缺乏生活知识,喜动,所以咽烫伤绝大多数发生于儿童,成人则较少见,或是以自杀为目的有意饮化学品。机械性损伤则多发生于成人。

中医对损伤致病的认识有悠久的历史,明代王肯堂《证治准绳》中已有对喉割伤用手术缝合的记载,其后《外科正宗》《伤科补要》《救伤秘旨》等医著均载有喉外伤或自刎的内外治疗。

一、病因病理

各种原因所致的咽损伤,其共同的病机为脉络受损,气滞血瘀;若染邪毒,则可致热毒壅盛。

二、临床表现

(一)咽灼伤

咽灼伤的损伤程度,视食物的温度、数量和作用时间而定。

伤后即出现口腔和咽喉疼痛,吞咽疼痛,咽下困难,流涎,咳嗽,如伴有喉头水肿,则出现声嘶及呼吸困难。全身症状可见精神不振、倦怠、思睡、食欲很差、体温升高以及程度不等的中毒症状。局部检查见软腭、扁桃体、悬雍垂、咽后壁和会厌舌面红肿、糜烂、有水泡或表面形成白膜。轻度灼伤无继发感染者,1周内白膜自行消退,伤面愈合。重度灼伤者在2~3周后,因瘢痕粘连而致咽喉狭窄,甚至闭锁。

(二)切割伤

1.出血

如未伤及大血管,流血常不多;如颈血管与咽部同时受伤,则出血较多。

2.皮下气肿

皮下气肿较常见。受伤后,空气遂进入皮下,造成皮下气肿,并可扩展至胸部,或进入纵隔,严重者,可压迫肺部和心血管,造成呼吸、循环衰竭。咳嗽时皮下气肿加重,有捻发音。

3.呼吸困难

造成呼吸困难的因素是多方面的。

(1)外伤后出血较多,血液可进入气管,造成窒息。

(2)伤及颏舌骨肌,易使舌面后坠,造成呼吸困难。

(3)合并喉软骨的脱位,或损伤,喉水肿,可发生呼吸困难。

4.继发感染

颈咽贯通伤后,由于大量唾液流入伤口,极易继发感染,进一步可导致颈深部感染,引起蜂窝组织炎、咽旁脓肿或咽后脓肿。若舌骨上方受损伤,可并发脓性颌下炎。甲状舌骨膜处的切割伤,可伤及会厌,导致会厌炎、会厌脓肿,后期则可伴有软骨膜炎、软骨坏死、关节炎、关节固定、声带瘫痪、咽喉瘢痕狭窄等症状。

5.其他

包括伤口流涎、疼痛、吞咽困难、咳嗽、声音嘶哑等症状。

（三）火器伤

枪弹造成的咽部损伤可分为枪弹穿透伤和非穿透伤。穿透伤在咽部仅留下弹道痕迹，如未伤及血管，一般无大危险，患者仅感伤口灼痛，如不继发感染，伤口可自行愈合。非穿透伤，在咽部除有伤口外，还有子弹存留，临床表现与子弹存留的部位有关。

火器爆炸所致的咽外伤，常合并颈部大血管损伤，大出血可导致死亡，或形成动脉瘤。由于弹片、异物进入伤口或存留咽部，极易感染化脓，形成瘘管、咽旁脓肿或咽后脓肿。患者可有体温升高、吞咽疼痛、呼吸困难等表现。

咽部外伤还可以引起颈内动脉血栓形成，出现神经系统症状。其发病机制可能是由于直接外伤撕裂，或血管壁突然被牵拉引起颈内动脉内膜及中层损伤后继发血栓形成。

三、实验室与其他检查

（一）切割伤

切割伤合并皮下气肿，可拍颈部、胸部 X 片，观察气肿病变。

（二）火器伤

间接喉镜、食道镜检查，可以帮助了解损伤的范围和深度。颈、咽部摄片，有助于了解异物的大小、数量以及部位，并可观察咽部有无气肿、软组织感染、邻近器官损伤的情况等。

四、诊断与鉴别诊断

（一）诊断要点

1.西医诊断

（1）病史：有咽部受到撞击、挤压、切伤、刺伤、枪伤及灼伤等外伤史。

（2）临床症状：因受伤轻重不同而出现不同程度的症状，如疼痛、出血、声音嘶哑、吞咽困难、皮下气肿等，严重者可出现外伤性或出血性休克。咽灼伤可使黏膜产生充血、水肿、糜烂等，甚至出现高热和中毒症状。

（3）检查：颈部可有形态不一的伤口，或颈部常有皮下出血，如有皮下气肿可局部摸到捻发感及听到捻发音；骨折者可触及软骨碎块；咽灼伤者，口腔、鼻腔和咽、喉部黏膜急性充血、水肿，严重者表面覆盖白色膜性物。X线拍片可显示软组织肿胀和骨折部位，协助诊断。

2.中医辨病与辨证要点

（1）辨病要点：结合病史、症状及检查一般不难诊断。

（2）辨证要点：皮下青紫，咽部疼痛，为气滞血瘀之证；咽伤口外露，红肿疼痛，黏膜肿胀，为热毒壅盛之证。

（二）鉴别诊断

咽部外伤根据病史、症状、咽检查、颈咽 X 摄片等，诊断多无困难。但有时病史不详，咽灼伤二度咽黏膜见坏死性假膜或痂皮，如出现声嘶、呼吸困难应与咽白喉、喉气管异物相鉴别。

五、治疗

（一）辨证论治

咽外伤是咽喉科急重症，临床时应注意观察损伤范围、程度及病情变化，对症进行急救处理。

1.气滞血瘀

(1)主要证候:皮下青紫,咽喉疼痛。

(2)治法:活血通络,行气止痛。

(3)方药:桃红四物汤加减。以桃红四物汤活血祛瘀止痛,可加香附、延胡索行气消肿而止痛。

2.热毒壅盛

(1)主要证候:咽伤口外露,红肿疼痛,黏膜肿胀,声嘶或失音,呼吸、吞咽困难。

(2)治法:泄热解毒,消肿利咽。

(3)方药:清咽利膈汤加减。可加赤芍、牡丹皮等活血消肿。

(二)外治法

1.含漱

咽灼伤者,应保持口腔清洁,可用生理盐水含漱。

2.清创缝合

对于开放性咽部外伤,应及时行清创缝合,有骨折时应进行复位,尽量保留软骨碎片和撕碎的黏膜并使其复位。

3.气管切开

出现喉阻塞时应及时进行气管切开,保证呼吸道通畅。

(三)针灸疗法

咽疼痛甚者,可行针刺止痛

1.主穴

合谷、内庭、曲池。

2.配穴

天突、少泽、鱼际,针刺,用泻法,留针10～30分钟。

六、预后与转归

咽外伤程度较轻者,如治疗及时,一般预后较好。如果损伤较重,特别是咽喉食道瘢痕形成,造成狭窄,会影响呼吸或吞咽功能。

七、预防与调护

(1)注意自我保护,提高防范意识。

(2)咽外伤后应注意少讲话,使咽部休息。

(3)吞咽困难者可鼻饲喂食。

(4)对休克的患者按照休克的原则护理。

(5)对于开放性伤口,注意观察,按时换药,防止感染。

(王思栋)

第三章

心内科疾病的辨证施治

第一节 高 血 压

一、概述

高血压是一种以体循环动脉压持续增高为主要特点的临床综合征,可分为原发性高血压和继发性高血压,其中原发性高血压占发病率的95%以上。目前,我国采用世界卫生组织/高血压联盟(WHO/ISH)的诊断标准,即收缩压(SBP)≥18.7 kPa(140 mmHg)和(或)舒张压(DBP)≥12.0 kPa(90 mmHg)。

根据高血压病的临床表现,属中医"眩晕""头痛"等范畴。

二、发病机制

(一)病因病机

本病由于年老体虚、劳欲过度、情志内伤、饮食不节等诸多因素导致脏腑阴阳失调,气血逆乱,痰瘀交阻而发生。病位主要在肝肾,又与心、脾、脑密切相关。老年高血压病有虚实之分,但多属虚中夹实,本虚标实。本虚多为肝肾阴虚,标实多为肝阳上亢,阳亢则易化火、生风、动痰、致瘀。

1.肝阳上亢

素体肝阳偏旺之人,长期忧郁恼怒致肝阳上亢;或因年老肝肾阴精亏虚,水不涵木致阴亏于下,阳亢于上而发病。

2.肝火上炎

情志不遂,肝郁气滞,气郁化火;或肝火化风,肝风内动则病。

3.痰湿壅盛

因过食肥甘厚腻,嗜酒过度,损伤脾胃,脾失健运,聚湿生痰,痰湿壅盛而病。

4.瘀血阻络

老年人气血渐衰,血运滞涩成瘀而病。

5.肝肾阴虚

年老肝肾之阴渐衰,加之劳倦虚损更伤肾阴,水不涵木而发病。

6.阴阳两虚

年迈体虚,久病不愈,阴损及阳而出现阴阳两虚。

(二)病理机制

导致高血压病有遗传与环境因素,但通过何种途径和环节发病,至今尚无统一的认识。目前对其发病机制的认识主要有交感神经系统活性亢进、肾性水钠潴留、肾素-血管紧张素-醛固酮系统(RAAS)激活、遗传性或获得性细胞膜离子运转异常和胰岛素抵抗等。

三、临床表现

大多起病缓慢,缺乏特殊的临床表现。一般可见头晕、头痛、颈项僵硬、疲劳、心悸,持续性紧张或劳累后以上症状可加重,但多数亦可自行缓解。约 1/5 的患者无症状,仅在体检或发生心、脑、肾并发症时发现。血压随季节、昼夜、情绪等因素波动较大。听诊时可闻及主动脉区第二心音亢进、收缩期杂音或收缩早期喀喇音,少数患者颈部和腹部可闻及血管杂音。

四、诊断与鉴别诊断

(一)诊断要点

非药物状态下两次或两次以上不同日的血压测量值(每次不少于 3 个读数,取平均值)收缩压≥18.7 kPa(140 mmHg)和或舒张压,>12.0 kPa(90 mmHg),并排除继发性高血压,方可诊断。

目前根据血压的水平分为理想、正常、正常高值和 1、2、3 级高血压,以及单纯收缩期高血压(表 3-1)。

表 3-1　血压值表

类别	收缩压(mmHg)	舒张压(mmHg)
理想血压	<120	<80
正常血压	<130	<85
正常高值	130~139	85~89
1 级高血压(轻度)	140~159	90~99
2 级高血压(中度)	160~179	100~109
3 级高血压(重度)	≥180	≥110
单纯收缩期高血压	≥140	<90

(二)鉴别诊断

当血压增高时应注意与以下继发性疾病相鉴别:

1.肾实质病变

如急、慢性肾小球肾炎,糖尿病肾病等,可根据病史、症状出现的先后、临床表现、理化检查加以鉴别。

2.肾动脉狭窄

多表现为恶性高血压,起病急,药物治疗少效或无效。

3.原发性醛固酮增多症

常伴乏力、顽固性低钾,通过理化检查可鉴别。

4.皮质醇增多症

常伴有满月脸、水牛背和向心性肥胖等症状。

五、治疗

(一)辨证要点

1.辨标本虚实

高血压病以肝肾阴虚为本,阳亢、火盛、内风、痰浊、瘀血为标,本虚标实,虚实夹杂;久病可阴损及阳,阴阳两虚。

2.辨缓急

若头晕头痛不著且时发时止,血压升高不明显,则病势较缓,病情相对平稳;若血压突然升高或持续升高伴剧烈头痛、恶心呕吐、手足麻木、四肢抽搐,则病势急,当积极救治。

(二)治疗要点

本病以肝肾阴虚、肝阳上亢为主,故滋养肝肾、平肝潜阳为其主要治法。

(三)辨证论治

1.肝阳上亢证

症状:头目胀痛,眩晕耳鸣,面赤或面部烘热,烦躁易怒;苔薄黄,舌红,脉弦。

证候分析:本型多属肝阳上亢,本虚标实。肝肾之阴不足,阳亢无制,气血上冲,则头晕胀痛;阳亢于上,耳窍壅滞则耳鸣;肝性失柔,故烦躁易怒;舌红,苔薄黄,脉弦,都为肝阳上亢之征。

治法:平肝潜阳。

方药:天麻钩藤饮加减。药用天麻、钩藤、石决明、黄芩、栀子、益母草、牛膝、杜仲、桑寄生、茯神、夜交藤、生代赭石、生龙骨、生牡蛎。

随症加减:若眩晕剧烈,手足麻木或肌肉明动者,应防止肝阳化风,发生中风,加强镇肝息风药的用量,另加羚羊角、夏枯草。

2.肝火上炎证

症状:头痛头晕,耳鸣如潮,面红目赤,胸胁灼痛,烦躁易怒,口干口苦;苔薄黄或黄腻,舌红,脉弦数。

证候分析:气郁化火,火热之邪循经上攻头目故头晕头痛,面红目赤;肝失调达之性,则胸胁灼痛,烦躁易怒;胆经循于耳中,肝热移胆,循经上冲,故耳鸣如潮;热迫胆汁上溢,则口苦;燥热伤阴则口干;苔薄黄或黄腻,舌红,脉弦数,都为肝火上炎的表现。

治法:清泻肝火,清热利湿。

方药:龙胆泻肝汤加减。药用龙胆草、栀子、黄芩、柴胡、木通、泽泻、车前子、生地黄、当归、甘草、磁石、生龙骨。

随症加减:肝火扰动心神见烦躁失眠,加珍珠母、琥珀;肝火化风,肝风内动见肢体麻木、震颤,加全蝎、地龙、僵蚕。

3.痰湿壅盛证

症状:眩晕头痛,胸闷心悸,泛泛欲呕或呕吐痰涎,食少多寐,形体肥胖;苔白腻,舌淡,脉滑。

证候分析:过食肥甘,脾失健运,痰浊内生,蒙蔽清阳则眩晕头痛;痰浊中阻,浊阴不降,气机不利故胸闷心悸;脾阳不振故泛泛欲呕或呕吐痰涎,食少多寐;形体肥胖乃痰湿之象;苔白腻,舌淡,脉滑,都为痰湿之象。

治法:燥湿祛痰,健脾和胃。

方药:半夏白术天麻汤加减。药用陈皮、姜半夏、茯苓、白术、天麻、钩藤、刺蒺藜。

随症加减:年老脾胃虚弱,食少食欲缺乏、神疲气短者,加四君子汤。

4.瘀血阻络证

症状:眩晕头痛,痛如针刺,项强不舒,胸闷疼痛,肢麻不仁,面唇紫暗;舌质紫暗可见瘀点或瘀斑,脉细涩。

证候分析:老年人气虚,不能推动血运,气不能行,血不能运,气滞血瘀,闭阻脉络致眩晕头痛,痛如针刺;瘀血阻于颈部肌肉产生项强不舒;阻于心脉则见胸闷疼痛;阻于四肢经脉见肢麻不仁;面唇紫暗,舌质紫暗可见瘀点或瘀斑,脉细涩,都为瘀血阻滞的表现。

治法:活血化瘀通络。

方药:血府逐瘀汤加减。药用桃仁、红花、川芎、赤芍、牛膝、枳壳、当归、生地黄、天麻。

随症加减:神疲乏力,少气自汗,加黄芪、党参;头痛甚者,加全蝎、蜈蚣。

5.肝肾阴虚证

症状:眩晕头痛,头痛且空,腰膝酸软,耳鸣健忘,五心烦热,失眠多梦;舌红少苔,脉细无力。

证候分析:年老肝肾之阴渐衰,加之劳倦更伤肾阴,脑为髓海,其主在肾,肾阴亏虚,髓不上荣,脑海空虚,故头痛且空;肾为腰之府,肾阴亏虚,故见腰膝酸软;肾开窍于耳,肾虚故时时耳鸣;肾虚心肾不交故见失眠多梦,健忘;阴虚则生内热,见五心烦热;舌红少苔,脉细无力都为肝肾阴虚的表现。

治法:滋养肝肾。

方药:杞菊地黄丸加减。药用熟地黄、山茱萸、枸杞子、山药、茯苓、泽泻、牡丹皮、菊花。

随症加减:阳亢头痛较甚者,加天麻、石决明;阴虚肠燥见大便干结者,加火麻仁、柏子仁;心神失养见心悸失眠者,加酸枣仁、夜交藤;年老久病,肝肾阴虚明显者,可选左归丸。

6.阴阳两虚证

症状:头晕眼花,耳鸣健忘,心悸,神疲乏力,腰膝酸软,夜尿频多,下肢浮肿;舌淡红或淡白而胖,脉细沉。

证候分析:肾阴不足脑海失养,则头晕眼花耳鸣健忘;肾阳虚弱不能温养腰府骨骼,或肾阴亏虚,髓减骨弱则腰膝酸软;阳虚则精神不养,故神疲乏力;气不化津故夜尿频多;舌淡红或淡白而胖,脉细沉,都为阴阳两虚的表现。

治法:滋阴助阳。

方药:偏阴虚者,左归丸加减;偏阳虚者,右归丸加减。左归丸药用熟地黄、枸杞子、山茱萸、龟甲胶、菟丝子、牛膝、山药;右归丸药用制附子、肉桂、枸杞子、鹿角胶、熟地黄、山茱萸、山药、当归、杜仲。

随症加减:神疲、气短者,加黄芪、党参;面色㿠白,头晕沉重者,加葛根、柴胡;水肿较甚者,加用真武汤。

(四)中成药

1.牛黄降压丸

清心化痰,镇静降压;每次6粒,每天3次。

2.松龄血脉康

平肝潜阳,镇心安神;每次2粒,每天3次。

3.山绿茶降压片

清热解毒,平肝潜阳;每次 2～4 粒,每天 3 次。

(五)针灸

1.体针

常用穴位包括风池、百会、合谷、神门、足三里、三阴交、阳陵泉、太冲、肝俞等。肝火上炎加曲池、大椎;肝阳上亢加行间、涌泉;阴虚阳亢加阴陵泉、肾俞;阴阳两虚加神门、关元、肾俞;痰湿壅盛加丰隆、阴陵泉、太白。每天 1 次,每次选 10 穴左右,10～15 次为 1 个疗程,针用平补平泻法,留针 30 分钟。

2.耳针

常用穴位为降压沟、降压点、内分泌、交感、神门等。选上述 4～5 穴埋王不留行子。

3.穴位敷贴

常用穴位为脐周、心俞、肾俞、关元等。

(六)其他疗法

1.气功

气功疗法对于治疗高血压病,不仅有较好的近期降压疗效,而且对于长期稳定血压,巩固疗效,减少和延缓并发症,提高机体的整体健康水平有独特的疗效。患者以练静功为主,适当结合动功。初学者选放松功,以放松入静为原则,排除杂念后,再根据病情意守,一般患者意守丹田,阳亢者,意守大敦,阴虚阳亢者意守涌泉,阴阳两虚者意守命门,亦可酌情选择内养功、强壮功。

2.药膳

(1)雪羹汤:海蜇 25 g 切丝,荸荠 50 g 去皮切片,煎汤,早晚分食,用于高血压痰热盛者。

(2)楂芹冰果饮:鲜山楂、苹果各 30 g,鲜芹菜 30 g,切碎加水,蒸 30 分钟,再加冰糖 10 g,每天 1 次。

3.中药泡脚

茺蔚子 30 g,桑树枝 30 g,桑叶 10 g,加水煮汁约 2 000 mL,去药渣,药水泡脚,每天30 分钟。可以平肝清热。

4.药枕

菊花,川芎、牡丹皮、白芷,上药等分装入布袋中,代睡枕用。

(陈茂刚)

第二节　心　绞　痛

心绞痛是由心肌血氧供求不平衡所致心肌急剧的、暂时的缺血与缺氧的临床综合征。常发生于劳动或情绪过激时,持续数分钟,休息或用硝酸酯制剂缓解,饱食、受寒、阴雨天气、急性循环衰竭等亦是常见的诱发因素。

中医无心绞痛之名称,从临床症状分析,本病与中医的胸痹、心痛证有相似之处。

一、病因病机

(一)病因

感受寒邪、七情内伤、劳逸失度、饮食失调等因素常可诱发胸痹、心痛发病,或加重病情。若外感寒邪,损伤心阳,可致心脉凝涩不通而发心痛。若内伤七情可使心肝之气郁结,气滞血瘀,心脉运行不畅而发心痛。过度的体力劳动或脑力劳动皆可耗伤元气,致心气亏虚,运血无力,心脉失养而发心痛。饮食失常,饥饱失度或过嗜肥甘、偏嗜咸食,嗜好烟酒,皆可损及脾胃,致运化失常,痰浊内生,闭阻心脉而发为心痛。

(一)病机

此病的病机转化主要表现在正邪转化、虚实转化、阴阳转化、脏腑转化4个方面。一般情况下,病程短者,多以邪实为主,其病机主要是寒凝、气滞、痰浊、瘀血等病邪痹阻心脉。病程长者,或因寒邪伤阳,或因痰热伤阴,或因正气损伤,邪气留恋,其病机重点每多由实转虚或虚实夹杂。若病变进一步发展,阴阳之间、脏腑之间也可相互转化,如阴损及阳、阳损及阴、心病及肾,从而形成阴阳俱衰,心肾同病。

二、诊断

(一)症状

多见于中老年患者,常因劳累、情绪激动、遇寒、饱餐、吸烟、心动过速、休克等而诱发。典型发作特点为突然胸骨上中段之后压榨性或窒息性疼痛,常向左肩、左上肢放射,部分病例向颈部、下颌部放射,偶伴濒死的恐怖感,不敢活动,汗出。发作频率随病情而异,历时1~5分钟,一般不超过15分钟。经休息或舌下含服硝酸甘油多能缓解,不发作时多无阳性体征。

(二)体征

偶在心绞痛发作时出现,心率加快、血压升高、第三心音和(或)第四心音,心尖收缩期杂音,心律失常,以室性期前收缩多见。

三、鉴别诊断

典型心绞痛发作不难诊治,但不少患者的心绞痛发作极不典型,可从下列予以鉴别。

1.发作部位

典型发作在胸骨及其邻近处,亦可发生在上腹至咽间的任何水平位,左肩臂、右肩、下颌、上胸椎、左肩胛间、下颈椎。患者常以拳或掌指示疼痛的部位,极少以一只手指端点某一部位发生疼痛。

2.发作性质

针刺样、闪电样或持续性的昼夜不停的疼痛,多不是心绞痛。心绞痛发作性质多呈压榨性、紧束性、窒息性的沉重闷痛为主。少数可出现烧灼感、呼吸短促并咽喉紧榨感。极少与体位改变、深呼吸有关。

3.发作时限

一般发作时限以1~3分钟为多,很少超过5分钟,极个别在15分钟以内。发作持续仅数秒或不适感持续整一天或数天的多不是心绞痛。

4.硝酸甘油效应评定

舌下含硝酸甘油,一般在1～2分钟生效,超过3分钟生效难以评定其效应,可结合其他检查进行评定。

5.急性心肌梗死

疼痛较剧、持久,可数小时。含硝酸甘油不能缓解,常伴心力衰竭、休克和心律失常。心电图可有ST-T符合急性心肌梗死进行性衍变,结合心酶学等实验室检查,不难与心绞痛鉴别。

6.心血管神经症

常伴心悸、失眠等神经衰弱症状。胸前疼痛多呈游走性、闪电样,或用手指端可定出疼痛的部位,结合心电图和其他实验室检查,不难与心绞痛鉴别。

7.胸壁病变

如肋软骨炎,其疼痛在胸壁、可有触痛,局部可隆起。肋间神经痛可累及1～2肋间,呈持续性、咳嗽、深呼吸、抬臂转体位疼痛增剧,沿神经行径处可有压痛。风湿病、痛风性关节炎等发作,其疼痛少数亦会累及胸部肋骨、软组织,结合心电图及其他实验室检查不难鉴别。

8.其他

要与反流性食管炎、食管裂孔疝、胃炎、胃十二指肠溃疡、胆囊炎等消化性疾病;严重的主动脉瓣狭窄或闭锁不全、湿热或其他原因引起的冠状动脉炎、梅毒性主动脉炎引起冠状动脉口狭窄或闭塞、肥厚性心肌病、先天性冠状动脉畸形等,均可引起心绞痛,要根据临床与实验室检查进行鉴别。

四、治疗

(一)证候特征

心绞痛大致与中医的胸痹、心痛证相似,胸痹、心痛证多发于中老年,表现以胸前或胸脘部含糊不清的闷痛、翳痛或向左肩背沿手少阴心经循行部位放射,持续时间短暂,多由情志、饱食、寒冷、劳累而诱发,亦有少数在安静或睡觉时,无明显诱因而发病。多伴心悸、气短、乏力、自汗盗汗,甚或气短,或喘促,脉结代。经休息或除去诱因后,多数症状可缓解。

(二)治疗要点

(1)本病属正虚邪实,正虚是本,邪实是标。发作期以标实为主,宜攻或兼扶正。要注意扶正不碍邪,祛邪不伤正。

(2)正虚则以气虚、气阴两虚、阴虚与阳虚为主;邪实以气、血、痰、食、湿、火郁为主。气虚者要补气;气阴两虚宜益气养阴;阴虚者要滋阴;阳虚者要扶阳。气滞要行气;血瘀要活血;有痰湿者要除痰;湿重者宜化湿;食滞宜导滞;火盛宜泻火。

(3)胸痹心痛证:其疼痛发作部位与脘胁相连,治疗时易与胃痛、胁痛、胸痛混淆。

(三)辨证论治

1.郁阻胸阳

主症:胸闷时作,情怀不遂易诱发,痛连胸胁,伴恶心嗳气,腹胀食欲缺乏,大便不调,得矢气则舒,舌苔腻或微黄,脉弦或弦数。

治法:疏肝解郁,理气通阳。

方药:选用越鞠丸、柴胡疏肝散、逍遥散等。

常用药:柴胡、枳壳、甘草、白芍、川芎、香附、陈皮、半夏、神曲、栀子、茯苓、苍术、白术、当归。

应急措施:选针阳陵泉、厥阴俞、内关、足三里或太冲、合谷、膻中、内关。耳针心、肝、脾、胆。复方丹参滴丸 10 粒、含服。葛根素 400 mg 加入 5％葡萄糖注射液中静脉滴注。

2.寒凝心脉

主症:发作性心前绞痛,甚则晕厥,面色苍白,形寒肢冷,汗自出,心悸气短,遇寒而发,舌质淡,苔薄白,脉紧。

治法:祛寒活血,宣痹通阳。

方药:当归四逆散加味。

常用药:细辛、当归、桂枝、白芍、大枣、炙甘草、通草、薤白、瓜蒌、制附子。

应急措施:参附注射液 20～100 mL 加入 5％～10％葡萄糖注射液 500 mL,静脉滴注。选针内关、心俞、足三里、灸命门、百会。冠心苏合丸 2 粒舌下含服。

3.痰浊闭阻

主症:胸闷体胖,气短痰多,纳呆肢乏,惊悸,苔白腻,脉滑。因痰热所致者,心烦不寐,舌红苔黄腻,脉滑数。

治法:通阳泄浊,豁痰开结;因热所致者,宜清化痰热,化痰散结。

方药:苓桂术甘汤、瓜蒌薤白半夏汤;因痰热所致者,用黄连温胆汤、竹茹温胆汤。

常用药:瓜蒌、薤白、半夏、茯苓、陈皮、甘草、竹茹、枳壳、桂枝、白术、黄连、干姜、细辛、胆南星、厚朴。

应急措施:选针合谷、内关透外关、足三里、脾俞;或曲池、膻中、肺俞;或用耳针针脾、心、肺。通心络胶囊 3 粒含服。清开灵注射液 40 mL 加入 5％葡萄糖注射液中静脉滴注。复方丹参注射液 20 mL 加入 5％葡萄糖注射液静脉滴注。

4.瘀血痹阻

主症:心胸疼痛剧烈、如刺如绞、痛有定处,甚则心痛彻背,背痛彻心;或痛引肩背,伴有胸闷,日久不愈,可因暴怒而加重,舌质暗红,或紫暗,有瘀斑,舌下瘀筋,苔薄,脉弦涩或结、代、促。

治法:活血化瘀,通脉止痛。

方药:血府逐瘀汤、桃红四物汤、失笑散等。

常用药:当归、赤芍、桃仁、红花、枳壳、甘草、生地黄、柴胡、川芎、牛膝、桔梗、五灵脂、蒲黄、丹参、三七。

应急措施:速效救心丸每次 4～6 粒,每天 3 次,心绞痛发作时 10～15 粒含服。复方丹参滴丸每次 10 粒、每天 3 次含服;通心络胶囊、每次 3 粒、每天 3 次。香丹注射液 20～40 mL 加入 5％葡萄糖注射液 250 mL 中,静脉滴注。通心络胶囊 3 粒即含服。

5.气阴两虚

主症:胸闷胸痛,气短乏力,心烦不寐,自汗盗汗,手足心热,舌红边暗,脉细数或结代。

治法:益气养阴,活血通络。

方药:生脉散加味。

常用药:西洋参、麦冬、五味子、玉竹、生地黄、三七、丹参。

应急措施:生脉注射液 40 mL 加入 5％葡萄糖注射液 250 mL,静脉滴注。复方丹参注射液 20 mL 加入 5％葡萄糖注射液 500 mL 中静脉滴注。滋心阴口服液与补心气口服液各 10 mL 即服。

6.胸阳不振

主症:心悸而痛,胸闷气短,乏力自汗,动则更甚,神倦怯寒,面色㿠白,四肢欠温或肿胀,舌质淡胖、苔白或腻,脉沉迟。

治法:温振心阳。

方药:参附汤合桂枝甘草汤。

常用药:人参、附子、桂枝、甘草、薤白、瓜蒌、三七、北芪。

应急措施:参附注射液 20～40 mL 加入 5％葡萄糖注射液 500 mL 中静脉滴注。艾灸命门、足三里、肾俞。针内关、膻中、合谷。

以上各型虚实夹杂,尤其瘀血痹阻可见于各型之中,故活血化瘀可为治疗本病不易之法,在治疗时可根据实际情况灵活化裁。

五、临症提要

(1)一般稳定性心绞痛多属中医的痰浊瘀阻,少为寒凝心脉,二者均兼瘀血痹阻,亦可兼有虚证存在;不稳定性心绞痛,可以是痰浊闭阻,也可以是寒凝心脉,均兼气虚或阳虚或气阴两虚,其瘀血痹阻较稳定性心绞痛严重,临床要注意祛邪不伤正、扶正不碍邪。

(2)随着社会的进步,世界医学模式由传统的"生物-医学模式"转为"生物-心理-社会模式",社会心理因素对疾病的影响越来越大,情志内伤致病已引起医学界的高度重视,从中医"郁证"角度论治冠心病心绞痛亦不例外。情志内伤正日益成为当今社会冠心病心绞痛首当其冲的致病因素,临证时以越鞠丸合失笑散加减治疗,取得较好效果,在实验研究方面也已有一些进展,有待进一步探索。

(3)由于西药如硝酸酯类、β 受体阻滞剂、钙离子通道阻滞剂等均具不同程度不良反应,如硝酸酯类的快速耐药性、低血压或直立性低血压、头痛;β 受体阻滞剂的心动过缓、血压降低、心室功能抑制、阳痿、肌无力、支气管痉挛;钙离子通道阻滞剂的头痛、眩晕、降血压、心率增快、体液潴留等。故对那些心肌有缺血性改变,但全无症状的患者,或应用西药后出现了患者难于接受的症状的患者,以及那些有心肌缺血而无心绞痛、不适症状诸多又不能用心脏情况解释的、合并自主神经不稳定的患者,还有那些不愿或不宜用西药治疗的患者,选用中药治疗,可望能弥补西医治疗的不足,或加用中药能减少西药的用量,把西药毒副作用降低至最少;可望使患者由不能接受西药治疗至能接受中西医结合治疗。可以肯定中西医结合治疗本病,比单一西医或中医治疗本病效果会更好。

(张克江)

第三节 急性心肌梗死

急性心肌梗死(AMI)属冠心病的严重类型,是在冠状动脉病变的基础上发生冠状动脉血液供应急剧减少或完全中断,以致相应心肌发生持久而严重的急性缺血,引起这部分心肌缺血性坏死。

中国 AMI 的发生率和病死率均较发达的工业化国家低,但近年来有明显增高的趋势。中国对心血管病发展趋势及发病危险因素的人群监测研究表明，入选人数 749 251 人，猝死是以发病后 1 小时计算，冠心病猝死年平均发生率男性 32.1/10 万，女性 17.0/10 万。

中医学无急性心肌梗死之称，从临床表现大致与胸痹、真心痛、厥心痛、心悸、厥脱相关。一般来说，若以胸痛为主的应属中医的胸痹、真心痛或厥心痛范畴；如以心律失常的突然出现作为主诉的，可作心悸处理；若以突然晕厥大汗出、面色苍白为主诉，可按厥脱治疗；如突然晕厥不省人事、口眼㖞斜、半身不遂，又同时合并心肌梗死的，则按中风与厥心痛处理等。

一、病因病机

无直接对心肌梗死的描述，一般认为与中医的胸痹、真心痛、厥心痛相关。产生机制是正虚邪实。正虚主要表现在气虚、阴虚与阳虚；邪实主要表现在由虚而导致的痰浊瘀阻、气滞血瘀、肝郁气滞等。造成本虚标实的原因有以下几方面。

(一)年迈体虚

急性心肌梗死多发生在 40 岁以上，随年龄的增长其发病率明显增加。其机制是年迈机体阳气渐衰，气血运行不畅，糟粕不易排出体外而沉积在血脉中，久而久之，通过诱因(常见为寒冷)使血管闭塞，形成血瘀。

(二)素患夙疾

心肌梗死患者多合并高血压、高脂血症、糖尿病等，其机制是久病失养、真元受损、心阳被耗，久而久之，血脉瘀阻不通。

(三)嗜肥甘烟酒

急性心肌梗死患者，多嗜肥甘或烟酒。嗜肥甘者，脾胃易损致脾虚，脾虚则生湿聚痰，阻塞胸阳，致脉管阻塞。烟乃火品，性燥伤津，阴虚致火旺，热扰心营，络脉损伤，致气滞血瘀。

(四)多静少动

急性心肌梗死患者，大部分从事脑力劳动。因体力劳动少，阳气不舒，日久伤脾。脾虚生湿聚痰，凝阻胸膈，心阳不舒，血脉运行不畅，致血瘀气滞。

(五)情志所伤

忧思伤脾，脾虚气结，运化失司，津液不得输布，聚而为痰，痰瘀交阻，气血不畅，心脉痹阻，发为胸痹心痛。或郁怒伤肝，肝失疏泄，肝郁气滞，郁久化火，灼津成痰，气滞痰浊痹阻心脉，而成胸痹心痛。沈金鳌《杂病源流犀烛·心病源流》认为七情除"喜之气能散外，余皆足令心气郁结而为痛也"。由于肝气通于心气，肝气滞则心气乏，所以七情太过，也是引发本病的常见原因。

以上病机可以是两者或三者并存，或交互为患。病情进一步发展，瘀血完全闭阻心脉，则心胸猝然大痛，而为真心痛。心阳阻遏，心气不足，鼓动无力，可见心动悸、脉结代；若心肾阳虚水泛，水饮凌心射肺，可出现咳喘、肢肿等症状。

二、诊断

(一)临床表现

1.症状

(1)先兆症状：多数患者在发病前 1～20 天会出现先兆症状。如原属于稳定型或初发型的心绞痛患者，其运动耐量突然下降；发作规律性疼痛的严重程度与频度增加、持续的时间增长、诱因变为不明显、原有效剂量的硝酸甘油无效；出现新的临床症状如汗出、心悸、呕吐、伴有新的部位疼痛、心功能不全或原有心功能不全加重、严重心律失常；心电图检查出现新变化如 T 波高耸、ST 段一时性明显抬高（变异型心绞痛）或压低、T 波倒置加深等。

（2）疼痛：急性心肌梗死最突出的典型症状是胸骨后或心前区剧烈而持久的疼痛、范围较广、诱因不明显。一般发生在安静时，休息不能缓解，含硝酸甘油无效，烦躁不安，不像心绞痛时呆立不动。

不典型的如老年患者、糖尿病患者因病变较轻或以急性左心衰竭、休克、脑血管意外、心律失常等并发症就诊而不表现疼痛；或疼痛以放射部位为主，如表现为急性腹痛，尤其上腹痛，常易被误诊为胃穿孔、胆道急性炎症或结石、急性胰腺炎，还有某些可疑的左肩背痛、咽痛等，临床亦应小心，避免漏诊。

（3）全身症状：由于急性心肌梗死组织的坏死以及炎症反应的非特异表现，患者多有发热、白细胞增高、红细胞沉降率加快等。体温一般在 38 ℃ 以内，大约持续 1 周。如出现高热或热退后再出现发热，应考虑合并感染或心肌梗死有新的发展，栓塞性并发症或梗死后综合征。

（4）胃肠道症状：可能与急性心肌梗死损伤区刺激迷走神经致出现恶心，甚则呕吐。个别患者还以此作为主症就诊。

（5）心律失常：急性心肌梗死的患者绝大部分有不同心律失常出现。它可因增加心肌耗氧而扩大梗死面积；可通过对血流动力学的影响而诱发或加重心泵衰竭；可因室性心动过速、心室颤动或严重窦房结衰竭、房室传导障碍、心室停搏而引起猝死，故应严密监控，尤其在发病后72 小时内更应注意。分为室性期前收缩、室性心动过速与心室颤动、室性加速性自主心律、房室传导阻滞、束支传导阻滞等。

此外窦性心动过速、窦性心动过缓、房性心律失常，以及加速性交界性心率也常出现。窦性心动过速一般无特异性，但要警惕有左心功能不全的可能；窦性心动过缓下壁梗死多见，吗啡、普萘洛尔、地高辛等也可引起窦性心动过缓。若心搏每分钟＜40 次，可出现脏器灌注不足，低血压、头晕等。窦性心动过缓可诱发室性心律失常，也可与窦房阻滞窦性停搏同时存在，还可与房性心动过速交替出现。房性心律失常中房性期前收缩的重要性在于能引发房性心动过速、心房颤动或心房扑动。房性心动过速多为短暂自限性而不需要治疗；心房颤动常发生在心肌梗死前4 天，多为阵发性和自限性。并发心房颤动影响预后与否尚在争议，但心房颤动时快速的心室率以及失去同步有效的心房收缩，对梗死范围广的患者，显然会造成血流动力学障碍；心房扑动在心肌梗死中的发病率＜5％，房室传导比率常为 2∶1，心室率每分钟约 150 次，这样快速的心室率，显然会损害患者的血流动力学，需从速处理。加速性交界性心律，又称非阵发性交界性心动过速，发生于下壁梗死多于前壁梗死，下壁梗死的预后较好，而前壁梗死因交界性心率较快，预后较差，死因多由于并发泵衰竭。

（6）泵衰竭：急性心肌梗死引起的心力衰竭，称为泵衰竭，因梗死后心脏收缩功能显著减弱和顺应性降低所致，发生率为 20％～48％，以左心衰竭为主，严重者可发生肺水肿或进而继发右心衰竭。右心梗死者，一开始可出现右心衰竭。

（7）休克：心源性休克在急性心肌梗死中最常见，发生率为 4.6％～16.1％，是由心肌梗死面积超过 40％，心排血量急剧下降所致。常与不同程度的充血性心力衰竭合并存在，其病死率在50％～100％，因此识别休克前状态十分重要。如发现患者心率逐渐增加、血压逐渐下降、每搏输血量降低、尿量逐渐减少、皮肤湿冷等其中一项，则要警惕有发生心源性休克的可能。及早治疗可减少病死率。

心源性休克的基本判断标准：①收缩压＜12.0 kPa(90 mmHg)，或高血压患者收缩压较以往基数下降 10.6 kPa(80 mmHg)，低血压持续 30 分钟以上；②有器官灌注不足的表现，如神志呆滞或混乱，四肢冰凉，发绀，出汗，高乳酸血症；③尿量＜20 mL/h；④排除了由于剧烈胸痛、严重心律失常及低血容量所致的低血压。

(8)不典型临床表现：极少数心肌梗死患者无症状而在体查中偶然发现已属陈旧性心肌梗死；亦有部分患者因重度心力衰竭、休克或脑血管意外等并发症或外科手术中致脑血液供应减少，大脑感觉迟钝而使症状被掩盖；也有以猝死为急性心肌梗死的表现。

2.体征

心脏轻中度增大，部分与高血压有关，心尖处和胸骨左缘之间扪及收缩期膨出，是反常膨出所致，几周内可消失；可听到各种心律失常，心音减弱，是心肌收缩力减弱或血压降低所致；第四心音在第 3 天后出现较多，是左心室顺应性降低所致，随心脏情况好转，第四心音随即减弱或消失，若第四心音持续存在，可能预后较差；第三心音的出现，提示左心衰竭或室壁瘤形成；第二心音反常分裂，即呼气时出现，吸气时消失，其发生原因可能是心室收缩时喷血时间延长，使正常时先于肺动脉瓣关闭的主动脉瓣关闭延迟；发病后第 2 天、第 3 天如听到心包摩擦音，提示透壁性心肌梗死；若心包摩擦音持续存在或一周后发生，需考虑梗死后综合征；收缩期杂音可出现在乳头肌功能失调，于心肌梗死前 5 天出现较多，如在急性心肌梗死第 2 天、第 3 天出现超过 3/6 级的响亮收缩期杂音，提示临床症状恶化，要考虑室间隔穿孔或乳头肌或腱索断裂或严重乳头肌功能不全。急心性心肌梗死患者血压一般偏低。

(二)辅助检查

1.白细胞计数

白细胞计数增高，中性粒细胞比例多在 75％～90％，嗜酸性粒细胞减少或消失。

2.血沉

红细胞沉降率(ESR)增快。

3.血清酶

肌酸磷酸激酶(CK 或 CPK)一般在发病 3～6 小时出现，24 小时高峰，48～72 小时后消失；谷草转氨酶(AST 或 GOT)发病后 6～12 小时升高，24～48 小时达高峰，3～6 天后降至正常；乳酸脱氢酶(LDH)在发病后 8～12 小时升高，2～3 天达高峰，1～2 周恢复正常。此外，尚有 α-羟丁酸脱氢酶(α-HBDH)、γ-谷酰基磷酸转肽酶(γ-GTP)、丙酮酸激酶(PK)等。其中肌酸磷酸激酶的同工酶 CK-MB 与乳酸脱氢酶的同工酶 LDH1 诊断的敏感性和特异性特别高，其持续时间的长短与升高幅度可判断梗死范围及严重性，详见表 3-2。

表 3-2　心三酶升降时限

酶学	开始升高	酶峰出现时间	酶峰维持时间	回到正常
CK	3～6 小时	24 小时后	18 小时	48～72 小时
AST	6～12 小时	24～48 小时后	18～36 小时	3～6 天
LDH	8～12 小时	2～3 天后	3～6 小时	1～2 周

4.血和尿肌红蛋白

尿肌红蛋白(UMB)在梗死后 5～40 小时开始排泄，持续平均可达83 小时；血清肌红蛋白(SMB)的升高出现时间较 CK 出现时间早，在 4 小时左右，高峰消失较 CK 快，多在 24 小时恢复正常。此外血清肌凝蛋白轻链（CMLC）、血清游离脂肪酸均增高,后者显著增高者易诱发严重室性心律失常。血糖可升高,糖耐量暂时降低,因心肌应激反应所致。

5.心电图检查

最具实用价值,在急性心肌梗死的诊断方面最具特异性,可以定性、定时、定位和定量（确定梗死范围）。心肌梗死的动态演变心电图分为极早期、急性期、亚急性期、陈旧期4个阶段。①极早期:也称超急性期,在起病后数小时可发生,主要表现:面向梗死区的导联出现巨大高耸的 T 波,ST 段变直并斜行向上偏移与 T 波的前支融合,以后 ST 段斜行向上抬高可达 1～15 mV。与此同时,背向梗死区的导联表现为 ST 段下移,称为"对称性改变"或"镜面改变"。此期一般持续数小时,个别可持续 1～2 天,易发生猝死。②急性期:高耸的 T 波已下降,出现病理性 Q 波或 QS 波,ST 段呈弓背状抬高,T 波后肢开始倒置并逐渐加深,呈对称的箭头样。坏死型 Q 波、损伤型 ST 段抬高和缺血性 T 波倒置在此期尚同时并存。此期持续数天至 2 周,原发性室颤的发生率较前少。③亚急性期:ST 段于数天至 2 周左右逐渐恢复至基线。

应注意,灶性梗死和心内膜下心肌梗死常无坏死性 Q 波。急性期与极早期可见 T 波高耸,随之下降而扁平,ST 段呈弓背向上抬高而与 T 波连接成单向曲线,持续数天至 2 周左右即恢复至基线水平,应注意的是心内膜下心肌梗死其 ST 段明显、持续下降。另外,根据特征性改变的心电导联组合可判断梗死部位,见表 3-3。

表 3-3　心肌梗死心电图的定位诊断

梗死部位	异常心电图导联
前间(隔)壁	V_1、V_2、V_3
局限前壁	V_3、V_4、V_5、aVL($\pm$)、aVF($\pm$)
前侧壁	V_5、V_6、V_7、I、aVL
高侧壁	I、aVL
广泛前壁	V_1、V_2、V_3、V_4、V_5、I($\pm$)、aVL($\pm$)
下壁	II、III、aVF
下间壁	V_1、V_2、V_3、I、aVL
下侧壁	V_5、V_6、V_7、II、III、aVF
正后壁	V_7、V_8

6.超声心动图

心肌振幅呈节段性降低,下壁梗死常有左心室后壁活动度降低,而室间隔和前壁振幅增加;前壁梗死多由室间隔及前壁活动幅度降低,而后壁振幅增加。室壁瘤形成可有心室腔突然扩大现象和室壁呈反常运动。若合并乳头肌功能不全,可见二尖瓣关闭不全和收缩期反流;室间隔穿孔者在相应部位有回声失落。

7.放射性核素心肌显影

主要有^{99m}Tc 焦磷酸盐,可选择性地集中在缺血和梗死心肌中,仅梗死部位显影,称"热点"成像;^{201}Tl 注入体内后,则只在正常心肌显影,称"冷点"成像。本法不仅可确定心肌梗死部位,且对梗死范围、程度等做出定量诊断。

8.冠状动脉造影

有条件的单位,根据实际需要进行选择性冠状动脉造影。将造影导管插入冠状动脉开口处,直接注射造影剂,使左右冠状动脉分别显影。本法对诊断心肌梗死部位、治疗(尤其 PTCR 与 PTCA 术进行治疗时)以及疗效评定均有重大意义。

三、并发症

(一)心律失常

几乎全部急性心肌梗死患者都会并发心律失常,若出现严重室性心律失常或窦房阻滞、窦性停搏、高度房室传导阻滞者,易导致室颤而猝死。

(二)泵衰竭

心肌梗死引起的心力衰竭称为泵衰竭。左心前壁梗死导致的左心衰竭较为常见,亦有因急性右心室梗死而表现为右心衰竭的。梗死面积是心泵功能的最主要决定因素,当梗死面积超过左心室 10% 时,射血分数下降,超过 15% 时左心室充盈压升高,超过 25% 则有心力衰竭表现,心源性休克者梗死面积一般超过 35%。自 1970 年 Swan-Ganz 应用漂浮导管于床边进行血流动力学监测以来,国际上通用 killip 泵功能分级方法对急性心肌梗死患者进行心泵功能分级。

(三)心脏破裂

多发生于梗死后第 1 周内,为心肌急性坏死所致,其中绝大部分为心室游离壁破裂,其次为室间隔穿孔、乳头肌或腱索断裂,破裂前常有剧烈的胸痛,常导致急性左心衰竭故预后极差。老年人和伴有高血压的患者易于发生,应避免烦躁和用力。

(四)栓塞

主要因左心室腔内附壁血栓脱落所致,发生于起病后 1～2 周内,临床上可见脑、肾、脾及四肢等体循环动脉栓塞,也可见到由下肢静脉血栓脱落引起的肺动脉栓塞。

(五)心室壁瘤(心室膨胀瘤)

急性者可发生于起病后第 2 天,然大多发生在病后数周。以左心室较多见,临床上常引起心律失常、心功能不全,以及附壁血栓脱落所致栓塞,体检可有心脏扩大及收缩期杂音,心电图检查半数以上有 ST 段持续抬高,X 线及超声心动图检查可见患处心缘突出、搏动减弱或反常搏动。

(六)心肌梗死后综合征

发生于起病后数周至数月内,可能与心肌坏死组织产生自身免疫反应有关。临床上可有发热、胸痛,呈现肺炎、胸膜炎或心包炎等,可反复发作。

四、鉴别诊断

(一)心绞痛

无心肌梗死的心电图改变,无或仅有轻微的血清酶增高。

(二)心包炎

胸痛因深呼吸、咳嗽、吞咽和打哈欠而加重或诱发。患者常前倾,以求缓解,可能这种姿势有"固定"作用。而急性心肌梗死除非有左心衰竭,否则多后仰甚至平卧。心包炎的典型疼痛放射至斜方肌上,无心肌梗死心电图改变及血清酶的改变。

(三)主动脉夹层动脉瘤

疼痛更剧烈,如果是在升主动脉或主动脉弓近端剥离,疼痛常涉及胸骨后部,更常见的是从肩胛区到腰骶部。无大块心肌缺血所致的心力衰竭,血压常不低,相反胸部剧痛及血压高者更应考虑此病。因主动脉的分支被夹层动脉瘤阻塞会出现一系列远端脏器急性缺血的症状,而上肢血压及脉搏可有明显差别。少数患者伴有主动脉瓣关闭不全的体征。由于脑或脊髓缺血可见肢体瘫痪,神志改变。X 线胸片示主动脉增宽,无心肌梗死的心电图改变。

(四)肺动脉栓塞

发热和白细胞增多较早出现,且有急性右心衰竭的表现。心电图检查有助于鉴别,LDH 同工酶 LDH2、LDH3 增加而非 LDH1 增加。同位素扫描:^{131}I、^{99m}Tc;肺显像栓塞区局部稀疏或缺损,并右心衰竭时双肺稀疏、不均匀。

(五)其他

上腹部急腹症、胸膜炎或气胸等通过 X 线、心电图、实验室检查及病史、体格检查不难做出诊断。

五、危重指标

(1)心前区持续疼痛 48 小时以上者。

(2)心率持续增快超过每分钟 100 次,肺部啰音超过 1/2 肺野。

(3)心脏突然出现Ⅱ级以上的收缩期杂音及室性奔马律。

(4)血压下降,收缩压<12 kPa。

(5)频发室性期前收缩、二联律或三联律、RT 重合,多源性室性期前收缩、室性心动过速。

(6)严重窦性心动过缓、三度房室传导阻滞或 3 支阻滞伴晚电位阳性者。

(7)新出现双束支传导阻滞或 3 支阻滞。

(8)心电图出现坏死性 Q 波的导联增加,心肌酶下降后又升高。

(9)心率进行性加快,血压进行性下降,呼吸进行性加快,出现第三心音,肺底出现湿啰音进行增加而不能用心力衰竭以外的原因解释者。

六、治疗

(一)证候特征

《灵枢·厥病》记载:"真心痛,手足青至节,心痛甚,且发夕死,夕发旦死。"这是冠状动脉粥样硬化性心脏病心肌梗死合并心源性休克严重性的描述。又如《素问·脏气法时论》记载:"心痛者,胸中痛,胁支满,胁下痛,膺背肩胛间痛,两臂内痛。"指出心脏有病,出现胸中(膻中)、膺背(胸膺)剧痛,胸部支撑胀满,胁下、背部及肩胛间痛,两臂内侧痛,与冠心病的放射性疼痛是一致的。

(二)治疗要点

本病治则是扶正祛邪。扶正采用益心气、助心阳、养心阴、固厥脱,或益气养阴、回阳固脱并存,辨分脏腑亏损补益。祛邪则以芳香温通、宣痹通阳、豁痰通络、活血化瘀。是为"四通""四补"方法。或通补兼施,病情急,先治标,缓解期寻根治本,灵活运用通补二法。

(三)辨证论治

1.痰瘀型

主症:多在急性心肌梗死早期。属热者症见素体胖,嗜肥甘味,头晕目眩,突感胸闷或胸膺、胸前紧束感,恶心或呕吐,心烦不寐,舌质红,苔黄腻,脉滑数。

治法:清化痰热兼活血祛瘀。

方药:温胆汤加三七、薤白。

常用药:半夏、茯苓、陈皮、甘草、竹茹、枳壳、三七、甘草、党参、白术、薤白、瓜蒌等。热盛者加黄连、黄芩;偏寒者纳呆肢乏,体倦嗜睡,舌淡苔白腻,脉滑,宜涤痰汤加薤白、瓜蒌、三七、丹参;因脾虚痰瘀者,可健脾除痰祛瘀,用陈夏六君汤加薤白、瓜蒌、三七、丹参等。与此同时可用复方丹参注射液 20 mL 加入 5%～10% 葡萄糖注射液 500 mL 中,静脉滴注。

应急措施:清开灵注射液 40 mL 加入 5% 葡萄糖注射液 500 mL 中静脉滴注。复方丹参注射液 20 mL 加入 5% 葡萄糖注射液 500 mL 中静脉滴注。胸痛者针内关、膻中、合谷;足三里、内关透外关、神门;心俞、膻中、合谷,手法用平补平泻。

2.气阴两虚型

主症:心前区痛,自汗盗汗,心烦失眠,手足心热,气短懒言,舌红苔白或无苔,脉细数或浮大中空。

治法:益气养阴。

方药:生脉散加百合、北芪、三七、生地黄;如脉结代可用炙甘草汤合生脉散加三七。

常用药:人参、生地黄、麦冬、五味子、北芪、田七、百合。

应急措施:生脉注射液 40 mL 加入 5% 葡萄糖注射液 500 mL 中静脉滴注。针内关、三阴交、厥阴俞或心俞,平补平泻。

3.诸郁型(多合并心血管神经衰弱症)

主症:胸痛呈游走性或无痛,心烦失眠,心悸多虑,症状诸多,可变性大,无法用某一证予以解释,其客观指标又符合急性心梗的改变,苔厚微黄腻,脉弦。

治法:疏肝理气解郁,活血祛瘀。

方药:开心方(川芎、苍术、半夏、神曲、栀子、香附、五灵脂、蒲黄、党参)或丹栀逍遥散、柴胡疏肝汤等。

常用药:神曲、川芎、香附、半夏、白芍、柴胡、陈皮、牡丹皮、栀子、茯苓、当归、蒲黄、五灵脂等。

应急措施:香丹注射液 20～40 mL 加 5% 葡萄糖注射液 250 mL 中,静脉滴注。通心络胶囊每次 3 粒,每天 3 次。复方丹参滴丸每次 10 粒,每天 3 次。

4.胸阳不振或阳虚欲脱型(多有心功能不全或心源性休克)

主症:心前区剧痛,四肢厥冷,大汗淋漓,面色苍白,甚则晕厥,二便自遗,舌淡白紫暗,苔白腻,脉微细欲绝或散涩结代。

治法:宣通胸阳,回阳固脱。

方药:宣阳散结方(桂枝、制附子、甘草、薤白、瓜蒌、三七、丽参、北芪等)或当归四逆散、参附汤等。

常用药:丽参、干姜、白术、制附子、薤白、瓜蒌、三七、桂枝、北芪等。

应急措施:参附注射液 20～40 mL 加入 5% 葡萄糖注射液中静脉滴注。冠心苏合丸一次 2 丸,每天 3 次。葛根素 400 mg 加入 5% 葡萄糖注射液 500 mL 静脉滴注。

七、临症提要

(一)明西医"病"的诊断

由于急性心梗是西医的病名,中医只有类似本病的证候记载,如胸痹、厥心痛、真心痛等,故有疑及本病时,首先必须对此病做出西医有关本病的正确诊断,立即进行心电图、血清酶学等检查,有条件者可进行冠状动脉造影,以及有关排除本病的可能性方面的检查,密切观察心电图有无符合急性心肌梗死的进行性演变。

（二）辨中医"证"的所属

确立了急性心肌梗死的诊断以后，还要按中医的望、闻、问、切四诊对疾病进行辨证分型，习惯将心肌梗死分为痰浊瘀阻型、气阴两虚型、胸阳不振或阳虚欲脱型、气血痰火食湿所致的诸郁型。

（三）脉象之顺逆

1.顺脉

急性心肌梗死的脉象一般都有涩脉的存在，以每分钟 60～90 次为度，若无结代、虚数、迟涩、散乱者为顺。

2.虚数脉

多属阴虚阳浮或气阴两虚的表现。心电图多属窦性心动过速、心功能可能较差。

3.结脉

为最常见的脉象，示心气不足为主，伴气结、痰滞或血瘀。多见于被动性异位搏动或心律。心电图表现为窦性心动过缓、伴室性期前收缩或房室传导阻滞、病态窦房结综合征所致的交界性逸搏。

4.代脉

乃气结、痰滞、血瘀所致。心气虚衰不如结脉严重，多见于主动性异位搏动性心律，心电图多显示为成联律的室上性期前收缩、交界性期前收缩等。结脉与代脉可在同一个患者身上出现，故又称结代脉。结脉、代脉、结代脉这 3 种脉象，无论出现那一种，都提示病情恶化，应做出相应的措施。

5.迟涩脉

迟脉主寒证或阳虚，涩脉主精伤血少、气滞血瘀。迟涩脉同时出现，是心肌梗死常见的脉象。心电图常表现为房室传导阻滞、病态窦房结综合征等，是心脏传导系统抑制性增高的表现。严重者如处理不当，往往会出现心脏骤停或心源性脑缺血综合征，应及早准备做出相应的处理措施。

6.疾脱脉

脉搏动极快，一息七至以上，脉形极短，时限缩短，如豆粒转动来去极速，甚至快速不可数，不论其脉或细或弦，均作疾脱脉论。心电图以阵发性室上性心动过速、快速房颤、室性心动过速多见。后者实为本病的极危候，是虚阳上浮、阴阳离决之象，将恶变为室颤，心搏骤停。

7.脏衰与厥脱

凡急性心肌梗死患者，出现虚数脉，多示心功能较差，此时要注意患者的呼吸是否急促或喘息不得卧，唇甲发绀，面色有否暗紫；心脏听诊有否出现舒张期奔马律或第三心音；双肺有否出现湿性湿啰音，而又不能用其他原因解释者；血压有否进行性下降，如上述指征出现则应注意脏衰或早期厥脱存在的可能。条件许可者，借助漂浮导管行血流动力学检测更佳。

（四）取长补短

中医的优势在于急性心肌梗死的早期，在不宜溶栓治疗，又无并发症前提下，其临床疗效肯定、不良反应少，患者经济负担较轻。西医优势：出现并发症，如严重心律失常，疗效较肯定，对合并轻中度心力衰竭的疗效尚好，但对严重泵衰竭、难治性心力衰竭的治疗尚有一定的困难，至于心源性休克更是目前攻关之热点。许多研究结果证实了通过加用中医的整体辨证优势，能增加抢救的成功率，减少并发症的发生。故不宜溶栓又无并发症的急性心肌梗死倾向于在严密的心电监护或血流动力学监护下用纯中医整体辨治；有明显并发症的应中西医结合处理。

（五）先中后西、能中不西与中西医结合

1.先中后西

先中后西是指首先考虑用中医的治疗措施处理患者。其范围：无并发症的急性心梗；非危险性心律失常。

2.能中不西

能中不西是指力争以中医综合疗法为主，能用中医方法治疗则尽量不用西医方法，但并不排除使用西药。其范围：无并发症的急性心梗；非危险性心律失常；二度或二度Ⅰ型的房室传导阻滞、病态窦房结综合征，心率在每分钟45次以上，无晕厥史者；心力衰竭，心功能在2级或2级以下者。

3.中西医结合

中西医结合是指对单用中药或西药处理尚存较大困难的，宜取长补短，中西医结合处理。其范围：各类危险性心律失常；二度Ⅱ型的房室传导阻滞或三度房室传导阻滞或病态窦房结综合征，心率在每分钟45次以下者；心力衰竭，心功能在2级以上者；心源性休克；心脏骤停。

（张克江）

第四节　心　律　失　常

心律失常是指由于心脏的自律性和传导性异常而使心脏收缩的节律、频率及收缩顺序发生失常。

各种心律失常按其发生的电生理机制和心电图表现可分为激动形成异常和激动传导异常两大类，有时两者可合并存在。但在临床上，常按心律失常发作时心率的快慢分为快速性和缓慢性两大类，这种分类方法简便、实用，不仅有助于初步诊断，还与治疗原则有关，故具有一定的临床意义，本节按这种分类进行讨论。

本病属中医"心悸""怔忡""眩晕""厥证""脱证"等范畴。

一、病因及病机

中医认为神志安宁，脉搏和缓，有赖于心之气血旺盛，阴阳平衡。凡各种致病因素累及心脏，致心之气血受损，阴阳失衡，皆发为本病。各种致病因素包括七情内伤、外邪侵袭、他病及心等。因于七情者，或恼怒气逆，或惊恐伤神，或忧思气结，致心神不宁，气机逆乱，心脉无主，瘀阻心脉，或温邪上受，逆传心包，耗伤心之气阴，两者皆可致心脉运行不畅、神志被扰而脉律失常；因于他脏之病累及心脏者，或肺脏之病使之失于宣肃，气机不利，宗气受损，心血运行受阻，且肺气主人一身之节律，肺气受损日久，延及心脏时必致心脉之节律失常。或脾脏之病，运化失职，一方面气血生化乏源，致心之气血不足，心神失养，鼓动无力；一方面水湿不运，聚生痰浊，壅阻心脉，或化热伤阴，扰动心神，或寒化伤阳，脉行凝涩，而使脉搏迟滞难出，或紊乱无常。或肾脏之病，肾阴不足，肾水不济，心火独亢，内扰心神，而脉律紊乱；肾阳不足，一方面心阳失于温煦而鼓脉无力，脉律迟滞，一方面气化不利，水饮内停，上泛凌心，阻遏心阳，而见心悸、怔忡。

总之，本病病位在心，病机为本虚标实，以虚为主。在上述病因中，因于情志者，机体尚实，病势较轻，且多能自行缓解；由他病累及者，脏腑已虚，病势多重。若心之本脏气血阴阳亏损已极，或痰浊、血瘀、寒凝、火热之邪极盛,骤闭心脉,劫伤心神,而致心脉不出,血不上供,清窍失养,或灵台无主,心神涣散,而变生厥脱之危候。

二、诊断

(一)临床表现

1.常见症状

心悸、胸闷、心跳暂停感,头晕,严重者可见面色苍白,肢冷汗出,甚至发生晕厥、抽搐等。原有器质性心脏病者可诱发心绞痛和心力衰竭而见相应的临床表现。症状有时突然发作和突然终止。常以吸烟、饮酒、喝浓茶或咖啡、运动、疲劳、情绪激动等为诱发因素。

2.体征

(1)心脏体征:第一心音强弱不等见于心房颤动、室性心动过速及完全房室传导阻滞,其中尤以后者改变最显著,当心室收缩紧接心房收缩时,可引起第一心音极度增强,称为"炮音"。心律快而整齐最常见于窦性心动过速,有时可见于心房扑动伴 2:1 房室传导阻滞;缓慢而整齐的心律主要为窦性心动过缓,其次为 2:1 或 3:1 或完全性房室传导阻滞,少数为房室交界处心律;不规则的心律可见于频发期前收缩、窦性心律不齐、心房颤动、房性心动过速伴不规则房室传导阻滞、不完全性房室传导阻滞引起的心室漏搏等。

(2)颈静脉搏动:出现房室分离时颈静脉搏动频率与心率不一致,如心房扑动时颈静脉搏动急速浅促,频率超过心率;阵发性室性心动过速时,如有完全性逆向传导阻滞,颈静脉搏动的频率明显低于心率,并可间歇见巨大 α 波(炮波)。

(3)脉搏短绌:常见于心房颤动以及频发期前收缩尤其是舒张期期前收缩。

(4)原有的器质性心脏病的体征。

(二)辅助检查

心律失常的临床诊断主要依靠心电图检查。其他各项检查有助于了解心律失常的病因。

1.快速型严重心律失常的心电图表现

(1)室性期前收缩:QRS 波群提早出现且增宽畸形,时限多在 0.12 秒以上,其前无 P 波,其后常有完全的代偿间歇。

(2)室上性心动过速:心率在每分钟 160~220 次,节律规则,各个周期之差不超过 0.01 秒,可有继发的 ST-T 改变。仔细辨认 P 波有助于了解其分型。多数 P 波呈逆行性,可出现在 QRS 波群之前、之后或埋藏于 QRS 波群之中而致 P 波无法辨认,食管导联记录的心电图可帮助 P 波的确认。

(3)心房扑动和心房颤动:两者 P 波皆消失,前者代之以每分钟 240~400 次间隔均匀、大小形状相同的 F 波,后者代之以一系列大小不同、形状不同、间隔不匀的 F 波,其频率每分钟 350~600 次。QRS 波群呈室上性,前者多规则,为 2:1 或 4:1 房室传导,后者 RR 间距绝对不等。

(4)室性心动过速:快速的连续 3 个或以上的室性期前收缩,心室率超过每分钟 100 次,节律整齐或轻度不整齐,QRS 波群增宽超过 0.12 秒,有继发的 ST-T 改变,QRS 波群形态在同一次发作中可能一致,也可以不同,可见房室分离、心室夺获或室性融合波。

2.缓慢型严重心律失常的心电图

(1)病态窦房结综合征:窦性心动过缓,心率≤40 次/分,持续 1 分钟或以上;二度Ⅱ型窦房传导阻滞;窦性停搏超过 3 秒;窦缓伴短阵房颤、房扑、室上速,发作停止时窦性搏动恢复时间超过 2 秒。凡符合上述条件之一者即可确诊,下列表现之一为可疑:窦缓低于每分钟50 次但未达上标准者;窦缓低于每分钟 60 次,在发热、运动、剧痛时心率明显少于正常反应;间歇或持续出现二度Ⅰ型窦房传导阻滞、结性逸搏心律;显著窦性心律不齐,R-R 间期多次超过2 秒。对可疑病例作阿托品试验或进行食管心房调搏测定窦房结功能,其阳性结果有助于本病的诊断。

(2)窦房阻滞与窦性停搏:一度窦房阻滞心电图无法显示,三度窦性 P 波长期消失,与窦性停搏难以区别,只有二度窦房阻滞才能在心电图上做出诊断,表现为窦性 P 波的周期性脱漏,长 P-P 为基本 P-P 间期的倍数,或 P-P 间期表现为文氏现象。窦性停搏心电图表现为一般较正常的 P-P 间期之后出现一个长间歇,且长 P-P 与基本 P-P 之间无倍数关系。

(3)房室传导阻滞:一度房室传导阻滞表现为 P-R 间期>0.2 秒;二度Ⅰ型表现为 P-R 逐渐延长后 P 波不能下传;二度Ⅱ型表现为 P-R 间期固定不变而突有 P 波不下传;高度房室阻滞表现为绝大多数 P 波不能下传,因而往往出现次级节奏点的被动性逸搏或逸搏性心律;三度(完全性)房室阻滞表现为全部 P 波不下传,P 波由窦房结或异位心房律控制,频率高较快,而 QRS 波群由次级节奏点控制,频率较慢,形成完全性房室脱节。

三、危重指标

(1)发生于严重器质性心脏病或其他严重衰竭的患者。

(2)由于心律失常的发作反复出现晕厥或诱发心绞痛、心力衰竭。

(3)心律失常发作时心室率低于 40 次/分或超过 180 次/分。

(4)心电图表现为复杂性室性期前收缩或多形性室速。

四、治疗

(一)证候特征

本病之所成,或因内伤,或由外感。虽然病机有虚实两端,但以虚证居其八九,每多因虚致实,亦有由实致虚者,临床多为虚实夹杂之证。其虚者系指脏腑气、血、阴、阳之亏损;其实者系指痰浊、瘀血及六淫之邪。

(二)治疗要点

治疗本证,首当分清虚与实孰多孰少,然后行补、泻之法。本虚为主者,可予以养阴复脉、补血安神、温阳通脉、补气定志等法;邪实为主者,可予以清热解毒、祛瘀通脉、祛痰定悸等法。但由于本证多为虚实夹杂,所分证型,每多互见,故临证之时常需标本兼顾,补泻同用。本病在病情稳定后,常需依其素体及病因做进一步调治。

(三)辨证论治

1.气阴两虚

主症:心悸气短,乏力,失眠,口干,舌红,脉结代。

治法:益气养阴。

方药:生脉散。

常用药:人参、麦冬、五味子、生地黄、酸枣仁、炙甘草、瓜蒌、丹参。

应急措施:生脉注射液 20 mL 加入 5%葡萄糖注射液中静脉滴注。

2.痰浊闭阻

主症:心悸胸闷,眩晕恶心,少寐多梦,苔腻稍黄,脉滑或有结代。

治法:化痰定悸。

方药:温胆汤。

常用药:法半夏、陈皮、枳实、竹茹、酸枣仁、远志、龙齿、甘草。

应急措施:清开灵注射液 20 mL 加入 5% 葡萄糖注射液中静脉滴注。

3.心血瘀阻

主症:心悸不安,胸闷不舒,心痛时作,或见唇甲青紫,舌质暗或瘀斑,脉涩结代。

治法:活血化瘀。

方药:桃仁红花煎。

常用药:桃仁、红花、赤芍、川芎、生地黄、丹参、当归、香附、延胡索。

应急措施:复方丹参注射液 20 mL 加入 5% 葡萄糖注射液中静脉滴注。

4.心肾阳虚

主症:心悸怔忡,动则加剧,面色㿠白,形寒肢冷,腰膝酸软,眩晕,小便清长,舌质淡苔白,脉迟结代。

治法:温补心肾。

方药:麻黄附子细辛汤。

常用药:麻黄、附子、细辛、桂枝、巴戟天、淫羊藿、熟地黄、补骨脂。

应急措施:参附注射液 20 mL 加入 5% 葡萄糖注射液中静脉滴注。

五、临症提要

(1)对宽 QRS 心动过速一时难以明确是属于室速还是室上速者,应首先按室速处理。伴有晕厥或血流动力学不稳定者,应采用同步直流电复律。如血流动力学障碍不明显者,可首先试用利多卡因,也可静脉使用普罗帕酮、胺碘酮、普鲁卡因胺。

(2)使用抗心律失常药物应严格掌握使用指征,治疗剂量应个体化,对顽固性心律失常联合用药时应注意配伍禁忌,同时要注意抗心律失常药物的促心律失常作用。

(3)中医学对本病的辨治包括了本虚和标实两个方面,心之本脏的气血阴阳极虚与六淫、痰浊、瘀血之邪极盛,每易造成心之阴阳离失,心神涣散,心脉不出,清窍失养而出现眩昏、昏厥乃至厥脱之证,抢救之时,多需与西药配合,在病情稳定后,可以中医中药辨证治疗,尤其对于缓慢型心律失常,中医中药有其独到之处。

(张克江)

第五节 心 脏 骤 停

心脏骤停是指由各种原因如心脏病(特别是冠心病)、电击、溺水、药物中毒、各种过敏、电解质紊乱、麻醉意外、手术、心血管造影检查和心导管进行过程中所导致的心脏有效循环突然停止。一般认为心脏骤停后 8~10 分钟,神经损伤即不能逆转,故必须在 7 分钟内进行复苏术,否则即使抢救成功,多数亦会留下永久性的神经损伤。

在我国,冠心病患者调查结果表明,心脏性猝死的发生率为平均 41.84/10 万。猝死的发生率随着年龄的增长而增加。在年轻人中,年发生率<1‰,而在45岁以后年龄每增长10岁发生率增加1倍。男性比女性的猝死发生率高,就平均年龄而言,男性高于女性3倍。虽然随着年龄的增长,女性的发生率也会增加,但仍比男性晚20年。

心脏骤停及复苏后初建,这2个不同阶段各有不同的临床表现,根据传统中医理论归纳,大致属于中医的"卒死""厥证"之阴阳离决、"脱证"以及"昏迷""热证""喘证""悸证"等范畴。

一、病因病机

中医无"心脏骤停"的记载,大致与卒死、厥证之一厥不返相似,阴阳离决时病位在心,阴阳初建后,虽五脏六腑均受阴阳离决时之害,但其病位仍以心、肺、肾为主。《素问·生气通天论》说"阴平阳秘,精神乃治""阴阳离决,精气乃绝",由于外因、内因、不内外因的作用而破坏"阴平阳秘"这一生理平衡而出现"亡阴""亡阳"危象,最终导致"阴阳离决,精气乃绝"。上工之起死回生,不外调整阴阳,在精气未绝之际,阳脱者回阳,阴脱者回阴,使"阴阳自和",疾病痊愈。阴阳离决之际,必然导致五脏六腑,尤其心、肺、肾之精气欲绝。在初建阴阳平衡后,元气大伤,外邪必乘虚而入,而诱发一系列变证。

(一)热痰闭窍

正虚邪扰,首先犯肺,热传心包可出现神志不清,甚则昏迷、痰涎壅盛、呼吸气促、苔黄燥、脉滑数或结代。

(二)气阴两虚

心主血脉,其华在面,阴阳离决时,心之气阴尽耗,虽则阴阳初复,仍以面色潮红、自汗盗汗、舌红无苔、呼吸气短、脉细数或结代等见证为主。

(三)阴阳两虚或心阳虚欲脱

阴阳初复,元气大伤,肾气不足,少尿、无尿并可见阳虚欲脱、四肢厥冷、大汗淋漓、息微欲绝等一系列变证。

(四)气滞血瘀

复建阴阳后,心气不足,心阳不振,鼓动无力,血行不畅而出现面色晦暗、唇甲青紫、脉结代而涩之证。

二、诊断

(一)临床表现

1.典型表现

(1)惊厥:抽搐常为全身性,或有眼球偏斜,持续时间较短,多呈一过性,多发生在心脏停搏10秒左右,常为最早被发现的体征之一。

(2)听不到心音。

(3)大动脉搏动消失:一般摸颈总动脉或股动脉。

(4)呼吸停止:一般先多在心脏停搏20~30秒内出现。

(5)瞳孔散大:多在心脏停搏30~60秒才出现。

(6)昏迷:多在心脏停搏30秒左右后进入昏迷状态。

2.先兆征象

心脏骤停的先兆征象一般容易被忽视。在排除神经精神原发病外,如发现患者有精神异常、如痴呆凝视、眼球上翻、瞳孔散大、神志不清等；或出现多源性室性期前收缩、R-on-T、室性二联律或三联律、室速、莫氏Ⅱ型或三度房室传导阻滞、心率＜50次/分、Q-T间期延长等；也有一些病情危重，有可能产生心排血量不足的患者，如急性心肌梗死、大出血、急性肺梗死等，必须提高警惕。

（二）辅助检查

1.心电图

(1)心室颤动或扑动：占心脏骤停患者2/3，多见于急性心肌梗死、缺钾与触电患者。

(2)心室静止：约占心脏骤停患者1/3，多见于高血钾、房室传导阻滞、病态窦房结综合征。

(3)心电机械分离：表现为慢而无效的室性自主节律，多见心脏穿破、急性心脏压塞等。

2.脑电波低平

临床上以典型表现中(1)、(3)、(4)项最重要，不必依靠心电图，以免延误抢救时机。

三、鉴别诊断

（一）中风

有突然昏仆，不省人事，四肢厥冷，口眼㖞斜，半身不遂，心音与脉搏存在。

（二）单纯性晕厥

(1)发作前多有诱因。

(2)有头晕、恶心、上腹不适等前驱症状。

(3)发作时血压下降，心率减慢或心音微弱。

(4)常发生于立位或坐位，很少发生在卧位。

（三）癫痫

(1)有癫痫发作史。

(2)发作时心音、脉搏存在，血压可测到。

(3)易在夜间入睡后发作。

四、危重指标

一般认为心脏停搏8～10分钟内，即可导致脑细胞的不可逆性损伤，即使心跳呼吸暂时复苏成功，终可因脑死亡而致命，或偶尔生命得以挽回，仍可因后遗永久性脑损伤而造成残疾。认为此临界时限，亦应根据具体情况而定；是年轻患者还是年老患者；是意外伤害造成，还是某些慢性病的正常转归；是心脏本身病变还是非心脏本身的病变引起；是用中医或西医还是中西医结合抢救等。

五、治疗

（一）证候特征

本病在心脏停搏当时属中医的猝死与阴阳离决范畴，可表现突然昏仆、不省人事、息止或息微、抽搐、面色苍白或晦暗、瞳孔散大、六脉俱绝；心脏复跳后多神志不清或欠清、息止或息微、四肢厥冷、少尿或无尿、痰涎壅盛、舌暗紫、脉虚数或脉微欲绝。

（二）治疗要点

现代复苏术优于古代复苏术，故心肺复苏宜争分夺秒，采用先西后中；若复苏后心脏停搏时间长,单一西医处理,成功率不高,尤其心脏停搏在7分钟以上能救活的十分罕见,即使救活,遗留神经不可逆性损伤都较严重,甚至成为植物人。如复苏后在西医治疗的基础上加用中医药,可望在成活率方面有所提高,致残率方面有所降低。复苏后多根据不同证型,治以清化痰热、开窍醒神、回阳固脱、益气养阴、益阴回阳、化气行水与活血祛瘀等。因神志不清者居多,要用中医的综合疗法,如鼻饲、肛管滴入、针灸、按摩、外敷诸法。

(三)辨证论治

1.痰热闭窍

主症:神昏谵语,痰涎壅盛,呼吸气粗,尿黄量少,舌质红苔黄腻,脉滑数结代。与复苏后出现脑水肿近似。

治法:清化痰浊,开窍醒神。

方药:温胆汤合安宫牛黄丸。

常用药:黄芩、浙贝母、牛黄、半夏、竹茹、胆南星、枳壳、茯苓、石菖蒲、远志、安宫牛黄丸、至宝丹、紫雪丹等。

应急措施:醒脑静脉注射射液20 mL加入5%~10%葡萄糖注射液500 mL,静脉滴注。清开灵注射液40 mL加入5%~10%葡萄糖注射液500 mL,静脉滴注。安宫牛黄丸或至宝丹、紫雪丹鼻饲。

2.心阳虚欲脱

主症:大汗淋漓,四肢厥冷,面色苍白,神志欠清,呼吸息微,舌质淡白,脉微细欲绝或结代。与复苏后出现脑水肿、心力衰竭、休克近似。

治法:回阳固脱。

方药:参附汤、四逆汤。

常用药:高丽参、制附子、干姜、白术、茯苓、北芪、西洋参等。

应急措施:参附注射液80 mL加入5%~10%葡萄糖注射液500 mL静脉滴注。针灸:艾灸百会、涌泉;针内关、合谷、人中。

3.气阴两虚

主症:心悸气促,倦怠乏力,精神萎靡,盗汗自汗,午后身热,心烦不寐,口渴唇焦,舌质淡,脉细数或结代。与复苏后心力衰竭、休克近似。

治法:益气养阴。

方药:生脉散加味。

常用药:高丽参或西洋参、麦冬、五味子、天冬、北芪、玉竹、生地黄等。

应急措施:生脉注射液60 mL加入5%~10%葡萄糖注射液500 mL静脉滴注。参麦注射液60 mL加入5%~10%葡萄糖注射液500 mL静脉滴注。

4.阴阳两虚

主症:汗出肢冷,呼吸息微,面色苍白,无尿或少尿,舌红无苔,脉微细欲绝,与复苏后休克或急性肾衰竭相似。

治法:益阴回阳,化气行水。

方药:济生肾气丸。

常用药:熟地黄、山茱萸、茯苓、泽泻、牡丹皮、怀山药、制附子、肉桂、车前子、牛膝、五加皮、川草薢等。

应急措施:参附注射液 80 mL 加入 5％～10％葡萄糖注射液 500 mL 静脉滴注。生脉注射液 60 mL 加入 5％～10％葡萄糖注射液 500 mL 静脉滴注。针灸:无尿可针灸关元、气海。

以上四型均有不同程度气滞血瘀见证,如面色晦暗、舌边紫或有瘀点、脉涩等,可适当选用:复方丹参注射液或丹参注射液 20 mL 加入 5％～10％葡萄糖注射液 500 mL 静脉滴注;盐酸川芎嗪注射液 40～80 mL 加入 5％～10％葡萄糖注射液 500 mL 静脉滴注;三七粉、云南白药鼻饲。

六、临症提要

(1)在诊断上有关心脏骤停的"时间"概念要准确,绝不能把骤停后有效的抢救时间也纳入心搏骤停的时间。骤停时间应从有效循环突然停止开始,至不管用何种方式使有效循环得以恢复前这一段时间为准。

(2)在 CCU 监护中的患者,心脏骤停的体征"惊厥"与心电表现同样重要,后者要排除导联线脱落或机件故障所致;不在 CCU 监护中的患者,尤其有严重心血管病史者,"惊厥"可以说是心脏骤停最早信号,如同时该患者大动脉搏动消失或听不到心音,诊断心脏骤停已无疑,不必再检查,以免延误抢救时机。只要诊断成立,必须就地当机立断、分秒必争进行心肺复苏。

(3)停搏时间长,复苏与复苏后的处理,西医尚存较大困难,但其复苏手段是先进的,应首先采用。近年有报道,停搏时间长复苏后加用中医中药的综合治疗措施,如鼻饲中药、肛管滴入中药、静脉滴入中药、针灸等抢救,可能会收到单独西医处理不能达到的效果。

(4)中医"痰热闭窍"一型与复苏后出现脑水肿近似;"心阳虚欲脱"型与复苏后出现心力衰竭、脑水肿与休克相似;"气阴两虚型"与复苏后心力衰竭、休克相似;"阴阳两虚"与复苏后急性肾衰竭或休克相似。

(5)对非心脏因素所致的意外性心脏骤停如触电、溺水等,复苏术必须坚持较长时间方能奏效。不要被停搏 8～10 分钟、神经损伤不可逆的所谓"临界时限"影响而不尽力抢救。

(6)心脏停搏如发生在院外或基层无除颤条件的医疗机构,在就地进行常规心肺复苏术无效后,可考虑针灸针电起搏。其法是以 1 寸毫针扎患者合谷或内关单侧,以 4 寸毫针从左胸神封穴进针,直刺心肌,接上电针机导线,通电。一有心跳即把神封穴的针拔出并移至膻中穴。

(张克江)

第六节　肺源性心脏病

肺源性心脏病(简称肺心病)是指由肺组织、胸廓或肺动脉的慢性病变引起肺循环阻力增高,导致肺动脉高压和右心室肥大,伴或不伴有右心衰竭的一类心脏病。

肺心病在我国是一种发病率很高的疾病,全国大面积的肺心病普查,综合全国 1900 万人口普查的结果,其平均患病率为 0.48％。

肺心病属中医"喘证""肺胀"范畴。

101

一、病因病机

中医学认为肺心病的产生多因久病肺虚、痰浊潴留，每因再感外邪诱使病情发作加剧。病变首先在肺，继则影响在脾、肾，后期病及于心。病理因素为痰、水、瘀、虚互为影响。病理性质多属标实本虚，急性期则偏于邪实，缓解期则偏于本虚。因肺主气，开窍于鼻，外合皮毛，主表，主卫，故外邪从口鼻、皮毛入侵，每多首先犯肺，导致肺气宣降不利，上逆为咳，升降失常则为喘。久则肺气亏虚，痰瘀内伏，卫外不固，每易致复感外邪，辄发加重。随感邪寒热性质不同，禀赋体质之异，内伏之痰瘀可以寒化、也可以热化，并表现为表寒里饮，外寒内热，正虚邪实等复杂病理演变。若痰浊壅盛，痰瘀阻遏清阳，可蒙蔽心神；若肺病及脾，子盗母气，脾运失健，则可导致肺脾两虚。肺虚及肾，肺不主气，肾不纳气，可致气喘日益加重，吸入困难，呼吸短促难续，动则更甚。肺与心脉相通，肺气辅佐心脏运行血脉，肺虚治节失职，久则病及于心。心阳根于命门真火，如肾阳不振，进一步导致心肾阳衰，可能出现喘脱等危候。

二、诊断

(一)临床表现

本病发展缓慢，临床上除原有肺、胸疾病各种症状和体征外，主要是逐步出现肺、心功能不全及其他器官损害的征象，表现为急性发作期与缓解期交替出现，肺心功能不全也随之进一步恶化。急性发病次数越频繁，肺心功能损害越重。

1.功能代偿期

除有肺原发疾病的表现外，如咳嗽、咳痰或哮喘史，逐步出现乏力、呼吸困难。体检可见肺气肿征和肺动脉高压及右心室肥大的体征：桶状胸、肺部叩诊呈过清音、肝浊音上界下降、心浊音界缩小，甚至消失。听诊呼吸音低，心音低，有时只能在剑突下处听到。肺动脉区第二音亢进、分裂，上腹部剑突下有明显心脏搏动，三尖瓣区出现收缩期杂音。颈静脉可有轻度充盈，但静脉压并不升高。

2.功能失代偿期

(1)呼吸衰竭：急性呼吸道感染为最常见的诱因，由于通气和换气功能进一步减退，先表现为缺氧症状，以后有二氧化碳潴留，出现各种精神神经障碍症状，称为肺性脑病，表现为头痛、烦躁不安、恶心呕吐、语言障碍，并有幻觉、精神错乱、抽搐、震颤等。当动脉血氧分压＜3.3 kPa（25 mmHg），动脉血二氧化碳分压＞9.3 kPa（70 mmHg），中枢神经系统症状更明显，出现神志淡漠、嗜睡，进而昏迷以至死亡。检查时可见眼球结膜充血水肿、瞳孔缩小、眼底网膜血管扩张和视乳头水肿等颅内压增高表现，腱反射减弱或消失，椎体束征可阳性。此外，因高碳酸血症导致周围血管扩张，皮肤潮红，儿茶酚胺分泌亢进而大量出汗。早期心排血量增加，血压上升，晚期血压下降，甚至休克。

(2)心力衰竭：主要为右心衰竭症状。表现为咳嗽、气短、发绀、心悸、下肢轻度水肿、尿少、上腹胀痛、食欲缺乏、恶心呕吐。此时静脉压明显增高，颈静脉怒张，肝大且有压痛，肝颈回流征阳性，并出现腹水及下肢水肿。心率增快，心律失常，特别是房性心律失常。因右心扩大，三尖瓣相对性关闭不全，三尖瓣听诊区或剑突下常可听到收缩期吹风样杂音，严重者可出现舒张期奔马律。少数患者可出现急性肺水肿及全心衰竭，当心力衰竭控制后，心界可回缩，杂音可减轻或消失。

(二)辅助检查

1.血常规

长期缺氧可使周围血红细胞计数和血红蛋白含量增高,红细胞比积可高达50%以上,全血黏度和血浆黏度常增高,红细胞电泳时间常延长。也可因长期反复感染抑制骨髓造血功能或慢性病消耗而致贫血。合并感染时白细胞计数及中性粒细胞增多。

2.肝肾功能损害

血清谷丙转氨酶一般在肝淤血时升高,心力衰竭好转后1~2周可恢复正常。一般认为肺心病患者尿素氮在70 mg以上并有少尿或无尿,提示肾衰竭。

3.电解质酸碱失衡

随着病情发展阶段的不同,可出现酸碱失衡及血电解质改变,如高钾、低钠、低氯、低镁等。

4.痰液细菌培养

近年来革兰阴性杆菌及葡萄球菌较前明显增加,这可能与患者基础病、年老体弱、免疫功能低下、长期应用抗生素有关。

5.血气分析

动脉血气分析是肺心病呼吸衰竭诊断的重要依据。肺心病并发呼吸衰竭可分为两种类型。①Ⅰ型呼吸衰竭:单纯低氧血症,在海平面标准大气压下,静息状态下呼吸室内空气时,PaO_2 <8.0 kPa(60 mmHg),但$PaCO_2$不高或轻度下降;②Ⅱ型呼吸衰竭:低氧血症合并高碳酸血症,PaO_2<8.0 kPa(60 mmHg),PaO_2>6.7 kPa(50 mmHg)。综合多数资料,住院肺心病患者平均的PaO_2为6.7 kPa(50 mmHg),平均$PaCO_2$为7.3 kPa(55 mmHg)左右。酸碱平衡失调中占首位的是呼吸性酸中毒,其次为呼吸性酸中毒加代谢性碱中毒、呼吸性酸中毒合并代谢性酸中毒、单纯性代谢性酸中毒、呼吸性酸中毒。

6.X线检查

可参考以下几点。①右下肺动脉扩张,横径≥15 mm,其横径与气管比值≥1.07;②肺动脉段突出≥3 mm;③中央肺动脉扩张,外周肺血管纤细,呈"残根状";④右前斜位肺动脉圆锥突出≥7 mm;⑤心脏呈垂位,右心室增大者见心尖上翘或圆突,右侧位见心缘向前隆凸,心前间隙变小。

7.心电图检查

检查条件:①主要条件。额面平均电轴≥90°;V_{1R}/S≥1;重度顺钟向转位V_{5R}/S≤1;R_{V1}+R_{V5}≥1.05 mV;V_1~V_3呈QS、Qr需除外心肌梗死;肺型P波:P波电压≥0.2 mV,呈尖峰型,结合P波电轴>+80°。当低电压时,P电压>1/2R,呈尖峰型,结合电轴>+80°。②次要条件。肢导联低电压;右束支传导阻滞(不完全性或完全性);凡有病史者只要具备以上1条主要条件即可诊断,2条次要条件为可疑肺心病的心电图表现。

8.心向量图检查

一般依据右心室增大心电向量图的改变可分为轻、中、重3个阶段。首先表现为右心室流出道增大,横面上QRS环形态较正常狭长,仍呈逆钟向旋转,终末后伸向量增大或转向右后方;当右心室壁肥大时,横面上QRS环呈8字形扭曲,终末右后面积逐渐加大,或全部位于右后方位;当右心室肥厚严重时,右心室向前、向下的向量增加,引起QRS环的中间部分与终末部分向右,并明显向前移位,环的运行方向转为顺钟向。

9.超声心动图检查

检查表现:①右心室流出道内径增宽(>30 mm);②右心室内径增大(>20 mm);③右心室

前壁搏动幅度增强(>6 mm),厚度增加(>5.0 mm);④左、右心室内径比值减小(<2.0);⑤肺总动脉和右肺动脉内径增宽(>18 mm),肺动脉瓣呈关闭不全的图像;⑥右心室流出道/左心房内径比值增大(≥1.4);⑦肺动脉瓣 A 波变浅(<2 mm)或消失。

10.肺功能检查

在心肺功能衰竭时不宜进行本检查,症状缓解期可考虑测定。患者均有通气和换气功能障碍。表现为时间肺活量及最大通气量减少,残气量增加。

三、鉴别诊断

(一)风湿性心瓣膜病

该病也可引起肺动脉高压、右心受累,且又常合并支气管肺感染,易与肺心病混淆,但有典型的风湿性二尖瓣狭窄的杂音,一般诊断不难。唯有在心力衰竭时,心肌收缩无力,杂音强度减弱,常常不易听到典型杂音,这时与肺心病的鉴别诊断就有困难。一般肺心病患者年龄多在中年以上,有长期呼吸系统疾病症状。呼吸功能障碍发生心力衰竭时常同时有呼吸衰竭表现,动脉血氧分压降低。而风湿性心瓣膜病多发生在青少年,X 线表现以左心房扩大为主,发生心力衰竭时发绀属周围型,故动脉氧分压可能正常。

(二)冠状动脉硬化性心脏病(冠心病)

冠心病患者多有典型心绞痛或心肌梗死史、左心衰竭史,常与高血压、高脂血症并存。超声心动图、X 线及心电图检查呈左心肥厚为主的征象,可资鉴别。

(三)慢性缩窄性心包炎

由于心脏舒张受限,使静脉回流受阻,发生颈静脉怒张、肝大等右心衰竭现象,有时与肺心病鉴别有困难,但详细了解病史,肺心病有慢性肺部疾病史,胸部 X 线有肺气肿、肺动脉高压及右心肥大等表现,一般不难鉴别。

四、危重指标

(1)动脉血气 PaO_2<5.3 kPa(40 mmHg)、$PaCO_2$>6.7 kPa(50 mmHg)。

(2)肺心病患者出现意识障碍:表情淡漠、嗜睡、烦躁,甚至昏迷等。

(3)肺心病治疗过程中有出血情况如吐血、便血、肌内注射部位出血,甚至出现 DIC 等。

五、治疗

(一)证候特征

本病是在慢性支气管炎、阻塞性肺气肿所致肺脾肾心虚衰的基础上,感受外邪,引动肺中伏饮发而为病,呈现本虚标实之候。急性期以痰热壅盛(急性感染)、阳虚水泛(心肺功能不全)、气滞血瘀(瘀血或出血倾向)、痰浊蒙窍(肺性脑病)、元阳欲脱(休克)为主要表现,其主要症状有咳逆上气、痰多、胸闷、喘息,动则加剧,心慌动悸,面唇发绀,肢体水肿,甚则吐血、便血、谵妄、嗜睡昏迷、抽搐、厥脱等候。

(二)治疗要点

肺心病的治疗多按其急性发作期与缓解期进行分治。急性期根据病邪的性质,分别采取祛邪宣肺(辛温或辛凉),降气化痰(温化、清化),温阳利水(通阳、淡渗),甚或开窍、息风、止血等法。其中由于痰热壅盛证为其病情转归的重要环节,因此能否有效的控制感染,是治疗肺心病急性发作期成败的关键。缓解期主要的治疗应针对"虚"和"瘀"的主要病理特点,用扶正固本和益气活血二法治疗,目的在于减少本病的急性发作,防止其发展。

(三)辨证论治

1.寒饮射肺

主症:恶寒发热,身痛,咳逆喘促,痰稀白量多,苔白滑或薄黄,脉沉。

治法:疏风散邪,温散痰饮。

方药:小青龙汤加减。

常用药:炙麻黄、法半夏、细辛、干姜、桂枝、桑白皮、茯苓、甘草、陈皮等。

应急措施:喘重时,可选用刺络疗法。取大椎、肺俞、孔最、丰隆穴,用三棱针点刺深1～2分,立即拔出,再拔罐10分钟,6天后改为隔天1次,2周为1个疗程。

2.痰浊壅肺

主症:咳嗽痰多,色白黏腻或呈泡沫状,短气喘息,稍劳即著,怕风汗多,脘痞纳少,倦怠乏力,舌质偏淡,苔薄腻或厚腻,脉滑。

治法:化痰降气,健脾益肺。

方药:紫苏子降气汤合三子养亲汤加减。

常用药:紫苏子、白芥子、莱菔子、葶苈子、橘红、半夏、前胡、茯苓等。

应急措施:鱼腥草注射液100 mL静脉点滴,每天2次。

3.痰热郁肺

主症:咳逆喘息气粗,痰黄或白,黏稠难咳,伴胸闷烦躁,小便黄赤,大便干结,口干渴,舌红苔黄或黄腻,脉数或滑数。

治法:清肺化痰,降逆平喘。

方药:桑白皮汤、千金苇茎汤加减。

常用药:苇茎、桃仁、薏苡仁、冬瓜仁、桑白皮、黄芩、杏仁、贝母、鱼腥草、瓜蒌皮、海蛤粉等。

应急措施:鱼腥草注射液40 mL加入5%葡萄糖注射液500 mL中静脉点滴。双黄连粉剂4 g加入5%葡萄糖注射液500 mL中静脉点滴。

4.阳虚水泛

主症:喘咳加重,面浮、下肢肿、甚则一身悉肿,腹部胀满有水,心悸、咳痰清稀,脘痞,食欲缺乏,尿少,怕冷,面唇青紫,苔白滑,舌胖质暗,脉沉细。

治法:温肾健脾,化饮利水。

方药:真武汤合五苓散加减。

常用药:附子、桂枝、茯苓、白术、猪苓、泽泻、生姜、赤芍、泽兰等。

应急措施:丽参注射液20 mL加入5%葡萄糖注射液250 mL中静脉点滴。参附注射液20 mL加入5%葡萄糖注射液250 mL中静脉点滴。

5.气滞血瘀

主症:面唇青紫,皮肤色青,指端尤甚,心悸喘促,或见呕血、便血,皮下瘀斑,舌质紫暗,脉涩或细数或结代。

治法:活血化瘀,益气通阳。

方药:桃红四物汤加减。

常用药:桃仁、红花、当归、川芎、丹参、三七、鸡血藤、生地黄、桂枝等。

应急措施:丹参注射液 16 mL 加入 5% 葡萄糖注射液 250 mL 中静脉点滴。川芎嗪注射液 160 mg 加入 5% 葡萄糖注射液 250 mL 中静脉点滴。

6.痰浊蒙窍

主症:咳喘、喉中痰鸣,神志恍惚,谵妄,烦躁不安,撮空理线,表情淡漠,嗜睡,昏迷,或肢体抽搐,苔白腻或淡黄腻,舌质暗红,脉细滑数。

治法:涤痰,开窍,息风。

方药:涤痰汤加减。

常用药:制南星、陈皮、制半夏、茯苓、竹茹、枳实、葶苈子、石菖蒲、天竺黄、竹沥、钩藤等。

应急措施:清开灵注射液 30 mL 加入 5% 葡萄糖注射液 500 mL 中静脉点滴。醒脑静脉注射射液 30 mL 加入 5% 葡萄糖注射液 500 mL 中静脉点滴。安宫牛黄丸或至宝丹,1/2~1 丸,每天 2~3 次,口服或鼻饲。

7.元阳欲脱

主症:喘促心悸,气息微弱,神志昏迷,汗出肢冷,唇甲青紫,舌淡紫暗,脉微欲绝。

治法:回阳救逆,益气固脱。

方药:参附龙牡汤加减。

常用药:附子、干姜、炙甘草、红参、黄芪、桂枝、龙骨、牡蛎。

应急措施:丽参注射液 30 mL 加入 5% 葡萄糖注射液 500 mL 中静脉点滴,每天 1~2 次。参附注射液 30 mL 加入 5% 葡萄糖注射液 500 mL 中静脉点滴。

六、临症提要

(1)对所有肺心病急性期感染者必须及时进行痰培养,分离病原菌,明确病原菌的类别,才有助于抗生素的选择。尽管痰的细菌分离、培养及药物敏感性检查有一定的局限性(只有 40%~50% 的准确性),但在有条件的医院仍应进行。当发现特殊细菌感染时(如绿脓杆菌、军团肺炎杆菌、支原体、结核菌),对指导用药更有参考价值。

(2)抗生素疗效往往需经 48 小时方能肯定,因而不能过早更换,且本病多发于老年人,由于肺部血液循环较差,气道多有阻塞,分泌物不易排出,病情较重,所以抗生素剂量相对要大,在急性期多用静脉给药,治疗时间应长至 10~14 天,恢复期或是轻症者可考虑口服或肌内注射给药。但长期应用抗生素要防止真菌感染,一旦真菌已成为肺部感染的主要原因,应调整或停用抗生素,给予抗真菌治疗。

(3)肺心病的治疗过程中应密切注意血气变化,一旦出现明显的酸碱失衡,出现呼吸衰竭时,应立即采取有效的治疗措施,如增大或减少吸氧浓度、应用呼吸兴奋剂,保持呼吸道通畅,加强抗感染,必要时应用人工通气治疗。

(4)肺心病依据不同的临床表现多属于中医的肺胀、喘证的范畴,其产生多因内伤久咳、支饮、喘哮、肺痨等慢性肺系疾病迁延失治、痰浊潴留,每因再感风寒、风热等邪诱使病情加重。病变首先在肺,继而影响于脾、肾,后期病及于心。主要病机为痰、水、虚、瘀互为影响。治疗肺心病应发挥中医特色。当肺心病急性发作时,由于长期应用抗生素,机体的抵抗能力下降和病原菌耐药性的增长,后期常效果不佳;且长时间应用抗生素易致二重感染,白细胞下降,因此配用中药清热解毒利肺化痰活血,虽不能直接抑菌,但可升高细胞总数,使免疫紊乱得以纠正。当出现顽固性心力衰竭时,经强心利尿扩血管疗效不明显时,同时加用中药针剂,可获较好疗效。如气虚为主可予参芪注射液,气阴两虚时可予参麦注射液;阳虚为主予参附注射液;瘀血为主可予川芎嗪注射液。

(张克江)

第七节　病毒性心肌炎

病毒性心肌炎是指因感染嗜心性病毒所致的心肌细胞及其组织间隙局限性或弥漫性的急性、亚急性或慢性炎性病变。本病的主要病理变化为心肌纤维间炎性细胞浸润,心肌纤维变性、细胞溶解或坏死,病变常涉及心肌起搏传导系统并可累及心包。近年来随着风湿性心肌炎的逐渐减少,病毒性有增多趋势,确切发病率国内外均未有详细报道。普遍认为约 5% 的病毒感染后可累及心脏。在诸多病毒性心肌炎中,以柯萨奇 B 组病毒所致心肌炎为最多。发病季节一般认为秋冬季多见,可发生于任何年龄组,40 岁以下占 75%~80%,男性较女性多见,其比例为(1.30~1.62):1。轻者可无明显症状,重者可发生猝死。

本病属中医"心痹""心悸""怔忡"范畴,严重者可出现厥脱。

一、病因病机

中医认为本病因正虚,加以七情、劳倦、饮食不节、环境气候等为诱因,尤其是心肺气虚,导致心气虚和腠理不固,邪毒乘虚侵心而产生一系列病变。病变早期为温热邪毒侵袭肺卫;肺气宣降失司,随即邪毒由肺及心,染及心脉。诚如叶天士所谓"温邪上受,首先犯肺,逆传心包"。邪毒侵心后,损伤心之气血,使心之气阴(血)两虚,心失所养,心用失常。病变后期余邪留伏,心之气阴亏虚一时难复,正虚邪恋;少数由气阴及于心阳,引起心阳耗损,阳气内亏。导致心之气血阴阳不足,并可累及脾、肾、肝等脏腑。肾虚真阴内亏,心火独亢,引起心肾不交,心阳不振,不能温振血脉,导致心脏痹阻,瘀血内滞;心阳虚衰,肾水过寒,可致阳虚饮聚;心肾阳虚,水湿泛滥而射肺凌心,泛滥肌肤;阳虚水湿内停,变生痰浊,痰浊久滞,可蕴生痰热,凌心蒙窍等,最终形成本虚标实、虚实夹杂诸证,每使变证丛生,迁延难愈,甚至出现正气不支、阴竭阳脱之险象,危及生命。

二、诊断

由于病毒病源学方面的检查目前尚未能普遍开展,故对急性病毒性心肌炎的诊断主要依靠流行病史、临床资料以及排除其他心脏疾病而做出诊断。

(一)临床表现

1.病史

患者起病前 1~3 周常有上呼吸道感染或消化道感染史。

2.年龄

老幼均可发病,以青少年为多。

3.症状

以心悸、气促、心前区痛为主要表现,部分可有活动后呼吸困难、充血性心力衰竭、心律失常甚至阿-斯综合征。

4.体征

轻者心界不扩大,重者心浊音界扩大,心率增快且与体温升高不相称,可出现舒张期奔马律,心律失常以频发期前收缩多见,亦可表现为房室传导阻滞,以至出现心动过缓,心尖第一心音低钝。可闻及收缩期吹风样杂音。重症者可短期内出现心力衰竭或心源性休克,少数可致猝死。

(二)辅助检查

1.心电图

可出现各种类型心律失常的心电改变。常见有室性期前收缩、房室传导阻滞、ST-T 的缺血性改变,异常 Q 波、Q-T 间期延长。严重者可有短阵室速、室性期前收缩呈二联律、三联律或多源性室性期前收缩,心电图的改变对心肌炎诊断并无特异性。

2.血清酶学检查

可有 CPK 及其同工酶(CPK-MB)、AST 或 LDH 及其同工酶(LDH1)增高。早期血沉可加速、血白细胞计数轻度增高。

3.X 线

部分有心脏轻至中度扩大,心搏动减弱,肺野可有不同程度的淤血现象。超声心动图可示部分呈左心室舒缩功能异常,SF 减少,EF 降低,A/E 峰值比增大。多数患者出现局部室壁运动减弱或消失,心肌回声反射增强或不均匀,少数可见右心室腔扩大和室壁运动减弱。

4.病毒学检查

若从早期患者咽拭、尿、粪、血液及心包穿刺液中分离出病毒颗粒即可确诊,但本检查实际的临床意义并不大。或采用柯萨奇病毒抗体滴定试验,滴定度高于正常 4 倍或首次滴度>640 为阳性,>320 为可疑。

5.免疫学检查

可有细胞免疫功能之低下。如 1∶20 000 T 试验,多呈阴性;淋巴细胞转化率<50%;花环形成试验<50%;补体 C_3<66 mg/dL;抗核抗体阳性。

诊断病毒性心肌炎必须排除可能引起心肌损害的其他疾病,如风湿性心肌炎、中毒性心肌炎、结缔组织和代谢性疾病可致的心肌损害以及原发性心肌病。

三、鉴别诊断

(一)风湿性心肌炎

本病常有扁桃体炎或咽喉炎等链球菌感染史,抗"O"增高,血沉加速,C-反应蛋白(CRP)阳性,游走性关节痛,部分可闻及心脏特异性收缩期与舒张期杂音,若心脏扩大不明显而杂音较响亮,则因风湿所致可能性更大。病毒性心肌炎一般抗"O"不高,血沉个别仅轻度加速,心电图以ST-T 改变及室性期前收缩多见,血清酶多有改变,血中可能分离出病毒,或恢复期血清病毒中和抗体效价比病初增高 4 倍以上,必要时亦可用阿司匹林作为诊断性鉴别治疗,如是病毒性心肌炎则无效。

(二)β受体功能亢进综合征

青年男女均可见,以女性为多,其特征是主诉多变,无明显体征,亦无心脏扩大与心功能不全等证据,常伴焦虑、失眠、四肢不适等神经精神症状。其心电图有 ST-T 及窦性心动过速的改变,但经口服普萘洛尔 20～30 mg 后半小时,ST-T 及窦性心动过速可恢复正常。

（三）心包积液

心包积液可因风湿、感染、化脓、结核或肿瘤所致，他们都各有相关的特异性诊断标准，鉴别排除不难。

（四）原发性心肌病

可有家族史，病程长，进展缓慢，扩张性心肌病心脏明显扩大，可有动脉栓塞现象，病毒分离阴性，血清病毒中和抗体效价无短期内增高，心电图常有各种心律失常，较病毒性心肌炎严重，可出现病理性 Q 波等。但有更多资料表明，部分病毒性心肌炎可演变为临床扩张型心肌病，某些所谓原发性心肌病可能是慢性病毒性心肌炎或心肌炎的晚期表现，以致两者难以鉴别。

（五）冠心病

年龄偏高，一般在 40 岁以上，多有心绞痛、糖尿病、高血压高脂血症和动脉粥样硬化改变。可有家族史、吸烟嗜好，以左心室慢性进行性增大为主要表现。

四、危重指标

本病如无合并严重心律失常、心力衰竭和心源性休克，预后一般较好。如遇下列情况应予重视。

（1）严重心律失常如频发室性期前收缩、多源性室性期前收缩、二联律或三联律或室性期前收缩 R-on-T、二度或三度房室传导阻滞、病态窦房综合征，心率＜50 次/分，短暂室性心动过速。

（2）心脏扩大明显，有心功能不全症状者。

（3）重症患者由于心泵功能衰竭，心排血量降低，血压下降，出现心源性休克。

五、治疗

（一）证候特征

（1）发病前多有发热、恶寒、头痛、咽痛、脉浮，或以发热、恶寒、腹泻、腹痛等症为主的表现。

（2）1～2 周表证解，余热未清，低热不退，心悸自汗盗汗，胸闷、气短、舌红、脉细数。

（3）心悸加重，自汗，盗汗，脉结代。

（4）心悸气促，面色晦滞，唇甲紫暗，脉虚数或结代，严重者四肢厥冷，大汗出，脉微细欲绝，阴尽阳脱致阴阳离决。

（二）治疗要点

（1）早期轻症以养心阴为主；中期由阴及阳至阴阳两虚为主兼余邪未清，宜益气养阴兼去余邪；重症多见阳气虚衰为主兼气滞血瘀，宜温通心阳为主兼活血祛瘀；若出现心悸喘促、面色㿠白、晦暗、四肢厥冷、下肢肿胀、汗自出、舌质淡胖、脉微欲绝等危急情况，宜温阳利水、祛瘀通络。

（2）本病以虚为本，心气大亏，心液耗伤。人参味甘微苦，大补元气，益阴生液，本病常以之为主药。气阴两虚可选生晒参或西洋参；证属气虚或阳虚，宜用甘温、益气温阳，选用吉林红参、石柱参、边条参，最好用高丽参。后者甘温力大，振阳力强，抗休克、抗虚脱更适宜。

（3）在辨证施治基础上加用某些经现代药理证实具有降低心肌异位节律点的自律性、调整房室间传导和不应期，以对抗心律失常作用的中药，实属必要。如对快速窦性或室上性心律失常，适当选用苦参、功劳叶、蚤休、琥珀；对缓慢性心律失常，适当选用红参、甘松、制附子、桂枝、北五加皮、细辛、远志、麻黄等。

（4）有人根据"风胜则动"的道理指导使用镇肝息风药，如全蝎、僵蚕、蜈蚣、白蒺藜、石决明、青龙齿等治疗心律失常,取得疗效。

(5)本病治愈后,因正气尚虚,宜益气养阴或补中益气法进行调治一段时间,免因正虚之体外邪乘虚而入,诱发本病之反复。可酌情选用玉屏风散合生脉散或补中益气丸加减治疗。

(三)辨证论治

1.心阴虚,余邪未尽

主症:低热心悸,手足心热,面颊潮红,心烦失眠,舌红无苔,脉细数。

治法:养心阴清余热。

方药:养阴清热方(经验方)。

常用药:玄参、生地黄、麦冬、玉竹、地骨皮、白薇、青蒿、板蓝根、石斛、丹参或滋心阴口服液;若气阴两虚,可加用补心气口服液。

应急措施:气阴两虚可以参麦注射液 60 mL 加入葡萄糖注射液 500 mL 静脉滴注。生脉注射液 60 mL 加入 5％葡萄糖注射液 500 mL 静脉滴注。滋心阴口服液 1 次 1 支,每天 3 次。选针内关、三阴交、厥阴俞、足三里、心俞等,平补平泻。

2.心气虚,余邪未尽

主症:自汗低热,心悸气短,乏力,面色㿠白,舌淡、苔白,脉弱或结代。

治法:养心气祛余邪。

方药:益气退热方(经验方)。

常用药:白薇、骨皮、北芪、高丽参、银柴胡、甘草、丹参或补心气口服液;兼阴虚者加滋心阴口服液。

应急措施:丽参注射液 20 mL 加入 5％葡萄糖注射液 250～500 mL 静脉滴注。清开灵注射液 20 mL 加入 5％葡萄糖注射液 500 mL 静脉滴注。气阴虚者用生脉注射 40 mL 加入 5％葡萄糖注射液中静脉滴注或参麦注射液 20 mL 加入 5％～10％葡萄糖注射液 500 mL 中静脉滴注。有血瘀症可用复方丹参注射液 20 mL 加入 5％葡萄糖注射液 500 mL 静脉滴注。

3.心阳不振,饮邪上扰

主症:心悸气短,低热神疲,自汗肢冷,胸闷纳呆肢乏,面色㿠白,舌淡暗有齿印,苔白腻脉沉迟或沉迟结代。

治法:温阳逐饮,活血行瘀。

方药:苓桂术甘汤加陈皮、丹参、川厚朴、北芪。

常用药:茯苓、白术、炙甘草、桂枝、丹参、三七、陈皮、半夏、北芪、川厚朴、血竭、制附子。

应急措施:参附注射液 20～40 mL 加入 5％葡萄糖注射液静脉滴注。艾灸内关(双)、足三里(双)、针膻中。有血瘀证的,复方丹参注射液 20 mL 加入 5％葡萄糖注射液 500 mL 静脉滴注。

4.阳虚欲脱兼气滞血瘀

主症:心悸气喘、面色苍白,汗自出,四肢厥冷,甚则神志不清,二便自遗,舌苔紫暗或边有瘀点、苔白腻,脉微细欲绝或散涩结代。

治法:温阳利水或回阳固脱。

方药:参附汤、四逆汤。

常用药:高丽参、制附子、生姜、白术、茯苓、白芍、丹参、干姜、肉桂等。

应急措施:参附注射液 20～40 mL 加入 5％葡萄糖注射液 500 mL 中静脉滴注。复方丹参注射液 20 mL 加入 5％～10％葡萄糖注射液 500 mL 中静脉滴注。丽参注射液 20～40 mL 加入

5％葡萄糖注射液 500 mL 中静脉滴注。艾灸百会;针涌泉、足三里、人中。

六、临症提要

(1)治疗急性病毒性心肌炎,中西医各有优势,中医优势在于有效的抗病毒作用;通过辨证提高机体的整体免疫力,有利于心肌细胞的修复,防止复发;对于严重心律失常、心力衰竭、心源性休克,能起有效的辅助西药的治疗作用;对顽固性心律失常,应因体质因素为主要诱因者,能从根本上起到良好的治疗作用,对心律失常引起的自觉症状的改善,较为理想。西医优势在于具有部分提高机体免疫功能的作用;对心力衰竭、心源性休克与严重心律失常等疗效肯定,较中医为优,因中西医各具一定优势,在具体处理上可考虑适当优化组合。

(2)一般认为本病的发病原因是在机体免疫功能低下的基础上,复感病毒,与中医学的"邪之所凑,其气必虚""正气存内,邪不可干"的发病机制大致相同,目前调节免疫功能的西药尚存在不足的一面,疗效不确切,部分药物存在血源感染等不安全因素。在提高免疫力和抗病毒方面,中医药蕴藏着较大的优势。

(3)对早期轻中型的患者,应以中医药治疗为主,配合卧床休息治疗,多数可获痊愈;对慢性迁延日久的患者,每难治愈,亦应以中医辨证论治,以提高机体自身抗病能力为根本。对于合并严重心律失常的患者,可配合西医的抗心律失常药,但由于抗心律失常药有一定的毒副作用,不宜长期应用,在中西药同时使用的情况下,力争把西药减量至最少甚至停用最好。

(4)对重症者如合并心功能不全、严重心律失常、心源性休克者,必须以西医治疗为主,配合中药。中西医结合处理,其效果比单一西药的疗效为佳。

(张克江)

第八节　急性感染性心内膜炎

急性感染性心内膜炎是指病原微生物,如细菌、真菌、立克次体等,经血流直接侵犯心内膜、心瓣膜或大动脉内膜所引起的感染性炎症。

根据急性感染性心内膜炎临床表现及病程发展规律,与温病学说的卫气营血体系极为相似,故本病应属于中医温热病范畴。

一、病因病机

中医认为本病的发生有内因与外因两方面。内因主要是先天心脏禀赋不全,或后天获得心痹、胸痹等。导致心气不足、气血瘀滞、痰浊内阻,从而构成外邪入侵的条件;外因主要是感受温热毒邪。温热毒邪乘正气不足、气血瘀滞、痰浊内阻入侵脏腑血脉,内舍于心脉之中,从而发生本病。归纳起来,其病因病机有如下几方面。

(一)先天禀赋不全
导致心气不足,气血运行不畅,温热毒邪乘虚而入,内舍心脉而形成本病。

(二)心痹内虚
感受风寒湿热之邪,内舍于心,形成心痹。心痹日久,耗伤心气,气血瘀滞,温热毒邪乘虚伤人,内舍心脉而形成本病。感受风寒湿热之邪,内舍于心,形成心痹温热毒邪乘虚伤人,内舍心脉而形成本病。

(三)胸痹内虚

过食膏粱厚味,或劳倦伤脾,或七情所伤致使痰浊内生,气血瘀滞,形成胸痹。胸痹日久,心气不足,气血不畅,温热毒邪乘虚而入,内舍心脉而形成本病。

(四)心损内虚

由于心脏手术,或心血管创伤性检查等致使心脏受损,正气内虚,温热毒邪乘虚而入,内舍心脉而形成本病。

总之,本病的发生多在先天心脏禀赋不全或后天获得心痹、胸痹,心脏受损的基础上,感受温热毒邪,温热毒邪从表入里,内舍心脉,形成温热毒邪从卫入气,从气入营,从营入血,或从卫直接入心包、营血等一系列病理变化。

二、诊断

(一)临床表现

1.急性感染性心内膜炎的常见症状和体征

起病症状多种多样,大部分患者先感觉乏力、疲倦、食欲缺乏及低热;有一些患者因体重减轻或贫血就医,才发现有心内膜炎;部分可能在拔牙、产后或手术后而发生本病。本病虽然大部分发生在已有心瓣膜病变的基础上,但少数患者在发病前根本不知道自己有心脏病,直到出现此种并发症时才被发现。有时起病较急,高热、寒战,或伴有脑部、内脏、四肢等处动脉的栓塞,疾病一开始可能有偏瘫、四肢局部缺血性疼痛、视网膜动脉栓塞所致失明、腹部绞痛、心肌梗死、血尿或脾梗死等表现,这些错综复杂的临床表现常导致误诊。临床表现归纳以下3个方面。

(1)全身感染:①发热,为本病常见的症状,热型中以不规则者为最多,各类热型均可出现。但约20%可为不发热者,仅偶有低热者。②其他全身症状,主要是进行性贫血、乏力、食欲缺乏、体重减轻、盗汗、全身疼痛等。③杵状指,一般杵状指多出现在晚期,见于20%~40%的病例,无发绀。在疾病过程中如观察到无发绀的杵状指,对诊断有很大意义。④脾大,脾大而软,占52%~69%,对本病有相当大的诊断价值。

(2)栓塞及血管病损:栓塞现象广泛而常见,成为诊断或鉴别诊断要点之一,占36%~66%,近年来下降至15%,栓塞为单一部位或多部位。早期发生的栓塞大多起病急,病情凶险。①脑栓塞:栓塞部位以脑部多见。脑栓塞常发生于大脑中动脉,呈偏瘫失语;弥漫性栓塞性脑膜脑炎因小动脉或毛细血管的散在性细菌性栓塞所致,可酷似化脓性脑膜炎、脑炎或结核性脑膜炎,应该谨慎鉴别;脑出血由脑部菌性动脉瘤破裂出血,弥漫性脑出血,特别是蛛网膜下腔出血,可引起颈部强直及血性脑脊液,预后恶劣。②反复肺栓塞为很重要的临床表现,典型肺梗死症状为突发性胸痛、气急、发绀、咯血或虚脱等,多发性小栓子引起的肺栓塞可无典型的肺梗死症状。X线胸片除呈大块楔形阴影外,也可为不规则小块阴影。如发生在两肺上叶,可误诊为肺结核。风湿性心瓣膜病的赘生物多位于左心,而室间隔缺损等先天性心脏病的赘生物多在右心或肺动脉,因此,临床上大循环栓塞多见于风湿性心脏病,而肺栓塞多见于先天性心脏病和吸毒者的三尖瓣心内膜炎。③冠状动脉栓塞出现心肌梗死的突发胸痛、休克、心力衰竭、严重心律失常等表现,并可迅速死亡。④肾脏栓塞时有腰痛、血尿,但小栓塞常无症状而易漏诊。⑤脾脏梗死时可发生左上腹或左胁部突然的疼痛和脾脏增大压痛和发热。许多小型肺梗死,可不发生明显的症状。常因为伴发脾破裂出血、休克,感染的脾破裂引起腹膜炎或膈下脓肿,而误认为其他急腹症。⑥四肢动脉如股动脉、腘动脉、髂动脉、桡动脉和肱动脉的栓塞,会引起肢体动脉的软弱或缺血性疼痛。栓塞可波及任何血管,故临床症状可多样化。⑦眼部变化除结合膜可见淤点外,眼底检查可见扇形或圆形出血,有白色中心。有时眼底可见圆形白色点(Roth 点)。⑧中枢神经系统病灶有时引起偏盲、复视。视网膜中心动脉栓塞则引起突然失明。⑨皮肤及黏膜上的淤点亦可由栓塞引起,或由于感染毒素作用于毛细血管使其脆性增加而破裂出血,淤点中心可呈白色或灰色,近年报道淤点出现占患者数约 40%。大的皮内或皮下栓塞性损害约青豆大小(直径 5~15 mm),微微隆起,多呈紫红色,有明显压痛,发生在手指足趾末端的掌面,称为欧氏结节,大多持续数天后消失。这是感染性心内膜炎的重要体征之一(占 10%~22%)。

(3)心脏变化:大多数原有瓣膜的体征在疾病的过程中变化不多。心脏听诊以原有心脏病的杂音如二尖瓣关闭不全的收缩期杂音和主动脉瓣关闭不全的舒张期杂音为常见,也可闻及因各种先天性心血管畸形所致的杂音。有时在细心听诊下,可发现赘生物生长或破坏产生杂音性质的改变,亦可因瓣膜溃疡、瓣叶膨胀瘤穿孔、腱索断裂或室间隔破裂产生。原有杂音变得粗糙、响亮或呈音乐样。本病极少发生于结瘢很厉害或完全纤维化的瓣膜,因此在高度二尖瓣狭窄、慢性心房纤颤或充血性心力衰竭的病例很少并发感染性心内膜炎。感染性心内膜炎所引起的心律失常除心房颤动外,多数为期前收缩。

2.特殊类型急性感染性心内膜炎的症状和体征

(1)金黄色葡萄球菌性心内膜炎。近年来由于心脏手术的开展、心导管的插入、人工瓣膜的置换增加了金黄色葡萄球菌心内膜炎的患病率,本病大多呈急性过程。特点:①较易侵袭正常心瓣膜,占 18%~48%,常累及主动脉瓣和二尖瓣;②亚急性感染性心内膜炎的典型体征,如瘀点、欧氏结节、脾大在本病中不常见,心脏杂音可以听不到;③年迈者患此病有增加趋热,可以不发热;④较易出现心肌、心包、脑、脑膜、肾脏及肺等处的脓肿或化脓性栓塞;⑤弥散性血管内凝血偶可发生;⑥病死率达 40%。

(2)产碱杆菌性心内膜炎。临床特点:①起病急,高热、寒战或畏寒为主要症状;②感染不仅限于原有病变的瓣膜,且可侵及正常的心瓣膜,并能严重损害心肌;③短期内出现明显的进行性贫血;④早期发生较大的动脉栓塞,病情进展迅速,病死率为 30%~70%。

(3)真菌性心内膜炎。临床特点:①患者免疫功能低下,体力极度衰弱,且长期使用抗生素或激素者;②全身性真菌感染伴显著的心脏杂音及栓塞现象者;③真菌性心内膜炎赘生物大而易碎,故大动脉,尤其是下肢动脉的栓塞常见;④多次血培养阴性,真菌培养阳性;⑤眼底检查除Roth 点、白色渗出物、出血外,眼色素炎或内眼炎是其特点。

(4)人工瓣心内膜炎。临床特点:①是瓣膜置换术的严重并发症,可发生在换瓣后的各个时期。大多数主张分早期及晚期。②早期是指感染发生在手术后 2 个月内,细菌可来自切口感染、手术器械等,病死率为 60%~80%。晚期是指感染发生在手术后 2 个月以后,细菌来自口腔、上呼吸道、胃肠道等的操作,病死率 35%~50%。③并发症有瓣膜瘤破裂、主动脉窦破裂、瓣环周围脓肿、瓣环裂脱、心肌脓肿、心包纵隔瘘管、人工瓣口血栓形成等。

(5)三尖瓣感染性心内膜炎。临床特点:①发生于吸毒者、人流术后、广泛应用静脉导管等;②吸毒者和人流后的三尖瓣感染性心内膜炎多为年轻患者,致病菌为葡萄球菌为主,急性病程,常伴多发性肺梗死,预后较好,病死率为10%左右;③静脉导管术引起感染,常累及年迈者,致病菌以耐药葡萄球菌为主,病死率高达60%;④诊断主要依靠具有细菌可侵入的途径,败血症,多发性肺梗死,血培养阳性,超声心动图见三尖瓣上的赘生物。

(二)辅助检查

1.血培养

70%~80%血培养阳性,阳性血培养是诊断感染性心内膜炎最直接的证据,同时为选用抗生素提供了依据。为了提高血培养的阳性率,在进行抗生素治疗前24~48小时内至少做血培养3次,每次宜取血10~15 mL,观察是否有细菌生长3周。取血时间以寒战或体温骤升时为佳。必须强调1次血培养阳性是不可靠的,至少有2次培养出同样的细菌,才可确定诊断。真菌性心内膜炎,尤其是曲霉菌,血培养常阴性,但若有栓子脱落大血管,则可在栓子中分离出真菌。

2.血液变化

继发性贫血为本病特点,血红蛋白大多在60~80 g/L。白细胞计数多轻度增多或正常。在有较严重或广泛的栓塞并发症或急性病例中,白细胞计数可达25×10^9/L以上,甚至高达66×10^9/L。有时血液中有大吞噬细胞出现,占白细胞3%~5%,属于网状内皮系统过度刺激的表现。血小板常正常;在疾病的活动期,红细胞沉降率大多增快,血中丙种球蛋白增加;50%以上类风湿因子阳性;90%以上血中循环免疫复合物阳性。

3.尿常规检查及肾功能

50%以上病例出现蛋白尿和显微镜下血尿,晚期病例肾功能不全。

4.心电图

无并发症时心电图无特异性或无改变,但当出现室间隔脓肿或心肌炎时,则可出现各种传导阻滞或室性期前收缩。

5.超声心动图

为感染性心内膜炎提供了另一新的诊断方法,对心内并发症的发现有所帮助,但较多经验的积累说明有其局限性和特异性。特征:①瓣膜上的细菌性赘生物检出率为13%~78%。赘生物检出受其大小影响,直径5 mm以上易被检出,而3 mm以下常不能被检出。②特异性瓣膜破坏如连枷样改变、二尖瓣腱索断裂、瓣周脓肿、人工瓣环裂漏、感染性主动脉窦瘤或破裂均可由超声心动图显示出。

三、危重指标

(1)出现严重心力衰竭。

(2)发生重要脏器如脑、肾、脾、肺等栓塞。

(3)出现严重并发症如瓣膜瘤破裂、主动脉窦破裂、瓣环周围脓肿、瓣环裂脱、心肌或心包脓肿、人工瓣口血栓形成等。

四、治疗

(一)证候特征

本病以卫气营血为辨证纲领,病在卫分者以恶寒发热、汗出、苔薄白、舌尖红、脉浮数为特征;病在气分者以高热、大汗出、口渴甚、脉洪大或滑数为特征;病在营分者以午后发热,或夜热早凉、皮肤黏膜斑点隐隐、舌红绛、脉细数为特征;病在血分者以皮肤黏膜斑点为特点,出现吐血,或咯血、衄血、尿血、便血、神昏谵语、舌绛、脉细数无力为特征。起病数天后即发生栓塞现象,或经治疗仍反复发生栓塞现象者病情多重,预后不良;疾病过程中出现心力衰竭,特别是难治性心力衰竭者,病情严重,预后极差。

(二)治疗要点

本病的产生是在先天心脏禀赋不全或后天获得心痹、胸痹的基础上感受温热毒邪形成,温热毒邪从表入里,内舍心脉,形成温热毒邪从卫入气,从气入营,从营入血,或从卫直入营血等一系列病理变化。由于温热邪毒为阳邪,易伤阴血,导致阳伤血涩,气血瘀滞,血行不畅,从而产生一系列瘀血证候,故心痹、胸痹为本病之本,毒邪外侵为标。治疗以清热解毒、益气养阴通络为法,并采用有机的中西医结合疗法。

(三)辨证论治

1.卫分证

主症:恶寒发热,汗出头痛,胸闷心悸,咳嗽气短,苔薄白,舌尖边红,脉浮数。

治法:辛凉解表,清热解毒。

方药:银翘散合五味消毒饮。

常用药:金银花、连翘、薄荷(后下)、荆芥、淡豆豉、桔梗、甘草、牛蒡子、淡竹叶、芦根、蒲公英、紫花地丁、青天葵。

应急措施:鱼腥草注射液用 30～60 mL 加入 5％葡萄糖注射液 250 mL 静脉滴注,每天2 次。

2.气分证

主症:见高热,大汗出,口渴甚,不恶寒反恶热,心悸气急,烦躁不安,大便秘结,小便短赤,苔黄燥,舌质红,脉洪大或滑数。

治法:清热解毒,益气扶正。

方药:白虎加人参汤合五味消毒饮。

常用药:生石膏(先煎)、知母、甘草、西洋参(另炖)、金银花、连翘、蒲公英、紫花地丁、青天葵、淡豆豉。若腹部胀满,大便秘结者,治宜泻火通便,急下存阴。可用增液承气汤或大承气汤。

应急措施:用穿琥宁加入 10％葡萄糖注射液 250 mL 静脉滴注,每天 2 次。

3.营分证

主症:见午后发热,或发热夜甚,烦躁不安,口不甚渴,皮肤黏膜瘀斑,瘀点隐隐,肝大、脾大,少气懒言,神疲乏力,苔少或剥苔,舌红绛,脉细数。

治法:清营清热,扶正法邪。

方药:清营汤合五味消毒饮。

常用药:水牛角(先煎)、生地黄、玄参、麦冬、黄连、丹参、淡竹叶、金银花、连翘、蒲公英、紫花地丁、青天葵、淡豆豉、西洋参(另炖)。

应急措施:清开灵注射液 20～50 mL 加入 10％葡萄糖注射液 500 mL 静脉滴注,每天 2 次。

4.血分证

主症:见身热烦躁,皮肤黏膜斑点透露,或见吐血、咯血、尿血、便血、肝大、脾大,或见中风偏瘫,神昏谵语,少苔或剥苔,舌红绛,脉沉细数。

治法:清热解毒、凉血散血。

方药:清热地黄汤合五味消毒饮。

常用药:水牛角(先煎)、生地黄、赤芍、牡丹皮、丹参、紫花地丁、金银花、连翘、蒲公英、青天葵、西洋参(另炖)。若神昏谵语则加服安宫牛黄丸。

应急措施:香参注射液20～30 mL加入10％葡萄糖注射液250 mL静脉滴注,每天2次,适用于伴栓塞现象者。醒脑静脉注射射液20～30 mL加入10％葡萄糖注射液250 mL静脉滴注,每天2次。

5.阴虚内热

主症:长期低热,手足心热,盗汗颧红,心悸气短,口干咽燥,形体消瘦,少苔或剥苔,舌质红,脉细数。

治法:滋阴清热,凉血活血。

方药:用青蒿鳖甲汤合五味消毒饮。

常用药:青蒿、鳖甲、生地黄、知母、牡丹皮、秦皮、地骨皮、胡黄连、麦冬、玄参、丹参、金银花、连翘、紫花地丁、蒲公英、青天葵。

应急措施:参麦或丽参注射液30 mL加5％葡萄糖注射液500 mL静脉滴注,每天2次。

五、临症提要

(1)传染性心内膜炎属于心血管疾病中重症,因此,治疗常常需要采取中西医结合的方法,特别强调合理正确地使用抗生素。

(2)本病的辨证论治以卫气营血为纲领,辨证论治首先要分清病位所在;其次治疗中要重点使用清热解毒的方法。

(3)本病热毒灼盛,容易损伤阴血,导致血脉瘀阻,治疗可以加用凉血散血方法。

(4)本病后期,往往出现气阴两伤的临床表现,故须注意予以益气养阴。

(5)在治疗感染性心内膜炎过程中要注意其基础心脏病存在情况,有针对性地予以治疗处理。

(张克江)

第四章

消化科疾病的辨证施治

第一节 吐 酸

一、概念

吐酸是指胃中酸水上泛,随即吐出的病证,历代尚有"醋心""噫醋"之称。本病主要涵盖了西医学中的食管、胃、十二指肠以吐酸为主要临床表现的疾病,如胃食管反流病、急性胃炎、慢性胃炎、功能性消化不良、胃及十二指肠球部溃疡等疾病。

二、病因病机

吐酸的病因主要与饮食、情志有关。"肝失疏泄、胃失和降、胃气上逆,酸水泛溢"是本病主要病机。

(一)病因

1.外感风寒

寒邪犯胃,胃阳被遏,湿浊内停,郁而化热为酸。

2.情志因素

郁怒伤肝,肝木疏泄失常,气机阻滞,横逆犯胃,肝郁化热;或思虑过度,损伤脾胃,脾阳不足,痰浊内聚,酿而成酸。

3.内伤饮食

饮食不洁,或过食肥甘厚味醇酒煎炸食物,损伤脾胃,食不消化,湿热内生;或过食生冷,中阳受伤,致胸膈痞塞,胃气不和而致本症。

4.脾胃虚弱

先天不足或劳倦内伤,脾胃受损,中焦失运,谷不消化,酿而为酸。

(二)病机

1.病位在脾胃,与肝胆关系密切

《灵枢·四时气》云:"邪在胆,逆在胃。"张景岳在《景岳全书·吞酸》曰:"腹满少食,吐涎呕恶,吞酸嗳气,谵语多思者,病在脾胃。"刘完素在《素问玄机原病式·六气为病·吐酸》中言:"酸者,肝木之味也。由火盛制金,不能平木,则肝木自甚,故为酸也。"《四明心传》云:"凡为吞酸,尽属肝木,曲直作酸也。"明代秦景明在《症因脉治·外感吐酸水·内伤吐酸水》论及呕吐酸水云:"呕吐酸水之因,恼怒忧郁,伤肝胆之气,木能生火,乘克脾胃则饮食不能消化遂成酸水浸淫之患矣"。

2.肝气郁结,横逆犯胃,胃失和降是本病病机的关键

《症因脉治》认为:"呕吐酸水之因,平时郁结,水饮不化,外被风寒所束,上升之气,郁而成积,积之既久,湿能生热,湿盛木荣,肝气太盛,遂成木火之化,因吞酸、吐酸之症作矣",而"恼怒忧郁,伤肝胆之气,木能生火,乘胃克脾,则饮食不能消化,停积于胃,遂成酸水浸淫之患矣"。

3.郁热与痰阻是本病的重要病理因素

《素问·至真要大论》指出:"诸呕吐酸,暴注下迫,皆属于热""少阳之胜,热客于胃,烦心心痛,目赤欲呕,呕酸善饥"。《医宗金鉴》云:"干呕吐酸苦,胃中热也。"《诸病源候论·噫醋候》认为"噫醋"是"上焦有停痰,脾胃有宿冷,故不能消谷,谷不消则胀满而气逆,所以好噫而吞酸,气息醋臭"。明代龚信在《古今医鉴·梅核气》中将其病机描述为:"始因喜怒太过,积热蕴隆,乃成厉痰郁结,致斯疾耳"。

三、诊断与病证鉴别

(一)诊断依据

(1)吐酸以酸水由胃中上泛,从口吐出为主要诊断依据。

(2)常伴有胃痛,嗳气,腹胀,嘈杂易饥等上消化道症状。

(3)多有反复发作病史,发病前多有明显的诱因,如外感风寒、饮食不当,情志不畅等。

(4)胃镜、上消化道钡餐等理化检查有明确的胃、十二指肠疾病,并排除其他引起吐酸的疾病。

(二)辅助检查

电子胃镜、上消化道钡餐,可做急、慢性胃炎,胃十二指肠溃疡病,上消化道肿瘤等诊断;肝功能、淀粉酶化验和B超、CT、MRI等检查可与肝、胆、胰疾病作鉴别诊断。

(三)病证鉴别

1.吐酸与嘈杂

吐酸与嘈杂在病因病机上有许多相同之处,但临床表现不一致。吐酸是胃中不适,口吐酸水为主要临床表现的病证。嘈杂是胃中空虚,似饥非饥,似辣非辣,似痛非痛,胸膈懊恼,不可名状,或得食而暂止,或食已而复嘈为主要临床表现的病证。

2.吐酸与呕吐

吐酸与呕吐同属胃部疾病,吐酸即是呕吐酸水的临床表现,可属呕吐的范畴,但因其又有特殊的表现和病机,因此又当与呕吐相区别。呕吐是胃失和降,气逆于上,胃中之物从口吐出的病证,以有物有声为特征,病机为邪气干扰,胃虚失和所致。吐酸多由肝气郁结,胃气不和而发,属于热者,多由肝郁化热而致;属于寒者,可由寒邪犯胃,或素体脾胃虚寒而成;饮食停滞者嗳腐吞酸,是由食伤脾胃之故。

四、治疗

(一)辨证思路

本病多由肝气郁结,胃气不和而发,其中有偏寒、偏热之差异。属于热者,多由肝郁化热而

致;属于寒者,可由寒邪犯胃,或素体脾胃虚寒而成;饮食停滞之泛酸嗳腐者,是由食伤脾胃之故。临床首当辨寒热,次辨病在肝在胃,再辨是否兼夹食滞或痰湿。

(二)治疗原则

吐酸的临床治疗,常以调肝为其根本,但必须根据寒热证型,或泄肝和胃,辛开苦降,或温中散寒,和胃制酸,夹食加消导和中,兼痰配化痰祛湿,并可适当加入海螵蛸、煅瓦楞子等制酸药。病位均不离脾、胃、肝三者,基本病机在于中焦升降失常,胃气上逆而致病。正是基于这种认识,"疏肝理气,和胃降逆"乃治疗本病的基本原则。

(三)辨证论治

1.肝胃郁热证

症状:吐酸时作,胃脘灼热,口苦而臭,心烦易怒,两胁胀闷,舌红,脉弦数。

病机分析:肝郁化火,横逆犯胃,胃失和降,浊气上泛,故见吐酸时作;肝脉布胁肋,故两胁胀闷;肝火上炎则口苦、心烦易怒;胃火炽盛则口臭、胃脘灼热;舌红苔黄,脉象弦数乃肝胃火郁的征象。

治法:疏肝泄热,降逆和胃。

代表方药:逍遥散合左金丸。前方疏肝解郁,健脾和营适用于肝气不疏者;后方清泻肝火,降逆止呕适用于肝火犯胃者。方中柴胡疏肝解郁;当归、白芍养血柔肝;白术、茯苓健脾去湿;生姜、炙甘草温中益气;薄荷少许,助柴胡疏肝清热;黄连清肝火,泻胃热;吴茱萸疏肝解郁,和胃降逆。

随症加减:热甚者,可加黄芩、焦栀子;泛酸甚者,加煅瓦楞、海螵蛸;大便秘结者,加虎杖、全瓜蒌;不寐者,加珍珠母、夏枯草。

2.脾胃虚寒证

症状:吐酸时作,兼吐清水,口淡喜暖,脘闷食少,少气懒言,肢倦不温,大便时溏,舌淡苔白,脉沉弱或迟缓。

病机分析:脾胃虚寒,胃气不和,浊阴上逆故见吐酸时作、兼吐清水;脾阳不足,运化失健,则脘闷食少;脾胃气虚,纳运乏力,则少气懒言;阳虚阴盛,寒从中生,故口淡喜暖,肢倦不温;阴寒之气内盛,水湿不化,见大便溏泄。

治法:温中散寒,和胃制酸。

代表方药:吴茱萸汤合香砂六君子汤。前方温中补虚,降逆止呕适用于肝胃虚寒,浊阴上逆者;后方益气健脾,行气化痰适用于脾胃气虚,痰阻气滞者。方中人参致冲和之气,白术培中宫,茯苓清治节,甘草调五脏,陈皮以利肺金之逆气,半夏以疏脾土之湿气,木香以行三焦之滞气,砂仁以通脾肾之元气,吴茱萸温胃暖肝、和胃降逆,生姜温胃散寒、降逆止呕。

随症加减:胃气上逆者加旋覆花、代赭石;嗳气频繁者,加白蔻、佛手;若病久及肾,肾阳不足,腰膝酸软,肢冷汗出,可加附子、肉桂温补脾肾。

3.湿阻脾胃证

症状:吐酸时作,喜唾涎沫,时时欲吐,胸脘痞闷,嗳气则舒,不思饮食,舌淡红,苔白滑,脉弦细或濡滑。

病机分析:湿浊中阻,脾胃不和,升降失常,胃气上逆,故吐酸时作、时时欲吐;湿阻气滞,则胸脘痞闷、嗳气则舒;湿邪伤脾,脾运失健,则不思饮食;津液布散失常则喜唾涎沫;舌淡红,苔白滑,脉弦细或濡滑为脾虚湿滞的征象。

治法:化湿和胃,理气解郁。

代表方药:藿香正气散。方中藿香和中止呕;半夏曲、陈皮理气燥湿,和胃降逆以止呕;白术、茯苓健脾运湿;大腹皮、厚朴行气化湿;紫苏、白芷醒脾宽中,行气止呕;桔梗宣肺利膈,又助化湿;生姜、甘草、大枣,调和脾胃。

随症加减:湿浊留恋,苔腻不化者,可加苍术、佩兰化湿醒脾;湿郁化热,舌苔黄腻者,可加黄连、黄芩清热化湿;大便稀溏者,加山药、扁豆健脾止泻。

4.食滞胃腑证

症状:胃脘饱胀,嗳腐吞酸,甚至呕恶,宿食上泛,纳谷乏味或不思饮食,舌苔黄腻,脉滑实。

病机分析:暴饮暴食,损伤脾胃,脾胃纳化失常,中焦气机受阻。食浊内阻则胃脘饱胀、纳谷乏味或不思饮食;胃失和降,胃气上逆,胃中腐败谷物上泛,故嗳腐吞酸、甚至呕恶,宿食上泛;舌苔黄腻,脉滑实是食滞内停的征象。

治法:宽中行滞,健脾助消。

代表方药:保和丸。方中山楂消油腻肉积;神曲消酒食陈腐之积;莱菔子消面食痰浊之积;陈皮、半夏、茯苓理气和胃,燥湿化痰;连翘散结清热。诸药合用,有消食导滞、理气和胃之功。

随症加减:若积滞化热,腹胀便秘,可用小承气汤通腑泄热;胃中积热上冲,可用竹茹汤清胃降逆;若饮食停滞兼有脾胃虚弱者,可用枳术丸消食健脾;若饮食停滞兼有湿热内阻者,可用枳实导滞丸消积导滞,清利湿热。

(四)其他疗法

1.单方验方

(1)煅牡蛎、煅鸡蛋壳,研末口服,每次 4.5 g,每天 3 次,治胃酸过多。

(2)海螵蛸 120 g,砂仁 30 g,共研末,每次 3 g,每天 2 次,开水送服,治胃寒、吐酸。

(3)吴茱萸 9 g(开水泡去苦水),生姜 3 g,水煎服,治恶心吐酸。

2.常用中成药

(1)胃苏冲剂,每次 1 包,每天 3 次,口服。

(2)健胃愈疡片,每次 4 粒,每天 3 次,口服。

(3)舒肝片,每次 4 粒,每天 2 次,口服。

(4)温胃舒胶囊,每次 3 粒,每天 2 次,口服。

3.针灸疗法

针刺中脘、内关、足三里。热证加刺阳陵泉,用泻法;寒证用补法,并加艾灸。

五、临证提要

(一)辨寒热

本病属肝失条达,横逆犯胃,致胃气上逆为患,临床应首辨寒热。如《素问·至真要大论》云:"诸呕吐酸,暴注下迫,皆属于热。"明代《医灯续焰·吞酸吐酸》云:"吞酸与吐酸,是皆形寒胃冷……故统宜温中散寒,令郁滞开而病自愈矣。"提出以温中散寒为主治疗该病。《证治汇补·吐酸》云:"初因标寒,宜暂与辛温反佐以开发之;久成郁热,宜以寒凉清解,或分利之;结散热去,则气自通和,酸亦自已也。"指出本病应分阶段治疗。

(二)辨虚实

临床上应根据虚实的不同合理用药。如张璐在《张氏医通》言:"嘈杂与吐酸一类……肝木摇动中土,故中土扰扰不宁……盖土虚不禁木所摇,故治法必当补脾运痰,土厚载物,则风木自安,不必用伐肝之剂,六君子汤为专药,火盛作酸,加吴茱萸、川黄连。"提出以六君子汤补脾运痰为主治疗本病。俞根初《重订通俗伤寒论·清凉剂》载:"或吐黏涎,或呕酸汁,或吐苦水,或饥不欲食,食即胃满不舒,甚则胀痛,或嘈杂心烦。故以芩、连、橘、半,苦降辛通,调和肝胃为君;臣以竹茹、枳实,通络降气;佐以赤苓、碧玉,使胃中积聚之浊饮从小便而泄;使以姜、沥二汁,辛润涤痰,以复其调畅之性。此为清肝和胃,蠲痰泄饮之良方。"提到应用清肝和胃法治疗该病。

六、预防调护

(1)进食应细嚼慢咽,避免吃刺激性及促进胃液分泌的食物,如多纤维的芹菜、韭菜、黄豆芽、海带和浓缩果汁等。辣椒、芥末、烈性酒、咖喱、胡椒粉、蒜、薄荷等也不宜食用。此外,甜食、红薯在胃内易产酸,也要尽量少食。

(2)避免吃生冷及不易消化的食物。饭菜要软、烂、容易消化,以减轻胃的负担。

(3)减少脂肪摄入,脂肪可延缓胃排空,刺激胆囊收缩与分泌,降低食管括约肌压力,烹调以煮、炖、烩为主,不用油煎炸。

(4)日常膳食中应有足够的营养素,如蛋白质和易消化的食物。因为蛋白质能中和胃酸,有利于减少胃酸和修复病灶。

(陈茂刚)

第二节　吐　　血

一、概念

吐血是血从胃中经口吐出或呕出,血色多暗红,多夹有食物残渣,并常伴脘胁胀闷疼痛的病证。本病主要涵盖了西医学中的导致上消化道出血的疾病,其中以胃十二指肠溃疡出血及肝硬化所致的食管、胃底静脉曲张破裂最多见,其次亦见于食管炎、急性胃炎、慢性胃炎、胃黏膜脱垂症等疾病。因某些全身性疾病如血液病、尿毒症、应激性溃疡等引起的吐血等,也可以参考本节辨证论治。

二、病因病机

吐血主要属胃的病变。胃为水谷之海,乃多气多血之腑,若因饮食不节,劳倦内伤,或其他脏腑影响,均可使胃络损伤引起吐血。

(一)病因

1.饮食不节,热伤胃络

平素饮食不节,嗜食辛辣炙煿之品,致燥热蕴结于胃;或嗜食肥甘,饮酒过度,致湿热郁结于胃,燥热、湿热均可化火,灼伤胃络,血随胃气上逆而成吐血之症。若因暴饮暴食,使脾胃升降失司,运化失健,食滞内结,化火损伤阳络,亦可致吐血。

2.情志内伤,肝火犯胃

郁怒伤肝,或情志抑郁,肝气郁结,郁而化火,肝火犯胃,损伤胃络,迫血上行,或素有胃热,复因肝火扰动,气逆血奔而上逆以致吐血。

3.劳倦内伤,脾胃虚弱

劳倦过度,损伤脾胃,或久病脾虚,脾气虚弱,统血无权,血液外溢上逆而为吐血;或脾胃素虚,复因饮冷,致寒郁中宫,脾胃虚寒,不能摄血,血溢脉外而致吐血。

4.肝胃久病,胃络瘀阻

胃痛或肝病日久不愈致气滞血瘀,或久病入络,脉络瘀阻,血脉血络阻滞,血行不畅可致血不循经,外溢上逆而为吐血。

5.热病久病,阴虚火旺

热病之后或久病阴津耗伤,或气火内郁日久阴津耗伤,阴血不足,虚火内生,阴虚火旺,灼伤胃络,血溢上逆而为吐血。

总之,引起吐血之因,总由胃热、脾虚,火热灼伤胃络,或气虚血失统摄而妄溢于外。

(二)病机

1.发病

火热灼伤胃络所致之吐血,一般发病较急骤。而由久病入络,气滞血瘀或脾气虚弱,血不循经引起者则发病多较缓慢。

2.病位

主要在胃,与肝、脾关系密切。

3.病性

有实有虚。实者以火热、瘀阻为多,虚者以气虚、阴虚常见。

4.病势

吐血日久,无论何种证型均可致气血亏耗,甚而出现气随血脱之证。

5.病机转化

吐血以火热、脾虚、瘀阻为主要病机,新病吐血,一般以火热实证为多见。日久可耗阴伤气,而转化为阴虚火旺或气阴两虚的吐血,若出血量多,血失气伤,可致气亏血耗,甚则气随血脱之证。因火热、脾虚所致之吐血,血溢脉外,离经之血可停而为瘀,或久病入络,均可导致瘀阻胃络,从而出现虚实相因,虚实夹杂,吐血缠绵难愈的情况。

三、诊断与病证鉴别

(一)诊断依据

(1)发病较缓,吐血前多有恶心、胃脘不适、头晕等先兆症状。血从胃或食管而来,随呕吐而出,常夹有食物残渣等胃内容物,血多呈紫红、紫暗色,也可以呈鲜红色,大便常色黑如漆或呈暗红色。

(2)有胃痛、胁痛、黄疸、癥积等宿疾。

(3)脘腹有压痛,肠鸣音活跃。出血量多者心率增快,血压下降,面色苍白。

(二)辅助检查

实验室检查呕吐物、大便潜血试验、上消化道钡餐造影、纤维胃镜和B超检查等有助于明确诊断。

(三)病证鉴别

1.吐血与咯血

咯血的病位在肺与气道,而吐血的病位在胃与食管。咯血之血色鲜红,常伴泡沫痰液;吐血之血色紫暗,常混有食物残渣。咯血之前多伴有喉痒、胸闷之兆,血常随咳嗽而出;而吐血常伴胃脘不适、恶心等症状,血随呕吐而出。咯血的患者常有咳嗽、肺痨、喘证或心悸等旧疾;而呕血则往往有胃痛、胁痛、黄疸、癥胀等既往史。

2.吐血与鼻腔、口腔及咽喉出血

吐血经呕吐而出,血色紫暗,夹有食物残渣,常有胃病史。鼻腔、口腔及咽喉出血,血色鲜红,不夹食物残渣,在五官科做有关检查即可明确具体部位。

四、治疗

血得热则妄行,故吐血一证,初起大多由热迫血上行,虽有胃热和肝火之别,但两者均属实证。吐血量多或日久不愈者,每易由实证转为虚证,而出现中气虚弱、气虚血亏,以致脾肾两虚等虚损证候。亦有出血量多,正气已虚而热邪未清,或脉络瘀滞等虚实夹杂的证候。临床辨证时,应当详查证情,分清虚实,结合病情标本缓急。然后确立治则,进行治疗。

(一)辨证思路

1.辨有火无火

火盛破血妄行或火热灼伤胃络而致的吐血,一般多见心烦、面红、血色较红、脉数等症。有火者大多属实,或虚中夹实。无火者即气虚,多有中气虚弱或气血亏虚的症状。实证者一般多为初起,久病则多虚证。而有火者,当辨实火虚火,实火如热伤营血,胃火内炽,湿热伤胃,肝火犯胃等证;虚火引起的吐血,主要为阴虚火旺。

2.辨虚实

辨别吐血的虚实,主要是根据病程、临床证候及血色。新病吐血,大多属实;久病多虚。实者症见胃脘部疼痛,胀满不舒,出血量多,血色较红或紫暗,夹有血块,苔黄脉数;虚者症见脘痛绵绵或不痛,吐血色淡或紫暗不鲜,舌淡脉虚等。

(二)治疗原则

吐血一证,病情较急,尤其是出血多者,往往危及生命。所以根据证候的不同,审证求因,辨证施治,具有十分重要的意义。针对其主要病机,吐血的治疗以清火降逆、凉血止血、活血化瘀、益气摄血为主要治则。吐血初起,以热盛所致者为多,故当清火降逆,但应注意治胃治肝之别。吐血量多时,容易导致气随血脱,当急用益气固脱之法。气虚不摄者,则当大剂健脾益气,以复统摄之权。吐血之后及日久不止者,则需补养心脾,益气生血。

(三)辨证论治

1.胃热壅盛证

症状:脘腹胀满,甚则作痛,吐血色红或紫暗,或夹食物残渣,口臭便秘,舌红,苔黄腻,脉滑数。

病机分析:嗜食辛辣或炙煿之品,燥热蕴积于胃,热伤胃络,迫血上溢,而致吐血色红,若有瘀结则色紫暗;热结于胃,胃失和降,饮食不化,故脘腹胀闷,甚则作痛;胃热熏蒸则口臭、便秘;苔黄腻,脉滑数亦为胃热之征。

治法:清胃泻火,化瘀止血。

代表方药:泻心汤合十灰散加减。泻心汤清胃泻火。十灰散凉血止血,兼能化瘀。方中黄连、黄芩清热泻火;大黄泄热通腑,降火消瘀;大小蓟、侧柏叶、茜草根、白茅根清热凉血止血;牡丹皮、栀子清热凉血。诸药效专力宏,清降之中使胃火去而血络和,吐衄得止。

随症加减：如恶心呕吐，加代赭石、竹茹、旋覆花；胃痛者，加三七末、白及末；泛酸者，加乌贼骨；热伤胃阴者，加石斛、天花粉；积滞者症见嗳腐吞酸夹不消化食物，加山楂、神曲、莱菔子消食导滞，降气消痰；饮酒过多，积热动血者，可加葛黄丸以泻火止血。

2.肝火犯胃证

症状：吐血色红或带紫，口苦胁痛，寐少梦多，烦躁易怒，舌质红绛，脉象弦数。

病机分析：暴怒伤肝，肝火横逆犯胃，损伤阳络，则吐血色红或带紫；肝胆之火上逆，则口苦胁痛；肝火扰乱心神，则出现心烦易怒，多梦少寐；舌质红绛，脉弦数，为肝火上逆耗伤胃阴之象。

治法：泻肝清胃，凉血止血。

代表方药：龙胆泻肝汤加减。方中龙胆草泻肝经之实火，黄芩、栀子苦寒泻火止血，柴胡、甘草疏肝调中，木通、泽泻、车前草清利湿热，当归、生地黄滋阴养血，还可加白茅根、藕节、墨旱莲、茜草凉血止血。

随症加减：如吐血不止，兼见胸脘满闷，口渴不欲饮者为有瘀血，可合花蕊石散或加三七末调服以化瘀止血；吐酸者，合左金丸；嗳气频作者，加沉香；胁痛者，加郁金。

3.瘀阻胃络证

症状：胃脘疼痛，痛有定处而拒按，痛如针刺或刀割，吐血紫暗，舌质紫，脉涩。

病机分析：气滞日久或久病伤络，而致瘀血凝滞，瘀阻胃络故胃脘疼痛，痛有定处而拒按；瘀阻之处，脉络受伤，胃气失和，升降失司，血随胃气上逆则吐血紫暗；舌质紫，脉涩为血行不畅之征。

治法：活血化瘀，理气止痛。

代表方药：血府逐瘀汤加减。本方由四逆散与桃红四物汤加味而成，桃红四物汤活血祛瘀，四逆散疏肝解郁，配以桔梗开胸膈之气，牛膝引血下行，一升一降，使气机升降调和。可加茜草、小蓟或参三七以增强止血散瘀的功效。

随症加减：胃脘刺痛者，加延胡索、乳香、没药；兼寒者，加艾叶炭、炮姜炭；兼热者，加大黄、虎杖；兼气虚者，加党参、黄芪；兼血虚者，加当归、鸡血藤。

4.脾虚不摄证

症状：吐血缠绵不止，时轻时重，血色淡，或伴胃痛隐隐喜温喜按，神疲乏力，心悸气短，面色苍白，舌质淡，脉细弱。

病机分析：劳倦过度或饮食不节，饥饱失调，损伤脾胃，脾气虚弱，统摄无权，血无所主而妄行于外，故吐血缠绵不止，血色暗淡；中气虚弱，气血运行不畅，则胃脘隐痛，喜温喜按；气随血去，气血亏虚，心失所养则心悸气短；气虚血亏不能上荣于面，则面色苍白；舌质淡，脉细弱为气血双亏之象。

治法：健脾益气，摄血止血。

代表方药：归脾汤加味。方中参、苓、术、草健脾益气，黄芪、当归益气生血，龙眼肉、酸枣仁、远志补血养心，木香理气醒脾。加炮姜温阳止血，阿胶养血止血。

随症加减：偏于脾阳虚者，加炮姜、炮附子、灶心黄土，或用黄土汤加减；兼有肝郁者，加佛手、郁金、柴胡等。

5.阴虚火旺证

症状：胃痛隐隐，吐血量多、色红，面色潮红，盗汗，口渴引饮，烦躁不安，头晕心悸，耳鸣，少寐，大便黑或干黑，舌红少苔，脉细数。

病机分析:热病之后或因气郁化火,津液耗伤,以致胃失濡养,故胃痛隐隐;阴虚火旺,灼伤胃络则吐血色红;津少上承则口渴引饮;虚火扰动则潮热盗汗、耳鸣、少寐、烦躁不安;肠道失润则大便干燥;舌质红,脉细数为阴虚火旺之象。

治法:滋阴清热,凉血止血。

代表方药:玉女煎加味。方中石膏、知母清胃热;地黄滋肾阴;麦冬清热养阴;牛膝导热下行,助降上炎之火而止上溢之血。酌加牡丹皮、侧柏叶、茅根、墨旱莲、藕节、紫珠草以凉血止血。

随症加减:兼气虚者加党参,或合生脉散;阴虚甚者,加龟甲、玄参;潮热者,选加地骨皮、青蒿、鳖甲、白薇;盗汗者,加五味子、牡蛎、浮小麦等;烦躁难眠者,加酸枣仁、知母。

上述五种证候的吐血,若吐血量多,出现面色青白,心慌气短,汗出肢冷,舌质淡,脉细数无力等症,为气随血脱之重危证候。当急用独参汤益气固脱,或参附汤益气回阳固脱,并可加三七粉、云南白药、阿胶等止血。

(四)其他疗法

1.单方验方

(1)生地黄12 g,大黄粉3 g,水煎服。滋阴止血,可用于各种证候的轻症吐血。

(2)藕节、大蓟各15 g,水煎服。凉血止血,可用于各种证候的轻症吐血。

(3)白及、侧柏叶(或乌贼骨)各30 g共研细末,每天2次,每次3~6 g,用温开水调服。收敛止血,可用于各种证候的轻症吐血。

(4)白及粉,每次3~6 g,每天2~4次。收敛止血,可用于各种证候的轻症吐血。

(5)生地黄、地榆、白及各15 g,水煎服。收敛止血,可用于各种证候的轻症吐血。

2.常用中成药

(1)云南白药。

功用主治:化瘀止血,活血止痛。适用于瘀阻胃络所致的吐血及黑便。

用法用量:每次0.25~0.5 g,每天4次。

(2)紫地宁血散。

功用主治:清热凉血,收敛止血。适用于胃中积热所致吐血、便血。

用法用量:每次8 g,每天3~4次。

(3)胃血宁口服液。

功用主治:收敛止血。适用于各种原因导致的轻症吐血、便血。

用法用量:每次20 mL,每天2次。

(4)溃平宁颗粒。

功用主治:止血止痛,收敛生肌。适用于郁热所致的胃痛、吐血及黑便。

用法用量:每次4 g,每天3~4次。

(5)止血宝颗粒。

功用主治:凉血止血,祛瘀消肿。适用于郁热所致的咯血、吐血。

用法用量:每次1袋,每天2~3次。

3.针灸疗法

(1)体针:以取足阳明、足太阴经穴为主。

处方:足三里、公孙、膈俞、内关。

配穴:胃热者,加内庭;肝火者,加行间;久病体虚者,加关元、气海、隐白。

操作：足三里、公孙用补法；膈俞、内关用泻法。配穴按虚补实泻法操作。隐白可用灸法。

（2）耳针或耳穴贴压法：取耳穴心、肺、肾、神门、肝、脾、肾上腺及出血相应部位（如胃出血用胃区）。

（3）穴位注射：取血海、足三里穴，用卡巴克络（安络血）或血凝酶（立止血）做穴位注射。

4.外治疗法

（1）贴敷疗法：①生栀子15 g，生大黄15 g，陈米醋适量。生药研极细末，醋调成膏状，敷脐。每天1次，待脐发痒、吐血止时可去掉，2天为1个疗程。适用于胃热炽盛之吐血。②生地黄15 g，咸附子15 g。将药烘干，共研细末，过筛，用醋或盐水调成膏，敷双足涌泉穴。每天1次，3天为1个疗程。适用于肝火犯胃之吐血。

（2）推拿按摩疗法：①因热迫血行出血者，让患者取坐位，医者以双手拇指点按郄门，以清营凉血；施用提拿足三阴法，点按血海、内庭、上巨虚，以清阳明胃热，通腑下气，泻肠胃火，清营凉血止血，适合于胃热壅盛者。②肝火犯胃者，可让患者坐位，医者以双手拇指点按肝俞、膈俞，以调理肝经，调和气血；施用揉拿手三阴法，点按内关、大陵，以和胃宽胸、清营凉血；复取仰卧位，点按中脘，以和胃降逆；以双手拇指点按期门，以疏泄肝气，降逆；施用提足三阴法，点按太冲、行间，以泻肝经之热，共达泻肝清热、凉血止血之效。③气虚血溢者，可让患者取坐位，医者以双手拇指点按脾俞，以健脾。再取仰卧位，施用点鸠掐里法，加点中脘、气海，以扶助元气，培补中土，健脾和胃，培元补气，共达健脾益气、摄血止血；施用提足三阴法，提拿足三阳法，点按阴陵泉、公孙，以健脾和胃，补脾统血。

五、临证提要

（一）灵活运用血证治疗法则

中医治疗吐血病，唐容川提出的"止血、消瘀、宁血、补虚"的四大法则，确有其指导意义。这四大法则，既分阶段性，又有其统一性。治疗出血，止血当然为第一大法。出血期的止血法则可再辨证基础上灵活选用。清热止血法，药用仙鹤草、茜草根、侧柏叶、紫珠草、生地黄、玄参等；祛瘀止血法多选用三七、炒蒲黄、五灵脂、花蕊石；温中止血法用炮干姜、伏龙肝、艾叶等。而针对脉络损伤这一出血的主要病理结果，临床上常加用收敛止血药如白及、地榆，同时适当选择炭类药、收敛止血药。在出血期，其他三法可灵活运用，但需辨证准确，药物配伍得当。特别应该指出的是静止期的治疗非常重要，因此期治疗不当容易再度出血。静止期运用宁血大法首推清热地黄汤，在此基础上还应适当加用少量止血药物，也可根据出血后的虚证表现，适度选用益气补血药，初期可用太子参、西洋参益气养阴，何首乌、阿胶养血补血，避免在余热未清时过早运用峻补药物助火动血，这对防止再出血，平稳进入恢复期大有帮助。恢复期采用益气活血、益气补血等法以防复发。四法也可在出血时同时采用。在治血过程中不忘治气，以平肝泄胃为主，使肝气不逆，胃气顺畅。但在出血过程中选用理气药不宜过多，应避免用过于温燥的药物治疗血热妄行的出血，因温燥药易燥火动血；理气药宜选用枳壳、川楝子、延胡索、郁金为宜。

（二）出血诱因多，止血非上策

诱发出血的原因是多种多样的，诸凡影响气血运行的一切因素，都可以引起出血，而瘀血滞留，阻隔脉络，又是出血的病理实质。所以在治疗时，应当审证求因，针对引起出血的原因，使瘀血消散，气血调和，血证才能真正治愈。对于行气（活血）而止血的治疗方法，并非局限于单纯使用活血的药物，而是泛指消除一切引起气血运行不畅的法则，也就是广义的行血（活血）概念，如若血热壅结而致瘀血者,则用凉血活血剂,气虚血滞而致瘀血者,则用益气升阳剂等;针对病因,谨守病机,疏通气血,令其条达,使瘀血消散,经络疏浚,血归循经,并根据具体情况和需要,佐以凉血止血的药物以治其标,标本兼顾,则出血可止。另外,中医药在治疗吐血时,中药剂型方面应多样化,服药方法可1天多次,给药途径可同时采用多种,目的只有一个,就是尽快止血。

(三)治疗当以补脾健胃为主

虚证吐血的根本原因是脾胃虚弱,其脉象多见涩细而弱,右脉尤弱,脾为气血生化之源,又主统血,人体血液运行的正常生理是由脾胃气健维持的。若是脾胃气虚,血液传布失常,则就会发生血液停蓄,可由劳倦、饮食、情志等因素而致血液涌动,发生吐血。故治疗上应以补脾健胃为主,一则温补脾气可以使后天之本充足,全身脏腑得到温养,使龙雷之火不上越,达到预防吐血的作用;一则补脾健胃可以消除血液停蓄这个状态,从而使血液运行复常,不致在情志等因素引动下发生吐血;一则补脾健胃可以使饮食运化正常,气血生化有源,使机体及时补生新血,恢复健康。

(四)分清标本缓急,灵活施治

本病的主要病机为火热、脾虚及瘀阻,如出血量大可出现气随血脱之证;临证要重视标本变化,权衡标本轻重缓急;根据病情的矛盾变化,详析病机,明确病因,辨清病位,知常达变,灵活施治;急则治其标,予以止血为先,重视清热降气,待出血停止,以缓则治其本图之,灵活运用消瘀、宁血、补虚法则,防止再次出血至为重要。

六、预防调护

增强体质,避免情志刺激,调摄生活起居、饮食适宜,防止暴饮暴食,忌辛辣刺激之品及过量饮酒,是预防吐血发生和反复发作的重要方面。

在吐血发生时,应使患者情绪安定,卧床休息,并给予精神安慰,消除恐惧及忧虑。大吐血时宜禁食。血止后,给予流质和半流质饮食,并宜少吃多餐,以防伤络出血。饮食不宜过热,以免血热妄行,更使吐血不止。蔬菜、豆类等清淡而富有营养食物及藕、梨、橘子等水果,对防止出血和早日恢复健康有一定帮助。

(陈茂刚)

第三节 胰 腺 炎

胰腺炎可根据病程分为急性胰腺炎和慢性胰腺炎。

急性胰腺炎(acute pancreatitis,AP)是指多种病因引起的胰酶激活,继以胰腺局部炎症反应为主要特征,伴或不伴有其他器官功能改变的疾病。临床上以轻症急性胰腺炎(mild acute pancreatitis,MAP)多见,呈自限性,20%～30%患者为重症急性胰腺炎(severe acute pancreatitis,SAP),病情危重,尽管医疗水平不断提高,急性胰腺炎仍有5%～10%的病死率。本病的病因众多,我国50%以上为胆道疾病所致。

慢性胰腺炎(chronic pancreatitis,CP)以胰腺实质发生慢性持续性炎性损害、纤维化及可能导致的胰管扩张、胰管结石或钙化等不可逆性的形态改变为其特征,可引起顽固性疼痛和永久性内、外分泌功能丢失。我国慢性胰腺炎发患者数逐年上升,人群发病年龄在5~85岁之间,平均年龄(48.9±15.0)岁,高峰在60岁,男女性别比例为1.86:1。我国CP最常见病因是胆道系统疾病,其次为酒精,部分无明显病因者称为特发性胰腺炎。

本病轻症属"胃脘痛""腹痛""胁痛""呕吐"范畴,重症属"结胸""厥逆"范畴。

一、病因病机

本病与肝胆脾胃大肠关系密切,起因于暴饮暴食、恣啖膏粱厚味、贪凉饮冷,或暴怒伤肝,情志不畅,或虫蛔扰窜,皆可引致发病。前者可损伤脾胃,脾胃运化失司,内生湿浊,湿蕴生热,湿热可与食积结滞于肠腑而形成腑实证;热邪与水饮相结可形成结胸重证;湿热之邪熏蒸于肝胆,肝胆疏泄失利,胆汁外溢而形成黄疸;因于情志不遂,暴怒伤肝,肝气横逆克伐脾土,致中焦气机升降失司,引起肝脾或肝胃气滞;气滞又可与湿热互结,影响肝胆脾胃的升降;气机不畅,久则血行不利,形成气滞血瘀;虫蛔上扰,阻滞胰管,使胰腺所泌之津汁排泄受阻等等,皆可变生诸症。若热毒深重,热瘀互结,蕴结不散,可致血败肉腐,形成痈脓;严重者邪热伤正耗津,正不胜邪,可由内闭而致外脱,或内陷致厥。

综上所述,诸病邪所导致的气机不畅,邪热积滞壅结,气机升降失司,气血郁闭,不通则痛,是为本病病机之中心环节。在轻症,表现为湿热壅阻,气机不畅,肠腑壅滞;重证则表现为血瘀痹阻,水热结胸。

二、诊断

(一)临床表现

1.急性胰腺炎

(1)症状:①腹痛:腹痛是AP的主要症状,多呈突然发作,常于饱餐和饮酒后发生。疼痛性质可为钝痛、绞痛、钻痛或刀割样痛,位于上腹部,常向背部放射,疼痛在弯腰或起坐前倾时可减轻,病情轻者腹痛3~5天即缓解。少数患者可能无腹痛,突然休克或者昏迷,甚至猝死,往往是SAP终末期表现,多见于老年人或者体弱患者。②恶心、呕吐:90%患者起病即有恶心、呕吐,呕吐可频繁发作,或持续数小时,呕吐物可为胃内容物、胆汁或者咖啡渣样液体,呕吐的程度与疾病的严重程度一致,呕吐后腹痛常不能缓解。③发热:发热常源于急性炎症、坏死胰腺组织继发感染或继发真菌感染。发热伴黄疸者多见于胆源性胰腺炎。MAP仅有轻度发热,一般持续3~5天,SAP发热较高,且持续不退,呈弛张高热。④黄疸:一般在病初24小时内不出现黄疸,起病后第2~3天内由于胰头炎症水肿压迫胆总管可出现一过性梗阻性黄疸,多在几日内消退。如黄疸持续不退或加深,应怀疑合并胆总管结石。发病第2周出现黄疸,应考虑由胰腺炎并发胰腺脓肿或假性囊肿压迫胆总管所致。少数患者后期可因并发肝细胞损害而引起肝细胞性黄疸。⑤腹胀:多数患者伴有腹胀,且腹胀程度与疾病严重程度呈正相关。大部分患者3~5天内无排气排便,随病情好转,肠蠕动逐渐恢复。重症患者通常腹胀明显,或并发麻痹性肠梗阻。若腹胀症状不缓解,则可诱发肠源性感染和肠屏障功能衰竭。

(2)全身并发症:①心动过速和低血压或休克,肺不张、胸腔积液和呼吸衰竭;有研究表明胸腔积液的出现与AP严重度密切相关并提示预后不良;少尿和急性肾衰竭;耳鸣、复视、谵妄、语言障碍及肢体僵硬,昏迷等胰性脑病表现,可发生于起病后早期,也可发生于疾病恢复期。②休克主要是有效循环血容量不足,常见于:血液和血浆大量渗出;频繁呕吐丢失体液和电解质;血中缓激肽增多,引起血管扩张和血管通透性增加;并发消化道出血。

(3)体征:①轻型患者腹部体征较少,上腹有中度压痛,往往与主诉腹痛程度不相称,无腹肌紧张与反跳痛,均有不同程度腹胀。②重症者可出现腹膜刺激征,腹水,肋侧腹部皮肤呈灰紫色斑(Grey-Turner 征),脐周皮肤青紫(Cullen 征)。常有低钙血症,部分可出现手足搐搦。少数患者因脾静脉栓塞出现门静脉高压,脾脏肿大。罕见横结肠坏死。腹部因液体积聚或假性囊肿形成可触及肿块。③少见体征还有皮下脂肪坏死小结、下肢血栓性静脉炎、多发性关节炎等。

2.慢性胰腺炎

轻度 CP 无明显特异性临床表现。中、重度 CP 临床表现包括:

(1)腹痛、腹胀、黄疸等:腹痛是 CP 的主要临床症状,初为间歇性,后转为持续性,多位于上腹部,可放射至背部或两肋。腹痛常因饮酒、饱食、高脂肪餐或劳累而诱发。前倾坐位、侧卧屈膝时疼痛可减轻,平卧位加重,被称为胰性疼痛体位(pancreatitis posture)。

(2)吸收不良综合征:轻症患者仅有餐后上腹部饱胀、嗳气、不耐受油腻食物等症状。胰脂肪酶分泌量下降至正常的 10% 以下发生脂肪泻(steatorrhea),表现为排便次数增多,可达10 次/天,泡沫样,有恶臭。严重者伴有脂溶性维生素 A、维生素 D、维生素 E、维生素 K 缺乏而造成夜盲症、皮肤粗糙和出血倾向等。

(3)体征:可有轻度压痛。当并发巨大假性囊肿时可扪及包块,少数可闻及血管杂音。当胰头显著纤维化或假性囊肿压迫胆总管下段,可出现黄疸。由于消化吸收功能障碍导致消瘦,亦可出现并发症有关的体征。

(4)并发症:糖尿病、胰腺假性囊肿、腹水、胰瘘、消化道梗阻及胰源性门脉高压症等。

(二)实验室检查

1.急性胰腺炎

(1)血清酶学检查:病后 6～12 小时开始升高,24 小时达高峰,正常值为＜90 U/L(Somogi单位),超过正常值 3 倍以上有诊断价值,但有时急性重症胰腺炎可正常或下降。血清淀粉酶活性高低与病情不呈相关性。患者是否开放饮食和病情程度的判断不能单纯依赖于血清淀粉酶是否降至正常,应综合判断。

血清淀粉酶持续增高要注意:病情反复、并发假性囊肿或脓肿、疑有结石或肿瘤、肾功能不全、巨淀粉酶血症等。要注意鉴别其他急腹症引起的血清淀粉酶增高。

(2)尿淀粉酶:血清淀粉酶主要自尿中排出体外,所以在肾功能正常的情况下,当血清淀粉酶升高时,尿淀粉酶的浓度也增加,只是升高的时间较血淀粉酶为迟,通常在病后 12～24 小时开始升高,持续时间长,有时可达 1～2 周,正常值＜450 U/L(Somogi 单位)。

(3)血清脂肪酶:起病后 24 小时内升高,持续时间较长(7～10 天),超过正常值 3 倍以上有诊断意义。当血清淀粉酶活性已经下降至正常,或其他原因引起血清淀粉酶活性增高,血清脂肪酶活性测定有互补作用。血清脂肪酶活性与疾病严重度不呈正相关。

(4)淀粉酶与肌酐清除比值测定:可提高对急性胰腺炎的特异性诊断。Cam/Ccr(%)＝(尿淀粉酶/血淀粉酶)×(血清肌酐/尿肌酐)×100。正常值＜5%,如＞5% 有价值,阳性率为 40%～60%。

(5)血清正铁血清蛋白:当腹腔有出血性疾病时,红细胞破坏释放出血红素,经过脂肪酸和弹力蛋白酶作用,转变为正铁血红素,后者与清蛋白结合形成正铁血清蛋白。在重症胰腺炎时常为阳性,有助于早期判断急性胰腺炎的预后。

（6）血清标志物：推荐使用 C 反应蛋白（CRP），发病 72 小时后 CRP＞150 mg/L 提示胰腺组织坏死。动态测定血清白细胞介素-6 水平增高提示预后不良。

（7）其他检查：包括血象、血钙、血糖、血脂检查等。

2.慢性胰腺炎

（1）血清酶学检查：急性发作期可见血清淀粉酶升高，如合并胸、腹水，其胸、腹水中的淀粉酶含量往往明显升高。

（2）胰腺内分泌功能测定：血糖测定及糖耐量试验可反映胰腺内分泌功能。

（3）胰腺外分泌功能试验：仅在中、重度 CP 才有变化，因而临床价值有限，仅有胰腺外分泌功能改变，不能诊断为 CP。

（4）CP 也可出现血清 CA199 增高，但升高幅度一般较小，如明显升高，应警惕合并胰腺癌的可能。

（5）其他检查：大便糜蛋白的酶测定、维生素 B_{12} 吸收试验或 ^{14}C-油酸甘油呼气试验，对慢性胰腺功能不全的诊断有一定意义，但其敏感性和特异性，有待进一步证实。

（6）病理变化：早期可见散在的灶状脂肪坏死，小叶及导管周围纤维化，胰管分支内有蛋白栓及结石形成。在进展期，胰管可有狭窄、扩张改变，主胰管内可见嗜酸性蛋白栓和结石。导管上皮萎缩、化生乃至消失，并可见大小不等的囊肿形成，甚至出现小脓肿。随着纤维化的发展，可累及小叶周围并将实质小叶分割成不规则结节状，而被纤维组织包裹的胰岛体积和数量甚至会有所增加，偶尔会见到残留导管细胞芽生所形成的类似于胚胎发生时的胰岛细胞样组织，类似于肝硬化时假小叶的形成。晚期，病变累及胰腺内分泌组织，导致大部内分泌细胞减少，少数细胞如 A 细胞和 PP 细胞相对增生，随着病变的进一步发展，多数胰岛消失，少数病例胰岛细胞显著增生，呈条索状和丛状。

胰腺标本的获取：手术活检是最理想的标本，但通常难以获得；经超声（腹部、EUS）或 CT 引导下的穿刺活检是最常用的方法。

（三）影像学检查

1.急性胰腺炎

（1）腹部 B 超检查：在发病初期 24～48 小时行 B 超检查，可见胰腺弥漫性增大，光点增多，回声减弱。胰腺重度水肿时可呈无回声或散在回声，在其后部回声增强。腹部 B 超检查对胰腺肿大和假性囊肿、胰腺内外积液的诊断有帮助，同时有助于判断有无胆道疾病，但受 AP 时胃肠道积气的影响，对 AP 不能作出准确判断。

（2）腹部 CT 检查：推荐 CT 扫描作为诊断 AP 的标准影像学方法。CT 平扫可表现为胰腺实质密度降低（即 CT 值降低），胰腺体积增大，胰腺周围浸润，而增强 CT 扫描可清楚的显示胰腺坏死区域的存在及坏死的范围、程度。动态增强 CT 检查对判断病情、指导治疗有重要价值。Balthazar CT 分级评分系统常用于评估病情严重程度。必要时行增强 CT 或动态增强 CT 检查。A～C 级：临床上为 MAP；D～E 级：临床上为 SAP。

2.慢性胰腺炎

（1）腹部 X 线片：腹部平片显示胰腺部位有弥漫性斑点状钙化，高度提示慢性胰腺炎。虽然腹部平片的敏感性仅为 30％～40％，但可作为诊断慢性胰腺炎的首选检查。

（2）腹部 B 超：根据胰腺形态与回声及胰管变化可作为 CP 的初筛检查，但诊断的敏感性不高。胰腺实质见点状、线状回声增强、囊肿、胰腺轮廓不规则；主胰管扩张及不规则、管壁回声增强、结石或钙化灶、分支胰管扩张。

（3）超声内镜（EUS）：对 CP 的诊断优于腹部 B 超，诊断敏感性达 80％。声像图表现主要有胰腺体积增大或缩小、轮廓模糊不规则、实质回声增强、不均质、可有钙化灶，胰管扩张或粗细不匀、内可有结石，部分可探及假性囊肿或胆总管扩张。内镜超声除显示影像学特征外，同时可以进行胰腺活检和收集胰液做功能性检查。

（4）CT/MRI 检查：CT 显示胰腺增大或缩小、轮廓不规则、胰腺钙化、胰管不规则扩张或胰周胰腺假性囊肿等改变。对中、晚期诊断的准确性较高，早期、胰腺病理改变轻微的慢性胰腺炎，CT 的诊断作用受到限制。MRI 对 CP 的诊断价值与 CT 相似，但对钙化和结石逊于 CT。

慢性胰腺炎的 CT 分级：①可疑（至少满足 1 项）：体部胰管轻度扩张（2～4 cm）；胰腺肿大≤2 倍。②轻度—中度（至少满足 1 项）：胰管扩张；胰管不规则；囊腔＜10 cm；胰腺实质密度不均匀；管壁密度增强；胰头、体轮廓不规则；胰腺实质灶状坏死。③重度（轻度—中度＋1 项）：囊腔＞10 cm；胰管内充填缺损；结石或钙化影；胰管狭窄、阻塞；分支胰管重度扩张、不规则；邻近器官受侵犯。

（5）胰胆管影像学检查：这是诊断 CP 的重要依据。轻度 CP 表现为胰管侧支扩张/阻塞（不超过 3 个），主胰管正常。中度 CP 表现为主胰管狭窄及扩张。重度 CP 表现为主胰管阻塞、狭窄、钙化，有假性囊肿形成。

胰胆管影像检查主要方法有内镜逆行胰胆管造影术（ERCP）和磁共振胰胆管成像术（MRCP）。①ERCP 除晚期可以发现的胰管扭曲、狭窄、结石和囊肿外，ERCP 的最大优势是可以发现早、中期和轻型病变的胰腺主胰管或分支出现的扩张和不规则改变。但对一些无胰管改变或变化轻微的患者，其诊断价值则受限。②MRCP 可以诊断明显的胰管扩张、假性囊肿等改变，但小胰管的改变和结石则较难反映。

（6）胰管内镜：可以直接观察胰管内病变，如狭窄、阻塞等，同时能进行酒精、细胞刷和一夜收集，对不明原因的胰腺病变有鉴别诊断价值。慢性胰腺炎的胰腺导管内壁充血水肿、扩张或瘢痕性狭窄，50％患者可见蛋白栓，10％患者可见结石，可以鉴别早期胰腺癌。但目前胰管内镜不能调节方向，尚不能完整观察管腔。

（四）诊断建议和诊断标准

1.急性胰腺炎诊断建议

（1）持续性中上腹痛、血清淀粉酶增高、影像学改变，排除其他疾病，可以诊断本病。

（2）临床上不再应用"中度 AP"，或"重症 AP 倾向"。

（3）临床上应注意一部分 AP 患者从 MAP 转化为 SAP 可能。因此，必须对病情作动态观察。除 Ranson 指标（表 4-1）、APACHE-Ⅱ指标外，其他有价值的判别指标有：体重指数超过 28 kg/m² 胸膜渗出，尤其是双侧胸腔积液；72 小时后 CRP＞150 mg/L，并持续增高等均为临床上有价值的严重度评估指标。

表 4-1　Ranson 评分标准

入院 24 小时内	48 小时内
年龄＞55 岁	HCT 下降＞10％
WBC＞16×10^9/L	BUN 增加＞1.8 mmol/L

续表

入院 24 小时内	48 小时内
血糖>11.2 mmol/L	血 Ca^{2+}<2 mmol/L
血 LDH>350 U/L	PaO_2<8.0 kPa(60 mmHg)
血清 ALT>120 U/L	碱缺失>4 mmol/L
体温>39 ℃	体液丢失>6000 mL

(4)急性胰腺炎的诊断需要如下 3 条特征中的 2 条:①急性上腹痛伴有腹部压痛或腹膜刺激征。②血清淀粉酶和(或)脂肪酶≥正常值上限 3 倍。③CT 扫描显示胰腺炎特征性表现。

临床分为轻症急性胰腺炎及重症急性胰腺炎。

轻症急性胰腺炎(MAP):具备急性胰腺炎的临床表现和生化改变,而无器官功能障碍或局部并发症,对液体补充治疗反应良好。Ranson 评分<3,或 CT 分级为 A、B、C。

重症急性胰腺炎(SAP):具备急性胰腺炎的临床表现和生化改变,且具备下列之一者:局部并发症(胰腺坏死,假性囊肿,胰腺脓肿);器官衰竭;Ranson 评分≥3;CT 分级为 D、E。

2.慢性胰腺炎

(1)诊断标准:在排除胰腺癌的基础上,建议将下述 4 项作为 CP 的主要诊断依据:①典型的临床表现(腹痛、胰腺外分泌功能不全症状):腹部疼痛或用其他疾病不能解释的上腹疼痛、伴有血清胰酶或粪便弹力蛋白酶水平升高的患者,有消化不良的症状并可能伴有体重减轻、服用消化酶可以改善或伴有消化不良的糖尿病患者。②病理学检查:显示慢性胰腺炎特征性改变。③两种以上影像学检查显示慢性胰腺炎特征性形态改变。④实验室检查有胰腺外分泌功能不全依据。

第 1 项为诊断所必须,第 2 项阳性可确诊,①+③可基本确诊,①+④为疑似患者。

(2)慢性胰腺炎的分类:见表 4-2。

表 4-2　慢性胰腺炎分类

类型	致病因素
慢性钙化性胰腺炎	酒精性、遗传性、高脂血症性、高钙血症性、特发性、药物性等
慢性阻塞性胰腺炎	狭窄性十二指肠乳头炎、胰腺分裂异常、损伤
慢性炎症性胰腺炎	血管性、糖尿病性
自身免疫性胰腺炎	硬化性胆管炎、原发性胆汁性肝硬化、干燥综合征等

说明:自身免疫性胰腺炎的病理改变除胰腺纤维化和淋巴细胞、浆细胞浸润外,常见胰腺实质纤维性增生和导管上皮增生,而罕见胰管结石和胰管扩张及钙化,故很难划入马赛-罗马分类中的任何一类,故单列为一类。慢性炎症性胰腺炎为一种罕见和定义不明确的类型,特征是胰腺实质减少和单核细胞浸润。在马赛-罗马分类中虽定为一类,但赋予内涵和可能的致病因素均较为模糊。实际上,这一类型从 CT 等影像学上很难与胰腺癌分开,临床见到通常与糖尿病和血管因素有关,但 CA19-9 通常不高。

(3)慢性胰腺炎分期:①临床前期:无临床症状,但已有影像学或组织学的改变。②进展期:以腹痛或反复急性发作为主要临床表现,胰腺导管出现异常,但大致形态改变轻微,无内外分泌功能降低或轻度降低,病程持续数年。③并发症期:上述症状加重,胰腺形态改变明显,胰腺导管明显异常,胰腺实质出现明显的纤维化或炎性增生性改变,并可能出现潴留性囊肿或假性囊肿、胆道梗阻、十二指肠梗阻、胰源性门静脉高压、胰性腹水等并发症,胰腺内、外分泌功能出现实验室异常如促胰液素阳性和糖耐量降低,但无临床症状。④终末期:疼痛频率及严重程度明显降低,或疼痛症状消失,胰腺内、外分泌功能出现明显异常,临床出现腹泻、脂肪泻、体重减轻和糖尿病。

(五)诊断流程

急性胰腺炎及慢性胰腺炎的诊断流程见图 4-1 和图 4-2。

1.急性胰腺炎诊断流程(图 4-1)

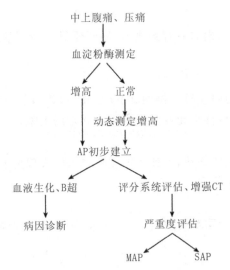

图 4-1　急性胰腺炎诊断流程

2.慢性胰腺炎诊断流程(图 4-2)

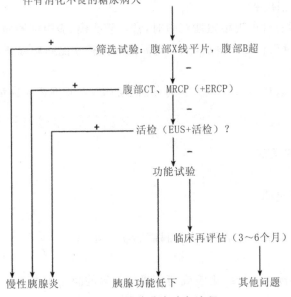

图 4-2　慢性胰腺炎诊断流程

133

三、鉴别诊断

(一)急性胰腺炎

1.消化性溃疡穿孔

本病表现为突发的上腹部疼痛,伴有急性腹膜炎的体征、肝浊音界消失,X线腹部平片可见膈下游离气体等。

2.急性胆道感染

本病患者多为右上腹疼痛,向右后背部放射,墨菲征阳性,淀粉酶升高多在三倍以内,B超检查可以明确。

3.急性肠梗阻

本病多有腹痛、腹胀、肛门停止排气排便、呕吐表现,可以有轻度的淀粉酶升高,X线腹部平片可见液平为确诊依据,少数急性坏死性胰腺炎可以并发肠梗阻。

4.急性心肌梗死

本病多以心前区疼痛为主要症状,少数下壁梗死也可以表现为上腹部疼痛,有特征性的心电图表现,心肌酶谱增高,为诊断依据。

5.急性肾绞痛

多以腰部疼痛为主证,向会阴部放射,伴排尿异常,尿常规见到隐血,B超及腹部平片可见结石影。

(二)慢性胰腺炎

1.急性复发性胰腺炎

急性胰腺炎在发作期血清淀粉酶显著增高,胰腺分泌功能试验多正常,腹部平片一般阴性,在缓解期后,不遗留组织学或胰腺功能上的改变,预后良好;急性复发性胰腺炎最终可发展为胰腺功能不全,预后较差。

2.乏特壶腹和其周围病变

慢性胰腺炎压迫胆总管出现梗阻性黄疸时,常与胰头癌、壶腹部肿瘤、总胆管结石等相混淆。逆行胰胆管造影、B超检查有助于鉴别,但有时需剖腹探查才能明确诊断。

3.消化性溃疡

慢性胰腺炎反复上腹痛与溃疡病的鉴别有赖于病史、胃肠钡透与胃镜检查等。

四、并发症

(一)急性胰腺炎并发症

1.急性液体积聚

发生于急性胰腺炎早期。

2.胰腺坏死

胰腺实质的弥漫性或局灶性坏死,伴有胰周脂肪坏死。

3.胰腺假囊肿

为急性胰腺炎后形成的有纤维组织或肉芽囊壁包裹的胰液积聚。

4.胰腺囊肿

发生于急性胰腺炎胰腺周围的包裹性积脓,含少量或不含胰腺坏死组织。

(二)慢性胰腺炎并发症

1.胰假性囊肿

此为慢性胰腺炎最常见的并发症,多发生于慢性酒精性胰腺炎,主要见于胰体部。发生机制可能为胰管破裂,胰液在胰间质内激活,引起胰周围区坏死;胰液泄入小网膜囊,引起局部间质细胞反应,构成一包囊性纤维化膜性壁。随着胰管压力升高,胰液泄漏增多,囊肿也不断增大。

2.胰性腹水

由于假性囊肿或胰管内胰液持续泄漏入腹腔所致。约60%的胰性腹水伴有假性囊肿。

3.胰瘘

手术或经皮引流假性囊肿、胰活检等,偶可并发胰外瘘。

五、中医证治枢要

急性胰腺炎应借助西医,尽早明确诊断。早中期正盛邪实,主要表现为气滞、腑实、湿热、血瘀诸证,晚期气血败乱,正虚邪陷,多需采用中西医结合治疗。

鉴于基本病机为"邪壅不通",故通下泻实为本病治疗的主要大法。

慢性胰腺炎重在调理脾胃,疏调气血。

六、辨证论治

(一)肝郁气滞化热

主症:突然发作脘腹疼痛,两胁胀满,或胁满窜痛,恶心呕吐,身热,口干苦,便秘。舌红苔薄黄,脉弦数。

治法:行气止痛,通腑泄浊。

处方:大柴胡汤加味。柴胡10 g,枳实10 g,白芍10～30 g,延胡索10 g,清半夏10 g,生大黄10～20 g,黄芩10～15 g,蒲公英30 g,炒莱菔子15～30 g。

阐述:此证多见于轻症水肿型胰腺炎,病理较单纯,无并发症。方取大柴胡汤和解疏肝通下,加莱菔子以助消积导滞理气,蒲公英加强清热解毒。如药后泻频,正气不支,可配合西医补液等支持疗法。多能使症情较快获得控制,一般于2～5天内可望恢复正常。

腹痛重加香附10 g、广木香10 g,同时针刺足三里、胆囊穴、阳陵泉,行泻法,留针30分钟;腹胀显著加大腹皮15～30 g、厚朴6～10 g;胁腹窜痛明显加川芎10 g、姜黄10～15 g;药后便下不畅加芒硝(冲兑)6～15 g;身热较显加金银花30 g,重用柴胡15～30 g。

(二)阳明腑实证

主症:脘腹胀满疼痛,发作剧烈,呈阵发性加剧,拒按,呕吐频作,大便秘结,小便短赤,身热烦躁。舌红苔黄燥,脉弦滑数。

治法:通里攻下,清热解毒。

处方:大承气汤、大柴胡汤加减。生大黄(后下)10～20 g,芒硝(分冲)10～20 g,枳实10～30 g,厚朴10 g,黄芩10～15 g,广木香10 g,法半夏10 g,白芍10～30 g,蒲公英10～30 g,延胡索10 g。

阐述:本证见于水肿型之重症或出血坏死型之较轻症,胃肠积热邪热与积滞互结,气滞不畅,肠腑闭塞不通,病情较重。此时正气亦旺,处理上要果断有力,若不能迅速控制病情进展,可酿成结胸甚至阳脱厥逆等险证。本期为中医药治疗所擅长,经"通下祛邪",多能迅速解除急症。故当务之急为通腑导滞,解除积滞,恢复胃肠肝胆的通降功能。经1～2剂药后泻下数次,往往可使痛随利减,毒随利去,热随利降,诸症得以迅速改善。如虑通下过度伤正,可加强西医支持疗法以密切配合。

如腹痛改善不著,可同时针刺足三里、阳陵泉、下巨墟,强刺激,得气后留针30分钟～2小时,或连按电麻仪以加强刺激。另可用延胡索注射液注射双侧胆囊穴与足三里,每穴注1 mL;腹胀甚加槟榔30 g,炒莱菔子20～30 g;呕甚加姜竹茹10 g,针刺足三里、内关穴;热甚加栀子10 g、金银花30 g、玄参15 g,并针刺大椎、曲池穴。

(三)肝胆湿热

主症:胁腹胀满疼痛,拒按,身热汗黏,目黄染,恶心呕吐,大便干结不畅,小便短赤。舌红苔黄腻,脉弦滑数。

治法:清利肝胆,通腑泄热。

处方:茵陈蒿汤、清胰汤加减。茵陈30 g,生大黄(后下)10 g,芒硝10～20 g(冲兑),木香10 g,柴胡10 g,黄芩10～15 g,胡黄连6 g,延胡索10 g,炒栀子10 g,木通6 g。

阐述:本证多为合并有胆道疾病,如胆石梗阻、胆道感染或胆道蛔虫继发梗阻感染。湿热内阻肝胆,气机不畅,肝胆疏泄不利,故见胁腹痛,身热黄染,呕恶便结尿赤苔黄腻等。方取茵陈蒿汤清利肝胆,清胰汤清热解毒、通腑泄浊,俾湿热毒邪自前后分消,药后可使热清湿去,较快稳定病情。

腹痛重加郁金;黄疸深加田基黄30 g、金钱草30～60 g、海金砂15 g布包;腹胀重加枳实15 g、厚朴10 g;尿短少赤涩不畅,加车前草30 g、赤小豆15～30 g;呕吐重加代赭石30 g、竹茹10 g、姜半夏10 g。或以姜汁滴舌或以生姜擦舌面,或加服玉枢丹1 g,二次分服;高热加银花24 g、青蒿15 g;蛔虫内扰,加使君子10 g、苦楝根皮15～30 g、乌梅10～15 g、槟榔30 g以驱虫安蛔。

(四)结胸坏死

主症:腹痛剧烈,波及全腹,手不可近,肚腹板硬,难以缓解,烦躁不安,便秘尿短少,身热起伏,时则形寒或寒战。舌绛红,苔黄腻燥干,脉滑数或沉涩。

治法:通腑攻下,清热解毒,理气活血。

处方:大陷胸汤、五味消毒饮。生大黄(后下)10～20 g,芒硝(冲兑)10～20 g,制甘遂末(入胶囊吞服)1～2 g,枳实15～30 g,厚朴10 g,金银花30 g,紫花地丁30 g,天葵12 g,牡丹皮各12 g,野菊花15 g,蒲公英15～30 g,丹参15～30 g,清开灵40～80 mL,溶入5%葡萄糖注射液500 mL静脉滴注1～2次/天。

阐述:本证相当于出血坏死型之重症,已出现腹膜炎及肠麻痹。此时病至极期,热邪内燔,与水饮血气互结于心下至大腹,诸邪壅积,若不能及时控制其发展,必然变证蜂起。仍须加强通腑导下,釜底抽薪,攻邪安正。方取大陷胸汤泄热散结,荡涤邪实,五味消毒饮解毒排毒,二丹凉血活血化瘀,加用枳朴取大承气之意以加强通降导滞之力。若药后得快利则止后服,以防过剂伤正。若便下仍不畅,可另以大承气汤(大剂)煎浓汁200 mL,灌肠以助通导,上通下行,多可使大肠畅通。静脉滴注清开灵以强化清热凉血解毒之功。在得以通泄后,部分患者临床症状可望很快减轻,然后视情况考虑改投益气养阴,健脾和胃,兼以清热散结、疏理气机、活血化瘀之品,以求根治。

若患者面色苍灰,表情淡漠,脉搏细数,四肢厥逆,或冷汗淋漓,血压下降,为合并中毒性休克,乃因大量毒素被吸收所致。此时气阴大亏,阳气欲脱,正不胜邪,亟宜以扶正为主治疗,可用增液承气汤加西洋参,同时静脉推注四逆注射液或参附注射液20~40 mL,以生脉注射液100~200 mL静脉滴注维持,并以西医药加强抗感染抗休克以及维持水与电解质、酸碱平衡等综合治疗。

腹痛剧烈,针刺足三里、内关、脾俞、中脘、阿是穴,深进针,强刺激,勿提插,有助于定痛消胀。必要时以阿托品1 mg+哌替啶20 mg双侧足三里穴位注射;腹胀甚针刺足三里、天枢、梁门;呕剧针三里、内关;呕吐腹胀显著,亦可加用大承气汤行保留灌肠,导下以调升降。

(五)中虚湿阻

主症:胃脘胀闷隐痛不适,恶心纳呆,便溏,在进食油腻时便溏加重,面色萎滞,神疲乏力,口干不饮,或现低热、舌淡红苔灰腻或白腻,脉缓。

治法:建中补虚,理气渗湿。

处方:参苓白术散。党参15~30 g,怀山药15~30 g,薏苡仁15~30 g,炒白术10 g,茯苓12~30 g,炒扁豆15 g,桔梗6~10 g,陈皮6~10 g,白蔻仁6 g。

阐述:本证乃急性期过后,部分患者气阴两伤,脾胃失和,或在慢性胰腺炎;由于腺体之分泌功能低下,中虚失运,湿浊内停,每现胃脘隐痛不适,脘胀饱闷,餐后为甚,纳食油腻则溏泄不化。此时唯有建补中气,强健运化职能,以待中气之来复。参苓白术散长于补益中气,健脾渗湿。

腹泻重加苍术6 g、升麻4 g以升清燥湿;腹胀明显少佐厚朴4~6 g;腹痛显入延胡索10 g;低热起伏乃余热未清,加柴胡10 g、胡黄连、白薇各10 g;腹中痞块,可加三棱6 g、鳖甲15 g、生牡蛎30 g、皂角刺15 g以化积软坚散结,同时于痞块外之肌肤上贴敷阿魏膏以助消散;食欲缺乏加五谷虫10 g、焦三仙各10 g。

七、饮食调护

本病的起因与饮食不慎关系极密切,经统计,约60%~80%的发病皆由暴饮暴食或嗜酒所引发。因此,不论曾经发病与否,均须切实注意饮食调摄。而对曾有过本病病史者,因胰腺内外分泌功能有所损伤,尤须注意。

一般来说,在急性发作期宜禁食1~2天,以后给予无脂流质,如米粥、浓米汤、藕粉、果汁、无脂菜汁等,在恢复期给予无脂半流,少吃多餐。病愈后饮食仍宜保持清淡,少吃刺激性食物,每餐不宜过饱,忌饮酒类,切实做到饮食有节。同时平常宜多吃一些富含纤维素的食物,有助于降低血中脂质,后者为胆石症的重要成因,胰腺炎因胆石症引起者几占一半。良好的饮食习惯有助于防止患胆石症,最终对降低胰腺炎发病率将大有裨益。

以下食疗方可供参考。

胰菜汤:猪胰1条、淡菜60 g。将猪胰洗净切条,洗净淡菜,以清水浸泡20分钟。先将淡菜放入瓦罐内加水适量煮开10分钟后,再入猪胰同煮至熟,调味服用,可以佐餐。猪胰性味甘平,和淡菜同用,以脏补脏,且有疏理气机的功用,可常食用。

（陈茂刚）

137

第四节 胃 痛

胃痛是指以胃脘部近心窝处疼痛为主要临床表现的一种病证。又称胃脘痛。

《黄帝内经》对本病的论述较多，如《灵枢·邪气脏腑病形》曰："胃病者，腹䐜胀，胃脘当心而痛。"最早记载了"胃脘痛"的病名；又《灵枢·厥病》云："厥心痛，腹胀胸满，心尤痛甚，胃心痛也。"所论"厥心痛"的内容，与本病有密切的关系。

《黄帝内经》还指出造成胃脘痛的原因有受寒、肝气不舒及内热等，《素问·举痛论》曰："寒气客于肠胃之间，膜原之下，血不得散，小络急引故痛。"《素问·六元正纪大论》曰："木郁之发，民病胃脘当心而痛。"《素问·气交变大论》曰："岁金不及，炎火通行，复则民病口疮，甚则心痛。"迨至汉代，张仲景在《金匮要略》中则将胃脘部称为心下、心中，将胃病分为痞证、胀证、满证与痛证，对后世很有启发。如"心中痞，诸逆心悬痛，桂枝生姜枳实汤主之""按之心下满痛者，此为实也，当下之，宜大柴胡汤"。书中所拟的方剂如大建中汤、大柴胡汤等，都是治疗胃脘痛的名方。《仁斋直指方》对胃痛的原因已经认识到"有寒，有热，有死血，有食积，有痰饮，有虫"等不同。《备急千金要方·心腹痛》在论述九痛丸功效时指出，其胃痛有虫心痛、疰心痛、风心痛、悸心痛、食心痛、饮心痛、寒心痛、热心痛、去来心痛九种。

对于胃脘痛的辨证论治，《景岳全书·心腹痛》分析极为详尽，对临床颇具指导意义，指出："痛有虚实……辨之之法，但当察其可按者为虚，拒按者为实；久痛者多虚，暴病者多实；得食稍可者为虚，胀满畏食者为实；痛徐而缓，莫得其处者多虚，痛剧而坚，一定不移者为实；痛在肠脏，中有物有滞者多实，痛在腔胁经络，不干中脏，而牵连腰背，无胀无滞者多虚。脉与证参，虚实自辨。"除此之外，还须辨其寒热及有形无形。《丹溪心法·心脾痛》在论述胃痛治法时指出"诸痛不可补气"的观点，对后世影响很大，而印之临床，这种提法尚欠全面，后世医家逐渐对其进行纠正和补充。

《证治汇补·胃脘痛》对胃痛的治疗提出"大率气食居多，不可骤用补剂，盖补之则气不通而痛愈甚。若曾服攻击之品，愈后复发，屡发屡攻，渐至脉来浮大而空者，又当培补"，值得借鉴。

古代文献中所述胃脘痛，在唐宋以前医籍多以"心痛"代之，宋代之后，医家对胃痛与心痛相混谈提出质疑，至金元《兰室秘藏》首立"胃脘痛"一门，明确区分了胃痛与心痛，至明清时期胃痛与心痛得以进一步区别开来。如《证治准绳·心痛胃脘痛》就指出："或问丹溪言心痛即胃脘痛然乎？曰：心与胃各一脏，其病形不同，因胃脘痛处在心下，故有当心而痛之名，岂胃脘痛即心痛者哉！"《医学正传·胃脘痛》亦云："古方九种心痛……详其所由，皆在胃脘，而实不在于心也。"

现代医学的急、慢性胃炎，消化性溃疡，胃神经症，胃癌等疾病，以及部分肝、胆、胰疾病，出现胃痛的临床表现时，可参考本节进行辨证论治。

一、病因病机

胃痛的发生，主要责之于外邪犯胃、饮食伤胃、情志不畅和先天脾胃虚弱等，致胃气郁滞，胃失和降，不通则痛。

(一)外邪犯胃

外邪之中以寒邪最易犯胃,夏暑之季,暑热、湿浊之邪也间有之。邪气客胃,胃气受伤,轻则气机壅滞,重则和降失司,而致胃脘作痛。寒主凝滞,多见绞痛;暑热急迫,常致灼痛;湿浊黏腻,常见闷痛。

(二)饮食伤胃

若纵恣口腹,过食肥甘,偏嗜烟酒,或饥饱失调,寒热不适,或用伤胃药物,均可伐伤胃气,气机升降失调而作胃痛。尤厚味及烟酒,皆湿热或燥热之性,易停于胃腑伤津耗液为先,久则损脾。

(三)情志不畅

情志不舒,伤肝损脾,亦致胃痛。如气郁恼怒则伤肝,肝失疏泄条达,横犯脾胃,而致肝胃不和或肝脾不和,气血阻滞则胃痛;忧思焦虑则伤脾,脾伤则运化失司,升降失常,气机不畅也致胃痛。

(四)脾胃虚弱

身体素虚,劳倦太过,久病不愈,可致脾胃不健,运化无权,升降转枢失利,气机阻滞,而致胃痛;或因胃病日久,阴津暗耗,胃失濡养,或伴中气下陷,气机失调;或因脾胃阳虚,阴寒内生,胃失温养,均可导致胃痛。

胃痛与胃、肝、脾关系最为密切。胃痛初发多属实证,病位主要在胃,间可及肝;病久常见虚证,其病位主要在脾;亦有虚实夹杂者,或脾胃同病,或肝脾同病。

胃痛病因虽有上述不同,病性尚有虚实寒热、在气在血之异,但其发病机制有其共性,即所谓"不通则痛"。胃为阳土,喜润恶燥,主受纳、腐熟水谷,以降为顺。胃气一伤,初则壅滞,继则上逆,此即气滞为病。其中首先是胃气的壅滞,无论外感、食积均可引发;其次是肝胃气滞,即肝气郁结,横逆犯胃所造成的气机阻滞。另外,气为血帅,气行则血行,气滞日久,必致血瘀,也即久患者络之意;"气有余便是火",气机不畅,可蕴久化热,火能灼伤阴津,或出血之后,血脉瘀阻而新血不生,致阴津亦虚,均可致胃痛加重,每每缠绵难愈。脾属阴土,喜燥恶湿,主运化,输布精微,以升为健,与胃互为表里,胃病延久,可内传于脾。脾气受伤,轻则中气不足,运化无权;继则中气下陷,升降失司;再则脾胃阳虚,阴寒内生,胃络失于温养。若胃痛失治误治,血络损伤,还可见吐血、便血等证。

二、诊断要点

(一)症状

胃脘部疼痛,常伴有食欲缺乏,痞闷或胀满,恶心呕吐,吞酸嘈杂等。发病常与情志不遂、饮食不节、劳累、受寒等因素有关。起病或急或缓,常有反复发作的病史。

(二)检查

上消化道 X 线钡餐造影、纤维胃镜及病理组织学检查等,有助诊断。

三、鉴别诊断

(一)胃痞

二者部位同在心下,但胃痞是指心下痞塞,胸膈满闷,触之无形,按之不痛的病证。胃痛以痛为主,胃痞以满为患,且病及胸膈,不难区别。

（二）真心痛

心居胸中，其痛常及心下，出现胃痛的表现，应高度警惕，防止与胃痛相混。典型真心痛为当胸而痛，其痛多刺痛、剧痛，且痛引肩背，常有气短、汗出等症，病情较急，如《灵枢·厥病》曰："真心痛，手足青至节，心痛甚，且发夕死，夕发旦死。"中老年人既往无胃痛病史，而突发胃脘部位疼痛者，当注意真心痛的发生。胃痛部位在胃脘，病势不急，多为隐痛、胀痛等，常有反复发作史。X线、胃镜、心电图及生化检查有助鉴别。

四、辨证

胃痛的主要部位在上腹胃脘部近心窝处，往往兼见胃脘部痞满、胀闷、嗳气、吐酸、纳呆、胁胀、腹胀，甚至出现呕血、便血等症。常反复发作，久治难愈。至于临床辨证，当分虚实两类。实证多痛急拒按，病程较短；虚证多痛缓喜按，缠绵难愈，这是辨证的关键。

（一）寒邪客胃

1.证候

胃痛暴作，得温痛减，遇寒加重；恶寒喜暖，口淡不渴，或喜热饮，舌淡，苔薄白，脉弦紧。

2.分析

寒凝胃脘，气机阻滞，则胃痛暴作，得温痛减，遇寒加重；阳气被遏，失去温煦，则恶寒喜暖，口淡不渴，或喜热饮；舌淡，苔薄白，脉弦紧，为内寒之象。

（二）饮食伤胃

1.证候

胃脘疼痛，胀满拒按，嗳腐吞酸，或呕吐不消化食物，其味腐臭，吐后痛减，不思饮食，大便不爽，得矢气及便后稍舒，舌苔厚腻，脉滑。

2.分析

饮食积滞，阻塞胃气，则胃脘疼痛，胀满拒按；食物不化，胃气上逆，则嗳腐吞酸，或呕吐不消化食物，其味腐臭，吐后痛减；胃失和降，腑气不通，则不思饮食，大便不爽，得矢气及便后稍舒；舌质淡，苔厚腻，脉滑，为饮食内停之征。

（三）肝气犯胃

1.证候

胃脘胀痛，连及两胁，攻撑走窜，每因情志不遂而加重，善太息，不思饮食，精神抑郁，夜寐不安，舌苔薄白，脉弦滑。

2.分析

肝气郁结，横逆犯胃，肝胃气滞，故胃脘胀痛；胁为肝之分野，故胃痛连胁，攻撑走窜；因情志不遂加重气机不畅，故以息为快；胃失和降，受纳失司，故不思饮食；肝郁不舒，则精神抑郁，夜寐不安；舌苔薄白，脉弦滑为肝胃不和之象。

（四）湿热中阻

1.证候

胃脘灼热而痛，得凉则减，遇热加重。伴口干喜冷饮，或口臭不爽，口舌生疮。甚至大便秘结，排便不畅，舌质红，苔黄少津，脉滑数。

2.分析

胃气阻滞，日久化热，故胃脘灼痛，得凉则减，遇热加重，口干喜冷饮或口臭不爽，口舌生疮；

胃热久积,腑气不通,故大便秘结,排便不畅;舌质红,苔黄少津,脉象滑数,为胃热蕴积之象。

(五)瘀血停胃

1.证候

胃脘疼痛,状如针刺或刀割,痛有定处而拒按,入夜尤甚。病程日久,胃痛反复发作而不愈,面色晦暗无华,唇暗,舌质紫暗或有瘀斑,脉涩。

2.分析

气滞则血瘀,或吐血、便血之后,离经之血停积于胃,胃络不通,而成瘀血,瘀血停胃,故疼痛状如针刺或刀割,固定不移,拒按;瘀血不净,新血不生,故面色晦暗无华,唇暗;舌质紫暗,或有瘀点、瘀斑,脉涩,为血脉瘀阻之象。

(六)胃阴亏耗

1.证候

胃脘隐痛或隐隐灼痛,伴嘈杂似饥,饥不欲食,口干不思饮,咽干唇燥,大便干结,舌体瘦,质嫩红,少苔或无苔,脉细而数。

2.分析

气郁化热,热伤胃津,或瘀血积留,新血不生,阴津匮乏,阴津亏损则胃络失养,故见胃脘隐痛;若阴虚有火,则可见胃中灼痛隐隐;胃津亏虚则胃纳失司,故嘈杂似饥,知饥而不欲纳食;阴液亏乏,津不上承,故咽干唇燥;阴液不足则肠道干涩,故大便干结;舌体瘦舌质嫩红,少苔或无苔,脉细而数,皆为胃阴不足而兼虚火之象。

(七)脾胃虚寒

1.证候

胃脘隐痛,遇寒或饥时痛剧,得温或进食则缓,喜暖喜按。伴面色不华,神疲肢怠,四末不温,食少便溏,或泛吐清水。舌质淡而胖,边有齿痕,苔薄白,脉沉细无力。

2.分析

胃病日久,累及脾阳。脾胃阳虚,故胃痛绵绵,遇寒或饥时痛剧,得温熨或进食则缓,喜暖喜按;气血虚弱,故面色不华,神疲肢怠;阳气虚不达四末,故四肢不温;脾虚不运,转输失常,故食少便溏;脾阳不振,寒湿内生,饮邪上逆,故泛吐清水;舌质淡而胖,边有齿痕,苔薄白,脉沉细无力,为脾胃虚寒之象。

五、治疗

治疗以理气和胃止痛为主,审证求因,辨证施治。邪盛以祛邪为急,正虚以扶正为先,虚实夹杂者,则当祛邪扶正并举。虽有"通则不痛"之说,但决不能局限于狭义的"通"法,要从广义的角度理解和运用"通"法。属于胃寒者,散寒即所谓通;属于血瘀者,化瘀即所谓通;属于食停者,消食即所谓通;属于气滞者,理气即所谓通;属于热郁者,泻热即所谓通;属于阴虚者,益胃养阴即所谓通;属于阳虚者,温运脾阳即所谓通。

(一)辨证论治

1.寒邪客胃

治法:温胃散寒,行气止痛。

处方:香苏散合良附丸加减。方中高良姜、吴茱萸温胃散寒;香附、乌药、陈皮、木香行气止痛。

随症加减：如兼见恶寒、头痛等风寒表证者，可加苏叶、藿香等以疏散风寒，或内服生姜汤、胡椒汤以散寒止痛；若兼见胸脘痞闷，胃纳呆滞，嗳气或呕吐者，是为寒夹食滞，可加枳实、神曲、鸡内金、制半夏、生姜等以消食导滞，降逆止呕。若寒邪郁久化热，寒热错杂，可用半夏泻心汤辛开苦降，寒热并调。

中成药：可选用良附丸、胃痛粉等。

2.饮食伤胃

治法：消食导滞，和胃止痛。

处方：保和丸加减。方中神曲、山楂、莱菔子消食导滞；茯苓、半夏、陈皮和胃化湿；连翘散结清热。

随症加减：若脘腹胀甚者，可加枳实、砂仁、槟榔等以行气消滞；若胃脘胀痛而便闭者，可合用小承气汤或改用枳实导滞丸以通腑行气；胃痛急剧而拒按，伴见苔黄燥，便秘者，为食积化热成燥，则合用大承气汤以泻热解燥，通腑荡积。

中成药：可选用加味保和丸、枳实消痞丸等。

3.肝气犯胃

治法：疏肝解郁，理气止痛。

处方：柴胡疏肝散加减。方中柴胡、芍药、川芎、郁金、香附疏肝解郁；陈皮、枳壳、佛手、甘草理气和中。

随症加减：若胃痛较甚者，可加川楝子、延胡索以加强理气止痛作用；嗳气较频者，可加沉香、旋覆花以顺气降逆；泛酸者加乌贼骨、煅瓦楞子中和胃酸。痛势急迫，嘈杂吐酸，口干口苦，舌红苔黄，脉弦或数，乃肝胃郁热之证，改用化肝煎或丹栀逍遥散加黄连、吴茱萸以疏肝泻热和胃。

中成药：可选用气滞胃痛冲剂、胃苏冲剂等。

4.湿热中阻

治法：清化湿热，理气和胃。

处方：清中汤加减。方中黄连、栀子清热燥湿；制半夏、茯苓、草豆蔻祛湿健脾；陈皮、甘草理气和中。

随症加减：湿偏重者加苍术、藿香燥湿醒脾；热偏重者加蒲公英、黄芩清胃泻热；伴恶心呕吐者，加竹茹、橘皮以清胃降逆；大便秘结不通者，可加大黄（后下）通下导滞；气滞腹胀者加厚朴、枳实以理气消胀；纳呆少食者，加神曲、谷芽、麦芽以消食导滞。

中成药：可选用清胃和中丸。

5.瘀血停胃

治法：理气活血，化瘀止痛。

方药：失笑散合丹参饮加减。前方以五灵脂、蒲黄活血祛瘀，通利血脉以止痛；后方重用丹参活血化瘀，檀香、砂仁行气止痛。

随症加减：若因气滞而致血瘀，气滞仍明显时，宜加理气之品，但忌香燥太过。若血瘀而兼血虚者，宜合四物汤等养血活血之味。若血瘀而兼脾胃虚衰者，宜加炙黄芪、党参等健脾益气以助血行。若瘀血日久，血不循常道而外溢出血者，应参考吐血、便血篇处理。

中成药：可选用九气拈痛丸。

6.胃阴亏耗

治法：滋阴益胃，和中止痛。

处方:益胃汤合芍药甘草汤加减。方中沙参、玉竹补益气阴;麦冬、生地黄滋养阴津;冰糖生津益胃;芍药、甘草酸甘化阴,缓急止痛。

随症加减:若气滞仍著时,加佛手、香橼皮、玫瑰花等轻清畅气而不伤阴之品;津伤液亏明显时,可加芦根、天花粉、乌梅等以生津养液;大便干结者,加火麻仁、郁李仁、瓜蒌仁等润肠之品。若兼肝阴亦虚,症见脘痛连胁者,可加白芍、枸杞子、生地黄等柔肝之品,也可用一贯煎化裁为治。

中成药:可选用养胃舒胶囊。

7.脾胃虚寒

治法:温中健脾。

方药:黄芪建中汤加减。方中以黄芪补中益气、饴糖益气养阴为君;以桂枝温阳气、芍药益阴血为臣;以生姜温胃、大枣补脾为佐;炙甘草调和诸药,共奏温中健脾,和胃止痛之功。

随症加减:若阳虚内寒较重者,也可用大建中汤化裁,或加附子、肉桂、荜芨等温中散寒;兼泛酸者,可加黄连汁炒吴茱萸、煅瓦楞、海螵蛸等制酸之品;泛吐清水时,可予小半夏加茯苓汤或苓桂术甘汤合方为治;兼见血虚者,也可用归芪建中汤治之。若胃脘坠痛,证属中气下陷者,可用补中益气汤化裁为治。

此外,临床上胃强脾弱,上热下寒者也不少见,症状除胃脘疼痛以外,还可见恶心呕吐,嗳气,肠鸣便溏或大便秘结,舌质淡,苔薄黄腻,脉细滑等,治疗时,可选用半夏泻心汤、黄连理中汤或乌梅丸等以调和脾胃,清上温下。

中成药:可选用人参健脾丸、参苓白术丸等。

(二)针灸治疗

1.基本处方

中脘、内关、足三里。中脘、足三里募合相配,内关属心包经,历络三焦,通调三焦气机而和胃,三穴远近结合,共同调理胃腑气机。

2.加减运用

(1)寒邪客胃证:加神阙、梁丘以散寒止痛,神阙用灸法。余穴针用平补平泻法。

(2)饮食伤胃证:加梁门、建里、璇玑以消食导滞。诸穴针用泻法。

(3)肝气犯胃证:加期门、太冲以疏肝理气,针用泻法。余穴针用平补平泻法。

(4)湿热中阻证:加阴陵泉、内庭以清利湿热,阴陵泉针用平补平泻法。余穴针用泻法。

(5)瘀血停胃证:加膈俞、阿是穴以化瘀止痛,针用泻法。余穴针用平补平泻法,或加灸法。

(6)胃阴亏耗证:加胃俞、太溪、三阴交以滋阴养胃。诸穴针用补法。

(7)脾胃虚寒证:加神阙、气海、脾俞、胃俞以温中散寒,神阙用灸法。余穴针用补法,或加灸法。

3.其他

(1)指针疗法:取中脘、至阳、足三里等穴,以双手拇指或中指点压、按揉,力度以患者能耐受并感觉舒适为度,同时令患者行缓慢腹式呼吸,连续按揉3~5分钟即可止痛。

(2)耳针疗法:取胃、十二指肠、脾、肝、神门、下脚端,每次选用3~5穴,毫针浅刺,留针30分钟;或用王不留行籽贴压。

(3)穴位注射疗法:根据中医辨证,分别选用当归注射液、丹参注射液、参附注射液或生脉注射液等,也可选用维生素 B_1 或维生素 B_{12} 注射液,按常规取 2~3 穴,每穴注入药液 2~4 mL,每天或隔日 1 次。

(4)埋线疗法:取穴:肝俞、脾俞、胃俞、中脘、梁门、足三里。方法:将羊肠线用埋线针植入穴位内,无菌操作,每月1次,连续3次。适用于慢性胃炎之各型胃痛症者。

(5)兜肚法:取艾叶30g,荜茇、干姜各15g,甘松、细辛、肉桂、吴茱萸、延胡索、白芷各10g,大茴香6g,共研为细末,用柔软的棉布折成15cm直径的兜肚形状,将上药末均匀放入,紧密缝好,日夜兜于中脘穴或疼痛处,适用于脾胃虚寒、胃痛。

(李春霞)

第五节 腹 痛

一、病因病机

腹痛病因很多,外感风、寒、暑、湿,或内伤饮食,或手术外伤等均可导致腹痛,总体均可归纳为气机阻滞,或脏腑失养两端。

(一)感受寒邪,阻逆为痛

外受寒邪风冷,侵袭于中,或寒冷积滞阻结胃肠,或恣食生冷太过;中阳受戕,均可导致气机升降失常,阴寒内盛作痛。《素问·举痛论篇》指出:"寒气客于脉外则脉寒,脉寒则缩蜷,缩蜷则脉细急,细急则外引小络,故卒然而痛。"又说:"寒气客于肠胃,厥逆上出,故痛而呕也;寒气客于小肠,小肠不得成聚,故后泄腹痛矣。"均说明感受外寒与腹痛有密切的关系。

(二)素体阳虚,寒从内生

多有脾阳不运,脏腑虚而有寒;或因中阳虚馁,寒湿停滞;或因气血不足,脏腑失其温养而致腹痛。亦有房室之后为寒邪所中而导致阴寒腹痛者。

(三)饮食不节,邪滞内结

恣饮暴食,肥甘厚味停滞不化,误食腐馁不洁之物,脾胃损伤,为导致腹痛之因;里热内结,积滞胃肠,壅遏不通;或恣食辛辣,湿热食滞交阻,使气机失其疏利,传道之令不行而痛。此外暑热内侵,湿热浸淫使肠胃功能逆乱,亦可导致腹痛。

(四)情志失调,气滞不痛

情志怫郁,恼怒伤肝,肝失疏泄,气失条达,肝郁气滞,横逆攻脾,肝脾不和,气机失畅,可引起气滞腹痛。正如《类证治裁·腹痛》云:"七情气郁,攻冲作痛。"《证治汇补·腹痛》谓:"暴触怒气,则两胁先痛而后入腹。"可见,情志失调、气机郁滞是产生腹痛的重要因素之一。

(五)跌仆创伤,瘀阻为痛

跌仆创伤,或腹部手术以致脏腑经络受损,气血瘀滞不通。如《丹溪心法·腹痛》说:"如颠仆损伤而腹痛者,乃是瘀血。"血络受损,络脉不通,则腹部疼痛如针刺,痛处固定不移,痛而拒按。

总之,腹痛最主要的病机特点是"不通则痛",或因邪滞而不通,或由正虚运行迟缓而不通。病机性质有虚有实。外邪侵袭、饮食不节、情志失调、跌仆创伤等因素导致腹内脏腑气机郁滞、血行受阻,或腹部经脉为病邪所滞,络脉痹阻,不通而痛,此属实痛。而素体阳虚,气血不足,脏腑失养所产生的腹痛,此属虚痛。与腹痛的相关病理因素有寒凝、湿热、瘀血、积食等。

腹痛之虚、实、寒、热、气、血之间常相互转化兼夹为病。如寒痛日久,郁而化热,可致郁热内结；气滞作痛，迁延不愈，由气入血，可致血瘀腹痛；实证腹痛，经久不愈，耗伤气血，可由实转虚，或虚实夹杂；虚痛感邪或夹食滞则成虚实夹杂，本虚标实之证。

二、诊断与鉴别诊断

(一)诊断

1.发病特点

本病发作多以外感、劳作、饮食不节或情志郁怒等为诱因。

2.临床表现

腹痛以脘以下、耻骨毛际以上部位疼痛为主要表现。急性发作时常伴有呕吐、腹泻、便秘、发热等症状。腹痛由癫病引起者，发作过程或中止后可出现意识障碍、嗜睡、腹部或肢体肌肉跳动或抽动、流涎、偏头痛和吞咽咀嚼动作表现。

(二)鉴别诊断

1.胃脘痛

胃居上脘，其疼痛部位在胃脘近心窝处。而腹痛在胃脘以下，耻骨毛际以上的部位。胃脘痛多伴嗳气、吐酸、嘈杂或得食痛减，或食后痛增等特征。而腹痛常少有这些症状，但胃痛与腹痛因部位相近，关系密切，故临证时需谨慎鉴别。

2.胁痛

胁痛的疼痛部位在一侧或双侧季肋下，很少有痛及脐腹及小腹者，故不难与腹痛鉴别。

3.淋证

淋证之腹痛，多属于小腹，并伴有排尿窘迫，茎中涩痛等症。

4.痢疾、霍乱、癥积

痢疾之腹痛与里急后重、下痢赤白黏冻同见；霍乱之腹痛往往卒然发病，上吐下泻互见；癥积之腹痛与腹内包块并见，但有时也可以腹痛为首发症状，须注意观察鉴别。

5.外科、妇科腹痛

内科腹痛常先发热，后腹痛，一般疼痛不剧，痛无定处，难以定位，压痛不明显，腹部柔软。而外科腹痛，一般先腹痛，后发热，疼痛较剧，痛有定处，部位局限，压痛明显，常伴有肌紧张或反跳痛。妇科腹痛多在小腹，常与经、带、胎、产有关。

三、辨证

(一)辨证要点

1.注意分别腹痛的性质

(1)寒痛：寒主收引，寒气所客，则痛多拘急，腹鸣切痛，寒实可兼气逆呕吐，坚满急痛；虚寒则痛势绵绵。

(2)热痛：多痛在脐腹，痛处亦热，或伴有便秘、喜饮冷等症。

(3)瘀血：多痛而不移其处，刺痛，拒按，经常在夜间加剧，一般伴有面色晦暗，口唇色紫。

(4)气滞痛：疼痛时轻时重，部位不固定，攻冲作痛，伴有胸胁不舒，嗳气，腹胀，排气之后暂得减轻。

(5)伤食痛：多因饮食过多，或食积不化，肠胃作痛，嗳腐，痛甚欲便，得便则减。

(6)虚痛：一般久痛属虚，虚痛多，痛势绵绵不休，可按或喜按。

(7)实痛:暴痛多属实。实痛多有腹胀,呕逆,拒按等表现。

2.注意分别腹痛的部位

(1)少腹痛:腹痛偏在少腹,或左或右,或两侧均痛,多属于肝经症状。少腹痛偏于右侧,按之更剧,常欲蜷足而卧,发热,恶心,大便欲解不利,为"肠痈"。少腹近脐左右痛,按之有长形结块(按之大者如臂,如黄瓜,小者如指),劲如弓弦,往往牵及胁下,名为"痃癖"。

(2)脐腹痛:肠内绞痛,欲吐不吐,欲泻不泻,烦躁闷乱,严重者面色青惨,四肢逆冷,头汗出,脉沉浮,名为"干霍乱"。时痛时止,痛时剧烈难忍,或吐青黄绿水,或吐出蛔虫,痛止又饮食如常,为"虫积痛",多见于小儿。腹中拘挛,绕脐疼痛,冷汗出,怯寒肢冷,脉沉紧者,名为"寒疝"。

(3)小腹痛:小腹痛偏在脐下,痛时拘急结聚硬满,小便自利,甚至发狂,为下焦蓄血。

(二)证候

1.实寒腹痛

症状:腹痛较剧烈,大便不通,胁下偏痛,手足厥逆。苔白,脉弦紧。

病机分析:寒实内结,升降之机痞塞,阳气不通,故腹胀或胁下痛;手足厥逆,为阳气不能布达之象;大肠为传导之官,寒邪积滞阻结于内,传化失司,故大便秘结;舌白为寒;脉弦主痛,紧主寒。

2.虚寒腹痛

症状:腹中时痛或绵绵不休,喜得温按,按之则痛减,伴见面色无华、神疲、畏寒、气短等症。舌淡苔白,脉细无力。

病机分析:中阳虚寒,络脉不和,故腹中时痛或绵绵不休,寒得温散则痛减,虚痛得按则松;中虚不运化源不足,则面色无华,伴见气短神疲;中阳不足,卫外之阳亦虚,故形寒畏冷。舌淡苔白,脉来无力,均为虚寒之征。

3.实热腹痛

症状:腹部痞满胀痛,拒按,潮热,大便不通,并见于口干渴引饮,手足汗出,矢气频转,或下利清水,色纯青,腹部作痛,按之硬满,所下臭秽。苔焦黄起刺或焦黑干燥,脉沉实有力。

病机分析:热结于内,腑气不痛,不通则痛,故腹痛拒按,大便不通,矢气频转;实热积滞壅结,灼伤津液,故口渴引饮,潮热,手足汗出;肠中实热积滞较甚,"热结旁流",故下利清水。苔黄,脉沉实有力,均可实热之象。

4.气滞腹痛

症状:腹痛兼胀闷不舒,攻窜不定,痛引少腹,嗳气则舒,情绪急躁加剧。苔薄白,脉弦。

病机分析:气机郁滞,升降失司,故腹痛且胀;病在气分,忽聚忽散,故攻窜不定,痛引少腹;嗳气后气机暂得疏通,故痛势稍减;若遇郁怒,肝气横逆,气聚为患,故痛势增重;脉弦为肝气不疏之象。

5.瘀血腹痛

症状:少腹痛积块疼痛,或有积块不疼痛,或疼痛无积块,痛处不移。舌质青紫,脉涩。

病机分析:瘀血阻滞,阻碍气机,不通则痛,故无论积块之有无,而腹痛可见;瘀血入络,痹阻不移,故痛有定处。舌紫,脉涩,皆为瘀血之象。

6.食积腹痛

症状:脘腹胀满疼痛,拒按,嗳腐吞酸,厌食呕恶,痛甚欲便,得大便痛减,或大便不通。舌苔厚腻,脉滑有力。

病机分析:饮食不节或暴饮暴食,以至食积不化,肠胃壅滞,故腹痛,胀满拒按;胃失和降,浊气上逆,故厌食呕恶,嗳腐吞酸;食滞中阻欲得外泄,故得便痛减;传化失司,腑气不行,故大便不通。苔腻脉滑,均为食积内停之象。

四、治疗

(一)治疗原则

治疗腹痛,多以"通"字为法。但"通"者,绝非单指攻下通利。正如《医学真传》说:"夫通则不痛,理也。但通之之法,各有不同,调气以和血,调血以和气,通也;下逆者使之上行,中结者使之旁达,亦通也;虚者助之使之通,寒者温之使之通,无非通之之法也。若必以下泄为通则妄矣。"明代龚廷贤提出"寒者温之,热者清之,虚者补之,实者泻之"的治疗原则。由此可见,具体施治时,应视其证候的虚实寒热,在气在血,予以不同的治法。

1.注意补通关系

腹痛初起,邪实为主,元气未虚,当首推泻法,或祛邪,或导滞,或驱虫,通则不痛,所谓"痛随利减"。若妄投补气之法,必使邪留、食滞、虫积,气机不畅,腹痛益增。然久病体虚之人,可以温中补虚,缓急止痛之法,冀其中阳恢复,腹痛逐渐向愈。虚实夹杂者,审其虚实程度,或通利为主,或补虚为主,或攻补兼施,不可一味使用补气法。

2.寒热实证各有侧重

寒实腹痛,因阴寒凝滞所致,有大便秘结者,虽可加大黄等荡除积滞,通里攻下,以救其急,切勿过度,以免日久伤正。实热腹痛,在通腑泄热基础上,可选用理气和中之品,如木香、白蔻仁、陈皮、姜半夏之属,有助通滞。

3.暴痛重气、久痛在血

腹痛暴作,胀痛拒按,部位不定,乃气机阻滞所致。宜通利气机,通阳泄浊。腹痛缠绵不愈,痛如针刺,部位固定,或腹痛日久,邪滞经络,由气入血,血行不畅,气滞血瘀,正如叶天士所谓"久痛入络"。宜采用辛润活血通络之法,亦可加入理气之品,气血同治,冀气行则血行。

(二)治法方药

1.寒实腹痛

治法:温里散寒,通便止痛。

方药:大黄附子汤加味。本方主在温散寒凝而开闭结,通下大便以除积滞,故用附子辛热以温里散寒治疗心腹痛。大黄荡除积结,细辛辛温宣通,散寒止痛,协助附子以增加散寒作用,共成温散寒凝,苦辛通降之剂。寒实积腹痛,在非温不能避其寒,非下不能去其实时,使用本方,最为恰当。

随症加减:腹胀满,可加厚朴、木香以加强行气导滞作用;体虚而有积滞者,可用制大黄,以缓其峻下之力;如体虚较甚,可加党参、当归益气养血。恶寒腹痛,绵绵不已,手足厥冷者,亦可选五积散温通经脉。卒然心腹胀痛,痛如锥刺,口噤暴厥者,可用三物备急丸。

2.虚寒腹痛

治法:温中补虚,缓急止痛。

方药:小建中汤加减。本方以桂枝温阳,芍药益阳,饴糖补脾缓急,生姜辛温散寒,炙甘草、大枣甘温补中。其中芍药倍炙草为芍药甘草汤,有缓急止痛之效。

随症加减:若失血虚羸不足,腹中疼痛不止,或少腹拘急,痛引腰背,不能饮食,属营血内虚,可于本方加当归,名当归建中汤;若兼气虚,自汗,短气困倦者,本方加黄芪,名为黄芪建中汤。

若阴寒内盛,脘腹剧痛,呕不能食,上冲皮起,按之似有头足,上下攻痛,不可触近,或腹中辘辘有声,用大建中汤温阳逐寒,降逆止痛。

肠鸣腹痛,喜按喜湿,大便溏泻或反秘结,小便清长,手足不温,脉沉细或迟缓,舌淡苔白滑,属太阴寒痛,用理中汤。若厥阴寒痛,肢厥,脉细欲绝,用当归四逆汤。若大肠虚寒,冷积便秘腹痛,用温脾汤,温补寓以通下导滞。男女同房之后,中寒而痛,属于阴寒,用葱姜捣烂炒热,熨其脐腹,以解其阴寒凝滞之气,并用理阴煎或理中汤服之。

3.实热腹痛

治法:清热通肺。

方药:大承气汤加减。方中大黄苦寒泄热通便,荡涤肠胃;辅以芒硝咸寒泄热,软坚润燥;积滞内阻,每致气滞不行,故以厚朴,行气散结,消痞除满,使积滞迅速得以外泄,其痛自已。

随症加减:若属火郁腹痛,时作时止,按之有热感,用清中汤,或二陈汤、金铃子散加栀子、黄连、芍药、郁金;合并与紫癜者,可再加牡丹皮、失笑散等。伤暑腹痛宜香薷散加生姜、木瓜。

4.气滞腹痛

治则:疏肝解郁,理气止痛。

方药:四逆散加减。本方具疏肝行气解郁,调和肝脾之功。柴胡苦平,条达肝木而疏少阳之郁;芍药微苦寒,平肝止痛;枳实苦辛破积行滞;甘草性平,缓急而和诸药,共成疏肝理气,和中缓急之剂。本方加川芎、香附、枳实易枳壳,名柴胡疏肝散,兼有活血作用。

随症加减:若腹痛拘急可加芍药甘草汤缓急止痛;若少腹绞痛,腹部胀满,肠鸣辘辘,排气则舒,或阴囊疝痛,苔白,脉弦,用天台乌药散加减,或选五磨饮子、立效散等。若寒气滞痛而腹满者,用排气饮加砂仁去泽泻。

5.瘀血腹痛

治则:活血化瘀。

方药:少腹逐瘀汤加减。方中当归、川芎、赤芍养血和营,小茴香、肉桂、干姜温通下焦而止痛;生蒲黄、五灵脂、没药、延胡索活血化瘀,和络定痛。亦可选用活血汤和营通络止痛。

随症加减:若瘀血积于腹部,连及胁间刺痛,用小柴胡汤加香附、姜黄、桃仁、大黄;若血蓄下焦,则季肋、少腹胀满刺痛,大便色黑,用手拈散加制大黄、桃仁,或用桃仁承气汤加苏木、红花。若合并癫痫者也可参照本型论治。

6.食积腹痛

治则:消食导滞。

方药:枳术汤加木香、砂仁送服保和丸。本方重用枳实行气消痞,辅以白术健脾,加木香、砂仁醒胃宽中,送服保和丸以助消食导滞之功。

随症加减:若胸腹痞满,下痢,泄泻腹痛后重,或大便秘结,小便短赤,舌红,苔黄腻,脉沉实等,可用枳实导滞丸。

(三)其他治法

1.针刺

(1)腹痛取内关、支沟、照海、巨阙、足三里。

(2)脐腹痛取阴陵泉、太冲、足三里、支沟、中脘、关元、天枢、公孙、三阴交、阴谷。

(3)腹中切痛取公孙;积痛取气海、中脘、隐白。

2.灸法

脐中痛、大便溏,灸神阙。

五、转归及预后

腹痛一证,病情复杂,如治不及时常可产生多种变证。如因暴饮暴食,进食大量肥甘厚味,或酗酒过度,致使湿热壅滞,宿食停滞,腑气不通,若治不及时,湿热蕴而化毒,气滞血瘀,腹痛益增,痛处固定拒按,腹肌紧张如板,痛引后背;因湿毒中阻,胃气上逆而呕吐频作;因湿热熏蒸而见黄疸、发热,可转为重症胆瘅、胰瘅,病情危急,预后难料。若腹痛日久,气机阻滞,血行不畅,气滞血瘀,邪滞经络,经久不散,可逐步形成积聚,预后欠佳。若虚寒腹痛,日久耗伤气血,脾胃中阳衰微,又可转为虚劳。

腹痛的预后尚取决于患者的体质、病程、病变的性质等因素。若感受时邪、饮食不节、情志抑郁,正气强盛,邪实不甚,治疗及时,则腹痛迅速缓解,预后较佳。若反复恼怒,肝郁气滞日久,或跌仆损伤、腹部手术后,血络受损,气滞血瘀,则腹痛时作时止,迁延难愈。

六、预防与护理

腹痛的发病,与感受寒邪、暴饮暴食、肝郁气滞关系最为密切。尤其是阳虚阴盛之体,在寒冷季节,更要加强腹部保暖,并避免生冷饮食,养成良好卫生习惯,不食不洁瓜果蔬菜,以防虫卵入侵。饮食须有节制,切忌暴饮暴食、过食辛辣厚味、酗酒过度。饭后不要剧烈运动。加强精神调摄,平时要保持心情舒畅,避免忧思过度、暴怒惊恐。

急性腹痛剧烈者,应卧床休息,视病情或禁食,或少量进半流质、流质饮食,一般以少油腻、高能量饮食为主;慢性腹痛者,应根据疾病性质,采用综合治疗,适当运动,避免过于劳作。对剧烈腹痛,或疼痛不止者,应卧床休息,并加强护理与临床观察。对伴见面色苍白、冷汗淋漓、肢冷、脉微者,尤应注意,谨防变端。

(李春霞)

第六节 便 血

一、概念

便血又称泻血、下血、血便、结阴、肠风、脏毒等,是胃肠脉络受损,出现血液随大便而下,或大便呈柏油样为主要临床表现的病证。本病主要涵盖了西医学中的胃肠道炎症、溃疡、肿瘤、息肉、憩室炎等所致的便血。因某些血液病、急性传染病、肠道寄生虫病、中毒及维生素缺乏等疾病所致的便血不在本病证范围。

二、病因病机

便血主要由感受外邪、情志过极、饮食不节、劳倦过度、久病体虚等因素导致火热熏灼、迫血妄行或气虚不摄、血溢脉外,下渗肠道而成便血之证。

（一）病因

1.感受外邪

外感湿热诸邪,湿热蕴于大肠,灼伤阴络,迫血妄行,血逸脉外,下渗肠道,故见便血。《石室秘录·通治法》指出:"血之下也,必非无故,非湿热之相浸,即酒毒之深结。"

2.情志过极

情志不遂,忧思恼怒过度,肝之疏泄失常,肝气郁滞,气滞则血瘀,久之络破血溢,血液下渗大肠而成便血之证。如《血证论·便血》所言:"肝血下渗,从清道则尿血,从浊道则下血。"

3.饮食不节

嗜食辛辣厚味或饮酒过多,滋生湿热,久之则胃肠湿热蕴蓄而下注大肠,阴络灼伤,遂致便血。《医学入门·下血》指出:"酒面积热,触动脏腑,以致荣血失道,渗入大肠。"

4.劳倦过度

神劳伤心,体劳伤脾,房劳伤肾。劳欲过度可导致心、脾、肾气阴的损伤。若损伤于气,则气虚不能摄血,以致血液外溢而形成便血;若损伤于阴,则阴虚火旺,迫血妄行而致便血。

5.久病体虚

久病导致便血的机制主要有三个方面:久病使阴精伤耗,以致阴虚火旺,迫血妄行而致便血;久病使正气亏损,气虚不摄,血溢脉外而致便血;久病入络,使血脉瘀阻,血行不畅,血不循经而致便血。

（二）病机

1.病机关键为火盛迫血妄行或气虚血无所摄,血液下渗,溢入肠道而见便血

血液的正常运行有赖于气的推动作用、温煦作用和固摄作用,火热内盛,迫血妄行或脾胃气虚,血无所摄,均可导致便血的发生。便血初起多由于感受湿热之邪或饮食不当,湿热内蕴,热极生火,迫血妄行而致便血;或情志不调,肝气郁结,气滞血瘀,脉络瘀滞,血逸脉外而致便血;或过食生冷,损伤脾胃,脾不统血而致便血。病程日久,气血亏虚,气不摄血而致便血。

2.病位在胃与肠,与肝、脾、肾密切相关

本病病位在胃与肠,与肝、脾相关。肝主疏泄,主藏血,若肝气不足,收摄无力,或肝火亢盛,迫血妄行,均可导致肝脏藏血功能失常而出现便血。脾主统血,若脾气虚弱,运化无力,气生无源,气衰而固摄功能减退,血液失去统摄,溢于脉外,下渗肠道而见便血。肾主封藏,肾气虚失于封藏之本,血无所归,离于脉道,渗于肠间而见便血。

3.病理性质有虚实寒热之异,且可相互转化、兼夹

便血的病理演变,往往是虚实夹杂,且有偏于实和偏于虚的不同。偏于实者,多表现为湿热内蕴或气滞血瘀,日久由于血去正伤,可转化为虚证或虚实夹杂证。其偏于虚者,常见于出血量较大的患者,多表现为血虚气少,轻则头晕、面色苍白、心慌气怯;重则四肢冰冷、大汗淋漓、精神模糊、尿闭;亡血严重者,甚至气随血脱。

4.病程有新久之分

便血初起,多以邪实为主,常由外邪、饮食、情志所致,病位较浅;日久由于气随血脱,气血两虚而转为正虚,也可因复感外邪或脉络瘀阻而成虚实夹杂之证,病位较深。

5.病延日久,变证衍生

便血日久,可衍生变证,如肠道湿热初起为实证,日久阴血亏虚而邪热未尽,则成虚实夹杂之证,或因湿热留恋而使便血反复发作。气滞血瘀者,由于离经之血停于病所而为瘀,日久可形成阳明蓄血证,若瘀毒内扰神明,即可出现"恍惚、善忘、甚则谵语如狂"等精神障碍的证候。脾胃虚寒所致的便血多与气候变化有关,在寒暑转换时易复发。便血日久,气血亏虚,气不摄血,严重者可出现气随血脱之证。

三、诊断与病证鉴别

(一)诊断依据

(1)大便下血,色鲜红、暗红,或色黑如柏油样,或伴腹痛、大便次数增多。

(2)常有肝病或胃肠病史。

(3)可根据患者情况进行血常规、大便常规、肿瘤标志物、直肠指检、X线钡餐检查、钡剂灌肠造影、腹部CT、胃镜、肠镜、血管造影等检查,以明确出血部位及原因。

(二)辅助检查

少量出血时,血常规可无明显异常,中、大量出血早期因有周围血管收缩与红细胞重新分布等生理调节,血常规可无明显变化,出血3~4小时后,因组织液渗入血管内以补充失去的血浆容量,红细胞和血红蛋白因稀释而数值降低,出现失血性贫血。血常规检查可初步评估出血量的多少。便血时,大便常规可见红细胞,潜血试验阳性。肿瘤标志物有助于对胃肠道肿瘤所致便血的诊断。直肠指检有助于诊断直肠癌以及痔疮、肛瘘、肛周脓肿等肛周疾病。胃、肠镜检查可更直观地了解胃肠道的出血情况。若持续出血,经胃、肠镜检查不能确诊者,可行血管造影检查以明确出血部位。对于不宜行胃、肠镜检查的患者,可考虑行X线钡餐检查、钡剂灌肠造影以及腹部CT等检查。

(三)病证鉴别

1.便血与痢疾

痢疾初起有发热、恶寒等症,其便血为脓血相兼,且有腹痛、里急后重、肛门灼热等症。便血无里急后重,无脓血相兼,与痢疾不同。

2.便血与痔疮

痔疮属外科疾病,其大便下血特点为便时或便后出血,血色鲜红,常伴有肛门异物感或疼痛,做肛门直肠检查时,可发现内痔或外痔,与内科所论之便血不难鉴别。

3.远血与近血

便血之远近是指出血部位距肛门的远近而言。远血其病位在胃、小肠(上消化道),血与粪便相混,血色如黑漆色或暗紫色。近血来自乙状结肠、直肠、肛门(下消化道),血便分开,或是便外裹血,血色多鲜红或暗红。

4.肠风与脏毒

两者均属便血。肠风血色鲜泽清稀,其下如溅,属风热为患。脏毒血色暗浊黏稠,点滴不畅,因湿热(毒)所致。

四、治疗

(一)辨证思路

1.辨虚实

便血初病多为实证,久病多为虚证或虚实夹杂证。若便血证见大便干结,脘腹胀闷疼痛,口干口苦,舌红,或有紫斑或紫点,苔黄腻,脉数有力者,多为实证。证见大便稀溏,面色不华,脘腹隐痛,喜温喜按,食欲减退,神倦懒言,畏寒肢冷,心悸少寐,舌质淡,脉细缓无力者,多为虚证。一般而言,少量出血者多偏于实,中等量出血者多为虚实互见,大量出血者多表现为虚脱的证候。临床应根据患者具体情况四诊合参,方能明辨虚实。

2.辨寒热

寒为阴邪,易伤阳气,寒者多有畏寒肢冷表现,且多有受寒或饮食寒凉史,多在受凉后或寒热交替时出现,若有腹痛者,多喜温喜按,遇寒痛甚,得温痛减,舌质淡,苔白滑,脉象弦紧或细弱。热者多有大便干结,肛门灼热,口干口苦,饮食喜冷,舌红苔黄,脉弦数等表现。

3.辨脏腑

便血的病位在胃与肠,与肝、脾、肾密切相关,辨证时要注意辨别病变脏腑的不同。一般而言,大便颜色暗红,或黑而量多,与大便混杂而下,病位多在胃及小肠;便血颜色鲜红,或混杂鲜血,其病位多在大肠;如肝郁气滞,发病多与情志因素有关,常伴胸胁及脘腹胀闷不适,甚则刺痛;脾胃虚寒,气不摄血者常伴面色不华,食欲缺乏,体倦乏力,畏寒肢冷等;便血伴大便滑泄不禁,腰膝酸软,舌质淡胖,脉虚细无力者,多为久病及肾,肾阳虚衰。

4.辨病势缓急轻重顺逆

便血初起出血量少,病情较轻,正气尚盛者,一般预后较好,经过治疗多可在较短时间内使血止病愈。出血量多者,常吐血、便血并见。由于大量出血,以致形成气随血脱之危候,严重者甚至危及生命。但亦有出血量虽多而正气未衰,表现气虚血亏之证,经过恰当的治疗而痊愈者。

(二)治疗原则

便血的病机复杂,治疗应辨证求因,审因论治,急则治其标,缓则治其本。若病程较长,出血量较少,临床症状不明显者,以治本为主,兼治其标,肠道湿热者清化湿热,凉血止血;气滞血瘀者疏肝理气,化瘀止血;脾胃虚寒者温中健脾,养血止血;气虚不摄者健脾益气,养血摄血。若病程较短,出血量大,兼有神志恍惚、汗出肢冷、脉微欲绝者,当急以益气固脱止血为要,待病情缓解,再图治本。

(三)辨证论治

1.肠道湿热

症状:便血色红黏稠,大便不畅或稀溏,或有腹痛,口苦,舌质红,苔黄腻,脉濡数。

病机分析:外感湿热诸邪,或嗜食辛辣厚味、长期过量饮酒等,滋生湿热,湿热蕴于大肠,灼伤阴络,血逸脉外,故见便血色红黏稠;湿热内蕴,肠道传化失常,故大便不畅或稀溏;肠道气机阻滞,故见腹痛;口苦,舌质红,苔黄腻,脉濡数均为湿热蕴蒸之象。

治法:清化湿热,凉血止血。

代表方药:地榆散合槐角丸加减。两方均能清热化湿,凉血止血,但两方比较,地榆散清化湿热之力较强,而槐角丸则兼能理气活血,可根据临床需要酌情选用或合用。方中地榆、茜草、槐角凉血止血;栀子、黄芩、黄连清热燥湿,泻火解毒;茯苓淡渗利湿;防风、枳壳、当归疏风理气活血。

随症加减:大便不畅者,加大黄通腑泄热;气滞腹胀者加枳实、木香行气消胀;腹痛者,加制香附、白芍、甘草理气缓急止痛;大便夹有黏液者,加败酱草、金银花藤清热解毒;若日久不愈,湿热未尽而营阴已亏,可予驻车丸寒热并调,化湿坚阴;若下血过多,营阴亏损,可予六味地黄丸合脏连丸加槐花、地榆、墨旱莲以滋阴清热、养脏止血。

2.气滞血瘀

症状:便血紫暗,胸胁及脘腹胀闷不适,甚则刺痛,面色晦暗,舌有紫斑或紫点,脉弦涩。

病机分析：平素情志不畅，气机瘀滞，或久病入络，脉络瘀滞，血逸脉外，下流肠道而见便血紫暗；气血瘀滞不通，故胸胁及脘腹胀闷不适，甚则刺痛；气血不能上荣于面部，故面色晦暗，舌有紫斑或紫点，脉弦涩均为气滞血瘀之象。

治法：疏肝理气，化瘀止血。

代表方药：膈下逐瘀汤加减。方中当归、川芎、赤芍养血活血；桃仁、红花、五灵脂可活血化瘀，养血与祛瘀同施，可活血而不耗血；香附、乌药、枳壳、延胡索行气止痛，与活血相伍，既行血分瘀滞，又解气分郁结；牡丹皮清热凉血；甘草调和诸药。

随症加减：胁下有癥块者，可加服郁金、丹参、鳖甲以活血化瘀、消癥化积；若瘀血内停，郁而化热，热扰心营，可予犀角地黄汤凉血止血；如出血过多而致气阴两虚者，用生脉散益气养阴。

3.脾胃虚寒

症状：便血紫暗，甚则黑色，腹部隐痛，喜温喜按，面色不华，神倦懒言，大便溏薄，舌质淡，脉细缓无力。

病机分析：脾胃素虚，或饮食不节，过食生冷寒凉之品，寒客中焦，日久脾胃虚寒，统血无力，血溢肠胃故见便血；出血部位在肠之上端，因血来较远，故便血紫暗，甚则黑色；寒凝气滞，健运失司，故腹部隐痛，喜温喜按，大便溏薄；气血生化不足，失于温煦濡养，故面色不华，神倦懒言。舌质淡，脉细缓无力为脾胃虚寒之象。

治法：温中健脾，养血止血。

代表方药：黄土汤加减。本方可温阳健脾，养血止血。方中伏龙肝、炮姜温中止血；白术、附子、甘草温中健脾；地黄、阿胶养血止血；黄芩苦寒坚阴，起反佐作用；白及、乌贼骨收敛止血；三七、花蕊石活血止血。

随症加减：阳虚较甚，畏寒肢冷者，去黄芩、地黄之苦寒滋润，加鹿角霜、炮姜、艾叶等温阳止血；若出血日久，脾虚及肾，脾肾阳虚而大便滑泄不禁，腰膝酸软，舌质淡胖，脉虚细无力者，加用仙茅、淫羊藿、补骨脂以温肾助阳。

4.气虚不摄

症状：便血色红或紫暗，食少，体倦，面色萎黄，心悸，少寐，舌质淡，脉细。

病机分析：由于劳倦过度或久病消耗，中气亏虚，气不摄血，血溢肠胃故见便血；中气不足，气血生化乏源，故见食少，体倦，面色萎黄；气血不足，心神失养，故心悸，少寐；舌质淡，脉细为气血不足之象。

治法：健脾益气，养血摄血。

代表方药：归脾汤加减。本方补气生血，健脾养心，适用于气虚不摄的便血。方中党参、茯苓、白术、甘草补气健脾；当归、黄芪益气生血；酸枣仁、远志、龙眼肉补心益脾，安神定志；木香理气醒脾。

随症加减：出血较多者，加阿胶、槐花、地榆、仙鹤草养血止血；中气下陷，神疲气短，肛门坠胀者，加柴胡、升麻益气升陷；若见面色白，汗出肢冷，脉细弱者，乃气随血脱之证，急用独参汤益气固脱。

(四)其他疗法

1.单方验方

(1)五倍子(煅黑)、血余炭、益母草、陈藕节、乌梅肉各18 g，姜炭6 g，共研细末，每次6 g，于饭前一小时用白开水送下。不论肠风下血、痔疮出血皆可用。

(2)大黄炭研粉,每次 3～6 g,每天 2 次,温水吞服。适用于便血轻证。

(3)茄子叶瓦上烘干研粉,每次 6 g,每天 2 次。米汤吞服。适用于便血轻证。

(4)墨旱莲 60 g,煎汤代茶。适用于便血轻证。

(5)槐花 15 g,水煎服。凉血止血,适用于便血轻证。

(6)地榆、生地黄各 15 g,水煎服。凉血止血,适用于便血轻证。

(7)仙鹤草 30 g,水煎服。凉血止血,适用于便血轻证。

(8)墨旱莲 30 g,蒲黄、生地黄各 10 g,水煎服。滋阴凉血止血,适用于便血轻证。

(9)栀子、槐花、金银花各 12 g,水煎服。清热凉血止血,适用于便血轻证。

2.常用中成药

(1)地榆槐角丸。

功用主治:疏风润燥,凉血泄热。用于痔疮便血、发炎肿痛。

用法用量:口服。一次 1 丸,一天 2 次。

(2)槐角丸。

功用主治:清肠疏风,凉血止血。用于肠风便血、痔疮肿痛。

用法用量:口服,水蜜丸一次 6 g,小蜜丸一次 9 g,大蜜丸一次 1 丸,一天 2 次。

(3)紫地宁血散。

功用主治:清热凉血,收敛止血。用于治疗胃及十二指肠溃疡或胃炎引起的吐血、便血,属胃中积热型者。

用法用量:口服。一次 8 g,一天 3～4 次。

(4)脏连丸。

功用主治:清肠止血。用于肠热便血、肛门灼热、痔疮肿痛。

用法用量:口服,水蜜丸一次 6～9 g,小蜜丸一次 9 g,大蜜丸一次 1 丸,一天 2 次。

(5)荷叶丸。

功用主治:凉血止血。用于咯血、衄血、尿血、便血、崩漏。

用法用量:口服,一次 1 丸,一天 2～3 次。

(6)四红丹。

功用主治:清热止血。用于吐血、衄血、便血、妇女崩漏下血。

用法用量:口服。每次 1 丸,一天 2 次,温开水送服。

3.针灸疗法

(1)体针:以取手阳明、足阳明、足太阴、督脉穴为主。

处方:天枢、上巨虚、承山、长强、合谷。

配穴:湿热较甚者加曲池、阴陵泉;脾胃虚寒者加中脘、足三里;气虚不摄者加气海、百会。

操作:毫针刺,实证用泻法,虚证用补法,脾胃虚寒及气虚不摄者宜加灸。

(2)耳针:取耳部肛门穴为主穴,配以直肠、大肠、肺、脾、神门、皮质下。每次主穴均用,配穴根据患者症状及耳穴反应酌选 2～3 穴。毫针刺中等强度刺激,或用王不留行贴压或埋针。

(3)穴位注射:取大肠俞、上巨虚、足三里、承山,每次选 2 穴,用黄芪注射液,每穴注射药液 1 mL,每天 1 次。

4.外治疗法

(1)脐疗法:生地黄 64 g,白芍、黄芩、黄柏、栀子、地榆、侧柏叶、生甘草各 32 g,牡丹皮15 g,水牛角 30 g,麻油 500 g,黄丹 222 g,石膏 12 g。上药用麻油熬汁,黄丹、石膏收膏,贴于脐。每天

1次,3～5天为1个疗程。

(2)灌肠法:云南白药30 g。溶于150～200 mL生理盐水中,做保留灌肠。每天1次,连用3～5天。主治原因不明之肠出血。(云南白药内含三七等药,具有明显的止血作用。本方为急性大量出血应急之用,止血后尚需查明病因,针对病因治疗)。

五、临证提要

(一)明确诊断,掌握预后

明确诊断是采取正确治疗的前提。便血涉及多个脏腑组织,既可以单独出现,又常伴见于其他病证的过程中。临证时应根据便血颜色及量的多少初步估算出血部位及病情轻重,采取积极有效的治疗方案,及时复查血常规、大便常规等相关指标,明确治疗效果及病情转归,并根据病情变化调整治疗方案。

(二)尽早明确出血原因及部位,进行针对性治疗

便血有远血、近血之分,一般而言,便血颜色紫暗,甚则黑色,多为远血;色鲜红者多为近血。临证时应根据便血颜色初步判断出血部位,针对性地行胃镜或肠镜等检查,以明确出血原因及具体部位,再根据患者病情制定相应的中西医治疗方案。

(三)辨病与辨证相结合

便血可见于西医学的多种疾病,如消化道溃疡、肿瘤、息肉、憩室炎等,故在便血的诊断和治疗过程中,辨证论治应与西医学的辨病相结合。先辨病,根据患者的临床表现和检查结果明确患者的临床诊断及疾病分期,后辨证,根据患者的病情特点制定个体化的治疗方案,以提高临床疗效。

(四)急则治其标,缓则治其本

便血的治疗,当分轻重缓急,如清代唐容川在《血证论》中提出"止血、消瘀、宁血、补虚"的治血四法。若处于出血期,首当止血,待出血停止病情稳定后再针对病因,或清化湿热、凉血止血,或疏肝理气、化瘀止血,或温中健脾,养血止血,或健脾益气、养血摄血。

(五)证多兼杂易变,临证宜加详察

便血的病机比较复杂,初起多为实证,日久由于血去正伤,而易转化为虚证或虚实夹杂的证候。临床上多以复合性证候为主,很少见到单一证候者,治疗应善于抓主症,明辨寒热虚实,解决主要矛盾。注重"观其脉症,知犯何逆,随证治之"。

六、预防调护

(1)保持大便通畅,预防和治疗便秘,适量吃些含纤维素较多的蔬菜,如韭菜、芹菜、白菜、菠菜等,水果以香蕉为最佳。避免进食过烫、过冷的食物和辛辣刺激性食品,避免进食坚硬、粗糙的食品,戒烟酒等。

(2)便血的患者应避免剧烈活动,便血量大者要卧床休息,可根据病情进食流质、半流质或无渣饮食,必要时应禁食。同时注意观察便血的颜色、性状及次数。若出现头昏、心慌、烦躁不安、面色苍白、脉细数等症状,常为大出血的征兆,应积极救治。

(3)保持心情舒畅,勿郁怒动火,保持正常的生活作息规律,每天定时排便,排便时不要久蹲不起或过分用力,并注意肛门卫生,常用温水清洗,保持肛周皮肤清洁。

(4)慎用活血化瘀药,如三七片、丹参片、阿司匹林及某些抗凝药等,以免造成出血不止。

(李春霞)

第五章

呼吸科疾病的辨证施治

第一节 急性上呼吸道感染

急性上呼吸道感染(简称上感)是鼻腔、咽或喉部急性炎症的总称,是最常见的一种急性呼吸系统感染性疾病。上感大多数(90%以上)由病毒感染引起,仅少数为细菌感染所致,或继发细菌感染。本病临床上以发热、恶寒、头痛、鼻塞、喷嚏、流泪、流涕、咽痛、咳嗽、声嘶、呼吸不畅等症状为特征。

急性上呼吸道感染全年皆可发病,冬、春季节及气候多变时好发,且患者不分年龄、性别、职业和地区。本病多数为散发性,各种可导致全身或呼吸道局部防御功能降低的原因,如受凉、淋雨、疲劳等均可诱发急性上呼吸道感染,尤以年老体弱者和儿童易患病;本病亦可呈局部流行,通过含有病原体的飞沫或被污染的用具传播,具有较强的传染性。引起本病的病毒种类较多,由于人体对各种病毒感染产生的免疫力较弱而短暂,又无交叉免疫,同时在健康人群中有携带病毒者,故一个人一年内可多次发病。

急性上呼吸道感染散发者属中医"感冒""温病"等范畴,局部流行者属中医"时行感冒""瘟疫""疫病"等范畴。

一、病因病机

中医认为急性上呼吸道感染是由于人体感受触冒六淫邪毒或时行疫毒而致病。六淫邪气中以风邪为主因,风邪为六淫之首,在不同的季节往往与当令之时气相合而伤人。如冬季多属风寒、春季多属风热、夏季多夹暑湿、秋季多兼燥气、梅雨季节多夹湿邪。一般以风寒、风热两者为多,夏令暑湿之邪亦能杂感为病。若四时六气失常,"春时应暖而反寒,夏时应热而反冷,秋时应凉而反热,冬时应寒而反温",则感而发病。非时之气夹时行邪毒伤人,则更易引起发病,且不限于季节性,病情多重,往往互为传染流行。《诸病源候论·时气病诸候》载:"因岁时不和,温凉失节,人感乖戾气而生病者,多相染易"。

外邪侵袭后发病与否,个体差异很大,一般与人体御邪能力的强弱有密切关系。若素体虚弱,正气不足,御邪能力减弱,或将息失宜,过度疲劳之后,腠理疏松,卫气不固,则极易为外邪所客,内外相互影响而发病。

外邪入侵的途径多由肺卫而入,其病变部位也常局限于肺卫。《杂病源流犀烛·六淫门·感冒源流》指出:"风邪袭人,不论何处感受,必内归于肺。"肺主呼吸,气道为出入升降的通路,喉为其系,开窍于鼻,外合皮毛,司职卫外,性属娇脏,不耐邪侵。若卫阳被遏,营卫失和,邪正相争,可出现恶寒、发热、头痛、身痛等卫表之证。外邪犯肺,则气道受阻,肺气失于宣肃,则见咳嗽、鼻塞、咽痛等肺系之证。而时行感冒,因感受四时不正之气或疫疠之气,感邪较重,起病急骤,传变迅速,卫表症状短暂,较快出现高热、全身酸痛等全身症状。另外,体质较强者,一般仅侵袭于肺卫,多以表证为主,治疗较易,收效较快;若年老体弱者,抗邪能力较差,外邪易由表入里,使症状加重,甚则变生他病。

二、临床表现

急性上呼吸道感染常见类型包括了普通感冒、病毒性咽炎、疱疹性咽峡炎、咽结膜热、细菌性扁桃体炎等疾病,常以上呼吸道症状表现为主;流行性感冒属于传染病范畴,以病毒血症引起的高热、全身症状较重为临床特点,而呼吸道的症状一般不重。

(一)症状与体征

1.普通感冒

俗称"伤风",又称急性鼻炎或上呼吸道卡他,以鼻咽部卡他症状为主要表现。成人多数为鼻病毒引起,次为副流感病毒、呼吸道合胞病毒、埃可病毒、柯萨奇病毒等。起病较急,初期有咽干、咽痒或烧灼感;发病同时或数小时后,可有喷嚏、鼻塞、流清水样鼻涕,2～3天后变稠。可伴咽痛,有时由于耳咽管炎使听力减退,也可出现流泪、味觉迟钝、呼吸不畅、声嘶、时有咳嗽等。一般无发热及全身症状,或仅有低热、不适、轻度畏寒和头痛。查体可见鼻腔黏膜充血、水肿、有分泌物,咽部轻度充血。临床分型如下。①顿挫型:有上呼吸道症状,在24小时内消失,但鼻分泌物并不增加;②轻型:有明显的上呼吸道症状,鼻分泌物明显增加,全身症状轻或无,自然病程2～4天;③中度型:局部症状较轻型更为严重,有一定的全身症状,自然病程1周左右;④重型:有明显的上呼吸道及全身症状,常需休息。

2.病毒性咽炎、喉炎

急性病毒性咽炎的临床特征为咽部发痒和灼热感,疼痛不持久,也不突出。流感病毒和副流感病毒感染时可伴有发热和乏力。体查见咽部明显充血和水肿,可扪及颌下淋巴结肿大且触痛。

急性病毒性喉炎的临床特征为声嘶、讲话困难、咳嗽时咽痛,常有发热、咽痛或咳嗽。查体可见喉部水肿、充血,局部淋巴结明显肿大和触痛。

3.疱疹性咽峡炎

多发于夏季,常见于儿童,偶见于成人,常由柯萨奇病毒A引起。咽痛程度较重,多伴有发热,病程约1周。体征有咽部充血,软腭、悬雍垂、咽及扁桃体表面有灰白色丘疹及浅表性溃疡,周围有红晕,以后形成疱疹。

4.咽结膜热

多发于夏季,多见于游泳时传播,儿童多见。主要由腺病毒、柯萨奇病毒等引起。临床表现有咽痛、畏光、流泪、咽部发痒、发热等症状,病程4～6天。有咽腔及咽结合膜明显充血等体征。

5.细菌性咽、扁桃体炎

多由溶血性链球菌引起,其次为流感嗜血杆菌、肺炎球菌、葡萄球菌等引起。起病急,明显咽痛、畏寒、发热,体温可达39℃以上。查体可见咽部明显充血,扁桃体肿大、充血,表面有黄色点状渗出物,颌下淋巴结肿大、压痛。

6.流行性感冒

常发生于流行季节,有流行人群接触史。本病的潜伏期一般为数小时至 4 天,临床上急性起病,全身症状较重,表现为高热、畏寒、头痛、乏力、全身酸痛等症状。体温可达 39～40 ℃,一般持续 2～3 天后渐退,全身症状逐渐好转,但鼻塞、流涕、干咳等上呼吸道症状变得明显,少数患者可有鼻出血、食欲缺乏、恶心、便秘或腹泻等轻度胃肠道症状。查体患者呈急性病容,面颊潮红,眼结膜轻度充血和眼球压痛,咽充血,口腔黏膜可有疱疹,肺部听诊有呼吸音增粗,偶闻及胸膜摩擦音。症状消失后,仍感软弱无力,精神较差,体力恢复缓慢。

(二)常见并发症

急性上呼吸道感染并发急性鼻窦炎(鼻塞、脓涕、头痛、畏寒、发热等症状)、中耳炎(发热、耳痛剧烈,听力减退,耳鸣、耳闷,穿孔后耳聋减轻,偶伴眩晕等症状)、气管-支气管炎(咳嗽为主,初为干咳,后出现黏液性痰,发热 38 ℃左右,多于 3～5 天后降至正常;查体时可闻及干、湿啰音或哮鸣音)、慢性支气管炎急性发作(在 1 周内出现脓性或黏液性痰,痰量明显增加,或伴有发热等炎症表现,或 1 周内"咳""痰""喘"任何一症状显著加剧,或重症患者明显加重者)。部分可并发风湿病(主要包括心肌炎、关节炎、舞蹈病、皮下小结和环形红斑,次要表现包括关节痛、发热等)、肾炎(起病时症状轻重不一,除水肿、血尿之外,常有食欲减退、疲乏无力、恶心呕吐、头痛、精神差、心悸气促,甚至发生抽搐,部分患者先驱感染没有控制,则可发热,体温一般在 38 ℃左右,部分患者有轻中度高血压)、心肌炎(心脏受累的症状可表现为胸闷、心前区隐痛、心悸、气促等)。

流行性感冒引起的肺部并发症有三种类型。①原发性病毒性肺炎:多见于原有心肺疾病患者或孕妇。临床上有高热持续不退、气急、发绀、阵咳、咯血等症状,胸部 X 线表现为双侧肺部呈散在絮状阴影。痰液中可分离到流感病毒,抗菌药物治疗无效,病死率高。②继发性细菌性肺炎:流感起病后 2～3 天病情加重,体温增高并有寒战,全身中毒症状明显,咳嗽加剧,伴有胸痛。体检可见呼吸困难,发绀,肺部湿啰音,有实变或局灶性肺炎体征。外周血白细胞及中性粒细胞明显增高,痰液中可找到细菌。③病毒与细菌混合性肺炎:起病急,高热不退,病情较重,可呈支气管肺炎或大叶性肺炎,除流感抗体上升外,也可找到到病原菌。流感引起的肺外并发症包括 Reye 综合征(与儿童流感时服用阿司匹林有关)、中毒休克综合征、横纹肌溶解等。

三、实验室和其他辅助检查

(一)血常规检查

病毒性感染见外周血白细胞计数正常或偏低,淋巴细胞比例可升高。细菌感染有外周血白细胞计数与中性粒细胞增多和核左移现象。

(二)病毒和病毒抗体的测定

取鼻咽部分泌物或咽拭子,视需要可用免疫荧光法(IFT)、酶联免疫吸附检测法(ELISA)、血清学诊断等方法作病毒分离与鉴定,以判断病毒的类型,区别病毒和细菌感染。快速血清病毒 PCR 检查有助于其早期诊断。

(三)细菌培养

取痰或咽拭子培养以判断致病细菌类型,并做药物敏感试验以指导临床。

四、诊断要点

(1)根据病史、流行情况、鼻咽部炎症的症状和体征,结合周围血象和胸部 X 线检查,可作出临床诊断。

（2）细菌培养或病毒分离、病毒血清学检查可确定病因诊断。

五、鉴别诊断

（一）急性病毒性支气管炎、肺炎

多由呼吸道合胞病毒、流感病毒、冠状病毒、副流感病毒、鼻病毒、腺病毒等引起。临床特征为咳嗽、无痰或痰呈黏液性，伴有发热和乏力。其他症状常有声嘶、非胸膜性胸骨下疼痛。查体可闻及干性或湿性啰音。胸片可见有局部炎症表现或肺纹理增强。

（二）过敏性鼻炎

起病急骤，常表现为鼻腔黏膜充血出血与分泌物增多，鼻腔发痒、喷嚏频繁，鼻涕呈清水样，无全身症状。多由过敏因素如螨虫、灰尘、动物皮毛、低温等刺激引起。检查可见鼻黏膜苍白、水肿、鼻分泌物涂片可发现嗜酸性粒细胞增多，皮肤针刺过敏试验可明确变应原。

（三）急性传染病前驱期

由相应的病原体感染所致，如麻疹、脑炎、流脑、伤寒等在患病初期常有上呼吸道炎症症状，但随即出现原发病特有的症状和体征，可作鉴别。在一定的流行季节或在流行区内，应密切观察及行必要的实验室检查以区别。

（四）严重急性呼吸综合征

严重急性呼吸综合征（SARS），又名传染性非典型性肺炎，病原体为 SARS 冠状病毒（SARS-CoV），主要是通过近距离飞沫传播。早期症状是高热（38 ℃以上），乏力，全身不适，干咳无痰，个别人偶有少量痰并带血丝；多无普通感冒之鼻塞、流涕、流泪、喷嚏、咽痛等症状。胸部X线检查可见不同程度的片状、斑片状浸润阴影或呈网状样改变。部分病变发展迅速，严重病例双肺可呈大片实变阴影。外周血白细胞正常或下降，淋巴细胞绝对数减少，部分病例血小板可减少，抗生素治疗无效，冠状病毒抗体测试阳性等可作鉴别。

六、治疗

急性上呼吸道感染由病毒或细菌感染所致，以病毒感染者多见。中医对急性上呼吸道感染的治疗具有一定的优势，治疗上需分寒热、虚实、表里，以辨证治疗为基本原则，分而治之。单纯的病毒感染可用纯中医治疗。如为细菌感染或病毒合并细菌感染病情严重者，可酌情选用相应的抗生素。

（一）辨证论治

本病以邪在肺卫多见，辨证多属于表实证，但必须根据病情，求其病邪的性质，区别风寒、风热或暑湿等兼夹之证。治疗遵"其在皮者，汗而发之"之义，采取解表达邪的原则，风寒治以辛温发汗，风热治以辛凉清解，暑湿杂感者又当清暑祛湿解表。体虚感邪则应扶正与解表并施，不可专行发散，重伤肺气。

1.外感风寒

证候特点：恶寒重，发热轻，无汗，头痛，肢节酸痛，鼻塞声重，时流清涕，喉痒，咳嗽，咳痰稀薄色白，口不渴或喜热饮，舌苔薄白而润，脉浮或脉紧。

治法：辛温解表。

推荐方剂：荆防败毒散加味。

基本处方:荆芥12 g,防风12 g,川芎9 g,羌活10 g,独活10 g,柴胡12 g,紫苏(后下)6 g,前胡12 g,枳壳10 g,茯苓12 g,桔梗12 g,甘草6 g。每天1剂,水煎服。

随症加减:表寒重者,加麻黄6 g、桂枝12 g以加强辛温散寒之力;风寒夹湿者加苍术10 g、白芷10 g以祛风散寒、祛湿通络。

2.外感风热

证候特点:身热较著,微恶风,汗泄不畅,头胀痛,咳嗽,痰黏或黄,咽燥或咽喉乳蛾红肿疼痛,鼻塞,流黄浊涕,口渴欲饮,舌苔薄白微黄,舌边尖红,脉浮数。

治法:辛凉解表。

推荐方剂:银翘散加减。

基本处方:金银花15 g,芦根20 g,连翘15 g,牛蒡子10 g,荆芥10 g,淡竹叶10 g,甘草6 g,薄荷(后下)6 g,土牛膝15 g,岗梅根15 g,苍耳子10 g,桔梗12 g。每天1剂,水煎服。

随症加减:头胀痛较重者加桑叶、菊花以清利头目;咳嗽痰多者加浙贝母12 g、前胡12 g、杏仁12 g化痰止咳;咳痰稠黄,加黄芩15 g、鱼腥草20 g、瓜蒌皮12 g清化痰热;咽喉红肿疼痛灼热配蒲公英20 g、射干12 g、玄参12 g解毒利咽;如风热化燥伤津,或秋令感受温燥之邪,见痰稠难咯,舌红少津等燥象者,可配沙参12 g、天花粉15 g以清肺润燥。

3.外感暑湿

证候特点:暑天外感,身热,微恶风,汗少,肢体酸重或疼痛,头昏重胀痛,咳嗽痰黏,鼻流浊涕,心烦,口渴,或口中黏腻,渴不多饮,胸闷,呕恶,小便短赤,舌苔薄黄而腻,脉濡数。

治法:清暑化湿解表。

推荐方剂:加味新加香薷饮。

基本处方:香薷(后下)10 g,扁豆花10 g,厚朴12 g,金银花、连翘各15 g,青蒿(后下)9 g,藿香(后下)12 g,滑石30 g,芦根15 g,甘草6 g。每天1剂,水煎服。

随症加减:若兼暑湿泄泻,可加黄连9 g、薏苡仁24 g清暑化湿止泻;若胃纳不佳者加布渣叶10 g、谷麦芽各20 g;若兼肺热咳嗽者加浙贝母12 g、桔梗12 g清热化痰止咳;若头重身痛较甚者加羌活10 g、秦艽12 g以疏风祛湿止痛。

4.表寒里热

证候特点:发热,恶寒,无汗口渴,鼻塞声重,咽痛,咳嗽气急,痰黄黏稠,尿赤便秘,舌苔黄白相间,脉浮数。

治法:解表清里,宣肺疏风。

推荐方剂:双解汤。

基本处方:麻黄10 g,防风10 g,荆芥(后下)6 g,薄荷(后下)6 g,黄芩12 g,栀子10 g,连翘15 g,生石膏20 g。每天1剂,水煎服。

随症加减:若咳喘重者,加杏仁、桑白皮、枇杷叶止咳平喘;大便秘结不通者,加大黄、芒硝通腑泻热。

5.气虚感冒

证候特点:素体虚弱,外感之后,恶寒较甚,发热,汗自出,倦怠,短气乏力,咳嗽,咳痰无力,舌淡,苔白,脉浮无力。

治法:益气解表。

推荐方剂:参苏饮加减。

基本处方:人参(另炖)6 g,紫苏 10 g,前胡 12 g,法半夏 10 g,茯苓 12 g,桔梗 10 g,陈皮 6 g,枳壳 12 g,葛根 20 g,大枣 5 枚,生姜 3 片,炙甘草 3 g。每天 1 剂,水煎服。

随症加减:方中人参通常可采用东北人参或高丽参,若无人参可改用参须 10 g 代替。若表虚自汗,可加用黄芪 20 g、防风 10 g 益气固表;若风寒头痛较甚,可加用羌活 12 g、川芎 9 g 以疏风散寒止痛。

6.阴虚感冒

证候特点:素体阴虚,感受外邪后,身热,微恶风寒,汗少,头昏,心烦,口干,干咳少痰,舌红少苔,脉细数。

治法:滋阴解表。

推荐方剂:加减葳蕤汤加味。

基本处方:玉竹 12 g,葱白 6 g,桔梗 12 g,桑叶 12 g,沙参 12 g,杏仁 10 g,白薇 6 g,淡豆豉 10 g,薄荷(后下)6 g,大枣 3 枚,炙甘草 15 g。每天 1 剂,水煎服。

随症加减:表证较重者,可加银柴胡 10 g、葛根 20 g 以祛风解表;口渴明显,可加麦冬 10 g、玄参 10 g 以养阴生津;咽干较甚,咳痰不利者,可加牛蒡子 12 g、射干 10 g、瓜蒌皮 15 g;若咳嗽胸痛,痰中带血者,可加鲜茅根 15、侧柏叶 12 g、仙鹤草 20 g 以清热凉血止血。

7.阳虚感冒

证候特点:素体阳虚,头痛,恶寒,身热,热轻寒重,无汗肢冷,倦怠嗜卧,面色苍白,语声低微,咳痰稀薄,舌淡胖苔白,脉沉无力。

治法:助阳解表。

推荐方剂:再造散加减。

基本处方:黄芪 15 g,人参(另炖)6 g,桂枝 9 g,甘草 3 g,制附子 3 g,细辛 5 g,羌活 10 g,防风 10 g,川芎 10 g,生姜 3 片。每天 1 剂,水煎服。

随症加减:方中人参通常采用吉林参或高丽参,如无人参可改用党参 20 g 代替;若兼咳嗽者加杏仁 12 g;如感受风寒湿邪而症见肢体酸重、疼痛,可加苍术、薏苡仁、秦艽、独活,散寒祛湿止痛;若为肢体屈伸不利,喜暖畏寒者,可加当归 12 g、防己 12 g 以补益气血、祛风通络。

8.血虚感冒

证候特点:平素阴血亏虚,感受外邪,身热头痛,微寒无汗,面色不华,唇甲色淡,心悸头晕,舌淡苔白,脉细或浮而无力。

治法:养血解表。

推荐方剂:葱白七味饮加减。

基本处方:葱白连根 9 g,葛根 15 g,防风 12 g,淡豆豉 9 g,生姜3 片,生地黄 10 g,麦冬10 g,川芎 9 g,白芍 12 g,甘草 6 g。每天 1 剂,水煎服。

随症加减:恶寒较重加紫苏 10 g、荆芥 10 g 散寒解表;身热较甚加金银花 15 g、连翘 12 g、黄芩 15 g 清热解毒;胃纳不佳加陈皮 10 g 以理气健胃。

(二)中成药

1.板蓝根冲剂

适用于风热感冒。每次 15 g,每天 3 次,温开水冲服。预防时行感冒,每天 15 g,连服 5 天。

2.银黄口服液

适用于风热袭表者。每次 10~20 mL,每天 3 次。

3.银翘解毒片

适用于风热感冒。每次 4～8 片,每天 3 次。

4.正柴胡饮冲剂

适用于风寒感冒。每次 10 g,每天 3 次,开水冲服。

5.抗病毒口服液

适用于风热感冒。每次 10～20 mL,每天 3 次。

6.小柴胡冲剂

适用于外感邪在少阳。每次 1～2 包,每天 3 次。

7.新癀片

适用于急性扁桃体炎。每次 4 片,每天 3 次。

8.十味龙胆花颗粒

适用于急性扁桃体炎属风热者。每次 3 g,每天 3 次。

9.连花清瘟胶囊

适用于治疗流行性感冒属热毒袭肺。每次4 粒,每天 3 次。

10.穿琥宁注射液

适用于风热感冒。每次 40～80 mg,肌内注射,每天 3 次;每次 400 mg,加入 5％葡萄糖注射液 250～500 mL 中静脉滴注,每天 1～2 次。

11.双黄连粉针剂

适用于风热感冒者。按每次每千克体重60 mg稀释后加入 5％葡萄糖注射液500 mL,静脉滴注,每天 1 次。

12.清开灵注射液

适用于上呼吸道感染见有发热者。每天2～4 mL,肌内注射;重症患者静脉滴注,每天 20～40 mL,用 10％葡萄糖注射液 250 mL 或生理盐水注射液 250 mL 稀释后使用。

13.莪术油葡萄糖注射液

适用于小儿急性上呼吸道感染。静脉滴注,6 个月以上患儿每天用量250 mL,6 个月以下婴儿 150 mL,疗程 3～5 天。

14.热毒宁注射液

适用于上呼吸道感染(外感风热证)所致的高热、微恶风寒、头身痛、咳嗽、痰黄等症。每次 20 mL,以 5％葡萄糖注射液或 0.9％生理盐水注射液 250 mL 稀释后静脉滴注,每天 1 次。

15.喜炎平注射液

适用于急性上呼吸道感染,流感,扁桃体炎等。成人每次 50～100 mg,肌内注射,每天 2～3 次;或每天250～500 mg,加入 5％葡萄糖注射液或氯化钠注射液中静脉滴注。

(三)针灸

1.辨证论治

(1)风寒感冒。

取穴:列缺、迎香、支正、风门、风池。

手法:列缺沿皮刺 1 寸,针尖向上,平补平泻;风门斜刺 1 寸,针尖对准对侧眼球,平补平泻,并可加灸;风池直刺 2 寸,针用泻法;迎香斜刺 1 寸,针尖对准鼻尖,平补平泻;支正直刺 1 寸,捻转补法。

随症加减:风寒夹湿者,加阴陵泉、尺泽;兼气滞者,加肝俞、阳陵泉,均用泻法;气虚兼感风寒者,加膏肓、足三里;背身疼痛者,加肺俞、大杼用平补平泻法。

(2)风热感冒。

取穴:尺泽、鱼际、曲池、内庭、大椎、外关。

手法:尺泽、曲池、外关直刺 2 寸,针用泻法;鱼际、内庭、大椎浅刺 1 寸,针用泻法,或用三棱针点刺放血。

随症加减:咽喉肿痛者,加少商,用三棱针点刺出血;夹暑热者,加中脘、足三里。

(3)暑湿感冒。

取穴:孔最、合谷、中脘、足三里、支沟。

手法:孔最、支沟直刺 2 寸,合谷直刺 1 寸,均用泻法;中脘、足三里直刺 3 寸,均用补法。

随症加减:高热者,加曲池、外关、大椎;恶心欲呕者,加内关;痰多者,加丰隆。

(4)气虚感冒。

取穴:大椎、肺俞、足三里、气海。

手法:大椎、肺俞艾灸;足三里、气海直刺 2～3 寸,补法,或用温针灸。

随症加减:夹痰者,加丰隆;恶寒者,加肾俞、关元。

2.耳针疗法

取肺、气管、内鼻、耳尖、胃、脾、三焦。每次选 2～3 穴,强刺激,留针 10～20 分钟。

3.腹针疗法

取穴中脘、下脘、上风湿点(双侧)。诸穴位均为浅刺。随症加减:咽痛者加下脘下(浅刺);高热不退加气海、关元。留针 30～60 分钟,留针期间采用轻捻转、徐提插的方法,针毕按进针顺序依次出针,起针过程中不提插不捻转。

4.平衡针疗法

取咽痛穴(第二掌骨桡侧缘的中点)、感冒穴(半握拳,中指与无名指指掌关节之间凹陷)。针刺方法采用一次性 1 寸无菌毫针,平衡穴位局部常规消毒,快速针刺,不过于强调针刺手法,也不强调补泻,只要求通过提插或滞针手法获得针感即可。

(四)穴位注射

取双侧曲池穴,每穴注入 0.5～1 mL 柴胡注射液,每天 2 次,3 天 1 个疗程。适用于外感风热,热势较高者。

(五)穴位敷贴

涌泉敷贴膏:白芥子、栀子、桃仁各 20 g,吴茱萸、樟脑各 10 g。研末,和匀,与鸡蛋清、面粉调成饼状,分贴于双侧涌泉穴,用布包扎,再用热水袋加温片刻。一日后取下,如不效,再续贴一次。适用于感冒咳嗽较甚者。

(六)拔罐疗法

(1)取大椎、风门、肺俞,用三棱针点刺后以闪火法将中号罐吸附于穴位上,出血 1～2 mL,留罐 15 分钟,每天 1 次。适用于风热感冒。

(2)走罐:患者俯卧,将液状石蜡油涂于背部,取 3 号火罐,沿督脉、膀胱经内侧循行线背俞穴、夹脊穴,从上至下刮拉数次,以皮肤潮红、皮下微见出血点为度;亦可在肺俞、中府处留罐,还可据辨证加用针刺相应穴位。每天 1 次。适用于感冒属实证者。

(3)取大椎、中府(双)、肺俞(双),如患者伴有烦躁或者嗜睡或者谵语时,加用灵台、神道。上述每个穴位拔 5～15 分钟,灵台、神道两穴用一罐拔双穴。每天 1 次。适用于急性上呼吸道感染引起的高热者。

(七)推拿疗法

(1)拿风池,按风府、风门穴,推风池、肩井、肺俞穴,时间约 8 分钟。推印堂、太阳、头维、迎香穴,时间约6分钟。然后抹额部。若鼻塞较甚者,再按迎香;继之拿合谷、手三里穴。从脊柱的大椎到命门穴及其两侧的背部用平推法治之。最后用单手拿颈部,按脊柱两侧及双手拿肩井穴结束,每天 1 次。适用于各型感冒。

(2)推、拿风池、风府、天柱穴,时间约 5 分钟。推印堂,向上沿前额发际至头维、太阳穴,往返 3～4 遍,按印堂、鱼腰、太阳。百会穴,用抹法从印堂起向上循发际至太阳穴,往返 3～4 遍,时间约 8 分钟。再推、拿风池、风府、天柱穴,配合按肺俞、风门穴,拿肩井穴。适用于感冒轻证。

(八)刮痧疗法

取生姜、葱白各 10 g,切碎和匀布包,蘸热酒先刮擦前额、太阳穴,然后刮背部脊柱两侧,也可配刮肘窝、腘窝。适用于风寒感冒。

(九)单方验方

1.葱头生姜粥

葱白头 5 个,生姜 15 g,糯米 100 g。先将糯米煮成粥,再将葱姜捣烂同煨。热服。用治外感初起周身疼痛、恶寒怕冷等症。

2.扁豆香荷饮

扁豆 12 g,香薷、荷叶各 10 g,陈皮 6 g,白糖适量。将白扁豆炒黄捣碎,与香薷、陈皮、荷叶一同水煎,煮沸 10 分钟后,去渣取汁,白糖调味,代茶频频饮服。可清暑益气,祛湿解表,适用于暑湿感冒,肢体重困,头昏脑涨,口中黏腻等。

3.流感简便方

忍冬藤 30 g,竹叶 30 g,排风藤 30 g。煎汤,每天 1 剂,治疗流感有效。如高热持续不退,可加鲜鸭跖草 60 g。

七、预后与转归

急性上呼吸道感染一般病势较轻,病程较短,3 天至 2 周左右。若及时治疗,配合适当的休息,饮食调理,症状体征可较快消失,预后尚好。老人、儿童和免疫抑制者,如得不到及时治疗或治疗不恰当,则可并发支气管炎、肺炎、心肌炎、风湿热等;也可使原有的基础疾病加重或急性发作,如慢性支气管炎、支气管哮喘、充血性心力衰竭等。因此该类患者应加强防治上呼吸道感染的健康教育,发病早诊早治,以减少并发症的发生。

八、预防与调护

急性上呼吸道感染大多其在机体抵抗力下降的时候发生,因此要重视加强体育锻炼,提高自身的抵抗能力,配合饮食调理、环境卫生等,完全可减少感染的机会及避免发病。

(一)预防

1.加强体育锻炼,提高机体的抗病能力

加强体育锻炼,提高机体的抗病能力是积极主动的防病措施。"正气存内,邪不可干"。预防感冒应适当的户外活动及体育锻炼,如晨运、慢跑、太极拳、保健操等。

2.注意保暖防寒

"虚邪贼风,避之有时"。如天气变化,应做好防寒保暖工作,因劳累及受寒时,人的抗病能力降低,平时留存在人体咽部(上呼吸道)的细菌、病毒,则会乘虚而入,侵犯人体而致病。老人、小孩及过度劳累者,对寒温适应能力差,应随时增减衣服,避免受凉淋雨及过度疲劳。此外,空调设备使室内外温差加大,体弱者亦难以适应,因此,室内温度不宜过低,长期在空调环境作息者,必须注意保暖防病。

3.切断感染途径

如遇感冒流行季节,可用食醋熏蒸法进行消毒。其方法是先将窗门紧闭,每立方米的空间用食醋5 mL,加水5 mL放在砂锅或铝锅内,置炉子上,利用蒸气在室内熏半小时以上,可起消毒预防作用。对时行感冒,应注意隔离,病室内每周用紫外线照射2次,以减少空气污染。亦可用食醋、药香、艾叶等熏蒸消毒。在感冒流行时,则应减少户外活动,尽量避免到公共场所,如电影院、剧场、百货公司等,以减少传播机会。

4.保护易感人群

(1)接种疫苗:目前最常用的疫苗是灭活疫苗,是流感病毒全病毒或亚病毒体成分的灭活制剂。活疫苗是一种减毒疫苗,可经鼻腔喷雾引起上呼吸道轻微感染而产生免疫力,这种疫苗可用于健康的成人和少年儿童。基因疫苗又称为DNA疫苗,导入方法有肌内注射法、皮下注射法和基因枪注射法,与其他疫苗相比,NA-DNA疫苗可使血清中产生的抗体滴度最高,可以克服抗原漂移现象,被认为是很有前途的流感疫苗。

在流感好发季节,给易感染流感的高危人群和医务人员接种疫苗,流感病毒疫苗接种后须经6~8周才能起免疫预防作用,最佳的接种时间为10月中旬~11月中旬。高危人群包括:年龄＞65岁;有慢性呼吸或心血管系统疾病者;大于6个月儿童;肾功能障碍者;免疫功能抑制者;妊娠中期以上孕妇等。

(2)中医预防:在感冒流行期间,药物预防尤为重要。普通感冒的预防,在冬季寒冷季节,可用贯众、荆芥、紫苏叶各3 g,甘草3 g,水煎1次服,连服3天;如在夏令暑湿季节,可用藿香、佩兰各6 g,薄荷3 g,金银花9 g,水煎代茶服,连服3天;亦可用冬瓜(连皮)300 g,薏苡仁30 g,鲜荷叶1片,水煎代茶服,连服3天。流行性感冒的预防,可用贯众9 g,板蓝根12 g,甘草3 g,水煎服,连服3天。还可每天自我用手指按摩迎香、合谷2~3次,每次3~5分钟,以局部有酸胀感为度,亦可用艾炷灸足三里3~5壮。

(二)调护

1.生活调护

(1)中医认为自然环境对患者的健康有很大的影响,患病之后,要保持室内外环境卫生和个人卫生,室内应经常开窗通风,使空气新鲜,有充足的阳光照射。被褥应勤洗晒,因感冒病毒及细菌可被自然紫外线和化学消毒剂所杀灭,使患者有一个良好的康复环境。

(2)患感冒之后,身体消耗较大,机体抵抗力下降,容易继发呼吸系统和其他系统的疾病,因此要重视和积极地进行治疗,注意尽量充分的休息,以减少身体的消耗,提高机体的抗病能力。

2.饮食调养

(1)感冒患者身体消耗较大,需要补充较多的营养和水分,但是由于疾病的影响,患者的脾胃功能一般较差,故而食物以水分充足、清淡可口、容易消化、营养丰富之品为主,如稀粥、牛奶、豆浆、菜汤、青菜汁、水果汁等,又可食用生大蒜。因为清淡的饮食容易消化,生大蒜又有杀菌抗病毒的功能。

发热时要多饮开水,防止热病伤津。食盐摄入不宜过多,因感冒期间,水分消耗大,尿量少,易于产生钠盐的积蓄,此外,糖类高热量的碳水化合物,亦可适当补充,不要过多,尤其并发消化不良的患者,以免产生胃肠胀气。

要适量补充蛋白质、注意饮食低脂肪:感冒时体质减弱,影响食欲,消化功能降低,应选用含丰富蛋白质而又易消化的食物,如牛奶、豆腐、豆浆、鱼类,尽量避免食用难消化而油腻的食品,切忌贪食肥腻的鸡、鹅、鸭、油炸食品等,否则影响消化,变生他症,出现外感传里或并发其他病证,于治疗不利。

补充多种维生素:在感冒时维生素的吸收和合成减少,消耗增加,因此需求量比正常要高。此时应以维生素 B_1、维生素 C、维生素 A 为主,维生素 A 的必需量为每天 2 000～3 000 U,维生素 B_1 需求量为每天 2～3 mg,维生素 C 的需求量为每天 75 mg,这些维生素存在于新鲜水果、蔬菜之中,应多食此类食物。据研究,维生素 A 含量较高的食物有胡萝卜、芥菜、菠菜、芹菜、南瓜等;维生素 B 含量较高的食物有粳米、豆类、花生、大豆芽等;维生素 C 含量较高的食物有西红柿、芥菜、苦瓜、刺梨、山楂、柿子、苹果、草莓等。

(2)食疗方。①夏桑菊茶:夏枯草 12 g,桑叶 12 g,白菊 15 g,加水适量煮沸,加食糖少许代茶,适量饮用。具有辛凉解表,疏散风热之功效。伤风、感冒属感受风热者适用。②紫苏生姜鸡蛋汤:鸡蛋 2 个,鲜紫苏 30 g,生姜 15 g。将紫苏洗净,切碎;生姜去皮,洗净,切片。起油锅,煎蛋,然后把蛋与紫苏、生姜放入瓦锅内,加清水适量,武火煮沸后,文火煮半小时,调味即可。随量饮用。具有发散风寒,宣肺止咳作用。感冒属风寒者适用。③银淡绿豆汤:金银花 24 g,淡竹叶 10 g,绿豆 30 g。将金银花、淡竹叶洗净,用布包。把绿豆洗净,浸泡约半小时,与上药包一齐放入锅内,加清水适量,武火煮沸后,文火煮约 1 小时调味即可。随量饮用,亦可加入蜜糖少许调服。功效为疏散风热,清热解毒。感冒属风热或暑热者适用。④岗梅根瘦肉汤:猪瘦肉 120 g,岗梅根 30 g,甘草 6 g。将岗梅根洗净,切碎;甘草洗净;猪瘦肉洗净。把全部用料一齐放入锅内,加清水适量,武火煮沸后,文火煮约 1 小时,调味即可。随量饮用。具有清热解毒,利咽止痛之功效。流感、急性扁桃体炎、咽喉炎属风热者适用。⑤冬瓜莲叶扁豆汤:冬瓜 500 g,白扁豆 30 g,鲜莲叶 15 g。把扁豆、莲叶一齐放入锅内,加清水适量,武火煮沸后,下冬瓜,然后用文火煮 1～2 小时,调味即可。随量饮用。具有清热解暑,祛湿和胃之效。适用于感冒属暑湿者。⑥无花果荸荠瘦肉汤:猪瘦肉 250 g,无花果 30 g,荸荠 60 g。将无花果、荸荠(去皮)洗净,切片;猪瘦肉洗净。把全部用料一齐放入锅内,加清水适量,武火煮沸后,文火煮约 2 小时,调味即可。随量饮汤食肉。功用疏风清热化痰,适用于感冒属痰热型者。

3.精神调理

急性上呼吸道感染患者应保持生活规律,避免过劳,保证有足够的休息时间,积极治疗,不要掉以轻心,特别是年老体弱患者,以免病情迁延难愈,变生它证。但也不必过度紧张,保持心情舒畅,患病后应在医师指导下合理用药,切勿自己滥服感冒药或抗生素。

(张克江)

第二节　气管-支气管炎

气管-支气管炎是指该部位的炎症病变,包括急性气管-支气管炎和慢性气管-支气管炎两种。急性气管-支气管炎是气管-支气管黏膜的急性炎症病变。它是由病毒、细菌、真菌、支原体、衣原体等致病微生物感染,物理、化学性刺激或变态反应等对气管、支气管壁黏膜损害所造成的。急性气管-支气管炎任何年龄均可发病,冬春两季多见,是一种常见多发性疾病。主要临床表现是咳嗽和咳痰,部分患者可伴气喘,病愈后支气管黏膜结构可完全恢复正常。

慢性气管-支气管炎是指气管、支气管黏膜及其周围组织的慢性非特异性炎症。临床上以咳嗽、咳痰、或伴有喘息及反复发作的慢性过程为特征。慢性气管-支气管炎在我国是一种常见病,患患者数众多,近年对我国北部及中部地区 102 230 个成年人调查,慢性气管-支气管炎患病率为 4%,北方较南方高,40 岁以上患病率更高,老年人可达 15%～30%,特别是在占全国人口80% 的农村地区发病率更高。

急、慢性气管-支气管炎属于中医"咳嗽""喘证"范畴。

一、病因病机

中医认为咳嗽的病因不外外感与内伤两端。外感为六淫外邪侵袭肺系,内伤为饮食、情志、劳倦因素所致。其中以外感咳嗽为多见。

(一)病因

1.外感六淫之邪

《河间六书·咳嗽论》说到:"寒、暑、燥、湿、风、火六气,皆令人咳。"肺脏外合皮毛,开窍于鼻,上连咽喉,六淫外邪(风、寒、暑、湿、燥、火)由口鼻或皮毛而入,肺为娇脏,不耐邪侵,一旦卫外功能失调或减弱,易致外邪寻机犯肺,致肺气壅遏不宣,清肃失司,肺气上逆而引发咳嗽、咳痰。因四时六气不同,人体感邪亦有不同,风为六淫之首,邪气多随风邪侵袭人体,故外感咳嗽常以风为先导,夹有寒、热、燥、湿等邪,如春冬多风寒,夏多暑湿、风热,秋多风燥。临床上以风寒多见。正如《医学心悟》指出:"肺体属金,譬如钟然,钟非叩不鸣。风寒暑湿燥火,六淫之邪,自外击之则鸣。"可谓咳嗽病因病机之大略。

2.饮食不节

多由饮食不当,伤及脾胃,水津失常,聚而为痰,"脾为生痰之源,肺为贮痰之器"。痰贮于肺,遇邪引动,随肺气上逆,发为咳嗽,咳痰。

3.七情内伤

肺志为悲,情志失调,尤为过悲,则耗伤肺气,此乃"悲哀太甚则伤肺"。肺气更伤,易致外邪侵袭而发病。劳则耗气伤阴,肺主气,司呼吸,内朝百脉,外合皮毛,主宣发肃降,通调水道,劳倦过度,宣肃失调,百脉失理,气机不畅,阴精不足,皮毛不固,遇邪外犯,内外合邪,肺气上逆,发为咳嗽,咳痰。

4.体虚劳倦

素体本虚,或劳作太过,或久咳不愈,以致肺肾两虚。肺气亏虚,气不化津,痰浊内生;阴虚火盛,热蒸液聚为痰;肾虚于下,摄纳无权,肺气上逆,发为咳嗽咳痰。

(二)病机

六淫之邪侵袭,饮食不节、情志失调、劳倦过度等致脏腑功能失调,病及于肺,致肺之宣降失常,肺卫失固,外邪易犯,内外合邪而发病。本病病位首先在肺,继则影响脾肾,后期病及于心。病理性质有虚实两方面,有邪者为实,因邪壅于肺,宣降失司,无邪者属虚,因肺不主气,肾失摄纳。

二、临床表现

(一)症状

1.上呼吸道症状

部分急性支气管炎患者可先有上感症状,如鼻塞、喷嚏、咽痛、声嘶等。

2.咳嗽

咳嗽是急性支气管炎的主要症状,开始为轻度刺激性干咳,少量黏液状痰,1～2天后痰量增加。早晨或晚间改变体位,体力活动后,或吸入冷空气时可出现阵发性咳嗽,严重者可终日咳嗽。有时可伴发支气管痉挛而有气急。咳嗽常持续数周。慢性支气管炎患者咳嗽严重程度视病情而定,初起日间咳嗽为主,病情进一步加重则日夜均咳,后期则夜间咳嗽为主。

3.咳痰

急性支气管炎或慢性支气管炎急性发作伴有细菌感染时,则为黏液脓性痰,咳嗽和痰量亦随之增加。

4.喘息或气促

部分患者有支气管痉挛而出现喘息,常伴有哮鸣音。慢性支气管炎反复发作数年,并发肺气肿时,可伴有不同程度的气促,并逐渐加重,活动后明显。

在发病过程中,常有反复呼吸道感染史,冬季发病多,随疾病进展,急性加重变得频繁。慢性支气管炎后期导致阻塞性肺气肿时可发生低氧血症和(或)高碳酸血症,并可发生肺源性心脏病。

(二)体征

急性气管-支气管炎咳嗽剧烈时,可见呼吸加速或发绀,颈静脉怒张。胸廓两侧一般对称,呼吸运动可稍减弱。触诊时,胸部可扪到震动感(伴随干性啰音),于痰咯出后消失。叩诊无浊音。主要体征在听诊方面:①呼吸音稍减低,性质不变;②啰音,在早期只有大支气管炎症时仅可发现低音调的干性啰音;痰多而较稀时可出现湿性啰音,本病啰音有以下特点:多种多样音调不同的干性、湿性啰音可同时存在;干性啰音分布满肺野;湿性啰音于肺底部较多;啰音出现的部位和时间都不恒定,于咯出痰后可减少或消失,伴有支气管痉挛时,可听到哮鸣音。

早期慢性气管-支气管炎体征可不明显,听诊可闻两肺呼吸音变粗,两肺底或肺野可有湿性啰音及(或)干性啰音、痰鸣音。若并发阻塞性肺气肿时胸部听诊可有呼气延长,胸廓过度膨隆,前后径增加。

(三)慢性气管-支气管炎临床分期

1.急性发作期

在一周内出现脓性或黏液脓性痰,痰量明显增加,或伴有发热等炎症表现,或咳、痰、喘等症状任何一项明显加剧。

2.慢性迁延期

咳嗽、咳痰、气短呈慢性迁延状态持续一个月以上。

3.临床缓解期

经治疗或临床缓解,如咳嗽每天少于 30 声,痰量少于 20 mL 保持两个月以上者,即转为缓解期。

(四)常见并发症

急性气管-支气管炎常见并发症主要有肺炎、支气管扩张。慢性支气管炎常见并发症有慢性阻塞性肺疾病、自发性气胸等。

三、实验室和其他辅助检查

(一)血常规检查

病毒性急性气管-支气管炎患者的外周血白细胞总数不增高,淋巴细胞百分比轻度上升。并发细菌感染后可见细胞总数和中性粒细胞轻度升高,血沉稍有增快。慢性支气管炎急性发作期或并发肺部感染时,可见血白细胞计数及中性粒细胞升高,喘息型者嗜酸性粒细胞可增高。

(二)痰涂片或培养

细菌感染时痰涂片检查主要为中性粒细胞,可发现致病微生物。喘息型慢性支气管炎者常见较多的嗜酸性粒细胞;痰培养检查常见病原菌为肺炎链球菌、流感嗜血杆菌、卡他莫拉菌、奈瑟球菌等。

(三)动脉血气分析

慢性支气管炎早期血气分析基本正常。严重病例可有轻至中度低氧血症,喘息型因气道阻塞严重可出现二氧化碳潴留而同时见高碳酸血症。

(四)X 线检查

急慢性气管-支气管炎均可显示肺纹理增多。慢性支气管炎若并发肺气肿时 X 线两肺野的透亮度增加,有时可见局限性透亮度增高,表现为局限性肺气肿或肺大泡。

四、诊断要点

(一)急性支气管炎诊断要点

据急性起病的病史,早期有上呼吸道感染的症状和临床表现:咳嗽,咳痰,发热或不发热,可有胸骨后灼痛,或喘息,查体双肺可闻及干性或湿性啰音,可诊断急性支气管炎。

(二)慢性支气管炎诊断要点

(1)40 岁以上中老年人。有慢性咳嗽史两年以上,每年发作 3 个月以上。

(2)咳嗽,咳痰,或喘息,气短等主症。

(3)除外肺炎、支气管扩张、哮喘、肺癌等导致的咳嗽、气促。

五、鉴别诊断

急性气管-支气管炎诊断通常并不困难,但应将气管-支气管炎和呼吸道的其他疾病区别开来,以利治疗。

(一)急性上呼吸道感染

以鼻咽部症状为主,见发热、咽痛、鼻塞、流涕、干咳。体征可见咽红充血,或扁桃体肿大。肺部无异常体征。

(二)流行性感冒

发热、全身症状较重。头痛、全身酸痛明显,白细胞总数常减少,还可依据流行情况,病毒分离和补体结合试验等鉴别。

(三)肺炎

主要表现有发热、恶寒或寒战、咳嗽、咯痰、胸痛、气促,以及不同程度毒血症状,查体听诊可闻及支气管性呼吸音和湿啰音或胸膜摩擦音,患侧胸部叩诊呈浊音,语颤增强。肺部 X 线检查可见浸润性片状、斑点状阴影。痰、咽拭子培养有助于获得致病微生物,支原体肺炎时冷凝集试验阳性等。

(四)支气管肺癌

患者年龄较大,常有吸烟史,中毒症状不明显,有刺激性咳嗽、咯血等症状,明显消瘦,查体可发现颈部淋巴结肿大。因其尚不侵犯管腔以外的肺组织,一时未能被普通 X 线检查所发现,由于气道部分受堵,可诱致轻度炎症和相应的症状,咳嗽或排痰。纤维支气管镜、支气管薄层 CT、脱落细胞检查等可作出诊断。

(五)咳嗽变异性哮喘

无明显喘息,可表现为顽固性咳嗽或阵发性胸闷,常呈季节性。此时支气管痉挛尚不明显,一般临床物理检查尚难听到哮鸣音。这样的病例倘若在一段时间内给予抗变态反应和稳定肥大细胞的治疗或可收效。行支气管激发试验或运动试验,支气管舒张试验可呈阳性,此外试验性治疗也有助于本病的诊断。

(六)支气管扩张症

有咳嗽、咳痰反复发作的特点,常反复咯血,并发感染时有大量脓痰。X 线检查常见下肺野纹理粗乱或呈卷发状。

(七)肺间质纤维化

特发性肺间质纤维化是一种原因不明的、进行性的、以两肺间质纤维化伴蜂窝状改变为特征的疾病。通常隐匿性起病,主要症状是干咳和劳力性气促。常伴食欲减退、消瘦、乏力等。体检可发现呼吸浅快,仔细听诊在胸部下后侧可闻爆裂音。20%～50%可逐渐发生杵状指。

(八)肺结核

有潮热、盗汗、乏力、咯血及消瘦等症状,痰结核菌及胸部 X 线检查,可明确诊断。儿童应与百日咳、急性扁桃体炎等相鉴别。

六、治疗

咳嗽一证根据肺脏受邪的不同施以不同的治疗法则:如六淫外感者,当祛邪利肺;饮食内伤者多是外感为病的兼夹证候,总以脾胃受损、痰湿内盛为特征,在宣肺止咳的同时要健脾化痰。外邪所致者,大忌敛肺止咳,或病起即予补涩,使邪气留恋;另一方面要注意宣肺不可太过,以免损伤正气。

(一)辨证论治

咳嗽的辨证,首先分清外感与内伤,一般来说,外感咳嗽多是新病,每于受凉之后突然发生,伴有鼻塞、流涕、喷嚏、咽痒、全身酸楚、恶寒、发热等症(其他外邪为患,亦当有其相应症状);内伤咳嗽多是宿疾,起病缓慢,往往有较长的咳嗽病史,有其他脏腑见症。如疲乏无力,胸满胁痛,食少便溏等。但外感日久,渐至内伤。内伤咳嗽,易致外感。一些慢性咳嗽患者常常是内伤、外感并存,临证时应注意辨别。其次是辨别咳嗽的声音及发作时间,一般咳嗽声高气扬者属实;咳声低弱者属虚。咳嗽时作,发于白昼,鼻塞声重者之为外感咳嗽;晨起咳嗽阵发加剧,咳嗽连声重浊,多为痰浊咳嗽;夜卧咳嗽较剧,持续难已,短气乏力者,多为气虚或阳虚咳嗽。再次,需辨别痰的颜色、性质及量,痰少或干咳无痰者多属燥热、阴虚;痰多者,常属痰湿、痰热、虚寒,痰白而稀薄者,属风寒或虚寒,痰白而稠厚者属湿;痰黄而黏者属热;痰中带血多属热伤肺络或阴虚肺热之证。

1.外感咳嗽

(1)风寒袭肺。

证候特点:咳嗽声重,气急咽痒,咳痰稀白,鼻塞流涕,恶寒发热,无汗、头痛,肢体酸楚,舌苔薄白,脉浮或浮紧。

治法:疏风散寒,宣肺止咳。

推荐方剂:三拗汤合止嗽散加减。

基本处方:麻黄 10 g,杏仁 12 g,甘草 6 g,紫菀 15 g,款冬花 12 g,荆芥 10 g,桔梗 10 g,白前 12 g,陈皮 6 g,百部 15 g。每天 1 剂,水煎服。

随症加减:若咳嗽较甚者加矮地茶 10 g、金沸草 15 g 以祛痰止咳;咽痒甚者,加牛蒡子 12 g、蝉蜕 9 g 以祛风止痒;鼻塞声重加辛夷 9 g、苍耳子 6 g 以宣通鼻窍;若夹痰湿,咳而痰黏,胸闷,苔腻者,加法半夏 12 g、厚朴 12 g、茯苓 15 g 以燥湿化痰;表寒未解,时有郁热,热为寒遏,咳嗽音哑,气急似喘,痰黏稠,口渴心烦,或有身热者加生石膏 30 g、桑白皮 15 g、黄芩 15 g 以解表清里。

(2)风热犯肺。

证候特点:咳嗽频剧,气粗或咳声沙哑,喉燥咽痛,咳痰不爽,痰黏稠或稠黄,咳时汗出,常伴鼻流黄涕,口渴,头痛,肢体酸楚,恶风,身热等表证,舌苔薄黄,脉浮数或浮滑。

治法:疏风清热,宣肺止咳。

推荐方剂:桑菊饮加减。

基本处方:桑叶 15 g,菊花 15 g,薄荷(后下)6 g,杏仁 12 g,桔梗 10 g,甘草 6 g,连翘 15 g,芦根 20 g。每天 1 剂,水煎服。

随症加减:咳嗽甚者,加前胡 12 g、枇杷叶 15 g、浙贝母 15 g 以清宣肺气,化痰止咳;肺热内盛加黄芩 15 g、知母 12 g 以清肺泄热;咽痛、声哑,加射干 12 g、山豆根 9 g 以清热利咽;若风热伤络,见鼻衄或痰中带血丝者,加白茅根 30 g、生地黄 20 g 以凉血止血;夏令夹暑加六一散 20 g、鲜荷叶 15 g 以清解暑热。

(3)风燥伤肺。

证候特点:喉痒干咳,连声作咳,咽喉干痛,唇鼻干燥,无痰或痰少而黏连成丝,不易咯出,或痰中带有血丝,口干,初起或伴鼻塞、头痛、微寒、身热等表证,舌质红干而少津,苔薄白或薄黄,脉浮数。

治法:疏风清肺,润燥止咳。

推荐方剂:润燥清肺汤。

基本处方:桑叶 15 g,淡豆豉 12 g,桔梗 12 g,鱼腥草 30 g,杏仁 12 g,浙贝母 15 g,南沙参 15 g,梨皮 15 g,栀子 12 g。每天 1 剂,水煎服。

随症加减:若津伤较甚者加麦冬 15 g、玉竹 15 g 以滋养肺阴;热重者酌加生石膏 30 g、知母 12 g 以清肺泄热;痰中夹血加生地黄 20 g、白茅根 30 g 以清热凉血止血;咳甚咽痒,加前胡 12 g、蝉蜕 9 g、桔梗 10 g、甘草 5 g 以宣肺利咽。若干咳不愈,舌红少津,形体消瘦,可用清燥救肺汤加减。

(4)凉燥伤肺。

证候特点:干咳少痰或无痰,咽痒,咽干鼻燥,兼有恶寒发热,头痛无汗,舌苔薄白而干,脉浮数。

治法:温润清肺,止咳化痰。

推荐方剂:杏苏散加减。

基本处方:紫苏 12 g,杏仁 12 g,前胡 12 g,紫菀 15 g,款冬花 15 g,百部 15 g,甘草 6 g。每天 1 剂,水煎服。

随症加减:若恶寒甚、无汗,可配荆芥 12 g、防风 12 g 以解表发汗。

2.内伤咳嗽

(1)痰湿阻肺。

证候特点:咳嗽痰多,痰白质稀或黏稠,胸闷气急,肢体困重,纳呆腹胀,大便常溏。舌质淡,舌苔白腻,脉濡滑。

治法:健脾燥湿,宣肺化痰。

推荐方剂:三子养亲汤合二陈汤加减。

基本处方:紫苏子 12 g,白芥子 12 g,莱菔子 15 g,法半夏 12 g,茯苓 15 g,陈皮 6 g,甘草 6 g,苍术 12 g,厚朴 12 g,瓜蒌皮 12 g。每天 1~2 剂,水煎服。

随症加减:寒痰重,痰白如沫,怕冷加干姜 10 g、细辛 6 g;久病脾虚,神倦加党参 15 g、白术 15 g 以益气健脾。若咳而痰多稠厚,胸闷,脘痞,加枳壳 12 g、藿香 12 g 以加强燥湿化痰作用,病情平稳后可服用六君子汤以兹调理。

(2)痰热郁肺。

证候特点:咳嗽气息粗促,或喉中有痰声,痰多质黏厚或稠黄,咯吐不爽,或有热腥味,或吐血痰,胸胁胀满,咳时引痛,面赤,或有身热,口干而黏,欲饮水,舌质红,舌苔薄黄腻,脉滑数。

治法:清热肃肺,化痰止咳。

推荐方剂:清金化痰汤加减。

基本处方:黄芩 15 g,栀子 12 g,知母 12 g,桑白皮 15 g,茯苓 15 g,浙贝母 15 g,瓜蒌 15 g,桔梗 15 g,陈皮 3 g,甘草 6 g,麦冬 15 g。每天 1~2 剂,水煎服。

随症加减:若痰热郁蒸,痰黄如脓或有热腥味,加鱼腥草 30 g、金荞麦根 15 g、浙贝母 15 g、冬瓜仁 30 g 等以清化痰热;胸满咳逆,痰涌,便秘,配葶苈子 20 g、大黄 9 g 以泻肺通腑逐痰;痰热伤津,口干,舌红少津配沙参 15 g、天冬 15 g、天花粉 24 g 以养阴生津。

(3)肝火犯肺。

证候特点:上气咳逆阵作,咳时面赤,咽干口苦,常感痰滞咽喉而咯之难出,量少质黏,或如絮条,胸胁胀痛,咳嗽时引痛。症状可随情绪波动而增减。舌红或舌边红,舌苔薄黄少津,脉弦数。

治法:清肝泻肺,化痰止咳。

推荐方剂:黛蛤散合黄芩泻白散加减。

基本处方:青黛 6 g,海蛤壳 15 g,黄芩 15 g,桑白皮 15 g,地骨皮 15 g,粳米 15 g,甘草 6 g。每天 1~2 剂,水煎服。

随症加减:火旺者加栀子 12 g、牡丹皮 12 g 以清肝泻火;胸闷气逆,加葶苈子 20 g、瓜蒌 15 g

以利气降逆;胸痛配郁金 15 g、丝瓜络 12 g 以理气和络;痰黏难咯加海浮石 15 g、浙贝母 15 g、冬瓜仁 30 g 以清热豁痰;火郁伤津,咽燥口干,咳嗽日久不减酌加沙参 15 g、百合 15 g、麦冬 15 g、诃子 10 g 养阴生津敛肺。

(4)肺阴亏耗。

证候特点:素体阴虚,新感咳嗽,干咳,咳声短促,或痰中带血丝,低热,午后颧红,盗汗,口干,舌质红,少苔,脉细数。

治法:滋阴润肺,化痰止咳。

推荐方剂:沙参麦冬汤加减。

基本处方:沙参 15 g,麦冬 15 g,玉竹 15 g,天花粉 30 g,生扁豆 30 g,桑叶 15 g,甘草 6 g。每天 1～2 剂,水煎服。

随症加减:若久热久咳,是肺中燥热较甚,又当加地骨皮 15 g 以泻肺清热;咳剧加川贝母 6 g、甜杏仁 12 g、百部 15 g 以润肺止咳;若肺气不敛,咳而气促,加五味子 6 g、诃子 10 g 以敛肺气;低热,酌加功劳叶 15 g、银柴胡 15 g、青蒿 9 g、地骨皮 15 g 以清虚热;盗汗,加糯稻根 15 g、浮小麦 15 g 以敛汗;咯吐黄痰,加海蛤粉 15 g、知母 12 g、黄芩 15 g 以清热化痰;痰中带血,加牡丹皮 12 g、栀子 12 g、藕节 15 g 以清热凉血止血。

(5)肺气亏虚。

证候特点:平素体虚易感,动则汗出,新近咳嗽,咳嗽声低无力,气短痰多清稀,神疲,舌质淡,苔薄白,脉弱。

治法:补益肺气,化痰止咳。

推荐方剂:补肺汤。

基本处方:人参 15 g,黄芪 30 g,熟地黄 20 g,五味子 6 g,桑白皮 15 g,紫菀 15 g。每天 1～2 剂,水煎服。

随症加减:若中焦阳虚,气不化水,湿盛成饮而见咳嗽反复发作,痰涎清稀者,治宜温阳化饮,药用苓桂术甘汤加味;若肺阴虚盛,加沙参 15 g、玉竹 15 g、百合 15 g;若寒痰内盛,加款冬花 15 g、法半夏 15 g、茯苓 15 g、橘红 9 g 以温肺化痰。

(二)其他治疗

1.中成药

(1)复方鲜竹沥口服液。功效:清热,化痰,止咳。用于痰热咳嗽。每次 20 mL,每天 2～3 次。

(2)化州橘红颗粒。功效:理气祛痰,润肺止咳。适用于痰多咳嗽气喘的患者。每次 10～20 g,每天 3 次。

(3)猴枣散。功效:消除呼吸道痰浊壅塞,及活血化瘀。适用于痰浊壅塞所致痰热蕴肺,喘促昏仆,壮热神昏,喘咳痰盛,四肢抽搐的患者。每次 1 支,每天 3 次。

(4)蛇胆川贝口服液。功效:祛风镇咳,除痰散结。用于风热咳嗽、痰多色黄等症,对于风寒引起的咳嗽、痰白清稀者慎用。每次1～2 支,每天 2 次。

(5)痰热清注射液。功效:清热,解毒,祛痰抑菌。用于风湿肺热病属痰热阻肺症。静脉注射,每次20～40 mL加入 5%～10%葡萄糖注射液,每天 1 次。

2.针灸

(1)体针:①风寒型。针刺列缺、合谷、肺俞、外关、风池、上星、昆仑、温溜以疏风散寒,宣肺化痰。操作方法:毫针浅刺,每天1次。10次为1个疗程。②风热型。针刺尺泽、肺俞、曲池(双)、大椎、合谷、陷谷、复溜(双),或少商点刺放血以疏风清热,肃肺化痰。操作方法:毫针疾刺,用泻法,留针时间宜短,并可放血。每天1次,10次为1个疗程。③燥热型。针刺风门、肺俞、太渊、复溜、尺泽、曲池以清肺,润燥,止咳。操作方法:进针得气后,用泻法,留针宜短。复溜用补法。每天1次,10次为1个疗程。④慢性支气管炎患者取肺俞、定喘、膻中,中等度刺激,用平补平泻法,留针30分钟,每天1次。表寒里热者,加尺泽、合谷、大椎;痰热壅肺者,加尺泽、合谷、丰隆;痰湿阻肺者,加中脘、丰隆、脾俞、足三里;虚喘者,加膏肓、足三里、脾俞、肾俞、关元、气海。

(2)耳针:急性支气管炎患者取平喘、肺、气管、肾上腺、神门、皮质下等穴。每次取2~3穴,留针15~20分钟,每天或隔天1次,也可埋针。慢性支气管炎患者取屏尖、平喘、脑、下脚端、屏间等穴,以毫针直刺,中等度刺激,留针20分钟,每天1次,适用于本病各辨证分型。

(3)梅花针:①部位。后颈、胸背、腰部、气管两侧。②适应证。急性支气管炎或小儿患者。③操作方法。用梅花针中等度刺激,重点刺颈椎5~7两侧、气管两侧,每天1~2次。

(4)电针:取肺俞、定喘、膻中、天突、足三里、丰隆,选用疏密波,电针30分钟,每天或隔天1次,10次为1个疗程,每个疗程间隔1周。

3.磁穴疗法

取穴:天突、定喘、膻中、肺俞为主穴。

配穴:痰多有热配大椎、丰隆;肾虚配肾俞或足三里。

功效:消炎,祛痰,止咳,改善一般情况,缩短疗程。

适应证:支气管炎,包括急性支气管炎、迁延性支气管炎、慢性支气管炎和哮喘性支气管炎。

用法。①旋磁疗法:用旋磁疗机,每分钟转速1 500~3 000转,旋转磁场强度为500~900 GS,用同名极或异名极磁头对准所取穴位旋转治疗。每天1次,15次为1个疗程。②贴敷法:取直径8 mm的锶铁氧体,磁场强度300~900 GS,辨证取穴,用胶布将其固定在穴位上。3天后复查1次,15天为1个疗程。每穴5~10分钟,每天1次,每次30分钟。

4.穴位注射

(1)胎盘注射液4 mL,在双侧肺俞穴分别注入胎盘注射液2 mL,每天1次,15天为1个疗程。适用于反复咳喘,素体虚弱者。

(2)补骨脂注射液4 mL,在双侧肺俞穴上分别注入补骨脂注射液2 mL,每天1次,15天为1个疗程。适用于喘咳日久,痰色稀白,腰膝酸软,小便清长者。

5.穴位敷贴

麻黄、甘草、五味子、朱砂各等份,烘干,共研为细末。过筛,用适量酒调膏贴定喘、肺俞、天突穴,外盖大小适中的灸片、纱布,再用胶布固定,24小时换药1次,10次为1个疗程,每个疗程间隔1周。本法贴后2分钟左右,灸片上即产生灸霜(药膏与灸片产生化学反应后,生成一种氧化铝末),所贴穴位逐渐出现温感,灸5~20分钟,如热量不足,可外加热敷。适用于痰喘咳嗽,发热,夜不得眠者。

党参、炙甘草、干姜各3 g,白术6 g,共研为末,加华山参浸膏20 mg,调匀研细,用酒调膏,纱布包裹,敷神阙穴,外用胶布固定,3天换药1次,连敷4~5次。适用于虚喘。

6.穴位拔罐

药物:海龙、红参、白芥子、细辛、甘遂、吴茱萸、苍术、木香、川芎、雄黄、丁香、肉桂、皂角刺等量共研细末(红参、海龙夏天用等量的 1/10,冬天用中量,其他季节适当加减)。使用前加适量麝香、冰片窖封保存。

取穴。①主穴:肺俞(双)、心俞(双)、膈俞(双)、天突、膻中、神阙。②配穴:大椎、曲池(双)、定喘(双)、丰隆(双)。

每穴拔罐 5～10 分钟(7 岁以下儿童只拔神阙穴,其他各穴只贴药)。将备用药物用鲜姜汁调成糊状,做成直径 1cm 的圆饼贴到穴上,用胶布固定。一般 20 小时取下,个别患者痒甚 2 小时取下。疗程:一般隔天 1 次,个别患者每天 1 次。

(三)单方验方

1.杏仁膏

杏仁 30 g,将上药泡去皮,用擂钵研捶,捣烂如泥,分为 3 服,每服内加冰糖 9 g,共入碗内,用滚水冲入,加盖待温后连末服下,早晚各 1 次。用于咳嗽痰少者。

2.鲜梨贝母馐

梨 500 g,川贝母末 6 g,白糖 30 g。先将梨皮剖开,去核,把贝母末及白糖填入,合起放在碗内蒸熟食用,早晚分食。有清热化痰、散结解毒之功。用治咳嗽、燥咳。

3.枇杷叶煎

枇杷叶、紫苏各 9 g,甜杏仁 12 g,大蒜头 3 g。先将甜杏仁、大蒜共捣烂;再将枇杷叶、紫苏煎汁 150 mL 左右,过滤后冲于杏、蒜泥中浸液。每天 1 剂,分 2 次服。适用于外感咳嗽。

4.红参五味散

红参 3 g,五味子 20 粒(一次量),研末,1 天 2 次。用于虚喘。

5.紫茶合剂

紫花杜鹃 75 g,矮地茶 50 g。每天 1 剂,煎 2 次,分 2 次服。适用于肺脾两虚者。

七、预后与转归

急性气管-支气管炎一般呈自限性,发热和全身不适可在 3～5 天消退,咳嗽有时延长数周方愈。部分患者若未经调理或药物治疗,可进一步影响下呼吸道发生肺实质病变,特别在老年或免疫状态欠佳者,可发展为肺炎、肺脓疡、支气管扩张、慢性支气管炎等。慢性支气管炎患者易有反复呼吸道感染,尤其是冬春季气候突变时易发生。每一次感染常可导致病情进一步加重,肺功能进一步减退,最终导致肺心病引起呼吸衰竭和心力衰竭的发生。重视慢性支气管炎缓解期给予康复治疗十分重要,根据患者不同体力情况,在医护人员指导下进行太极拳、体操等,有助于增进患者运动耐力与健康状态。

八、预防与调护

预防的重点在于提高机体卫外功能,增强皮毛腠理御寒抗病能力,因而要注意致病因素对身体的袭击,重视饮食调理,加强身体抗病能力,避免发病,为此应注意以下几点。

(一)预防

积极开展卫生宣传教育,改善环境卫生,积极消除烟尘和有害废气的危害,加强劳动保护。吸烟对呼吸道是一种刺激,已吸烟者应立即戒烟,应当戒绝。需调情志,戒郁怒。注意气候变化,预防感冒是引起咳嗽发生、复发和加重的重要原因,应极力避免。体虚易感冒者,尚可服玉屏风散之类方药以益气固表。

(二)调理

1.生活调护

(1)避免食用辛辣刺激性食物,不宜过酸过咸,有过敏史者,忌食海鲜发物及致敏性食物。急性支气管炎及慢性支气管炎发作期阶段,饮食宜清淡,富营养,并多饮水;或食牛奶、蛋汤、馄饨、蛋羹等流质、半流质饮食。

(2)保持居室空气清新,忌烟戒酒,避免烟尘、异味及油烟等理化因素刺激。预防感冒,逐渐加强耐寒锻炼,秋冬季节要注意保暖御寒,及时加衣被,防止忽冷忽热,外出时应戴口罩;缓解期要注意劳逸适度,适当锻炼身体以增强体质。常自汗出者,必要时可予玉屏风散服用。

(3)加强体育锻炼,提高抗病能力。如坚持跑步、散步、打太极拳或练气功;开展耐寒锻炼,从夏日开始用冷水擦身。体质强者冬天也可以冷水擦身或淋浴。

2.饮食调养

饮食宜清淡,给予营养丰富易消化吸收的食物:如软饭、烂饭、米粥、面包、鲜奶,但进食要有规律,有节制,宜少食多餐,忌暴饮暴食,避免进食生冷,肥腻及辛辣燥热之品,配合中药食疗,更能调脾健胃,扶正固本,提高机体抗病能力。可以作为食疗的药材有百合、白果、杏仁、罗汉果、川贝母、核桃、陈皮、佛手、丁香、人参、茯苓、山药、芡实、当归、黄芪、麦冬、沙参、莲子、雪耳、冬虫夏草,配合猪瘦肉、鸡、龟鳖、鱼胶、燕窝等食物。

(1)杷叶粥:枇杷叶 10~15 g,粳米 100 g,冰糖适量。将枇杷叶用纱布包好入砂锅内,加水 200 mL 煎至 100 mL,去渣入粳米,更加水 600 mL,煮成稀粥。早晚温服,3~5 天为 1 个疗程。治疗痰热内蕴之咳嗽。

(2)杏苏二子粥:杏仁 10 g,紫苏子 10 g,莱菔子 10 g,白米 50 g,紫苏 6 g。先取杏仁、紫苏子、莱菔子水煎取汁,加水与白米煮粥,临熟加紫苏(纱布包)。煮 15 分钟即可。取之食用。治疗急性支气管炎风寒闭肺型。

(3)芦膏枇杷粥:芦根 1 尺,生石膏 30 g,枇杷叶 20 g,白米 50 g。上药水煎取汁,加水与白米煮粥食之。治疗急性支气管炎热郁肺胃型。症见咳嗽喘憋,发热烦躁等。

(4)人参蛤蚧散:吉林参 0.25 g,蛤蚧 1 对,紫河车 1.75 g,按此比例研细末,装瓶备用,每天服 1~3 次,每次 1.5~3 g。治疗慢性支气管炎缓解期,肺肾阴虚,症见气促动则加剧,盗汗,腰酸膝软者。

(5)冬虫夏草炖鹌鹑:冬虫夏草 5 g,鹌鹑 2 只,生姜 3 片,蜜枣3枚,水 200 mL,加盐油调味,文火炖 2 小时,饮汤食肉。治疗慢性支气管炎缓解期,肺阴不足,出现气促不足以息,气短咳嗽不多,无痰,舌红少苔患者。

3.精神调理

加强健康教育,使患者及家属了解掌握日常自我护理技能,避免精神刺激和过劳。平时应加强体育锻炼,适当做呼吸操、太极拳、缩唇式呼吸等措施。

(张克江)

第三节 肺 炎

肺炎是指各种致病因素引起肺实质炎症的一种呼吸系统疾病。病因以感染最常见,故本文主要讨论感染性肺炎。其临床主要症状为寒战、高热、咳嗽、咳痰、胸痛等。

本病发病率高,社区获得性肺炎发病率约为每年1.2‰;医院获得性肺炎约为每年1‰。据估计我国每年约有250万人患肺炎,死亡约12.5万人,病死率10/10万,居各种死因第五位。美国1995年统计结果表明,肺炎列死亡顺位第六位,而老年人升至第四位,在感染性疾病中列第一位。特别是婴幼儿、老年人和免疫抑制患者较高。肺炎在临床上的分类方法:按感染场所不同,可分为社区获得性肺炎和医院内获得性肺炎;按病理解剖学分类可分为大叶性、小叶性和间质性肺炎;按病因学分类可分为细菌、病毒、支原体、真菌、立克次体、衣原体和原虫等感染性肺炎。为有利于治疗,目前诊断多先按感染场所,再按病因学分类。肺炎病原体以细菌常见,成人约见80%,在儿童虽然病毒性肺炎增加,但细菌性肺炎仍在70%左右。

肺炎属于中医"风温""肺热病""咳嗽""肺炎喘嗽"范畴。

一、病因病机

肺炎的中医病因主要是正虚抗邪能力下降和感受风热病邪。多因素禀正气不足,肺气失于固密,或寒温失调,起居不慎而致肺卫卫外功能减弱时,均可导致外邪乘虚侵入而发病。肺炎属于中医"风温""肺热病"范畴。《温热经纬·陈平伯外感温病》篇言:"风温为病,春月与冬季居多,或恶风,或不恶风,必身热,咳嗽,烦渴"。《素问·刺热》篇曰:"肺热病者,先淅然,厥起毫毛,恶风寒,舌上黄,身热。热争则喘咳,痛走胸膺背,不得太息,头痛不堪,汗出而寒"。肺热病与风温病症状相似,因此常合称风温肺热病。

(一)病因

(1)寒温失调、劳倦或醉后当风,或素体虚弱,或病后体虚,正气不足,肺卫不固者,最易感受风热病邪。

(2)风热病邪从口鼻而入,乘虚侵犯肺经。

(二)病机

按其病变过程,有以下几种病机变化。

(1)邪犯肺卫,卫气被遏,肺失宣降。可见畏寒、寒战、高热、头痛、身痛、咳嗽、咯黏液性痰等。

(2)痰热壅肺,肺气不利。见身热不恶寒,咳嗽,气促,鼻煽,痰黄,或痰中带血或铁锈痰、胸痛等。

(3)邪气过盛,正不胜邪,邪气入里,内传营血。则面唇青紫或衄血发斑;甚至邪热内陷、逆传心包、蒙闭心窍,出现神昏谵语或昏聩不语。

(4)邪热郁闭不宣,热深厥深,四肢厥冷。邪热太盛,正气不支,或汗出太过,阴液骤耗,正不胜邪则汗出肢冷,脉微欲绝。

(5)气虚阴伤,余邪未清。可见低热,手足心热或口舌干燥,神疲体倦,气短懒言之证候。

本病病位主要在肺,病因为风热病邪,病机以痰热交阻、肺失宣肃为主要变化。在一般情况下,经过卫、气分阶段,病邪即可逐渐解除。若邪气过盛,则内传营血,或正不胜邪,出现阴竭阳脱。若治疗得当,邪退正复,可见热病恢复期气虚阴伤之象。

二、临床表现

(一)症状

1.病史

肺炎球菌性肺炎常有受寒、劳累、雨淋等诱因或伴慢性阻塞性肺疾病、心力衰竭等基础疾病。金黄色葡萄球菌性肺炎多见于老人和小儿,常继发于流感、麻疹等呼吸道病毒感染或继发于皮肤疮疖等感染。革兰阴性杆菌性肺炎常见于年老、嗜酒、久病体弱、慢性肺部疾病、长期使用抗生素或免疫抑制剂者。支原体性肺炎好发于儿童及青少年,常有家庭、学校或兵营的小流行。病毒性肺炎多发于婴幼儿,也可见于老年体弱者,常有病毒感染病史。军团菌肺炎一般为流行性,也可散发,易发生于中老年,尤其是激素治疗的患者。

2.典型症状

主要表现为高热,寒战,体温可达 39～40 ℃,胸痛,咳嗽,气急,咳痰。肺炎球菌性肺炎痰呈铁锈色;金黄色葡萄球菌性肺炎痰呈脓性或脓血性;肺炎杆菌性肺炎痰呈脓性或棕红胶冻状;绿脓杆菌性肺炎痰呈绿色脓性;厌氧菌性肺炎痰常伴臭味;支原体肺炎可有少量黏液或血痰;病毒性肺炎略少量黏液痰;军团菌肺炎则咯少量黏液痰或血丝痰。重症肺炎可有神经系统症状如神志模糊、烦躁不安、嗜睡、谵妄、昏迷等。

(二)体征

肺炎球菌性肺炎、金黄色葡萄球菌性肺炎、肺炎杆菌性肺炎等细菌性肺炎典型者,其患侧胸部叩诊呈浊音,语颤及语音增强,听诊可闻及管状呼吸音和湿啰音或胸膜摩擦音。支原体肺炎和病毒性肺炎的肺部体征多不明显,少数患者偶有干湿啰音。危重患者有不同程度的意识障碍、面色苍白、发绀、伴有休克者可见血压下降及四肢湿冷、少尿或无尿、脉速而细弱等表现。

(三)常见并发症

肺炎常见并发症主要有肺水肿、肺脓肿、脓胸、脓气胸、呼吸衰竭、中毒性心肌炎、脑膜炎。

三、实验室和其他辅助检查

(一)血常规检查

肺炎球菌性肺炎、金黄色葡萄球菌性肺炎、肺炎杆菌性肺炎等细菌性肺炎白细胞总数增加,中性粒细胞比例显著增高,伴核左移或有中毒颗粒。支原体肺炎和病毒性肺炎白细胞数多正常或略增多。

(二)痰检查

肺炎球菌革兰染色为阳性双球菌,金黄色葡萄球菌亦为革兰染色阳性球菌,肺炎杆菌及绿脓杆菌为革兰染色阴性杆菌。痰培养可确定致病菌,支原体肺炎痰培养分离出肺炎支原体则可确诊,病毒性肺炎痰细胞检查胞质内可出现包涵体,病毒分离有助于明确诊断。

(三)血清学检查

血清肺炎支原体、肺炎衣原体、嗜肺军团菌抗体滴度呈 4 倍或4 倍以上变化(增高或降低),同时肺炎支原体抗体滴度(补体结合试验)≥1：64,肺炎衣原体抗体滴度(微量免疫荧光试验)≥1：32,嗜肺军团菌抗体滴度(间接荧光抗体法)≥1：128;嗜肺军团菌Ⅰ型尿抗原检测(酶联免疫测定法)阳性;血清流感病毒、呼吸道合胞病毒等抗体滴度呈 4 倍或 4 倍以上变化(增高或降低）。符合以上情况时均可确诊。

（四）X线检查

肺炎球菌性肺炎早期X线胸片可见均匀的淡影,大叶实变为片状均匀致密阴影,多呈叶、段分布。金黄色葡萄球菌性肺炎早期可呈大片絮状、密度不均的阴影,呈支气管播散,在短期内病灶迅速扩大,呈蜂窝状改变伴空洞,常伴脓胸或气胸。肺炎杆菌性肺炎呈大叶性肺炎样实变,以上叶多见,水平叶间隙下坠,有不规则透亮坏死区。绿脓杆菌性肺炎病变多呈两侧中、下肺野散在性结节状阴影。流感嗜血杆菌性肺炎表现为支气管肺炎,也可呈大叶性分布。军团菌性肺炎早期病变为单侧小片状边缘模糊的浸润性病变,随病情发展而扩大呈一叶或多叶实变,可有少量胸腔积液,少数有空洞形成。厌氧菌性肺炎多见两下肺底纹理增多粗乱,夹杂有边缘模糊的斑片状阴影,脓肿形成时可见有液平面。支原体肺炎多数呈片絮状肺段性浸润,密度淡而均匀、边缘模糊的阴影,往往由肺门向外延伸,以肺下野为多见。病毒性肺炎X线胸片呈斑点状、片状或密度均匀的阴影,也可见有弥漫性结节性浸润,多位于两下2/3肺野。立克次体肺炎可见两下肺出现片絮状边缘模糊阴影,也可呈节段性或大叶性实变。

四、诊断要点

（一）肺炎的诊断依据

(1)新近出现的咳嗽、咳痰或原有呼吸道疾病症状加重,并出现脓性痰,伴或不伴胸痛。

(2)发热。

(3)肺实变体征和(或)闻及湿性啰音。

(4)WBC$>10\times10^9$/L 或$<4\times10^9$/L,伴或不伴细胞核左移。

(5)胸部X线检查显示片状、斑片状浸润性阴影或间质性改变,伴或不伴胸腔积液。

以上1～4项中任何1项加第5项,并除外肺结核、肺部肿瘤、非感染性肺间质性疾病、肺水肿、肺不张、肺栓塞、肺嗜酸性粒细胞浸润症及肺血管炎等后,可建立临床诊断。

(6)痰培养及免疫血清试验等检查可明确病原体。

（二）重症肺炎的诊断标准

出现下列征象中1项或以上者可诊断为重症肺炎,需密切观察,积极救治,有条件时,建议收住ICU治疗:

(1)意识障碍。

(2)呼吸频率≥30次/min。

(3)$PaO_2<8.0$ kPa(60 mmHg),$PaO_2/FiO_2<300$,需行机械通气治疗。

(4)动脉收缩压<12.0 kPa(90 mmHg)。

(5)并发脓毒性休克。

(6)X线胸片显示双侧或多肺叶受累,或入院48h内病变扩大≥50%。

(7)少尿:尿量<20 mL/h,或<80 mL/4 h,或肾衰竭需要透析治疗。

(以上参考中华医学会呼吸病学分会2006年发布的《社区获得性肺炎诊断和治疗指南》)

五、鉴别诊断

（一）肺结核

浸润性肺结核与肺段性肺炎容易混淆,尤其是病原菌尚不清楚时诊断较为困难,但肺结核多发病缓慢，一般有轻度毒血症状：午后潮热、盗汗、消瘦，咳嗽较轻，痰呈白色黏液或带少量脓性，可有血痰或咯血，X线表现病灶新旧不一，好发在肺的上叶后段及下叶背段。干酪性肺炎多先有长期发热、乏力、消瘦等症状，一般情况差，X线呈大片密度增高阴影，其中有多个不规则的无壁空洞，并可见支气管扩张灶。结核菌素试验为强阳性，痰内找结核菌可明确诊断。抗结核治疗有效。

(二)支气管肺癌

常以阻塞性肺炎的形式出现，其早期X线征象类似于灶性肺炎，但患者年龄较大，常有吸烟史，中毒症状不明显，有刺激性咳嗽、咯血等症状，明显消瘦。其引起的阻塞性肺炎常呈叶、段分布，往往伴有肺门淋巴结肿大或肺不张，痰脱落细胞、X线体层、CT、支气管纤维镜检查有助于诊断。

(三)渗出性胸膜炎

本病发热症状不如肺炎明显，无血痰，血常规检查白细胞多正常或稍增加，大量胸腔积液时可发生纵隔移位，叩诊浊音，听诊呼吸音减弱或消失，胸部X线检查可见外高内低弧形积液阴影，胸腔穿刺可抽出积液。

(四)肺栓塞

临床症状与肺炎颇类似，表现为突然发病，剧烈胸痛，与肺部体征不相称的呼吸困难、咯血、干咳及胸痛，可有休克、昏厥、发作性或进行性充血性心力衰竭等症状，常发生于外科手术、外伤、分娩、心脏病（心房纤颤者）及动、静脉炎者，无寒战、高热，咯血常为整口鲜血。血常规检查白细胞数呈中度增加，经胸片、心电图、血气分析、血液生化不能确诊，则需肺灌注和通气核素显像、肺动脉造影。

(五)传染性非典型肺炎

在流行病学方面：与发病者有密切接触史，或属受传染的群体发病者之一，或有明确传染他人的证据，或发病前2周内曾到过或居住于报告有传染性非典型肺炎疫情的地区。临床表现起病急，以发热为首发症状，体温一般>38 ℃，偶有畏寒；可伴有头痛、关节酸痛、肌肉酸痛、乏力、腹泻；常无上呼吸道卡他症状；可有咳嗽，多为干咳、少痰，偶有血丝痰；可有胸闷，严重者出现呼吸加速、气促，或明显呼吸窘迫。肺部体征不明显，部分患者可闻及少许湿啰音，或有肺实变体征。外周血白细胞计数一般不升高，或降低；常有淋巴细胞计数减少。胸部X线检查可见肺部有不同程度的片状、斑片状浸润性阴影或呈网状改变，部分患者进展迅速，呈大片状阴影；常为多叶或双侧改变，阴影吸收消散较慢；肺部阴影与症状、体征可不一致。使用抗生素无明显疗效。

(六)肺脓肿

急性起病，发热、咳嗽、胸痛，有大量脓臭痰，X线影像学显示脓腔和液平。

(七)非感染性肺部浸润

须排除肺纤维化、肺水肿、肺不张、肺血管炎等非感染性肺部浸润。

六、治疗

肺炎由于病原菌不同，临床症状轻重不一，治疗有所选择。对体质较好、病情较轻者，特别是病毒性肺炎，一般可单纯用中医药进行治疗，但对年老体弱、免疫力较低、感染较重和重症肺炎者，除密切注意病情变化外，由于病情较危重，应积极予以中西医结合治疗，肺炎后期可使用中医药调理，促进病灶吸收，防止机化，增强机体免疫力，使患者早日康复。

（一）辨证论治

肺炎多系风热之邪袭肺所致，病变部位在肺，传变规律及辨证治疗大多遵循温病的卫气营血。卫气营血辨证是本病提高治愈率，防止变证的关键。风热与痰热是本病中心环节，故疏风清热化痰是基本治疗大法。若见阳明腑实证，当肺胃同治；若逆传心包，当凉营清心，豁痰开窍；若正不胜邪，热毒内陷，阴竭阳脱，亟当回阳救阴，益气固脱。后期阶段，邪热已退而肺胃津伤未复的，则宜甘寒清养肺胃之阴。

1.邪袭肺卫

证候特点：发病急骤，发热，恶寒，无汗或少汗，咳嗽，痰白或黄，口渴，舌边尖红，苔薄白或微黄，脉浮数。

治法：辛凉解表，宣肺化痰。

推荐方剂：桑菊饮合银翘散加减。

基本处方：金银花15 g，连翘15 g，桑叶10 g，菊花10 g，薄荷（后下）6 g，桔梗10 g，牛蒡子10 g，芦根15 g，杏仁12 g，生甘草6 g。每天1剂，水煎2次，分2次服；病重者每天2剂，每隔6小时服1次。煎药时间不宜过长，以汤药"香气"大出为度。

随症加减：肺热内盛加鱼腥草、大青叶、黄芩以清泄肺热；口渴明显加天花粉、南沙参以清热生津；痰黄黏稠加浙贝母、天竺黄以清热化痰；咽痛明显加板蓝根、山豆根以清热利咽。

2.痰热壅肺

证候特点：发热，咳嗽，痰多痰鸣，痰黏或黄或带血，胸痛，气粗而喘，口渴烦躁，小便黄赤，大便干燥，舌红苔黄腻，脉弦滑数。

治法：清热化痰，宣肺平喘。

推荐方剂：麻杏石甘汤合苇茎汤加减。

基本处方：麻黄9 g，生石膏30 g，苇茎18 g，杏仁12 g，桃仁12 g，薏苡仁20 g，冬瓜仁15 g，甘草6 g，虎杖20 g，全瓜蒌15 g，黄芩15 g。水煎服，每天2剂，每隔6小时服1次。

随症加减：痰热壅盛加鱼腥草、桑白皮、金银花、浙贝母以加强清热化痰解毒之力；咯血加侧柏叶、白茅根以凉血止血；胸痛加郁金、丝瓜络以活络止痛；腑实便秘加生大黄（后下）、玄明粉冲服以通腑泄热；表证未解，仍有恶寒、发热则用生麻黄，若表证已解，可用炙麻黄。

3.热入心包

证候特点：灼热夜甚，烦躁，神昏谵语，气促，痰鸣肢厥，舌红绛，脉弦滑数。

治法：清心泄热，豁痰开窍。

推荐方剂：清营汤合菖蒲郁金汤加减。

基本处方：水牛角（先煎）30 g，生地黄30 g，牡丹皮12 g，玄参20 g，黄连10 g，金银花30 g，连翘20 g，浙贝母12 g，石菖蒲10 g，郁金15 g，鲜竹沥（冲服）50 mL，人工牛黄粉（冲服）1 g。水煎服，每天2剂，分4次服。

随症加减：高热烦躁为主可加安宫牛黄丸1丸化开冲服以清心解毒开窍安神；神昏谵语为主可服至宝丹1丸以化痰开窍；高热痉厥为主可加服紫雪丹1丸以镇痉开窍，清热解毒；兼腑实便秘加大黄（后下）、玄明粉冲服以通腑泄热醒神。

4.正虚欲脱

证候特点：体温骤降，额出冷汗，面色苍白，口唇青紫，呼吸短促，脉微细。

治法：回阳救逆，益气养阴。

推荐方剂:参附汤合生脉散。

基本处方:高丽参(另炖)9 g,制附子15 g,麦冬12 g,五味子9 g,山茱萸15 g。水煎服,日2剂,分4次服。

随症加减:大汗淋漓者加煅龙骨、煅牡蛎以敛汗固脱。临床上即可用参附注射液20 mL加入5%葡萄糖注射液20 mL或0.9%生理盐水20 mL,静脉推注。

5.正虚邪恋

证候特点:低热不退,咳嗽减而未止,痰少黏稠不爽,神疲乏力,气短懒言,或口渴烦躁,舌红而裂,少苔,或舌淡而少津,脉细数或无力。

治法:益气养阴,润肺化痰。

推荐方剂:麦冬汤合泻白散加减。

基本处方:太子参30 g,沙参15 g,麦冬15 g,生地黄20 g,石斛15 g,杏仁12 g,川贝母10 g,桑白皮15 g,地骨皮15 g。每天1剂,水煎服。

随症加减:低热不退加白薇、银柴胡以清虚热;纳呆加生谷芽、生麦芽、炙鸡内金以消导开胃;痰黏难咯加瓜蒌皮以清化痰热;腹胀加佛手、香橼皮以行气消胀。

(二)其他治疗

临床上治疗肺炎除按辨证论治口服汤药外,视具体情况可同时配合其他治疗,如口服中成药,或联用静脉滴注等,多种剂型或多种治疗方法同时使用。

1.中成药

(1)银翘解毒片。功效:疏风解表,清热解毒。适用于肺炎初期,邪在肺卫者。每次4片,每天2~3次,使用3~5天。

(2)羚羊清肺丸。功效:清肺利咽,清瘟止嗽。适用于痰热郁肺之肺炎者。每次1丸,每天3次,使用5~7天。

(3)金荞麦片。功效:清热解毒,排脓祛瘀,祛痰止咳平喘。适用于痰热壅肺之肺炎者。每次5片,每天3次,使用7天。

(4)蛇胆川贝液。功效:祛风止咳,除痰散结。适用于风热咳嗽痰多之肺炎者。每次10 mL,每天2次,7天为1个疗程。

(5)蛇胆陈皮液。功效:顺气,止咳,化痰。适用于痰浊阻肺咳喘、痰多之肺炎。每次10 mL,每天3次,7天为1个疗程。

(6)清开灵注射液。功效:清热解毒,化痰通络,醒神开窍。适用于肺炎之痰热盛或热入心包者,症见发热、咳嗽、咯痰不爽、口渴、舌红、苔黄等。可予清开灵注射液,一日20~40 mL,以5%葡萄糖注射液250 mL或氯化钠注射液250 mL稀释后静脉滴注,1天1次。5~7天为1个疗程。

(7)痰热清注射液。功效:清热,解毒,化痰。适用于急性肺炎痰热阻肺证。每次20~30 mL加入5%葡萄糖注射液250 mL或0.9%氯化钠注射液250 mL静脉滴注,1天1次。5~7天为1个疗程。

(8)热毒宁注射液。功效:清热,疏风,解毒。用于肺炎属于风热者。一次20 mL,以5%葡萄糖注射液或0.9%氯化钠注射液250 mL稀释后使用,滴速为每分钟30~60滴,1天1次。

(9)醒脑静脉注射射液。功效:清热泻火,凉血解毒,开窍醒脑。适用于肺炎热盛或热入营血神昏者。可予醒脑静脉注射射液20 mL加入5%葡萄糖注射液250 mL中静脉滴注,1天1次。7天为1个疗程。

(10)血必净注射液。功效：化瘀解毒。用于温热类疾病，症见发热、喘促、心悸、烦躁等瘀毒互结证；适用于因感染诱发的全身炎症反应综合征；也可配合治疗多器官功能失常综合征的脏器功能受损期。全身炎症反应综合征：50 mL 加 0.9％氯化钠注射液 100 mL 静脉滴注，在 30～40 分钟内滴毕，一天 2 次。病情重者，一天 3 次。多器官功能失常综合征：100 mL 加 0.9％氯化钠注射液 100 mL 静脉滴注，在 30～40 分钟内滴毕，一天 2 次。病情重者，一天 3～4 次。

(11)丹参注射液。功效：活血化瘀。适用肺炎见有瘀血者，特别肺炎后期，炎症吸收不良者。10～20 mL 加入 5％葡萄糖注射液 250 mL 中静脉滴注，1 天 1 次。7 天为 1 个疗程。

(12)参麦注射液。功效：益气固脱，养阴生津，生脉。适用于肺炎气阴欲脱者或后期气阴两虚者。以 50 mL 加入 5％葡萄糖注射液 250 mL 静脉滴注，1 天 1 次，7～10 天为 1 个疗程。

(13)黄芪注射液。功效：益气养元，扶正祛邪，养心通脉，健脾利湿。适用于肺炎后期以气虚为主者。以 10～20 mL 加入 5％葡萄糖注射液 250 mL 中静脉滴注，1 天 1 次。7～10 天为 1 个疗程。

(14)参附注射液。功效：回阳救逆，益气固脱。适用于肺炎出现阳气暴脱的厥脱证和气阳虚者。一次20～100 mL，用 5％～10％葡萄糖注射液 250～500 mL 稀释后使用，或静脉推注：一次 10～20 mL(用5％～10％葡萄糖注射液 20 mL 稀释后使用)。

2.针灸

(1)风温犯肺。①取穴：合谷、曲池、外关、大椎。热甚加外关、合谷；咽痛加少商。②操作：用泻法。留针 20 分钟，5 次为 1 个疗程。

(2)痰热壅肺。①取穴：合谷、曲池、尺泽、少商、肺俞。若热郁胸膈而烦躁者，加膈俞；痰热结胸者，加丰隆；大便不通者，加天枢、上巨虚。②操作：用泻法。留针 20 分钟，5 次为 1 个疗程。

(3)热毒内陷。①取穴：郄门、神门、曲泽、膈俞、血海，若邪甚蒙闭心包，神昏者加水沟，也可刺水沟、十宣、曲池、委中放血。②操作：用泻法。留针 20 分钟，5 次为 1 个疗程。

(4)正气暴脱。①取穴：水沟、内关、百会、气海、关元。②操作：水沟、内关，用补法，百会、气海、关元用大艾炷灸。留针 30 分钟，5 次为 1 个疗程。

(5)正虚邪恋。①取穴：肺俞、膏肓俞、太渊、太溪、三阴交。低热不退加内关；痰多纳呆加足三里、中脘。②操作：用平补平泻法。留针 20 分钟，5 次为 1 个疗程。

3.穴位注射

适应证：大叶性肺炎。

方法：取双侧肺俞、大椎穴，用 4.5～5 号皮试针头吸入注射用水，常规消毒后，快速刺入穴位肌层，上下提插，待局部有酸麻胀感，回抽无血时分层推注，初次注射肺俞穴 1 mL，1 小时后再注 1 次2～3 mL，大椎穴 1 mL，以后每天 2 次至痊愈为止。

疗程：7 次为 1 个疗程。

4.拔罐法

适应证：用于肺炎恢复期病灶吸收不良者。

方法：取风门、肺俞、膏肓俞、肺部有湿啰音处，按拔火罐常规操作，每天治疗 1 次。

疗程：5 次为 1 个疗程。

5.药熨法

适应证一：迁延性肺炎。

方法：二子莪附方。紫苏子、白芥子、莪莪、香附各 30 g，细辛 10 g，食盐 30 g，食醋少许。上药用铁锅在炉上翻炒至芳香灼手,装入柔软布袋内,立即在脊柱及两旁或啰音密集处来回推熨。开始可隔衣而熨,待温度下降,再直接熨于皮肤上,每天 2 次。

疗程:7 天为 1 个疗程。

适应证二:肺炎之痰浊阻肺者。

方法:三子养亲方(紫苏子、莱菔子各 60 g,白芥子 30 g)。各药混合炒热,布包熨背部。每天 2 次。

疗程:7 天为 1 个疗程。

6.灌肠疗法

适应证:肺炎之痰热壅肺者。

方法:麻杏石甘汤灌肠液:麻黄 10 g,石膏 50 g,杏仁 10 g,甘草 5 g。水煎取汁约 200 mL 灌肠,药温30 ℃左右,每天灌肠 1～2 次。

疗程:5 天为 1 个疗程。

(三)单方验方

1.蚤休汤

蚤休 30 g,大青叶 30 g,败酱草 30 g,鱼腥草 30 g,黄芩 12 g,小蓟 12 g,每天 1～2 剂,水煎分服。适用于肺炎高热者。

2.复肺饮

鱼腥草 100 g,生石膏 100 g,水煎分服。适用于肺炎发热口渴、咳痰浓稠者。

3.食用石膏竹叶粥

石膏 30～45 g,鲜竹叶 30 片,鲜竹心 30 根,芦根 30 g,粳米 100～150 g,砂糖 5 g。先将鲜竹叶、竹心、芦根洗净,同煎取汁去渣,加入粳米同煮为稀粥,调入砂糖,日分两次食服。适用于肺热阴伤者。

4.鱼腥草煎剂

鱼腥草 500 g,浓煎成 100 mL 溶液,每次 30 mL,用于大叶性肺炎。

5.复肺粥

生黄芪 30 g,粳米 100 g,橘皮末 3 g,红糖适量。黄芪浓煎取汁熬粥,再加橘皮末稍煮,加红糖食用,每天 2 次。用于肺炎恢复期。

七、预后与转归

本病的发展过程大多符合卫气营血传变规律,病邪由浅入深,由表及里。其转归预后取决于正邪双方力量的对比,同时也受治疗因素,体质差异的影响。一般而言,体质强壮,感邪较轻而治疗及时者,预后为顺;年高体弱、正气不足或感邪较重,或贻误治疗者,则病程迁延,预后较差。若传变迅速,出现窍闭动风,阴竭阳脱者,多预后不良。如演变成肺痈,亦为逆证。本病初起,病邪始入。若为热邪袭表,寒热不退,外邪可由表入里,累及气分;痰热浊邪阻肺,不得清化,则更助热,加重病情。少数患者可因热毒鸱张,痰热壅盛,闭蒙心窍而成热入心包之证。肺热腑实是本病常见证候,热盛当清,腑实宜下,若气热不解,深入营血,可动血发斑,动风抽搐;若腑实不下,浊气上犯,邪热炽盛,逆传心包,则神识昏蒙,或劫阴耗液而成阴竭阳脱危候。

气阴两伤发生于本病后期的患者,在顾护正气的同时,注意清泄余热,一般预后良好,可用麦冬汤、沙参麦冬汤等,不可补之以辛温,以防死灰复燃。

若转入阴竭阳脱危重症,治疗关键在于把握住"快、准、重"的原则,当选用大剂敛阴固津、回阳救逆之品,及时、正确地配用西药治疗,有转危为安之望。

八、预防与调护

肺炎的发病与自身体质及外界因素有关,因此,要注意致病因素对身体的袭击,重视饮食调理,加强身体抗病能力,避免发病。

(一)预防

(1)注射肺炎球菌疫苗。如 23 价肺炎球菌多糖疫苗,0.5 mL,三角肌内注射射。可预防 23 种最常见致病菌肺炎球菌的感染,预防有效期 5 年。

(2)对于体虚经常感冒者,可适度体育锻炼,增强体质,并口服玉屏风散冲剂以益肺固表。

(3)尽量减少侵入性检查与治疗措施对呼吸系统防御功能损害,如纤维支气管镜、气管插管、气管切开等。

(4)提倡不吸烟,反对酗酒。吸烟可以降低机体免疫力和呼吸道局部防疫功能,酗酒也可以降低抵抗力,且酗酒后发生呕吐可以引起吸入性肺炎。

(5)积极预防上呼吸道感染。病毒性上呼吸道感染常常是细菌性肺炎的前奏。平时避免受寒,有计划进行耐寒锻炼,可以减少感冒。接种灭活卡介苗、注射核酪、干扰素,有一定预防感冒作用。

(6)应用免疫增强剂。如免疫球蛋白、转移因子、胸腺素、α-干扰素等均能非特异性地增强机体免疫功能。

(7)积极妥善处理基础疾病,如胃食管反流、营养不良、低蛋白血症、白血病和恶性肿瘤及化疗、糖尿病、肾上腺皮质激素使用、肾衰竭、免疫功能低下、慢性阻塞性肺疾病、心肺功能不全、肝功能衰竭等。

(二)调护

1.生活调护

(1)注意生活起居方面的卫生,居室保持清洁,空气新鲜,防止受寒,避免疲劳和醉酒。

(2)冬春季节,年老体弱者应避免去公共场所,以防感染各种时行疾病。

(3)进行体格锻炼,提倡户外活动,提高机体防御外邪能力。

2.饮食调养

多饮水和果汁,多吃新鲜瓜果,忌烟,戒酒,禁食辛辣等有刺激的食品。可以作为饮食治疗的药材与食物有鱼腥草、甜杏仁、桑叶、芦根、枇杷叶、熟地黄、山药、沙参、麦冬、川贝母、玉竹、扁豆、天花粉、太子参、茯苓、薏苡仁、雪梨、荸荠、海蜇、萝卜等。

(1)荸荠海蜇汤:荸荠 200 g,海蜇皮(漂洗)100 g。加水炖,每天分 2～3 次服用,用治肺热咳嗽痰稠。

(2)桑叶杏仁冰糖汤:桑叶 15 g,杏仁、冰糖各 9 g。加水 300 mL,煎至 100 mL,趁热服用,用于风热型肺炎。

(3)鱼腥草萝卜汤:鱼腥草 50 g,萝卜 500 g。水煎服用,每天 1 剂,分 2～3 次,用治痰热咳喘。

(4)枇杷叶竹茹陈皮饮:鲜枇杷叶(洗净)50 g,竹茹 25 g,陈皮 10 g。水煎,加蜂蜜适量同服,每天 1 次,用于痰热或干咳少痰者。

（5）芦根粥：生芦根 15 g，大米 30 g。煎芦根水煮粥，每天 2 次，用于邪热伤津型肺炎。

（6）冰糖银耳炖雪梨：雪梨 1 个，银耳 10 g，冰糖 15 g。将冰糖放入去核梨中加上银耳和适量清水，加盖炖 1 小时，全部吃下，每天 1 次，连吃 3～5 天，用于肺炎后期气阴两虚，干咳无痰，口干咽涸等症。

（7）荸荠萝卜芦根汤：荸荠 7 个，萝卜 60 g，芦根 30 g。水煎服，用于肺炎干咳无痰者。

（8）石膏竹叶粥：石膏 30～45 g，鲜竹叶 30 片，鲜竹心 30 根，芦根 30 g，粳米 100～150 g，砂糖 5 g。先将鲜竹叶、竹心、芦根（切成小片）洗净，同煎取汁去渣，加入粳米同煮为稀粥，调入砂糖，日分 2 次食用。适用于肺炎肺热阴伤者。

（9）沙参粥：沙参 20 g，麦冬 10～15 g，粳米 100 g，冰糖适量。先将沙参、麦冬同入砂锅煎汁，去渣，再入粳米同煮为稀粥，最后入冰糖溶化即成，适用于肺炎后期肺阴不足者。

（10）熟地黄山药粥：熟地黄 15 g，山药 30 g，粳米 100 g，冰糖适量。先把地黄、山药、粳米，加适量水煮粥，煮沸后入冰糖同煮。适用于肺炎后期肺肾阴亏者。

3.精神调理

（1）医师及护理人员要关心体贴患者，耐心解释病情，进行身心两方面的健康教育。

（2）护理人员在仪表上应保持服装整洁。

（3）医师要使患者情绪安定，克服对疾病的悲观失望情绪，鼓励患者积极同疾病作斗争，很好地配合治疗。

（4）务必让患者保持心情舒畅，避免七情内伤。

（张克江）

第四节　慢性阻塞性肺疾病

慢性阻塞性肺疾病（Chronic obstructive pulmonary diseases，COPD）是可以预防和治疗的常见病，其特征是持续存在的气流受限。气流受限呈进行性发展，伴有气道和肺对有害颗粒或气体所致慢性炎症反应的增加。急性加重和并发症影响患者整体疾病的严重程度。该病在全球是一种发病率和死亡率较高的重要疾病，是全世界范围内引起死亡的第四大病因。COPD 最主要的危险因素是吸烟，大气污染、职业粉尘和燃烧生物燃料所致的室内空气污染也是 COPD 的主要危险因素。在中国，COPD 同样是严重危害人民健康的重要慢性呼吸系统疾病。2007 年对我国 7 个地区 20 245 成年人群进行调查，结果显示 COPD 患病率已占 40 岁以上人群的8.2％。其发病率高，病程长，严重影响患者生活质量，最终因呼吸致残，造成沉重的社会经济负担。COPD以慢性咳嗽、咳痰、呼吸困难为主要表现，病程可分为急性加重期与稳定期。急性加重期是指在疾病过程中，患者短期内咳嗽、咳痰、气短和（或）喘息加重，痰量增多，呈脓性或黏液脓性，可伴发热等炎症明显加重的表现。稳定期则指患者咳嗽、咳痰、气短等症状稳定或症状轻微。

慢性阻塞性肺疾病属于中医学"肺胀""喘证"等范畴。

一、病因病机

慢性阻塞性肺疾病因肺脏长期反复遭受多种外邪侵袭，或烟毒伤肺，导致肺脏宣肃功能失常,日久肺气受损,子盗母气,肺脾两虚,病势深入,耗伤肾气,最终导致肺脾肾三脏俱虚。肺虚不能输布水精,脾虚不能散精上归于肺,肾虚膀胱气化失司,水津代谢失常,痰浊内蕴;正气亏虚,无力推动血行,瘀阻心脉。痰瘀互结,阻遏气机,肺气郁闭,吐故纳新受碍,故见咳、痰、喘。正如《症因脉治》谓:"肺胀之因,内有郁结,先伤肺气,外复感邪,肺气不得发泄,则肺胀作矣。"后期水饮迫肺凌心,则出现咳逆上气、心悸等症状。

(一)病因

1.外感六淫

六淫之邪侵犯人的肌表肺卫,或从口鼻而入。皮毛为肺之外合,肺开窍于鼻,外邪袭入,表卫闭塞,肺失于宣发,气壅于肺,不能肃降,肺气上逆而为咳、为喘。

2.痰饮聚肺

饮食不节,损伤脾胃,或情志不畅,肝木克脾土,致脾失健运,痰浊内生,贮于肺中。痰饮阻塞气道,气道不畅,肺失宣肃,则见咳嗽、咯痰、呼吸急促。

3.脾胃虚弱

脾胃虚弱,不能运化水谷,酿生痰浊,痰浊贮于肺,影响肺的宣肃,致咳嗽、痰多、气喘。

4.肺肾亏虚

久病体虚,肺肾不足,或肺病日久及肾,母病及子,致肺肾亏虚,肺虚不主气,肾虚不纳气,气失主纳,以致呼吸短促,动则加重;肾不主水,水液代谢失常,则见水肿。

(二)病机

COPD是一种慢性疾病,总属于本虚标实,其临床演变经历早、中、晚期较长的过程,在不同的阶段,其病机表现各有特点。病变初期,病位在肺,多表现为六淫外侵,痰邪阻肺;中期影响脾肾,病程迁延,病机重点在于肺脾肾虚,痰浊潴留;后期病及于心(脑),病机特点为气阳虚衰,痰瘀内阻,水饮外溢,蒙蔽清窍。

二、临床表现

COPD起病隐潜,多有长期吸烟史,或职业性粉尘接触史,部分患者有家族聚集倾向,多于中年以后发病,症状多出现于秋冬寒冷季节,常有反复呼吸道感染及急性加重史。随病情进展,急性加重逐渐频繁。

(一)症状

1.慢性咳嗽

通常为首发症状。初起咳嗽呈间歇性,早晨较重,以后早晚或整日均有咳嗽,但夜间咳嗽一般不明显。亦有部分病例可无咳嗽症状。

2.慢性咳痰

咳嗽后通常咳少量黏液性痰,部分患者在清晨较多;并发感染时痰量增多,常有脓性痰。

3.气短或呼吸困难

气短或呼吸困难是COPD的标志性症状,也是使患者焦虑不安的主要原因,早期仅于劳力时出现,后逐渐加重,以致日常活动甚至休息时也感气短。

4.其他症状

部分患者可能有胸闷感,晚期常有体重下降,食欲减退,精神抑郁或焦虑等,并发感染时可伴有咳血。

(二)体征

早期体征可不明显,随疾病进展,可出现以下体征:

1.视诊或触诊

胸廓形态异常包括胸部过度膨胀、前后径增大、剑突下胸骨下角(腹上角)增宽及腹部膨凸等。呼吸改变:常见呼吸变浅,频率增快,辅助呼吸肌如斜角肌及胸锁乳突肌参加呼吸运动,重症可见胸腹矛盾运动;患者不时采用缩唇呼吸以增加呼出气量;呼吸困难加重时常采取前倾坐位。低氧血症者可出现黏膜及皮肤发绀,伴右心衰竭者可见下肢水肿、肝脏增大。

2.叩诊

由于肺过度充气使心浊音界缩小,肺肝界降低,肺叩诊可呈过清音。

3.听诊

两肺呼吸音可减低,呼气相延长,平静呼吸时可闻干性啰音,两肺底或其他肺野可闻湿啰音;心音遥远,剑突部心音较清晰响亮。

(三)常见并发症

COPD 的常见并发症有自发性气胸、呼吸衰竭、肺部感染、慢性肺源性心脏病和右心衰竭、胃溃疡、睡眠呼吸障碍、继发性红细胞增多症等。

三、实验室和其他辅助检查

(一)肺功能检查

对确定是否存在气流受限有重要意义,是诊断 COPD 的金标准。在吸入支气管舒张剂后,第一秒用力呼气容积(FEV_1)/用力肺活量(FVC)×100%<70%表明存在气流受限,并且不能完全逆转,即可诊断 COPD。其重复性好,对 COPD 的诊断、严重程度评价、疾病进展、预后及治疗反应等均有重要意义。

根据肺功能检查可评估气流的受限程度,根据气流的受限程度可对 COPD 进行分级,如表5-1。

表 5-1　COPD 患者气流受限分级

COPD1	轻度	$FEV_1\%pred \geq 80\%$
COPD2	中度	$50\% \leq FEV_1\%pred \leq 80\%$
COPD3	重度	$30\% \leq FEV_1\%pred \leq 50\%$
COPD4	非常重度	$FEV_1\%pred < 30\%$

吸入支气管舒张剂后,FEV_1/FVC<0.70。

(二)血常规检查

COPD 急性加重期或合并肺部感染时,可见血白细胞计数及中性粒细胞比例升高,合并气道高反应性者嗜酸性粒细胞可增高。

(三)胸部 X 线检查

COPD 早期 X 线胸片可无明显变化,后期主要 X 线征为肺过度充气:肺容积增大,胸腔前后径增长,肋骨走向变平,肺野透亮度增高,横膈位置低平,心脏悬垂狭长,肺门血管纹理呈残根状,肺野外周血管纹理纤细稀少等,有时可见肺大泡形成。

(四)胸部 CT 检查

CT 检查一般不作为常规检查。但是,在鉴别诊断时 CT 检查有益,高分辨率 CT(HRCT)对辨别小叶中心型或全小叶型肺气肿及确定肺大泡的大小和数量,有很高的敏感性和特异性,对预计肺大泡切除或外科减容手术等的效果有一定价值。

(五)血气分析

当 FEV_1 占预计值百分比<40%时或有呼吸衰竭或右心衰竭的 COPD 患者均应做血气分析。血气分析异常首先表现为轻、中度低氧血症。随疾病进展,低氧血症逐渐加重,并出现高碳酸血症。

(六)其他实验室检查

低氧血症,即 PaO_2<7.3 kPa(55 mmHg)时,血红蛋白及红细胞可增高,血细胞比容>55%可诊断为红细胞增多症。并发感染时痰涂片可见大量中性粒细胞,痰培养可检出各种病原菌,常见者为肺炎链球菌、流感嗜血杆菌、卡他摩拉菌、肺炎克雷伯杆菌。

四、诊断要点

(一)危险因素接触史

接触危险因素,尤其是吸烟、家中烹调时产生的油烟或燃料产生的烟尘、职业粉尘和化学物质。

(二)家族史

COPD 有家族聚集倾向。

(三)发病年龄及好发季节

多于中年以后发病,症状好发于秋冬寒冷季节,常有反复呼吸道感染及急性加重史。随病情进展,急性加重渐频繁。

(四)主要症状

慢性咳嗽、咳痰和(或)呼吸困难。少数病例咳嗽不伴咳痰,也有部分病例虽有明显气流受限但无咳嗽症状。气短或呼吸困难是 COPD 的标志性症状。早期仅于劳力时出现,后逐渐加重,以致日常活动甚至休息时也感气短。

(五)存在不完全可逆性气流受限

吸入支气管扩张剂之后 FEV_1/FVC<0.70,表明存在气流受限,即可诊断 COPD。

(六)胸部 X 线检查

有助于确定肺过度充气的程度及与其他肺部疾病相鉴别。

COPD 的诊断应根据临床表现、危险因素接触史、体征及实验室检查等资料综合分析确定。COPD 的主要症状[慢性咳嗽、咳痰和(或)呼吸困难]、危险因素接触史、存在不完全可逆性气流受限是诊断 COPD 的必备条件。肺功能测定指标是诊断 COPD 的金标准。用支气管舒张剂后 $(FEV_1/FVC)×100\%$<70%可确定为不完全可逆性气流受限。同时注意排除支气管哮喘、心力衰竭、支气管扩张等其他疾病。

五、鉴别诊断

慢性阻塞性肺疾病的鉴别诊断必须从主要症状慢性咳喘来鉴别。COPD 多中年发病;症状缓慢进展;长期吸烟史;活动后气促;大部分为不可逆性气流受限。

(一)支气管哮喘

早年发病(通常在儿童期);每天症状变化快;夜间和清晨症状明显;也可有过敏史、鼻炎和(或)湿疹;哮喘家族史;气流受限大部分可逆。

（二）充血性心力衰竭

胸部 X 线片示心脏扩大、肺水肿；肺功能测定示限制性通气障碍（而非气流受限）。

（三）支气管扩张

大量脓痰；常伴有细菌感染；粗湿啰音、杵状指；胸片或 CT 示支气管扩张、管壁增厚。

（四）肺结核病

所有年龄均可发病；胸片示肺浸润性病灶或结节状阴影；微生物检查可确诊；流行地区高发。

（五）闭塞性细支气管炎

发病年龄较轻，且不吸烟；可能有类风湿关节炎病史或烟雾接触史，CT 在呼气相显示低密度影。

（六）弥漫性泛细支气管炎

主要发生在亚洲人群中，大多数为男性非吸烟者；几乎所有患者均有慢性鼻窦炎；胸部 X 线片和 HRCT 显示弥漫性小叶中央结节影和过度充气征。

六、治疗

COPD 分为急性加重期与稳定期，稳定期的治疗包括药物治疗与非药物治疗，主要目的在于缓解患者的症状、降低急性加重的频率和程度以及改善健康状况与活动耐力。西医学治疗虽能有效缓解 COPD 患者症状和并发症，但"迄今为止，没有任何西药能阻止 COPD 肺功能长期衰减的趋势"，在此方面可发挥中医药的独到优势。急性加重期患者病情重，应给予中西医结合治疗。

（一）辨证论治

慢性阻塞性肺疾病治疗，应分清标本虚实不同。一般感邪急性发作时偏于邪实，平时偏于正虚。偏于邪实者须分清风寒、风热、痰浊、痰热、瘀血的不同；偏于正虚者当区别气（阳）虚、阴虚的差异，肺、心、脾、肾病变的主次。临床多兼见出现，证型复杂多样，治疗应抓住治标、治本两个方面。

1.急性加重期

(1)外寒内饮。

证候特点：畏寒，恶风，咳喘胸闷，痰白稀或泡沫痰，便溏，舌淡红，苔白腻，脉弦滑或濡滑。

治法：散寒化饮。

推荐方剂：小青龙汤加减。

基本处方：麻黄 8 g，桂枝 10 g，白芍 12 g，法半夏 12 g，干姜 10 g，射干 15 g，葶苈子 15 g，款冬花 12 g，紫菀 12 g，细辛 3 g，五味子 6 g，甘草 6 g。每天 1 剂，水煎服。

随症加减：饮邪内阻见痰多者加杏仁 12 g、炒莱菔子 15 g 以化痰止咳；饮邪化热去干姜、细辛、桂枝，加桑白皮 15 g，黄芩 10 g，知母 10 g 以清热化痰。

(2)痰热郁肺。

证候特点：咳喘气涌，咳吐黄黏痰，难咯，或痰兼血丝，伴烦热，身热汗出，尿赤，大便或秘，舌红，苔黄腻，脉滑数。

治法：清热化痰。

推荐方剂：定喘汤合苇茎汤加减。

基本处方：麻黄 8 g，桑白皮 12 g，款冬花 12 g，紫苏子 10 g，枳壳 10 g，法半夏 10 g，黄芩 15 g，苇茎 15 g，川贝母 10 g，桃仁 10 g，天竺黄 10 g，杏仁 12 g，甘草 6 g。每天 1 剂，水煎服。

随症加减:热邪壅盛见高热者去法半夏、紫苏子,加青蒿(后下)6 g、石膏 30 g、柴胡 12 g、鱼腥草 30 g 以清热泻火,解表退热;喉痒加防风 12 g、白僵蚕 10 g 以宣肺祛风。

(3)痰浊阻肺。

证候特点:咳喘胸闷,痰白稀或泡沫痰,口黏不渴,兼有呕恶纳呆,便溏,舌淡红,苔白腻,脉弦滑或濡滑。

治法:化痰平喘。

推荐方剂:二陈汤合三子养亲汤加减。

基本处方:法半夏 15 g,陈皮 6 g,茯苓 20 g,白芥子 10 g,甘草 6 g,莱菔子 12 g,紫苏子 15 g,香附 12 g,砂仁(后下)6 g,紫菀 12 g,款冬花 12 g,杏仁 10 g。每天 1 剂,水煎服。

随症加减:咳逆胸闷加前胡 10 g 以宣肺止咳、厚朴 12 g 以燥湿化浊;脾虚便溏加党参 15 g、白术 12 g 以健脾化湿;形寒肢冷加干姜 6 g、细辛 4 g 以温肺散寒。

(4)痰瘀壅肺。

证候特点:咳喘胸闷,喘息不能平卧,胸部膨满,憋闷如塞,舌质暗红,边有瘀斑,舌底络脉青紫或粗胀,脉弦。

治法:涤痰祛瘀,泻肺平喘。

推荐方剂:温胆汤或瓜蒌薤白半夏汤合血府逐瘀汤加减。

基本处方:生姜 10 g,法半夏 6 g,橘皮 9 g,竹茹 6 g,枳实 10 g,炙甘草 10 g,当归 10 g,生地黄 9 g,桃仁 10 g,赤芍 10 g,柴胡 3 g,桔梗 10 g,川芎 10 g,牛膝 10 g。每天 1 剂,水煎服。

随症加减:痰浊化热者可加浙贝母 15 g、金荞麦 15 g 以清热化痰;胸中憋闷明显者可加瓜蒌皮 15 g、薤白 10 g 以化痰宽胸。

2.稳定期

(1)肺脾气虚。

证候特点:喘咳,气短,动则喘甚,咳嗽,少痰,神疲乏力,纳呆,舌红苔少,脉细弱。

治法:健脾益肺。

推荐方剂:六君子汤合玉屏风散加减,或补中益气汤加减。

基本处方:黄芪 30 g,白术 10 g,防风 10 g,党参 20 g,茯苓 20 g,陈皮 6 g,杏仁 10 g,浙贝母 15 g,黄精 20 g,炙甘草 6 g,法半夏 12 g,鹿衔草 15 g。每天 1 剂,水煎服。

随症加减:气喘者加炙麻黄 10 g、紫苏子 10 g 以降气平喘;痰多色黄稠者加桑白皮 12 g、苇茎 15 g、黄芩 15 g、鱼腥草 30 g 以清热化痰。

(2)肺肾两虚。

证候特点:胸闷气短,动则气促加重,语声低怯,咳嗽,痰白量少,神疲,时自汗出,食欲缺乏,舌淡苔薄白,脉细弱。

治法:健脾益肺,纳气平喘。

推荐方剂:平喘固本汤或补肺汤加减;偏阴虚者,六味地黄丸;偏阳虚者,金匮肾气丸。

基本处方:黄芪 30 g,白术 15 g,蛤蚧粉(冲)5 g,胡桃肉 15 g,茯苓 15 g,杏仁 10 g,川贝母粉(冲)3 g,磁石 30 g,炙紫菀 10 g,炙甘草 5 g,陈皮 5 g。每天 1 剂,分 2 次温服。

随症加减:若瘀血明显,唇甲紫暗,加当归 10 g、赤芍 15 g 以养血活血;若肾阳虚衰,寒痰阻肺,畏寒肢冷,痰稀白泡沫,加鹿角胶 15 g 烊化、肉桂 1.5 g、白芥子 10 g、干姜 6 g 以温阳化痰。

(二)其他治疗

1.中成药

(1)珠贝定喘丸。①功效:理气化痰,镇咳平喘,补气温肾。②主治:久病咳喘、痰涎壅盛。③适用于肺胀咳喘、痰多为主者:含服或用温开水送服,每次6粒,每天3次。

(2)安达平口服液。①功效:养阴敛肺,镇咳祛痰。②主治:久咳劳嗽,支气管炎。③适用于肺胀咳嗽甚者。每次15 mL,每天3次。

(3)鲜竹沥口服液。①功效:清热化痰。②主治:痰热咳嗽。③适用于肺胀咳嗽痰黄、难以咯出者。每次10 mL,每天3次。

(4)玄麦甘桔胶囊。①功效:清热滋阴,祛痰利咽。②主治:阴虚咳嗽者。③适用于咳嗽痰黏、口鼻干燥,咽喉肿痛者。每次3~4粒,每天3次。1周为1个疗程。

(5)橘红痰咳煎膏。①功效:理气祛痰、润肺止咳。②主治:痰湿咳嗽者。③适用于咳声重浊,痰多,色白或带灰色者。每次15 mL,每天3次。

(6)百令胶囊。①功效:补虚损,益精气,保肺益肾,止咳化痰,收敛镇静。②主治:咳喘属于肺肾两虚者。③适用于肺胀见咳嗽、气喘、腰背酸痛者。每次5粒,每天3次。

(7)金水宝胶囊。①功效:补益肺肾,秘精益气。②主治:肺肾两虚,精气不足,久咳虚喘。③适用于肺胀见虚喘日久,神疲乏力,不寐健忘,腰膝酸软,月经不调者。每次3粒,每天3次。

(8)生脉胶囊。①功效:益气复脉,养阴生津。②主治:气阴两亏。③适用于肺胀虚喘,心悸气短,脉微自汗者。每次3粒,每天3次。

(9)猴枣散。①功效:清热化痰。②主治:痰热蕴肺者。③适用于咳嗽痰黄量多者。每次1支,每天3次。

(10)蛇胆川贝液。①功效:祛风止咳,除痰散结。②主治:痰热蕴肺者。③适用于咳嗽、痰黄量多,气促者。每次1支,每天3次。

(11)参麦注射液。①功效:益气固脱,养阴生津,生脉。②主治:气阴两虚者。③适用于咳喘日久,干咳无痰,口鼻咽干者。每次20~60 mL加入5%葡萄糖250 mL静脉滴注,每天1次。

(12)痰热清注射液。①功效:清热、化痰、解毒。②主治:肺胀属痰热阻肺者。③适用于咳嗽、气喘、痰多色黄者。每次20~40 mL加入5%葡萄糖注射液或0.9%氯化钠注射液250~500 mL静脉滴注,每天1次。

2.穴位敷贴

虚喘:党参、炙甘草、干姜各3 g,白术6 g,共研为末,加华山参浸膏20 mg,调匀研细,用酒调膏,纱布包裹,敷神阙穴,外用胶布固定,3天换药1次,连敷4~5次。

(三)单方验方

(1)杏仁60 g,胡桃肉60 g。研细末,每次服3 g,每天3次。适用于肺肾气虚之肺胀。

(2)百合250 g,枸杞子250 g。研细末,每次服10 g,每天3次。适用于肺肾阴虚之肺胀。

(3)紫河车1具。每次3 g,每天3次。适用于脾肾阳虚之肺胀。

(4)熟地黄、山茱萸、五味子各9 g,肉桂2.5 g,补骨脂、核桃仁各9 g。1天1剂,分2次服。适用于肾衰之肺胀。

(5)紫苏子10 g,白芥子9 g,莱菔子10 g,山药60 g,玄参30 g。1天1剂,早晚煎服。适用于痰涎壅盛所致的阻塞性肺气肿。

七、预后与转归

COPD是可以预防的疾病,但一旦形成,肺组织的破坏不可逆转,美国胸科学会与欧洲呼吸病学会共同制定的COPD诊断治疗新指南仍认为,"迄今为止,没有任何西药能阻止COPD肺功能长期衰减的趋势"。且COPD是一种全身性疾病,机体免疫力下降,导致反复呼吸道感染,每次感染常可导致肺功能进一步减退,影响心功能,最终肺心功能损害逐渐加重,每导致呼吸衰竭和右心衰竭,预后多属不良。但慢性阻塞性肺疾病发展过程中如能适当治疗,可延缓病情进展,减少急性加重频率,改善生活质量,并使肺心功能可以获得一定程度的恢复。因此,对慢性阻塞性肺疾病患者及高危人群纳入慢病管理,进行健康教育、肺康复治疗具有重要意义。

八、预防与调护

(一)预防

慢性阻塞性肺疾病的预防主要是避免发病的危险因素、急性加重的诱发因素以及增强机体免疫力。吸烟仍然被认为是慢性阻塞性肺疾病最为危险和最为重要的危险因素,其他危险因素包括职业粉尘和化学烟雾,燃烧生物燃料所致的室内空气污染,厨房通风不佳等,排除这些危险因素是预防和控制COPD的最重要的措施。戒烟是最简单易行的措施,在疾病的任何阶段戒烟都有益于防止本病的发生和发展。积极防治婴幼儿和儿童期的呼吸系统感染,预防变态反应,可能有助于减少以后本病的发生。适当锻炼、家庭氧疗,提高机体免疫力,是避免急性加重的重要措施。接种流感疫苗、肺炎链球菌疫苗等对防止本病患者反复感染可能有益。提高高危人群COPD认知度的健康教育,对于有慢性阻塞性肺疾病高危因素的人群,应定期进行肺功能监测,以期早诊断、早治疗。

(二)调护

1.生活调护

(1)戒烟,加强劳动保护,改善环境卫生。

(2)防寒保暖,及时治疗上呼吸道感染。气候变化而受凉感冒是引起COPD急性发作最常见的诱因,及时治疗感冒以及根治鼻炎、咽喉炎、慢性扁桃体炎等上呼吸道感染对预防本病发作有重要意义。另外,流感季节患者应避免去空气污浊,人群聚集的地方,保持室内空气流通,保持适当的温度及湿度。

(3)加强体育锻炼,提高抗病能力。①可采用冷水擦身等耐寒锻炼,增强体质。②坚持腹式呼吸和缩唇呼吸以改善肺脏通气。③运动肺康复,太极拳、八段锦、呼吸操、步行、慢跑等体育锻炼,增强体质。可根据体力及病情选择,或可在心电、呼吸监测下行运动心肺实验,以指导肺康复训练运动量。一般运动量宜由小到大,时间由短到长,以微微汗出为宜,避免剧烈运动。④摩鼻:用两手食指上下按摩鼻翼两旁的"迎香"穴及鼻梁两侧约10～20次;以右手掌心按摩素髎穴,方向从右向左,约10～20次,再从相反方向按摩10～20次。⑤扩胸:左脚向左跨出半步(与肩同宽)。两臂向上举起,同时用力吸气;臂回收至胸前,用力呼气,左脚收回原处仍成立正姿势;先左脚后右脚,左右交替重复,连做4次。⑥按腹:左脚向左跨出半步,两臂侧举,掌心向上,头略后仰,用力吸气;两臂迅速收回按腹(右手覆盖左手),上身略前曲,用力呼气;左脚收回,两手放下仍成站立姿势;先左脚后脚右,交替重复,连做4次。⑦握拳:两手握拳,屈臂置于胸前(掌心向内),两臂同时向上后方摆动连续3次,随着两臂摆动同时吸气;重复动作,两臂向相反方向摆动,连做

3次,同时呼气;两臂放下恢复姿势;重复以上动作3次。

2.饮食调养

COPD患者饮食宜清淡,应选择营养丰富易消化吸收的食物,如软饭、烂饭、米粥、面条、面包、鲜奶等,进食要有规律,少食多餐,配合中药食疗,更能调脾肺肾,扶正固本,提高机体抗病能力。

(1)杏仁猪肺汤:猪肺250 g,杏仁10 g。将猪肺切块洗净,与杏仁加清水适量煲汤,将好时冲入姜汁1～2汤匙,用食盐调味即成。饮汤食猪肺,每天2次,随量食用。功能补肺益气。适用于COPD证属肺气亏虚的患者。

(2)人参胡桃汤:人参3 g,胡桃肉30 g。水煎服,每天1剂。功能温补脾肾,适用于COPD稳定期脾肾阳虚者。热痰喘证忌用。

(3)山药粥:山药片45～60 g,或鲜山药100～200 g。洗净切片,与粳米100 g同煮粥,作早、晚餐食用。功效:补益肺脾。适用于COPD病程较长,肺脾两虚者,症见神疲乏力、食欲缺乏、大便溏等。

(4)西洋参炖鸡汤:鸡肉200 g去皮切块,西洋参20 g,生姜5片,加水800 mL,武火煮沸,文火炖半小时,加入食盐调味,即可食用。食肉喝汤。每周2～4次。功效:益气养阴补血。适用于COPD稳定期证属肺脾气血两虚、气阴不足者,症见面色偏白,精神疲倦,乏力,活动后气促,或气短、咳嗽、痰少、口咽干燥等。

(5)金荞麦瘦肉汤:猪瘦肉250 g,金荞麦100 g,冬瓜子30 g,桔梗15 g,生姜3片,红枣5枚。将猪肉洗净切块,沸水过水;金荞麦、冬瓜子、桔梗、红枣(去核)洗净,放入炖盅内,加入温开水盖好,小火隔水炖3小时即可。可佐餐食用,每天1～3次,每次150～250 mL。功效:清热解毒化痰,适用于COPD急性加重期内有热毒,见发热、咳嗽、痰多者。

3.精神调理

COPD患者长期受疾病折磨,病情反复发作,迁延不愈并进行性加重,自理能力逐渐丧失、行动受限,生活质量下降,常常对治疗失去信心,表现为失望、抑郁、焦虑、烦躁等负性心理反应。因此在生活和饮食调养基础上,还必须进行精神调摄,使患者心情稳定,帮助患者树立战胜疾病的信心,保持乐观积极向上的心态,积极配合医护人员的治疗及康复训练。目前慢病管理模式在COPD管理方面日趋成熟,通过制定并实施医师、护士、患者、家庭及社会共同参与的COPD综合慢病管理的干预方案,能帮助患者了解疾病,加强沟通,增强信心。如果患者出现严重的心理障碍,应当进行相关心理咨询,及时调节心理状态。

(陈茂刚)

第五节　支气管哮喘

支气管哮喘(Asthma,简称哮喘)是由多种细胞包括气道的炎性细胞和结构细胞(如嗜酸性粒细胞、肥大细胞、T淋巴细胞、中性粒细胞、平滑肌细胞、气道上皮细胞等)和细胞组分参与的气道慢性炎症性疾病。这种慢性炎症导致气道高反应性,通常出现广泛多变的可逆性气流受限,并引起反复发作性的喘息、气急、胸闷或咳嗽等症状,常在夜间和(或)清晨发作、加剧,多数患者可自行缓解或经治疗后缓解。

哮喘是一种严重的全球健康问题，无地域和种族的局限性，也无年龄和性别的明显差异。不同国家哮喘的患病率在1‰～18‰之间，呈逐年增加的趋势，全球哮喘患者估计有3亿，每年约有25万人死于哮喘。我国地域辽阔，哮喘的患病率也有很大差异，波动在0.5%～5.92%之间，全国估计有1 000万～2 000万哮喘患者。哮喘已成为严重威胁人类健康的一种慢性疾病。

本病属于中医"哮病""哮证"或"哮喘"范畴，在中医文献中还可见于"伏饮""呷嗽""哮吼""齁鼻合"等病证中。

一、病因病机

(一)病因

1.外邪侵袭

外感风寒或风热之邪，未能及时表散，邪蕴于肺，壅阻肺气，气不布津，聚液生痰，或因吸入烟尘、花粉、动物毛屑、异体气味等，影响气体的宣降，津液凝聚，痰浊内生而致哮。

2.饮食不当

过食生冷，寒饮内停，或嗜食肥甘厚味，积痰蒸热，或进食海膻发物，以致脾失健运，痰浊内生，上干于肺，壅塞气道，而致诱发。

3.体虚病后

肺气不足，阳虚阴盛，气不化津，痰饮内生，或阴虚阳盛，热蒸液聚，痰热胶固，均可致哮。一般而言，体质不强者多以肾为主，而病后所致者多以肺为主。

(二)病机

病理因素以痰为主，如朱丹溪所言："哮喘专主于痰。"痰的产生主要由于人体津液不归正化，凝聚而成，如伏藏于肺，则成为发病的潜在"凤根"，因各种诱因如气候、饮食、情志、劳累等诱发。如《景岳全书·喘促》载："喘有凤根，遇寒即发，或遇劳即发者，亦名哮喘。"发作时的基本病理变化为"伏痰"遇感引触，痰随气升，气因痰阻，相互搏结，壅塞气道，气道狭窄，通畅不利，肺气宣降失常，引动停积之痰，而致痰鸣如吼，气息喘促。若长期反复发作，寒痰伤及脾肾之阳，痰热耗灼肺肾之阴，则可从实转虚，在平时表现为肺、脾、肾等脏气虚弱之候。如长期不愈，反复发作，病由肺脏影响及脾、肾、心，可导致肺气胀满，不能敛降的肺胀重证。

二、临床表现

(一)症状

常见两组症状，即呼吸困难和喘鸣，部分患者表现为咳嗽，多为昼轻夜重(下半夜和凌晨易发)。呼吸困难以呼气相较明显，患者自觉胸闷、憋气，可自行缓解或治疗后缓解。典型的哮喘患者在发病前常有先兆症状，如反复咳嗽、胸闷等，有的患者还可有鼻痒、连续喷嚏、憋气、刺激性或痉挛性咳嗽等表现。有特异质的哮喘患者，发作常常由接触变应原所致。哮喘的发作大多有季节性，如秋季豚草季节或春季花树繁茂季节。

非典型的哮喘可表现为发作性胸闷或顽固性咳嗽，后者又称"咳嗽变异性哮喘"，以顽固性咳嗽为唯一表现，无喘息症状。

(二)体征

发作时胸廓饱满，叩诊呈过清音，听诊呼气相延长，有广泛哮鸣音。但在轻度哮喘或重症哮喘发作时,哮鸣音可不出现,后者称为寂静肺,提示气道通气极度不良,并预示即将出现呼吸衰竭。另外,重症哮喘患者可出现心率增快、脉搏强弱不等(奇脉)、胸腹反常运动、发绀和神志异常。非发作期体检可无异常,长期反复发作者可有轻度肺气肿征。

(三)常见并发症

哮喘发作时可并发气胸、纵隔气肿、肺不张。长期反复发作和感染可并发慢性支气管炎、肺气肿、支气管扩张和慢性肺源性心脏病。

三、实验室和其他辅助检查

(一)血液检查

多数患者血嗜酸性粒细胞比例升高。如并发感染,或长期吸入或口服糖皮质激素时,血白细胞计数及中性粒细胞可增高。血液免疫学指标如血清总 IgE、血清嗜酸性粒细胞阳离子蛋白(ECP)等也常增高。

(二)痰液检查

痰液涂片染色后镜检可见较多嗜酸性粒细胞。当并发感染时,痰中嗜酸性粒细胞比例可下降,中性粒细胞比例增加,痰涂片革兰染色、细菌培养及药敏试验有助于病原菌的诊断。

(三)胸部 X 线检查

早期或缓解期可无明显异常,发作期可见两肺透亮度增高。并发呼吸道感染可见肺纹理增粗及炎性浸润阴影。胸部 X 线检查还有助于发现气胸、纵隔气肿、肺不张等并发症。

(四)肺功能检查

1.肺通气功能

发作时呈阻塞性通气功能障碍,有关呼气流速的全部指标均显著下降。第 1 秒用力呼气容积(FEV_1)、第 1 秒用力呼气容积占用力肺活量比值($FEV_1/FVC\%$)、最大呼气中期流速(MMEF)及最大呼气流量(PEF)均减少。缓解期以上通气功能指标可恢复正常。

2.支气管激发试验

对于有哮喘症状但肺功能正常的患者,可行支气管激发试验。目前多采用乙酰甲胆碱或组胺,如在某一标准剂量下,FEV_1 下降至基线以下 20%,则试验结果为阳性。激发试验阳性是哮喘的典型表现但不特异,需注意排除其他一些气道炎性疾病。

3.支气管舒张试验

试验前测定基础 FEV_1,若小于 70%预计值,给予吸入 β_2 受体激动剂(如沙丁胺醇)200 μg,若 FEV_1 较用药前增加 12%且绝对值增加≥200 mL,则为舒张试验阳性。

4.PEF 及其变异率

哮喘发作时 PEF 下降。若昼夜 PEF 变异率≥20%,则符合气流受限可逆性改变的特点,有助于哮喘的诊断。

(五)动脉血气分析

轻中度哮喘发作时,动脉血氧分压(PaO_2)可降低,因过度通气二氧化碳分压($PaCO_2$)不升高或下降。病情加重时,PaO_2 明显下降,并可出现 $PaCO_2$ 增高。

(六)特异性变应原检测

可通过变应原皮试或血清特异性 IgE 测定证实哮喘患者的变态反应状态,以帮助了解导致个体哮喘发生和加重的危险因素,也可帮助确定特异性免疫治疗方案。

(七)呼出气一氧化氮(NO)测定

哮喘患者呼出气中 NO 浓度明显高于正常人,经抗感染治疗后 NO 浓度可下降,因此呼出气 NO 可作为哮喘时气道炎症的无创性标志物。

四、诊断要点

(一)诊断标准

(1)反复发作喘息、气急、胸闷或咳嗽,多与接触变应原、冷空气、物理、化学性刺激以及病毒性上呼吸道感染、运动等有关。

(2)发作时在双肺可闻及散在或弥漫性、以呼气相为主的哮鸣音,呼气相延长。

(3)上述症状和体征可经治疗缓解或自行缓解。

(4)除外其他疾病所引起的喘息、气急、胸闷和咳嗽。

(5)临床表现不典型者(如无明显喘息或体征),应至少具备以下 1 项试验阳性:①支气管激发试验或运动激发试验阳性;②支气管舒张试验阳性 FEV_1 增加$\geqslant$12%,且 FEV_1 增加绝对值$\geqslant$200 mL;③PEF 日内(或 2 周)变异率$\geqslant$20%。

符合以上 1~4 条或 4、5 条者,可以诊断为哮喘。

(二)分期

根据临床表现哮喘可分为急性发作期、慢性持续期和临床缓解期。慢性持续期是指每周均不同频度和(或)不同程度地出现症状(喘息、气急、胸闷、咳嗽等);临床缓解期是指经过治疗或未经治疗症状、体征消失,肺功能恢复到急性发作前水平,并维持 3 个月以上。

(三)分级

1.控制水平的分级

既往根据哮喘病情严重程度分级的方法(分为间歇状态、轻度持续、中度持续和重度持续),难以预计患者需要怎样的治疗以及患者对治疗会出现怎样的反应,因此 GINA2006 不再将其作为决定治疗方案的依据,仅被推荐用于研究目的和初始治疗时参考,而推荐根据哮喘控制水平进行分级。根据哮喘控制水平可以将哮喘分为完全控制、部分控制和未控制,见表 5-2。

表 5-2　控制水平分级

临床特征	完全控制 (满足一下所有条件)	部分控制 (任何 1 周内出现以下 1~2 项特征)	未控制 (在任何 1 周内)
白天症状	无(或≤2 次/周)	>2 次/周	
活动受限	无	有	
夜间症状/憋醒	无	有	
需要使用缓解药次数	无(或≤2 次/周)	>2 次/周	
肺功能(PEF 或 FEV_1)	正常或≥正常预计值/本人最佳值的 80%	<正常预计值(或本人最佳值)的 80%	出现部分控制特征≥3 项
急性加重	无	>每年 1 次	出现 1 次

2.哮喘急性发作时的分级

哮喘急性发作是指喘息、气促、咳嗽、胸闷等症状突然发生,或原有症状急剧加重,常有呼吸困难,以呼气流量降低为其特征,常因接触变应原、刺激物或呼吸道感染诱发。其程度轻重不一,病情加重,可在数小时或数天内出现,偶尔可在数分钟内危及生命,故应对病情做出正确评估,以便给予及时有效的紧急治疗。哮喘急性发作时病情严重程度的分级,见表5-3。

表5-3 哮喘急性发作时病情严重程度分级

临床特点	轻度	中度	重度	危重
气短	步行、上楼时	稍事活动	休息时	
体位	可平卧	喜坐位	端坐呼吸	
谈话方式	连续成句	单词	单字	不能讲话
精神状态	可有焦虑,尚安静	时有焦虑或烦躁	常有焦虑、烦躁	嗜睡或意识模糊
出汗	无	有	大汗淋漓	
呼吸频率	轻度增加	增加	常>30次/分	
辅助肌活动及三凹征	常无	可有	常有	胸腹矛盾运动
哮鸣音	散在,呼吸末期	响亮、弥漫	响亮、弥漫	减弱、乃至无
脉率(次/分)	<100	100～120	>120	脉率变慢或不规则
奇脉	无,<1.3 kPa (10 mmHg)〗可有,1.3～3.3 kPa(10～25 mmHg)	常有,>3.3 kPa (25 mmHg)(成人)	无,提示呼吸肌疲劳	
最初支气管舒张剂治疗后 PEF 占预计值或个人最佳值%	>80%	60%～80%	<60% 或 <100 L/min 或持续时间<2 h	
PaO_2(吸空气,mmHg)	正常	≥60	<60	<60
$PaCO_2$(mmHg)	<45	≤45	>45	>45
SaO_2(吸空气,%)	>95	91～95	≤90	≤90
pH				降低

以上诊断要点参照中华医学会呼吸病学分会哮喘学组 2008 年发布的《支气管哮喘防治指南(支气管哮喘的定义、诊断、治疗和管理方案)》。

五、鉴别诊断

(一)心源性哮喘

由左心功能不全引起的急性肺水肿,可出现严重的呼吸困难及喘鸣。多有高血压、冠心病、风湿性心脏病和二尖瓣狭窄等病史,常咯出粉红色泡沫样痰,发作时有吸气相湿啰音,奔马律及外周水肿,胸部 X 线显示心脏增大和 KerleyB 线。

(二)慢性阻塞性肺疾病

多见于中老年人,常有吸烟史,可伴有慢性咳嗽、咯痰症状,喘息常年存在,有加重期,有肺气肿体征,肺功能检查提示不可逆的气流阻塞。

(三)支气管肺癌

中央型肺癌导致气道狭窄时,可出现喘鸣,但多为单侧,且肺癌的呼吸困难及喘鸣呈进行性加重,常无诱因,多伴有其他症状如咯血、消瘦等,痰中可能找到癌细胞,胸部 X 线或 CT 可见团块状阴影。

(四)变态反应性肺浸润

见于热带嗜酸性粒细胞增多症、单纯性肺嗜酸粒细胞增多症、外源性变应性肺泡炎等,致病原因为寄生虫、原虫、花粉、真菌、化学药品、职业粉尘等,大多有接触史,常伴有发热,胸部 X 线可见多发性、此起彼伏的淡薄斑片影,可自行消失或复发。

六、治疗

哮喘目前尚不能根治,但以抑制炎症为主的规范治疗能够控制临床症状。治疗药物分为控制药物和缓解药物两大类。糖皮质激素、β_2 受体激动剂、白三烯受体拮抗剂等均是哮喘的常用药物,并发感染时还需联合使用抗菌药。然而,西药虽可尽快控制哮喘症状,但长期反复使用往往使哮喘患者对药物的敏感性降低,且易于发生菌群失调、消化道功能紊乱及激素依赖、水钠潴留等不良反应。现代研究发现,中医药不仅有助于提高疗效,而且能减少西药用量及其不良反应。缓解期使用中医药辨证预防外感,补虚固本,宣利肺窍,结合天灸疗法,有助于改善患者体质,调节全身免疫功能,预防哮喘发作,提高生活质量。

(一)辨证论治

哮喘发作时以邪实为主,未发时以正虚为主。发时宜祛邪豁痰,降气平喘。若反复日久,正虚邪实者,又当兼顾,不可单纯拘泥于祛邪。平时以扶正固本,益肺健脾补肾为宜,以冀减轻、减少或控制发作。

1.发作期

(1)寒哮。

证候特点:呼吸急促,喉中痰鸣,胸中满闷如窒,难以平卧,咳嗽,痰色白清稀多泡沫,小便清长,口不渴。初起可伴有恶寒、发热、头痛。舌质淡或淡红,苔白或腻,脉浮紧。

治法:温肺散寒,豁痰平喘。

推荐方剂:射干麻黄汤或小青龙汤加减。

基本处方:麻黄 6 g,杏仁 10 g,紫苏子 10 g,法半夏 10 g,细辛 3 g,五味子 10 g,紫菀 10 g,款冬花 10 g,射干 10 g,生姜 10 g,白芍 15 g,炙甘草 6 g。每天 1 剂,水煎服。

随症加减:若风寒较盛,恶寒头痛,全身骨节疼痛,加羌活、桂枝、威灵仙以解外束之风寒;若痰多,气逆不得息者,加橘红、葶苈子、制南星以祛痰定喘。

(2)热哮。

证候特点:发热头痛,面赤汗出,气促胸闷,喉中痰鸣,不得平卧,口干口苦,痰色黄稠,咯出困难,或大便秘结,小便黄。舌质红,苔黄干或黄腻,脉浮滑数。

治法:清热宣肺,涤痰平喘。

推荐方剂:定喘汤加减。

基本处方:炙麻黄 8 g,白果 10 g,法半夏 10 g,杏仁 10 g,紫苏子 10 g,地龙 10 g,射干 10 g,瓜蒌皮 12 g,黄芩 10 g,桑白皮 10 g,鱼腥草 30 g。每天 1 剂,水煎服。

随症加减:高热烦渴,痰多,色黄稠,难咯出加生石膏、青天葵、薄荷清肺热,解表里之热邪;大便不通,腹胀满,舌苔黄厚而干者,加大黄、枳壳以清里热、通腑气。如患者对地龙过敏或服后有恶心、呕吐、胃肠不适者,可去地龙加葶苈子。

（3）风哮。

证候特点：时发时止，发时喉中痰鸣有声，反复发作，未发时如常人，或伴咽痒，喷嚏，咳嗽，舌淡苔白，脉浮紧或弦。

治法：祛风宣肺，解痉平喘。

推荐方剂：桂枝加厚朴杏子汤加减。

基本处方：炙麻黄 8 g，桂枝 10 g，杏仁 10 g，白芍 10 g，防风 10 g，蝉蜕 10 g，乌梅 10 g，地龙 10 g，五味子 10 g，薄荷（后下）6 g，甘草 6 g。每天 1 剂，水煎服。

随症加减：急躁易怒，胁肋隐痛加钩藤、牛膝以息风解痉降逆；痰热胶固加葶苈子、黄芩，桑白皮清痰热；顽痰加皂荚、胆南星、磁石以清化顽痰。

（4）痰瘀交阻。

证候特点：气息喘促，喉中痰鸣，咯痰黏腻难出，或咯白色泡沫痰，面色晦暗，口唇肢末青紫。舌边紫暗，舌苔白腻，脉弦或涩。

治法：涤痰祛瘀，宣肺平喘。

推荐方剂：蠲哮汤加减。

基本处方：葶苈子 10 g，青皮 12 g，陈皮 12 g，川芎 12 g，赤芍 15 g，大黄 10 g，生姜 10 g，牡荆子 15 g，卫矛 10 g。每天 1 剂，水煎服。

随症加减：顽痰胶结加海蛤壳、礞石、皂荚以清肺热蠲顽痰；瘀结重者加水蛭、桃仁以活血化瘀；郁痰化热加黄芩、鱼腥草、青天葵以清化热痰；风寒束肺加麻黄、细辛以宣肺解表；大便溏薄者去大黄以免再伤脾胃正气。

（5）阳气暴脱。

证候特点：喘息鼻扇，张口抬肩，神疲气短，面色青紫，四肢厥冷，汗出如油，舌色紫暗，舌苔白滑，脉微欲绝。

治法：回阳定喘，扶正固脱。

推荐方剂：参附汤合黑锡丹加减。

基本处方：制附子 15 g，干姜 9 g，炙麻黄 10 g，杏仁 10 g，党参 30 g，肉桂（焗服）3 g，胡芦巴 10 g，补骨脂 15 g，沉香（后下）3 g，炙甘草 10 g。每天 1～2 剂，水煎服。

随症加减：重证者，可以高丽参另炖代党参，以加强益气固脱之效；若汗多气逆，加生牡蛎、生龙骨、白芍、五味子、麻黄根以加强敛汗固脱之效。

2.缓解期

（1）肺气虚。

证候特点：咳嗽，咯痰清稀色白，面色㿠白，气短，语声低微，自汗畏风，易患感冒。舌质淡红，苔薄白，脉细弱。

治法：益气固表，补肺平喘。

推荐方剂：玉屏风散加减。

基本处方：黄芪 30 g，防风 15 g，白术 10 g，桂枝 10 g，白芍 15 g，生姜 10 g，大枣 10 g，沙参 15 g，麦冬 15 g。每天 1 剂，水煎服。

随症加减：咳嗽气逆，加杏仁、桔梗以宣降肺气；汗多表虚不固，重用黄芪，另加糯稻根、麻黄根、五味子、生牡蛎以固表敛汗。

(2)脾气虚。

证候特点:咳嗽气短,痰液清稀,消瘦,面色萎黄,食少纳呆,大便溏泄。舌质淡,有齿印,苔白,脉濡弱。

治法:益气健脾,培土生金。

推荐方剂:六君子汤加减。

基本处方:党参20 g,黄芪20 g,茯苓12 g,白术15 g,炙甘草6 g,麦芽15 g,枳壳12 g,法半夏10 g,陈皮10 g。每天1剂,水煎服。

随症加减:咳嗽痰多,可加前胡、枇杷叶以宣肺祛痰;汗多表虚,加麻黄根、五味子以敛汗;纳少便溏加山药、砂仁、佩兰以健脾化湿。

(3)肾气虚。

证候特点:喘促日久,动则喘息更甚,畏寒,自汗或盗汗,形瘦神疲,心悸,腰酸。舌质淡红,脉沉细。

治法:补肾纳气,降逆平喘。

推荐方剂:肾气丸加减。

基本处方:熟地黄15 g,山茱萸12 g,山药15 g,制附子10 g,桂枝10 g,补骨脂15 g,冬虫夏草(另炖)6 g,茯苓10 g,牡丹皮10 g,泽泻10 g,五味子6 g。每天1剂,水煎服。

随症加减:喘息甚者,可加蛤蚧末(冲服)、巴戟天以增强固肾纳气;形寒肢冷,腰膝酸软无力,加肉桂(焗服)、淫羊藿以温暖肝肾。

缓解期虽可见肺、脾、肾虚单独出现,但临床上更多的是多证并见,包括虚实夹杂,治疗上当具体辨证施治。

(二)其他治疗

1.中成药

(1)珠贝定喘丸。功效:理气化痰,镇咳平喘,补气温肾。用于治疗支气管哮喘、慢性支气管炎等久病喘咳,痰涎壅盛等症。含服或用温开水送服。每次6粒,每天3次。2周为1个疗程。

(2)痰咳净。功效:通窍顺气,止咳,化痰。用于支气管炎、咽炎等引起的咳嗽多痰、气促、气喘。含服。每次0.2 g(一小药匙),每天3~6次。2周为1个疗程。

(3)蛤蚧定喘丸。功效:滋阴清肺,止咳平喘。用于肺肾两虚、阴虚肺热所致的虚劳咳喘,气短烦热,胸满郁闷,自汗盗汗。口服。每次1丸,每天2次。2周为1个疗程。

(4)河车大造丸。功效:滋阴清热,补肾益肺。用于肺肾两亏,虚劳咳嗽,骨蒸潮热,盗汗遗精,腰膝酸软。口服。每次6 g,每天2次。8周为1个疗程。

(5)固本咳喘片。功效:益气固表,健脾补肾。用于脾虚痰盛、肾气不固所致的咳嗽、痰多、喘息气促、动则喘剧。口服。一次3片,一日3次。12周为1个疗程。

(6)玉屏风颗粒。功效:益气,固表,止汗。用于表虚不固,自汗恶风,面色㿠白,或体虚易感风邪者。开水冲服。每次5 g,每天3次。2~4周为1个疗程。

(7)百令胶囊。功效:补肺肾,益精气。用于肺肾两虚引起的咳嗽、气喘、咯血、腰背酸痛。口服。1次5~15粒,一日3次。8周为1个疗程。

(8)喘可治注射液。功效:温阳补肾,平喘止咳,有抗过敏、增强体液免疫与细胞免疫的功能。主治哮证属肾虚夹痰证,症见喘促日久,反复发作,面色苍白,腰酸肢软,畏寒,汗多;发时喘促气短,动则加重,喉有痰鸣,咳嗽,痰白清稀不畅,以及支气管炎、哮喘急性发作期间见上症者。肌内注射。每次 4 mL,每天1次或隔天1次。发作期2周为1个疗程,缓解期12周为1个疗程。

(9)止喘灵注射液。功效:平喘,止咳,祛痰。用于哮喘,咳嗽,胸闷痰多。肌内注射。每次 2 mL,每天2~3次。1~2周为1个疗程。

2.针灸

(1)体针。

哮喘反复。①取穴:定喘,膏肓,肺俞,太渊。②操作:补法或补泻兼施。每天1次,1个月为1疗程。

哮喘发作。①取穴:鱼际。②操作:直刺或针尖向掌心斜刺,深5分左右,留针 20 分钟,每隔 5 分钟捻转行针1次。每次针一侧,每天1次,左右交替,10次为1个疗程。

虚证哮喘。①取穴:中府,云门,天府,华盖,肺俞。②操作:采用补法或补泻兼施法针刺。每天1次,10次为1个疗程。

肺脾两虚。①取穴:脾俞,肺俞,章门,足三里为主穴,可配用膻中,膏肓,中脘。②操作:补法为主或平补平泻,背俞穴可用温针法或针罐法。隔天1次,1个月为1个疗程。

肺肾两虚。①取穴:肾俞,肺俞,关元,章门为主穴,可配用太溪,气海,志室,定喘,足三里。②操作:以补法为主,背俞穴用温针或针后加灸。隔天1次,1个月为1个疗程。

(2)眼针:适用于哮喘发作。①取穴:肺区(双),上焦区(双)。②操作:用 5 分针,45°角进针达到眼骨以得气为度(注意不要损伤眼球),留针 15 分钟,每 5 分钟运针1次,通常 10 分钟可缓解。

(3)耳针:适用于咳嗽变异性哮喘。①取穴:肝,肺,气管,神门,皮质下,风溪。②操作:用 30 号1寸长毫针针刺一侧耳穴,行中等刺激。留针40分钟,两耳交替,隔天1次,10次为1疗程。

(4)灸法。

寒哮。①取穴:大椎、肺俞、膏肓、定喘。②操作:每次悬灸 20 分钟,每天 1 或 2 次, 7 天1个疗程。

虚哮。①取穴:大椎、肺俞、膈俞、肾俞、中府、天突、膻中、气海、关元、足三里。②操作:悬灸或隔姜灸法,每天 1 次,每次取穴 3~5 个,轮流使用,7 天1个疗程。

3.穴位敷贴

(1)适应证:哮喘缓解期,体质偏虚寒的患者。

(2)取穴:①双肺俞、双胃俞、双志室、膻中;②双脾俞、双风门、双膏肓、天突;③双肾俞、双定喘、双心俞、中脘。

(3)操作:取白芥子、细辛、甘遂、延胡索按 4∶4∶1∶1 比例共研细末,取药末10 g,以老姜汁(生姜去皮绞汁过滤)10 mL 调和成 1 cm×1 cm×1 cm 大小的药饼,用 5 cm×5 cm 胶布贴于穴位上,背部穴位均取双侧。每次 1 组,3 组交替使用。每次贴药 1 小时,10 天贴1次,共治疗9次,疗程 3 个月。

4.推拿按摩

(1)气喘不能平卧:患者取坐位,医师先用双手拇指按压在大椎穴左右旁开 1.5 寸的位置,随着患者呼吸,双手拇指同时向下按压。患者呼气时用力稍重,吸气时用力略轻。按压时间 2~3 分钟。然后双手拇指同时向下移动按压,直到第 7 胸椎位置为1遍,可反复操作 2~3 遍。

(2)痰鸣哮喘:患者取坐位,医师以双手拇指分别按压在肩峰前下方凹陷处,其余 4 指分布于腋窝部位,随患者呼吸向其肺尖方向用力。呼气时用力稍重,吸气时用力略轻。待患者呼吸 4~

5 次后,两手拇指移至第 1~2 肋软骨之间,向胸内方向按压,其余 4 指分布于胸肋部位。然后,沿胸正中线旁开 2 寸的地方,依次向下移动,按压到胸骨剑突联合处,自上而下反复 3~5 遍。

(三)单方验方

(1)红枣 500 g,去皮捣成泥状,加入炙皂荚 90 g,水糊为丸,每次 3 g,每天 3 次。适用于支气管哮喘痰多患者。

(2)蛤蚧、吉林参各半,共研成细末,早晚服 2 g,适用于支气管哮喘缓解期,肺肾两虚患者。

(3)麻黄 3 g,生白果 5 枚,五味子 2 g。水煎服,每天服 3~4 次。另以红茶 9 g 沸水冲泡作茶,以助药效,用于支气管哮喘,痰鸣喘咳。

(4)洋金花晒干切成细丝,卷成纸烟状,哮喘发作时燃点代烟吸入,一般吸 3 或 4 口后症状可缓解。

(5)鲜胎盘用清水漂洗干净,放在新瓦上用文火焙干,再研成细末过筛加蜡封保存。用量:每次 2 g,每天 2 次,2 周为 1 个疗程。可大补元气,补肺肾之不足,尤以儿童和老人哮喘最宜。

七、预后与转归

多数哮喘患者通过合理规范的治疗,可以使哮喘病情得到部分或完全控制。相反,未经合理治疗的哮喘患者,反复发作,病情逐渐加重,可导致肺气肿、肺源性心脏病,影响生活质量,甚至丧失劳动力,预后较差。

重症哮喘严重危害患者的生命安全,故治疗上应予足够的重视。采用中西医结合治疗,给予氧疗,足量敏感的抗菌药物抗感染,大量激素进行抗感染治疗,及时对患者进行血气监测,及时进行机械通气,纠正呼吸衰竭,以挽救患者生命。

八、预防与调护

(一)预防

哮喘发病机制复杂,目前尚无确切的预防发病措施。但对于哮喘患者,如何预防病情发作或加重,应注意以下几个方面:

1.消除或尽量避免接触变应原

常见的变应原包括尘螨、花粉、真菌、动物毛屑、蟑螂、过敏食物等。哮喘患者应根据自身情况采用不同的方法进行预防。如对尘螨过敏者,室内家具应尽可能简洁,不使用地毯、草垫、呢绒织物,减少室内积尘,保持空气流通,卧具应采用不透气的套子密封,勤洗勤晒,定期清洗空调滤网。对花粉过敏者,花粉飘散季节应避免室外活动,避免室内养花,条件允许可安装空气过滤器。

2.控制呼吸道感染

在流感等呼吸道传染病流行期间应尽量避免去公共场所,家人有呼吸道感染应注意隔离。平时注意保暖,起居有节,避免过劳、淋雨等。

3.体育锻炼

哮喘患者在缓解期或药物控制下可进行适量的体育锻炼,适合的项目有游泳、划船、太极拳、散步、骑车、慢跑等。坚持适当的体育锻炼可增加哮喘患者的身体素质,增加心肺功能,以达到减少、减轻哮喘发作的目的。

(二)调护

1.生活调护

(1)注意气候的影响。特别是秋冬季节气温变化剧烈,应及时增添衣被,避免受寒,防止外邪诱发致病。

（2）慎戒接触可诱发哮喘的各种因素，如煤气、杀虫气雾剂、农药、汽油、油漆以及屋尘、蟑螂、花粉等过敏源，积极戒烟。

（3）注意保暖，在哮喘发作之时，由于咳喘呼吸困难，患者往往全身汗出，甚至大汗淋漓，汗出湿衣，此时应及时更换内衣，注意保暖，以免受凉。

2.饮食调养

饮食宜清淡，忌肥甘厚味、生冷、辛辣，以杜绝生痰之源。对以往曾产生过敏而发病的食品，如鱼、虾、蟹等应绝对禁忌。临床上哮喘缓解期药膳疗法通常以补益为主，补肺、补脾、补肾；一般不宜进食生冷、寒凉之品，不宜进食鱼、虾、蟹、生鸡、鲤鱼等"发物"。支气管哮喘并发感染时，因咳痰困难、口干、口苦等症状，故燥热、涸痰的饮食亦不宜。

可以作为饮食治疗的药材与食物有杏仁、紫苏、生姜、罗汉果、百合、白果、川贝母、枇杷果、核桃、青皮、陈皮、佛手、丁香、胡椒、椒目、人参、茯苓、山药、莲子、芡实、当归、黄芪、川芎、冬虫夏草、蛤蚧、紫河车、淫羊藿，以及竹丝鸡（乌鸡）、鹌鹑、乳鸽、麻雀、鹧鸪、斑鸠、羊肉、猪肺、猫肉、鳄鱼肉、飞鼠等。

（1）冬虫夏草炖鸡：冬虫夏草 5 g，竹丝鸡（乌鸡）75 g，生姜 3 片，蜜枣 1 枚，水 180 mL，加盐油调味，文火炖 2 小时，饮汤食肉。治疗哮喘缓解期，肺阴不足，出现气促不足以息，气短咳嗽不多，无痰，舌红少苔患者。

（2）人参蛤蚧散：吉林参 2.5 g，蛤蚧 1 对，紫河车 75 g，按此比例研细末，装瓶备用，每天服 1～3 次，每次1.5～3 g。治疗哮喘缓解期，肺肾阴虚不足，出现气促，动则加剧，自汗盗汗，说话中气不足，伴腰膝酸软等症。

（3）当归生姜羊肉汤：当归 15 g，生姜 3 片，羊肉 120 g，水适量煲汤，盐油调味，饮汤食肉。治疗哮喘发作缓解期，因久病气血不足，气促懒言，面色苍白，唇色淡白，胃纳呆滞，大肉瘦削等症。

（4）胡椒煲猪肚：胡椒 10 粒，猪肚（猪胃）120 g，水适量，煲汤，盐油调味，饮汤食肉。治疗哮喘缓解期，胃气虚寒，食少，常反酸，嗳气，上腹隐痛等症状。

（5）剑花煲猪肺：剑花（霸王花）20 g，猪肺 120 g，水适量煲汤，盐油调味，饮汤食肉。治疗哮喘缓解期，肺热咳嗽，口干，口苦，痰白稠较难咯出，有清热补肺作用。

3.精神调理

哮喘患者应避免精神刺激和过度劳累，因精神刺激、过劳均可导致哮喘发作和不利于机体的康复。在缓解期，青少年患者应适当参加体育活动以促进身心的发育；老年患者因身体抵抗力差，可参加太极拳、气功等健身活动，增加肺活量，减少发病，有利肺功能的改善，增加身体抗病能力。

（费龙飞）

第六节　支气管扩张

支气管扩张（bronchiectasis）是指支气管树的异常扩张，是一种常见的慢性支气管化脓性疾病，大多继发于呼吸道感染和支气管阻塞，尤其是儿童或年青时期的麻疹、百日咳后的支气管肺炎，使支气管管壁破坏，形成管腔持久扩张和变形。主要的临床症状是慢性咳嗽、咯脓痰和反复的咯血。本病过去发病率较高,仅次于肺结核,自抗生素和疫苗问世以来,该病的发病率已有明显下降。各国报道的患病率为3.7/10万~52.3/10万不等,在我国尚无确切数据,但临床上支气管扩张并非少见病。

支气管扩张按其发病的不同程度和阶段,可归纳入中医"咳嗽""肺痈""咯血"范畴。

一、病因病机

支气管扩张根据其发病过程的不同阶段,中医学认为其病因为外因和内因两个方面。外因指外感风、湿、热、火之邪,内因多指肺体亏虚、饮食不当及七情内伤。临床上内因与外因又互为因果可致恶性循环。

(一)病因

1.感受外邪

外感六淫,肺失清肃,津液不布,蒸液成痰,出现咳嗽咯痰加重;或外邪化热,热伤肺络,出现咯血。

2.痰浊内蕴

久病肺虚,津液不布,聚而成痰;子病及母,脾虚亏虚,水谷不化,聚而成痰;郁久化热,痰热内蕴,出现黄脓痰;热伤血脉,出现咯血。

3.饮食不当

嗜食肥甘之物,或暴饮暴食,损伤脾胃,水谷不化,聚而成痰;嗜食辛辣煎炸之物,胃热内生,浊伤阴津,灼津成痰。

4.内伤情志

怒伤肝,喜伤心,忧伤肺,思伤脾,恐伤肾;木火刑金或相火灼金皆可出现咯血。

5.脏腑亏虚

久咳肺虚,肺失宣降,津液不布,聚津成痰;脾虚失司,水谷不化,聚而成痰;肾气亏虚,蒸液无力,聚津成痰;另外,气虚失摄,血溢脉外;肾阴不足,相火妄动,相火灼金,肺络受损,出现咯血。

(二)病机

肺为娇脏,喜润恶燥,不耐寒热,如唐容川在《血证论》中讲"肺为娇脏,无论外感、内伤,但一伤其津液,则阴虚火动,肺中被刑,金失清肃下降之令,其气上逆,嗽痰咳血"。所以,本病急性期可应外感淫邪化热或痰热内蕴而出现咳嗽咯痰、咯血;亦可肝火犯肺、相火灼金导致咯血;迁延期可因久病肺脾两虚,津液不布,水谷不化,痰浊内蕴,则长期咳嗽咯痰。

二、临床表现

(一)症状

1.慢性咳嗽、咯脓痰

体位改变时分泌物刺激支气管黏膜引起咳嗽和排痰,如起床时或就寝后最多,每天可达100~400 mL。咳痰通畅时患者自感轻松;若痰不能咳出,则感胸闷不适,全身症状即趋明显。痰液呈黄绿色脓样,若有厌氧菌混合感染,则有臭味。收集全日痰液静置于玻璃瓶中,数小时后分离为4层:上层为泡沫,下悬脓性成分,中为混浊黏液,下层为坏死组织沉淀物。

2.反复咯血

50%~70%的患者有不同程度的咯血,从痰中带血至大量咯血,咯血量与病情严重程度、病变范围有时不一致。有一类临床称为"干性支气管扩张"，仅表现为反复咯血，平时无咳嗽脓痰等呼吸道症状，其支气管扩张多位于引流好的部位，不易感染。

3.反复肺部感染

同一部位反复发生肺炎并迁延不愈，这是由于扩张的支气管清除分泌物的功能丧失，引流差，容易反复发生感染。

4.慢性感染中毒症状

若有反复感染，可引起周身毒性症状，如发热、盗汗、食欲减退、消瘦、贫血等。

(二)体征

早期支气管扩张可无异常体征。病情进展后可在肺下部听到湿啰音。随着并发症如支气管肺炎、肺纤维化、胸膜增厚与肺气肿等的发生，可有相应的体征。慢性化脓性支气管扩张患者呼出气息发臭，且有杵状指、趾，全身营养情况也较差。

(三)常见并发症

1.窒息

支气管扩张发生咯血时，年老体虚、肺功能不全者，常因为咳嗽反射和呼吸中枢抑制，使血块不能咯出而发生窒息。临床表现为气促，呼吸困难，面色发绀，甚至出现三凹征。

2.呼吸衰竭

呼吸衰竭也是支气管扩张常见并发症之一，支气管扩张症引起肺功能严重损害，呼吸大气压空气时，由于缺氧和(或)二氧化碳潴留，产生一系列生理功能和代谢障碍的临床综合征。危重时，如不及时处理，会发生多脏器功能损害，甚至危及生命。

三、实验室和其他辅助检查

(一)一般检查

1.血常规

在急性加重时白细胞计数多增高，中性粒细胞百分比增高，迁延期白细胞正常或偏高，晚期红细胞减少，患者呈现轻度或中度贫血。

2.痰液

痰标本室温下采集后应在 2 小时内送检，先直接涂片，光镜下观察细菌数量，如每低倍视野鳞状上皮细胞＜10 个，白细胞＞25 个，或鳞状上皮细胞：白细胞＜1：2.5，可作为污染相对较少的"合格"标本接种培养。痰定量培养分离的致病菌或条件致病菌浓度≥10^7 cfu/mL，可认为是致病菌；≤10^7 cfu/mL 则是污染菌；介于两者之间，建议重复培养；如连续分离到相同细菌，浓度$10^5 \sim 10^6$ cfu/mL，两次以上，也可以认为是致病菌。如果是经气管镜或人工气道吸引的痰液细菌培养浓度≥10^5 cfu/mL 可认为是致病菌，低于此浓度则多为污染菌。而防污染样本毛刷，如细菌浓度≥10^3 cfu/mL 可认为是致病菌。

支气管扩张痰液静置时分为 4 层：上层为泡沫、其下为脓性成分、中层为黏液、下层为坏死组织沉淀物。镜检中可见流感嗜血杆菌(要用巧克力特殊培养液培养)、金黄色葡萄球菌、奈瑟球菌、变形杆菌、大肠埃希菌、绿脓杆菌、产气杆菌等。

(二)胸部影像学检查

1.胸部平片

轻度支气管扩张，胸部平片可无异常改变，一般仅见一侧或两侧下肺肺纹理增粗；较重的囊状支气管扩张在平片上可见沿支气管分布的卷发样阴影,有时可见肺段或肺不张。

2.胸部 CT

支气管扩张的 CT 表现可根据扩张支气管的形态分为三种:柱状支气管扩张表现为管壁增厚、管腔增宽,使得正常时不能见到的距膈膜下 3 cm 肺周边内也可见到支气管。当支气管行走和 CT 扫描平行时表现为"轨道征",当支气管和扫描垂直时出现厚壁的圆形亮影,扩张的支气管与伴行的肺动脉形成有特色的"印戒征"。正常时肺动脉直径稍大于伴行的周围支气管直径,当这种关系发生倒转时,可靠地指出有支气管扩张。静脉曲张状的支气管扩张表现与柱状相似,但管壁不规则可呈连珠状。囊状支气管扩张则表现为一组或一束多发性含空气囊肿,若囊内充满液体则呈一串葡萄状,囊内出现液平面是囊状支气管扩张最有特异性的征象。胸部 CT 在明确支气管扩张的诊断和确定其病变范围上有很重要的意义。胸部 CT 有比支气管造影损害小、不良反应少的优点。

3.支气管碘油造影

充盈造影剂能显示病变的支气管呈柱状或囊状扩张以及混合型扩张,可确诊支气管扩张的存在、病变的类型和分布范围,对胸外科手术有指导作用。但因此项检查有不良反应,目前已逐步被 HRCT 取代。

(三)支气管镜检查

支气管镜有助于对引起局限支气管扩张的管腔内肿物、结核病灶及异物做出诊断,对咯血的定位诊断也有重要意义,同时可以吸引留取深部痰送检,对治疗有指导作用。

(四)肺功能

大部分患者合并有阻塞性通气功能障碍(>80%患者),并发气流阻塞的患者,尤其是年轻患者,应行支气管舒张试验评价用药后肺功能改善情况。同时部分患者存在气道高反应性(33%～76%的患者)。

(五)其他检查

1.血清免疫球蛋白(IgG、IgA、IgM)和血清蛋白电泳

气道感染时各种免疫球蛋白均可升高,合并免疫缺陷时则可出现免疫球蛋白缺乏。

2.自身免疫指标

有合并相应临床表现时,可检测类风湿因子、抗核抗体、抗中性粒细胞胞浆抗体等。

四、诊断要点

(1)童年有诱发支气管扩张的呼吸道感染和全身性疾病病史。有慢性咳嗽、咯大量脓性痰、反复咯血和肺部同一部位反复感染等病史。

(2)肺部病变部位有固定而持久性湿性啰音或杵状指等体征。

(3)胸片显示患侧肺野纹理增多、紊乱,或有不规则环状透亮阴影或卷发样阴影。

(4)胸部 CT 或支气管造影显示支气管扩张。

支气管扩张的诊断应根据病史、临床症状、体征及影像学检查或支气管造影等检查综合分析确定。

五、鉴别诊断

(一)慢性支气管炎

多发生于中年以上患者,咳嗽咳痰与支气管扩张相似,但本病咳嗽、咳痰症状多于冬、春季节

明显,且痰量少,多白色,咯血者相对少见,胸片多见肺纹理增粗,常并发肺气肿,无支气管扩张X线特征,胸部CT检查无支气管扩张特征。

(二)肺结核

本病常有咳嗽、咳痰,时有咯血,但多干咳无痰或少痰,而且伴有结核全身中毒症状,如午后潮热、盗汗、消瘦;阳性体征多见于上肺;痰中可找到结核菌。有时肺结核可以继发支气管扩张,两病并存,胸部CT可鉴别。

(三)肺脓肿

本病起病急,高热、胸痛、咳嗽、咯大量脓性痰,胸片可见浓密炎症阴影,中有空洞伴液平面,积极抗感染治疗,炎症可以完全消失,并发厌氧菌感染时脓痰腥臭。

(四)肺囊肿继发感染

本病与支气管扩张相似,有咳嗽、咳痰等特征,但胸片显示圆形空腔伴液平面,周围无炎症反应,常无明显毒性症状。液体排空后成气性囊肿,囊壁薄,周围无突变。

六、治疗

支气管扩张依临床表现可分为急性期和迁延期两个阶段。西医对于支气管扩张的治疗以抗感染、化痰、促进痰液引流及止血为原则。但由于患者反复感染,反复使用抗生素,致病菌对多种抗菌药物耐药。另一方面患者久病,肺气亏虚,腠理不固,每当天气变化易感六淫邪而导致病情加重,中医在这两方面可发挥治疗优势。急性期主要表现为咳嗽、咯黄脓痰增多,或以咯血为主要症状,伴发热、咳嗽等;迁延期的主要表现为咳嗽、咳脓痰,以及机体正气不足一系列表现。治疗宜分期进行辨证施治。急性期以祛邪为主,急则治其标,采用清热解毒、化痰止血为法。迁延期,正虚邪恋,虚实夹杂,宜化痰排脓为主,佐以扶正。

(一)辨证治疗

辨证首先区分急性期及迁延期;其次掌握肺、脾、肾的相互关系;再次辨虚实,实证多为痰浊、郁热;虚证多为肺虚、脾虚、肾虚。

1.急性期

(1)痰热蕴肺。

证候特点:咳嗽、咯大量脓样黄白色稠痰,其气味或腥臭;口干、口渴,可伴发热恶寒、胸痛、大便结、尿黄、舌质红、苔黄腻、脉滑数或浮数。

治法:清热化痰,宣肺止咳。

推荐方剂:清金化痰汤。

基本处方:黄芩10 g,栀子10 g,知母10 g,桑白皮15 g,瓜蒌仁15 g,贝母10 g,麦冬10 g,橘红8 g,茯苓15 g,桔梗10 g,甘草5 g。每天1剂,水煎服。

随症加减:咯血者,加仙鹤草10 g、侧柏叶10 g、白及10 g以凉血止血;热盛加黄连12 g、黄芩15 g以清肺泻热;痰多加瓜蒌20 g、胆南星12 g、冬瓜仁20 g以清热化痰;大便秘结不通加大黄10 g以泻热通腑;血色瘀暗、缠绵不止加三七末1.5 g冲服止血。

(2)肝火犯肺。

证候特点:咳嗽、咳黄色脓痰、咯血、烦躁易怒、胸胁疼痛、口干、口苦、舌质红、舌苔薄黄干、脉弦数。

治法:清肝泻火,凉血止血。

推荐方剂:黛蛤散合泻白散加减。

基本处方:青黛(包煎)6 g,海蛤壳 20 g,桑白皮 15 g,地骨皮 15 g,甘草 5 g,牡丹皮 15 g,生蒲黄 15 g,仙鹤草 30 g,白及 10 g。每天 1 剂,水煎服。

随症加减:胸胁痛明显者加柴胡 10 g、郁金 10 g 以疏肝行气化瘀止痛;痰多加浙贝母 15 g、金荞麦 20 g 以清热涤痰。

(3)相火灼金。

证候特点:咳嗽咳痰或干咳无痰、痰中带血或反复咯血、口干咽燥、潮热盗汗、面赤颧红、舌质红少苔或无苔、脉细数。

治法:滋阴养血,凉血止血。

推荐方剂:百合固金汤。

基本处方:熟地黄 10 g,生地黄 10 g,当归 8 g,白芍 10 g,甘草 5 g,桔梗 10 g,玄参 15,贝母 10 g,麦冬 10 g,百合 10 g。每天 1 剂,水煎服。

随症加减:痰多加枇杷叶 12 g、天花粉 15 g 以加强清热化痰;反复咯血,加生蒲黄 15 g、白茅根 15 g 以养阴止血;舌涸津伤以生藕汁代茶徐徐咽下清热生津止血。

(4)气不摄血。

证候特点:痰中带血或咳吐纯血,面色无华,神疲乏力,头晕目眩,耳鸣心悸,或肢冷畏寒。舌质淡,脉虚细或芤。

治法:益气温阳摄血。

推荐方剂:拯阳理劳汤加减。

基本处方:人参(另煎兑服)6 g,黄芪 30 g,白术 10 g,当归 10 g,陈皮 3 g,牡蛎 3 g,仙鹤草 30 g,白及 12 g,阿胶(烊)10 g,三七末(冲服)3 g,甘草 6 g。每天 1 剂,水煎服。

随症加减:无寒象者去肉桂。

2.迁延期

(1)痰浊阻肺。

证候特点:反复长期咳嗽、咯大量脓痰、痰色虽黄白黏稠,但易咯出,尤以早晚或变换体位后咳痰更多;舌质淡、苔白厚腻、脉滑。

治法:祛痰止咳平喘。

推荐方剂:二陈汤加减。

基本处方:陈皮 5 g,法半夏 15 g,茯苓 15 g,甘草 5 g,大枣 10 g,败酱草 15 g,瓜蒌仁 20 g,浙贝母 10 g。每天 1 剂,水煎服。

随症加减:若湿痰化热加鱼腥草 20 g、苇茎 20 g 以加强清解肺热;痰黄稠难咯出加金荞麦 30 g、煅礞石 30 g 以清热化痰。

(2)肺脾两虚。

证候特点:反复咳嗽、咳痰量多、痰白,气短、少气懒语,胃纳减少、形体消瘦,易患伤风感冒,舌质淡红,舌苔白润,脉细弱。

治法:补肺健脾,祛痰止咳。

推荐方剂:补肺汤。

基本处方:党参 20 g,黄芪 20 g,熟地黄 15 g,五味子 5 g,紫菀 10 g,桑白皮 15 g。每天 1 剂,水煎服。

随症加减：喘重加厚朴 12 g、白果 10 g 以宽胸下气；兼伤风感冒，加防风 10 g、荆芥穗 10 g、柴胡 12 g 以疏解风邪。

(二)其他治疗

1.中成药

(1)蛇胆陈皮液。①功效：顺气，止咳，化痰。②主治：咳喘、痰多；每次 10 mL，每天 3 次。

(2)蛇胆川贝液。①功效：祛风止咳，除痰散结。②主治：风热咳嗽，痰多，气喘，胸闷，咳痰不爽或久咳不止；每次 10 mL，每天 2 次。

(3)鲜竹沥口服液。①功效：清热豁痰。②主治：痰热咳喘，痰稠难咯，顽痰胶结者；每次 20 mL，每天 2 次。

(4)云南白药。①功效：化瘀止血。②主治：咯血；每次 0.5 g，每天 4 次。

(5)云南红药。①功效：化瘀活血止血。②主治：支气管扩张咯血；每次 2～3 粒，每天 3 次。

(6)裸花紫珠片。①功效：消炎，解毒，收敛，止血。②主治：呼吸道感染引起出血；每次 3～5 片，每天 3～4 次。

(7)十灰丸。①功效：凉血止血。②主治：咯血、吐血等；每次 10 g，每天 3 次。

(8)三七粉。①功效：活血止血。②主治：咯血等出血疾病；每次 3 g，每天 3 次。

2.针灸

(1)取穴：鱼际、孔最、尺泽、内关、外关、膈俞、膻中。

(2)手法：辨虚实而采用补法或泻法。

3.穴位敷贴

(1)痰热蕴肺。①取穴：双丰隆穴；②操作：大黄粉外敷双丰隆穴1～2 小时，疗程 7～10 天。

(2)肝火上炎。①取穴：双涌泉穴；②操作：大蒜泥外敷双涌泉穴20～30 分钟，疗程 7～10 天。

(三)单方验方

(1)鸡子 1 个、三七 3 g、藕汁一小杯，陈酒半杯炖熟食用，治咯血。力简效宏而无留瘀之弊。

(2)豆腐浆一杯煮开，加入浸芥菜的卤汁，每次饮半杯，服后胸中有恶心呕吐感，能吐出脓痰更好，有催吐脓血之功。

(3)橘红 6 g，生大黄 6 g，代赭石 6 g。研成细末分次服用。

(4)炙大黄 15 g，醋煅花蕊石 15 g，三七末 15 g。研细末过筛每包 5 g，冲服。

七、预后与转归

支气管扩张虽然为良性疾病，但大咯血时存在窒息的可能，近年来随着支气管栓塞术的开展，支气管扩张大咯血大部分能得到有效的治疗，减少了病死率。因此，影响本病预后的因素当属肺功能，如果反复感染，支气管扩张病灶范围逐渐扩大，影响肺功能，最终患者多数因肺功能差、呼吸衰竭而死亡。因此，对于支气管扩张因积极治疗病因，减少反复感染，改善生活质量，减缓肺功能下降，减少病死率。

八、预防与调护

(一)预防

(1)支气管扩张的预防应该防止麻疹、百日咳、支气管肺炎及肺结核等急慢性呼吸道感染，增强机体免疫力及抗病能力;清除鼻腔咽部慢性病灶;对支气管结核淋巴结核早期诊断,及时治疗;注意防止异物误吸入气管,一旦发现异物误吸应立即经气管镜取出。

(2)对已患病患者,应防止或减少呼吸道感染的发生,保持呼吸道通畅和痰液引流,合理使用抗生素。病灶位置局限,反复咯血内科治疗效果差者应做手术切除治疗。

(二)调护

1.生活调护

(1)注意天气变化,天寒加衣,做好保暖措施,预防感冒的发生。

(2)凡近期内咳喘突然加剧,痰色变黄,舌质变红,虽无发热恶寒表证,亦要考虑复感外邪病情加重的可能,应及时诊治,阻断病势的发展。

2.饮食调养

平时宜食用有润肺生津化痰作用的水果和蔬菜。如橘子、生梨、枇杷果等,忌油腻厚味及一切辛辣刺激海鲜之物如辣椒、韭菜、海虾等,严禁烟酒。

(1)瓜蒌白及乌鸡汤:乌鸡 1 只,瓜蒌实 15 g,白及 12 g。加清水适量,武火煮沸后,文火煮 1～2 小时,调味即可,随量饮用。治疗支气管扩张之咯血属阴亏有热者,咳嗽难愈、痰少难咯,甚则咳吐鲜血,体弱形瘦,手足心热,潮热盗汗,舌红苔少,脉细。

(2)桃仁人参炖鹧鸪:鹧鸪 1 只,胡桃仁 24 g,人参 6 g。全部用料一齐放入炖盅内,加水适量,炖盅加盖,文火隔开水炖 2～3 小时,调味即可,随量饮用。适用于支气管扩张之肺脾两虚型,形瘦气短,精神疲乏,咳嗽气喘,动则尤甚,呼多吸少,腰酸肢冷,汗出尿频,脉虚弱。

(3)蜜百合:取干净新鲜百合,加炼熟的蜂蜜(百合 100 g,蜂蜜 300～500 g)与开水适量拌匀,于锅内焖之,再以微火烧至不黏手,取出放凉,即成蜜百合,每天食 3～5 次。适宜用于支气管扩张阴虚痰中带血者。

(4)百合粥:百合 60 g,大米 250 g,白糖 100 g。洗净大米、百合,加水适量,先置武火上烧沸,再改以文火煨熬,等熟烂时加入白糖或盐即成,每天食 3～5 次,食百合喝粥。润肺止咳,清心安神。适用于肺痨久咳,咳痰唾血。

(5)红烧龟肉:取龟 1 只(250～500 g),洗净切块,去头、足及内脏,用菜油反复翻炒,再加生姜、酱油、冰糖等调料及适量清水,以文火煨炖至龟肉炖烂即成。功能滋阴补血,适用于阴虚或血虚患者所出现的咯血。

(6)柿霜糖:柿霜 15 g,白砂糖 15 g。加水少许,置文火上熔炼至稠,稍凉后切成小块即成,每天 3 次,每次 1 块。功能清肺平喘,化痰止咳,适用于肺热咯血,经常服用疗效较好。

(7)松子仁糖:取白砂糖 500 g,加水少许,置文火上熬至能挑起糖丝,趁热投入松子仁 250 g 拌匀,稍凉后切块即成。每次 1 块,每天 3 次。功能润肺健脾,止血止咳,适用于肺脾两虚之咯血。

(8)猪肺三汁汤:将猪肺煮熟,配以梨汁、藕汁、莱菔汁服用,用治咯血,以常服用者效果更佳。

3.精神调理

避免精神刺激及劳倦过度,因忧思恼怒过度,肝气郁结化火,上逆犯肺;或劳倦太过会导致心、脾、肾气阴的损伤。患者要参加一些有意义的健身活动,以利于增强体质,增加抗病能力。

(费龙飞)

第六章

内分泌科疾病的辨证施治

第一节 糖 尿 病

糖尿病是由遗传、环境、免疫等因素引起的,以慢性高血糖及其并发症为特征的代谢性疾病。糖尿病的基本病理生理为相对或绝对胰岛素不足所引起的代谢紊乱,涉及糖、蛋白质、脂肪、水及电解质等多种代谢。最典型的表现为"三多一少"综合征,即多饮、多尿、多食和体重减轻(或相对减轻)。尽管各种类型糖尿病出现上述 4 种主要表现的时间和顺序可能不同,但在各种糖尿病的自然进程中迟早会出现。

糖尿病属于中医"消渴"范畴。

一、病因病机

早在《黄帝内经》中就已提出禀赋不足、五脏虚弱,精神刺激、情志失调,过食肥甘、形体肥胖与糖尿病的发生有着密切的关系。此后历代医家在此基础上不断补充发展,使糖尿病的病因病机理论争鸣发展,内容逐渐充实。

(一)病因

1.素体阴虚,五脏虚弱

或由于先天禀赋不足,五脏虚弱;或由于后天阴津化生不足所引起。其中,古代医家更加强调肾脾两脏亏虚在糖尿病发病中的重要性。

2.饮食不节,形体肥胖

长期过食肥甘,形体肥胖,醇酒厚味,损伤脾胃,脾胃运化失司,积热内蕴,消谷耗液,损耗阴津,易发生糖尿病。

3.精神刺激,情志失调

长期过度的精神刺激,情志不舒,或郁怒伤肝,肝失疏泄,气郁化火,上灼肺胃阴津,下灼肾液;或思虑过度,心气郁结,郁而化火,心火亢盛,耗损心脾精血,灼伤胃肾阴液,均可导致糖尿病的发生。

4.外感六淫,毒邪侵害

外感六淫,燥火风热毒邪内侵,旁及脏腑,燥热伤津,亦可发生糖尿病。

5.久服丹药,化燥伤津

在中国古代,自隋唐以后,常有人为了壮阳纵欲或延年益寿而嗜服矿石类药物炼制的丹药,使燥热内生,阴津耗损而发生糖尿病。

6.长期饮酒,房劳不节

长期嗜酒,损伤脾胃,积热内蕴,化火伤津;劳伤过度,肾精亏耗,虚火内生,灼伤阴津,均可发生糖尿病。

(二)病机

1.病变早期

阴津亏耗,燥热偏盛:糖尿病早期的基本病机为阴津亏耗,燥热偏盛,阴虚为本,燥热为标。燥热愈甚阴津越虚,阴津越虚燥热越盛,二者相互影响,互为因果。其病变部位虽与五脏有关,但主要在肺、脾(胃)、肾三脏,且三脏之间常相互影响。如肺燥津伤,津液失于敷布,则脾不得濡养,肾精不得资助;脾胃燥热偏盛,上可灼伤肺津,下可损耗肾阴;肾精不足则阴虚火旺,亦可上灼肺胃;终至肺燥、胃热、脾虚、肾亏同时存在,而多饮、多食、多尿三多症状常可相互并见。

2.病变中期

病程迁延,气阴两伤,脉络瘀阻:若糖尿病早期得不到及时恰当的治疗,则病程迁延,燥热伤阴耗气而致气阴两虚,同时脏腑功能失调,津液代谢障碍,气血运行受阻,痰浊瘀血内生,全身脉络瘀阻,相应的脏腑器官失去气血的濡养而变生诸多并发症。其气虚的形成可因阴损耗气;或因燥热耗气;或因先天不足,后天失养;或因过度安逸,体力活动减少,致气虚体胖。其痰浊的形成,可因饮食不节,过食肥甘厚味,损伤脾胃;或因忧思、劳倦伤脾,以致脾气虚弱,健运失司,水湿内停,积聚化痰;或因肺气不足,宣降失司,水津不得通调输布,津液留聚而生痰;或因肾虚不能化气行水,水湿内停而为痰;或因肝气郁结,气郁湿滞而生痰。其血瘀的形成可因热灼津亏而致血瘀;或因气滞而致血瘀;或因气虚而致血瘀;或因阳虚寒凝而致血瘀;或因痰浊阻络而致血瘀。

气阴两虚,痰浊瘀血痹阻脉络是消渴病发生多种并发症的主要病机。若气阴两伤,心脉痹阻则出现胸痹、心悸等心系并发症;若肝肾阴虚,肝阳上亢,痰闭清窍,脑脉瘀阻则出现中风、眩晕、健忘、痴呆等脑系并发症;若肝肾阴亏,脾肾两虚,肾络瘀阻则出现尿浊、腰痛、水肿、阳痿、遗精、癃闭等肾系并发症;若肝肾亏虚,精血不能上承于目,目络瘀阻,则视物模糊,甚则目盲失明;若肝肾阴虚,痰浊瘀血痹阻四肢脉络,则肢体麻木疼痛或肢端坏疽;肾开窍于耳,肾主骨,齿为骨之余,肝肾精血亏虚则耳鸣耳聋,齿落;若疮毒内陷,邪热攻心,扰乱神明,则神昏谵语;若肺肾气阴两虚,易感受外邪,出现感冒、肺热咳嗽或并发肺痨;肝胆气郁,湿浊瘀血阻滞则出现胁痛、黄疸;若肝肾阴虚,湿热下注膀胱则出现尿频急痛,小腹坠胀;若脾气虚弱,胃失和降则出现泄泻、呕吐、痞满、呃逆等诸证;若胃热炽盛,心脾积热则牙龈肿胀,口舌生疮;若皮肤络脉瘀阻,皮肤失去气血濡养,或兼感受风湿毒邪,则出现皮肤瘙痒、疖肿、痈疽疔疮、皮癣、水疱、紫癜、溃疡等多种皮肤病变。

3.病变后期

阴损及阳,阴阳俱虚:人之阴阳互根,互相依存。消渴病之本于阴虚,若病程迁延日久,阴损及阳,或因治疗失当,过用苦寒伤阳之品,终致阴阳俱虚。若脾阳亏虚,肾阳衰败,水湿潴留,浊毒内停,壅塞三焦则出现全身水肿、四肢厥冷、纳呆、呕吐、恶心、面色苍白、尿少尿闭等症;若心肾阳衰,阳不化阴,水湿浊邪上凌心肺则出现胸闷心悸、水肿喘促、不能平卧,甚则突然出现心阳欲脱、气急倚息、大汗淋漓、四肢厥逆、脉微欲绝等危候;若肝肾阴竭,五脏之气衰微,虚阳外脱,则出现猝然昏仆、神志昏迷、目合口张、鼻鼾息微、手撒肢冷、二便自遗等阴阳离决之象。临床资料表明消渴病晚期大多因并发消渴病心病、消渴病脑病、消渴病肾病而死亡。

另有少数消渴病患者起病急骤,病情严重。迅速导致阴津极度损耗,阴不敛阳,虚阳浮越而出现面赤烦躁、头痛呕吐、皮肤干燥、目眶下陷、唇舌干红、呼吸深长、有烂苹果样气味,若不及时抢救,则真阴耗竭,阴绝阳亡,昏迷死亡。

二、临床表现

(一)症状

不同类型的糖尿病有不同的临床表现,然而糖尿病最典型的症状为"三多一少",即多饮、多食、多尿和体重减轻。不同类型的糖尿病出现这四种主要表现的时间及顺序可能不同,但这些临床表现在各种类型糖尿病的自然病程中均可能出现。

其他临床症状随着糖尿病的进一步发展,由于慢性并发症的出现而可以表现为各种不同的临床症状。如疲乏无力,性欲减退,月经失调,麻木,腰腿疼痛(针刺样、烧灼样或闪电样疼痛),皮肤蚁走感,皮肤干燥,瘙痒,阳痿,便秘,顽固性腹泻,心悸,直立性低血压、出汗,视物模糊,黑蒙,多发及难治性疖肿,足部破溃等。

(二)体征

糖尿病的早期,绝大多数患者无明显体征;多尿明显而饮水不足情况下,患者可能出现脱水征。

久病患者可能因为营养障碍、继发性感染,心血管、肾脏、眼部、神经系统、皮肤、关节肌肉等并发症而出现各种相应的体征。

少数患者可出现皮肤黄色瘤、皮肤胡萝卜素沉着症。

(三)常见并发症

常见的急性并发症有糖尿病酮症酸中毒、糖尿病非酮症性高渗综合征、糖尿病性乳酸中毒、低血糖症等。

常见的慢性并发症有糖尿病性心脏病、糖尿病性高血压、糖尿病性脑血管病变、糖尿病性下肢动脉硬化闭塞症、糖尿病性神经病变、糖尿病肾病、糖尿病足等。

三、实验室和其他辅助检查

(一)血糖

血糖包括空腹血糖及餐后2小时血糖测定。新发现或没有系统治疗的糖尿病患者多有空腹及餐后血糖升高。

(二)葡萄糖耐量

对无症状的早期糖尿病患者或亚临床型糖尿病患者,虽空腹正常,仍需进一步做口服葡萄糖耐量试验(OGTT)以明确诊断。但对于已经明确诊断的糖尿病患者则不需作为常规检查项目。

(三)尿糖

尿糖受肾糖阈高低不同的影响,有些糖尿病患者即使血糖较高也并不一定会出现尿糖。

(四)尿酮体

尿酮体测定对酮症酸中毒患者极为重要。正常人尿酮体阴性。

（五）尿微量白蛋白

主要用于糖尿病肾病早期的诊断。

（六）糖化血红蛋白

可以反映出测定前 2～3 个月平均血糖水平，主要用于评价糖尿病的控制程度。

（七）糖化血清蛋白

反映 20 天（白蛋白半衰期）的血糖水平。

（八）血浆胰岛素

主要用于糖尿病的诊断及分型。1 型糖尿病患者在葡萄糖负荷后血糖上升很高，而胰岛素的分泌很少；2 型糖尿病患者在葡萄糖负荷后，胰岛素的分泌曲线呈不同程度的提高，但与血糖的升高不成比例。对于测定前需要进行胰岛素治疗的患者应注意测定结果的评价方法。

（九）血清 C 肽

可以反映胰岛 β 细胞生成和分泌胰岛素的能力，特别是糖尿病患者在接受胰岛素治疗时更能精确地判断 β 细胞分泌胰岛素的能力。因为胰岛 β 细胞的胰岛素原可被相应的酶水解成等克分子的胰岛素和 C 肽，而外源性的胰岛素并不含有 C 肽。因此，较之血浆胰岛素检查，C 肽有更准确地反映胰岛 β 细胞生成和分泌胰岛素的能力。

（十）血脂

血脂是人体所必需的，但高血脂时易发生动脉硬化，有些患者为了使血糖降低，食用较多的脂肪食物，危害性较大。主要表现为高脂血症和高脂蛋白血症，尤其以肥胖的患者为多。生化分析可发现高胆固醇血症、高甘油三酯血症及高密度脂蛋白降低、低密度脂蛋白升高。

（十一）血清酮体

糖尿病患者并发酮症或酮症酸中毒时出现血清酮体升高。

（十二）血液流变学

可作为糖尿病诊断、治疗、疗效观察的指标之一。糖尿病患者可以出现全血黏度增高（包括高切黏度及低切黏度）、血浆及血清黏度增加、红细胞电泳时间延长、血小板黏附性增强及聚集性升高。

（十三）血小板功能

血小板功能异常与糖尿病慢性并发症有一定的关系。糖尿病患者血小板功能检查可能表现为血小板黏附功能增强、血小板聚集功能亢进、血小板释放反应异常、血小板促凝活性增高、血小板膜糖蛋白异常。

（十四）血乳酸

糖尿病乳酸中毒（DLA）、糖尿病非酮性高渗综合征（NHS）、糖尿病酮症酸中毒（DKA）是糖尿病患者有可能发生的 3 种急性并发症。10％～15％ DKA 和 NHS 都同时有 DLA；老年及重症糖尿病患者，特别是肝肾功能不全，加之苯乙双胍（降糖灵）及二甲双胍（降糖片）使用过多，可使血中乳酸增加。

四、诊断要点

（一）糖尿病（或非妊娠糖尿病）诊断标准

糖尿病（或非妊娠糖尿病）诊断标准，见表 6-1。

表 6-1 我国目前采用 WHO 糖尿病诊断标准

诊断标准	静脉血浆葡萄糖水平(mmol/L)
(1)糖尿病症状(高血糖所导致的多饮、多食、多尿、体重下降、皮肤瘙痒、视力模糊等急性代谢紊乱表现)加随机血糖	≥11.1
或	
(2)空腹血糖(FPG)	≥7.0
或	
(3)葡萄糖负荷后 2 小时血糖	≥11.1
无糖尿病症状者,需改日重复检查	

注:空腹状态指至少 8 小时没有进食热量;随机血糖指不考虑上次用餐的时间,一天中任意时间的血糖,不能用来诊断空腹血糖受损(IFG)或糖耐量减低(IGT)。

在新的分类标准中,糖尿病和糖耐量减低(IGT)及空腹葡萄糖受损(IFG)属高血糖状态,与之相应的为葡萄糖调节的正常血糖状态。IGT 的诊断标准为 OGTT 时 2 小时血糖≥7.8 mmol/L,但<11.1 mmol/L。IFG 的诊断标准为空腹血糖≥6.1 mmol/L,但<7.0 mmol/L。

(二)糖尿病分类

1.1 型糖尿病

1 型糖尿病诊断主要靠免疫检测。在临床症状出现前几年至少可发现 3 种针对胰岛细胞组分抗原的抗体——抗谷氨酸脱羧酶(GAD)、胰岛细胞自身抗体(ICA)、抗胰岛素自身抗体(IAA)。通过对上述 3 种抗体的测定(一般联合检测)可及早发现疾病,是临床上逐渐被采用的 1 型糖尿病的免疫学指标。近年来,又发现一种重要的胰岛细胞自身抗原,称为 IA-2(胰岛素瘤结合蛋白-2),类似物为 IA-2β。IA-2 和 IA-2β 主要存在于胰岛细胞肿瘤、垂体、脑组织、肾上腺髓质等神经内分泌组织中。检测 GAD、ICA、IAA、IA-2、IA-2β 抗体有助于糖尿病正确分型及指导治疗。此外,特发性糖尿病也是 1 型糖尿病,它是胰岛素持久性的缺乏,易发生酮症酸中毒,但无自身免疫抗体存在,病因不明,与人类白细胞抗原无关,可遗传,多见于亚非地区。成人隐匿性自身免疫糖尿病(LADA)同属于 1 型糖尿病范畴,成年人发病的自身免疫性 β 细胞破坏进展缓慢或部分损害。目前没有权威的 LADA 诊断标准,但一般要求符合以下几点:20～25 岁以后起病,起病方式类似 2 型,没有酮症,体重指数较低,4 年左右内可不用胰岛素,自身免疫抗体阳性等。

2.2 型糖尿病

这一类型糖尿病过去曾称为非胰岛素依赖型糖尿病、Ⅱ型糖尿病或成人起病型糖尿病,多数患者存在胰岛素抵抗并伴有胰岛素相对缺乏。该型患者多数肥胖,其肥胖主要集中于腹部,伴有高血压或高脂血症。不同种族的发病率不同,并与遗传密切相关。由于患者早期症状不明显,常常多年被患者忽视或未被诊断治疗。患者的胰岛素水平可正常或增高,表明这些患者的胰岛素分泌不足以补偿其胰岛素抵抗。

3.妊娠糖尿病

妊娠糖尿病(GDM)指首次在妊娠期间发现的糖尿病或糖耐量受损,包括妊娠期间出现的葡萄糖不耐受;以前有葡萄糖耐量异常或糖尿病但在妊娠期间首次发现;可以是暂时性糖尿病,或妊娠后继续存在的糖尿病。其诊断标准为如果空腹血糖＝7.0 mmol/L 和(或)随机血糖

11.1 mmol/L应在2周内重复测定,如血糖仍然如此可诊断妊娠糖尿病。

4.特殊类型糖尿病

目前已明确病因,由胰腺内、外原因和其他疾病、药物所引起的继发性糖尿病,包括以下8种病因导致的糖尿病:①β细胞功能遗传缺陷,如葡萄糖激酶缺陷;②胰岛素作用遗传缺陷,如A型胰岛素抵抗、脂肪萎缩性糖尿病等;③外分泌胰腺疾病,如胰腺炎、胰腺损伤或胰切除、纤维钙化性胰腺病等;④内分泌疾病,如肢端肥大症、胰高血糖素瘤、嗜铬细胞瘤、甲状腺功能亢进症、生长抑素瘤、醛固酮瘤等;⑤药物或化学因素诱发,如烟酸、肾上腺皮质激素、甲状腺激素等;⑥感染,如先天性风疹病毒感染、巨细胞病毒感染等;⑦免疫介导性糖尿病的少见类型,如抗胰岛素受体抗体引起的糖尿病;⑧伴有糖尿病的其他遗传性疾病,如强直性肌营养不良综合征、卟啉病等。

五、鉴别诊断

(一)其他原因所致的尿糖阳性

1.肾性糖尿

先天遗传或肾盂肾炎等疾病使肾小管重吸收功能减退,其血糖及OGTT正常。

2.急性应激状态

拮抗胰岛素的激素分泌增加,可使糖耐量降低,出现一过性血糖升高、尿糖阳性,应激过后可恢复正常。

3.食后糖尿

非葡萄糖的糖尿如果糖、乳糖、半乳糖也可以与班氏试剂中的硫酸铜结合呈阳性反应,但用葡萄糖氧化酶试剂可以鉴别。

4.胃空肠吻合术后

因碳水化合物在肠道吸收快,可引起进食后0.5~1小时血糖升高,出现糖尿,但空腹血糖和餐后2小时血糖正常。

5.弥漫性肝病患者

葡萄糖转化为肝糖原功能减弱,肝糖原储存减少,进食后0.5~1小时血糖可高于正常,出现糖尿。

(二)继发性糖尿病

1.胰源性糖尿病

由胰腺疾病引起的如胰腺炎、胰腺结石、胰腺肿瘤、胰腺切除术胰腺组织被广泛切除等均可导致胰源性糖尿病。

2.内分泌性糖尿病

由内分泌疾病引起拮抗胰岛素的各种激素增多,使胰岛素相对不足而导致继发性糖尿病,如肢端肥大症、甲状腺功能亢进症、皮质醇增多症等。

3.血液真性红细胞增多性糖尿病

由于血液中红细胞成分增多,血清黏稠度增高,影响胰岛素的循环,不能使胰岛素充分发挥作用,致糖时量减低,出现糖尿病。

4.医源性糖尿病

由长期服用肾上腺皮质激素所致。另外,女性避孕药、女性激素及噻嗪类利尿药、阿司匹林、吲哚美辛、三环类抗抑郁药等可抑制胰岛素释放或对抗胰岛素的作用,致使糖耐量减低,糖代谢紊乱。

六、治疗

糖尿病由于其发病机制的复杂性,且有种类繁多的不同脏器的各种慢性并发症和急性并发症,因此临床表现复杂多样,病机各不相同。所以在治疗时应根据不同患者的具体病情,确定不同的治疗原则。采用中西医结合治疗可以有效地延缓糖尿病及其并发症的发生发展。

糖尿病中医药治疗的基本原则是"辨证论治"。希望用一方或一法来统治所有的糖尿病的想法是不现实的,也是不科学的。因为糖尿病患者受发病年龄的不同、发病类型的不同、发病诱因的不同、患者本身体质的差异、患者所处的地域不同或处于不同的发病阶段、急性和慢性并发症的有无、慢性并发症轻重不同以及机体反应性不同等诸多因素的影响,所表现的症状复杂多变,各不相同。治疗既要继承前人的经验,同时亦应有所发展。

(一)辨证论治

糖尿病的治疗,应该标本兼治。其本在气虚、阴虚,其标在燥热、瘀血、痰浊、肝郁、湿热、痰湿。其虚又有不同脏腑之分,其实又可兼见出现,故临床所见证型复杂多样。

1.燥热内盛

证候特点:以口渴多饮,大便干燥为主证,兼见口干舌燥,多食,心烦,小便灼热或黄赤,手足心热,舌质红,苔黄燥,脉洪数。

治法:清燥泄热,养阴生津。

推荐方剂:增液承气汤加减。

基本处方:大黄 5 g,生地黄 15 g,沙参 12 g,枳实 6 g,玄参 12 g,麦冬 10 g,天花粉 12 g。每天 1 剂,水煎服。

随症加减:若燥热偏盛,大便干燥难解,甚或便秘,加芒硝(冲服)3～10 g、番泻叶 10 g 以助大黄、枳实清燥泄热之功;若燥热内盛,气逆不降,出现咳嗽、声音嘶哑者,加栀子 10 g、菊花 12 g 以清热宣肺;如果在糖尿病的中后期,有的患者出现间断性大便干燥,或表现为便秘与腹泻交替出现,且伴有心烦、口干等,治疗则以养阴增液,益气活血为法,药选黄芪 20 g、玄参 12 g、麦冬 10 g、熟地黄 15 g、川芎 12 g、桃仁 10 g、当归 10 g 等。

2.脾虚湿滞

证候特点:以脘腹痞闷,舌苔厚腻为特点,兼见恶心,呕吐,四肢困倦,不思饮食,头昏,舌淡胖,舌苔厚腻,脉濡弱。

治法:健脾益气,化湿运脾。

推荐方剂:藿朴夏苓汤加减。

基本处方:藿香 10 g,厚朴 10 g,法半夏 15 g,薏苡仁 15 g,苍术 10 g,茯苓 15 g,柴胡 6 g,香附 6 g,生甘草 3 g。每天 1 剂,水煎服。

随症加减:若脾气亏虚甚者加党参 15 g、白术 12 g 以助脾气;若胃纳欠佳,不欲食,脘腹胀满可加山楂 15 g、麦芽 15 g、神曲 15 g 以健脾开胃;如果湿滞偏盛而且舌苔厚腻而腐者,可加草蔻仁 10 g、白蔻仁(后下)10 g、草果 10 g、砂仁(后下)6 g 以加强燥湿祛滞之功。

3.肝郁气滞

证候特点:以胸胁苦满,胸闷太息为主证,可兼见胁肋刺痛,口苦咽干,急躁易怒,女性可见乳房胀痛,月经不调,舌淡红,苔薄白,脉弦。

治法：疏肝理气，调理肝脾。

推荐方剂：四逆散加减。

基本处方：柴胡 18 g，枳壳 15 g，白芍 12 g，枳实 10 g，赤芍 10 g，川芎 10 g，茯苓 15 g，白术 10 g，生甘草 3 g。每天 1 剂，水煎服。

随症加减：若肝郁化火，表现为目赤肿痛，急躁易怒者，加牡丹皮 12 g、栀子 12 g 以泻肝火；若大便干结者加生大黄 6 g 以通腑泻下；头晕目眩、头痛失眠者加天麻 10 g、钩藤 20 g、刺蒺藜 15 g 以平肝潜阳。

4.水湿停聚

证候特点：以水肿为主要特点，可见小便不利，头身困倦，头重如裹，纳呆不欲食，舌淡胖，苔白厚腻，脉弦滑或濡。

治法：利水化湿，健脾泻浊。

推荐方剂：五苓散加减。

基本处方：茯苓 20 g，猪苓 15 g，泽泻 10 g，白术 10 g，桂枝 6 g，白茅根 15 g，车前草 20 g，玉米须 15 g，益母草 20 g。每天 1 剂，水煎服。

随症加减：水湿停滞由脾虚引起者，适当加黄芪 20 g 补气利水；水肿兼有瘀滞表现为口舌青紫或舌有瘀点或瘀斑、脉涩者加怀牛膝 15 g、泽兰 15 g 活血祛瘀，利水消肿；水肿甚者可加用生姜皮 10 g、桑白皮 10 g 加强利水；水肿伴腰痛、腰膝酸软等症者加续断 12 g、女贞子 20 g、墨旱莲 10 g 等补益肝肾；水肿伴咳嗽、气喘等肺气不降者，适当加用前胡 10 g、苦杏仁 10 g 降气止咳平喘。

5.气血亏虚

证候特点：以神疲困倦，唇舌指甲及眼睑色淡等为主证，可以兼见喜坐少动，语声低微，精力不集中，失眠，舌淡白，脉细弱。

治法：益气养血。

推荐方剂：当归补血汤加味。

基本处方：黄芪 30 g，当归 10 g，党参 15 g，怀山药 20 g，白术 10 g，丹参 15 g，阿胶 10 g（烊化），五味子 10 g，龙眼肉 10 g，炙甘草 5 g。每天 1 剂，水煎服。

随症加减：若气血亏虚同时见胃纳呆滞，不思饮食者，加山楂 15 g、神曲 15 g、麦芽 10 g 以健脾消食，以助气血生化之源；若兼见胁肋胀满等气滞表现者，可加木香 6 g、青皮 10 g、陈皮 10 g 以理气。肾主骨生髓，髓能化精，精能生血，因而可在上方的基础上适当加枸杞子 10 g、制首乌 15 g、菟丝子 10 g 以填精补肾。

6.瘀血阻滞

证候特点：以唇舌瘀暗，局部脉络青紫为主症，兼可见有局部刺痛，小便滴沥不尽，出血，局部痛有定处，夜晚加甚，舌暗有瘀点或瘀斑，脉涩或结代。

治法：活血化瘀。

推荐方剂：桃红四物汤加减。

基本处方：桃仁 12 g，红花 10 g，血竭 10 g，水蛭 6 g，川芎 10 g，白芍 12 g，甘草 3 g，鬼箭羽 10 g，丹参 15 g。每天 1 剂，水煎服。

随症加减：临床应根据瘀阻部位的不同，选用不同的药物进行加减。瘀阻在脑者，加怀牛膝 15 g 以引血下行，郁金 10 g 及石菖蒲 15 g 以芳香开窍；瘀阻在心者，加薤白 10 g、全瓜蒌 15 g 以开胸通阳;瘀阻在肩背者,可加姜黄10 g、桂枝6 g;瘀阻在下肢者,可加怀牛膝15 g、孩儿茶10 g。

7.肾阳亏虚

证候特点:以畏寒,肢体欠温,膝冷,五更作泻,小便清长,夜尿多,或阳痿,性功能障碍,舌淡,苔薄白,脉微细为主证。

治法:补肾壮阳。

推荐方剂:金匮肾气丸加减。

基本处方:枸杞子15 g,桑椹15 g,肉桂3 g,怀山药15 g,山茱萸12 g,牡丹皮10 g,泽泻10 g,菟丝子15 g,淫羊藿15 g,紫河车10 g,鹿角胶5 g。每天1剂,水煎服。

随症加减:若夜尿频多,小便清长者则加用覆盆子20 g;阳虚而有寒象者,加用附片10 g,若无效则加用鹿茸粉0.5 g,干姜、细辛类温里通阳药也可选用,但药量不宜过大;若男性以性功能障碍为主者,则重用菟丝子、淫羊藿,另用雄蚕蛾,研粉冲服。

8.肾阴亏虚

证候特点:以心烦,失眠多梦,腰膝酸软,脉微细为主证。兼见手足心热,面部潮红,热气上冲,舌淡红,少苔,脉细数。

治法:滋肾养阴。

推荐方剂:左归丸加减。

基本处方:桑椹15 g,枸杞子15 g,黄精15 g,制首乌15 g,女贞子15 g,墨旱莲15 g,桑寄生10 g,玄参10 g,怀牛膝15 g,菟丝子10 g,生甘草3 g。每天1剂,水煎服。

随症加减:有虚火者可选加知母10 g、黄柏10 g、龟甲12 g、牡丹皮10 g以滋阴清热;若阴阳两虚者,可用左归丸合用金匮肾气丸加减平补肾之阴阳;腰膝酸软明显者可加用杜仲12 g、续断10 g、木瓜15 g、独活10 g以补肝肾健腰膝。

9.肝胆湿热

证候特点:以胸脘腹胀,纳后饱胀,胁肋胀痛,恶心,口苦为主证。兼见四肢沉重,肌肉酸胀,或有巩膜、甲床、皮肤黄染,尿黄,舌红,苔厚腻,脉滑数。

治法:清利肝胆湿热。

推荐方剂:茵陈蒿汤加味。

基本处方:大黄(后下)10 g,茵陈20 g,山栀10 g,黄芩10 g,黄连6 g,苍术10 g,生甘草3 g。每天1剂,水煎服。

随症加减:若兼有倦怠乏力,不欲食者,可加用茯苓15 g、白术10 g、党参15 g、陈皮10 g益气健脾;若食后饱胀者,加用木香6 g、香附10 g以行气消食;胁肋胀痛甚者,可加用川芎12 g、郁金10 g、枳壳10 g以疏肝解郁止痛。

10.湿热下注

证候特点:以胸脘腹胀,纳后饱胀,尿频、尿急、尿痛,或大便溏泄、灼热不畅等为主证。兼见四肢沉重,肌肉酸胀,舌红,苔根黄厚腻,脉滑数。

治法:清利下焦湿热。

推荐方剂:四妙散加减。

基本处方:黄柏10 g,苍术10 g,车前草15 g,生薏苡仁15 g,黄芩10 g,黄连6 g,怀牛膝12 g,葛根10 g。每天1剂,水煎服。

随症加减:若病在肾与膀胱,可加用石韦20 g、连翘15 g、土茯苓15 g、生甘草3 g以清泄下焦湿热;若病在大肠者,可加木香(后下)6 g、焦槟榔 10 g 以调理大肠气机并加重清热;若出现外阴瘙痒者,可加用苦参 10 g、川草薢 12 g、连翘 15 g 以清热燥湿止阴痒;若湿热伤筋而表现为腿易抽筋者,可加用木瓜 15 g、独活 10 g、大青叶 15 g 以清热祛风除湿痹。

以上诸证既可单独出现,又可两证或数证同时并见,故可根据具体病情,参照以上规律灵活处理,尤其是糖尿病晚期的患者,病情比较复杂,不能将之简单地归为某一型或某一治法。

(二)其他疗法

1.中成药

(1)六味地黄丸。功效:滋阴补肾。用于糖尿病偏肾阴亏虚的患者。每次 6 g,每天 3 次。

(2)金匮肾气丸。功效:温补肾阳,化气行水。用于糖尿病偏肾阳亏虚的患者。每次 6 g,每天 3 次。

(3)消渴丸。功效:滋肾养阴,益气生津。用于糖尿病气阴两虚的患者。每次 5~10 丸,每天 2~3 次,因其内含有磺胺类降糖药物格列本脲,故应在医师具体指导下使用。

(4)糖脉康颗粒。功效:养阴清热,活血化瘀,益气固肾。用于糖尿病气阴两虚血瘀的患者。每次 1 包,每天 3 次。

(5)川黄口服液。功效:益气养血,滋补肝肾,活血化瘀。用于糖尿病脾肾气虚兼血瘀证的患者。每次 1 支,每天 3 次。

(6)通泰胶囊。功效:润肠通便。用于糖尿病兼便秘的患者。每次 2 片,每天 3 次。

(7)参芪降糖颗粒。功效:益气养阴,滋脾补肾。用于糖尿病气阴两虚兼血瘀证的患者。每次 1 包,每天 3 次。

2.针灸

(1)针刺:①肺热津伤,肾阴亏虚。取穴:足三里、三阴交、曲池、脾俞、肺俞、肾俞、支沟、中脘。操作:以虚实施以补泻,或平补平泻。②肾气不足。取穴:肾俞、脾俞、膈俞、足三里、三阴交、关元、气海。操作:平补平泻。

(2)灸法:取气海、关元、三阴交、阴陵泉、太溪、肾俞、命门、脾俞、中极、复溜、足三里穴,每穴灸治 5~10 壮,每次选用 6 个穴,以上各穴交替使用。每天 1 次,15 天为 1 个疗程。

目前研究表明,择时施针是针刺治疗疾病一大特色,可选择胰岛素分泌高峰时针刺治疗,患者的空腹及餐后 2 小时血糖浓度下降明显优于其他时间。还可选用背部俞穴、腹部募穴施以艾灸或隔姜灸。

注意事项:①主要用于轻、中度 2 型糖尿病患者,对重度、病程长者及 1 型糖尿病疗效较差。②针灸疗法是治疗糖尿病的有效方法,具有疗效肯定、取穴方便、安全经济等优点。但作为糖尿病的辅助疗法,必须与药物、饮食、运动等疗法相配合,方能达到预期目的。

3.穴位敷贴

适应证:气阴两虚血瘀。

取穴及操作方法:用阿魏、海龙、海马、人参、鹿茸、珍珠、郁金等药制成消渴膏,敷于气海穴并以针灸配合,具有益气生津、补肾壮阳、扶正固本、活血化瘀功效。

4.推拿按摩

(1)阴虚火旺。①背腰部操作:用推法推督脉(后正中线)4 次,推脊柱两侧膀胱经第 1 侧线(距后正中线 1.5 寸)4 次,第 2 侧线(距后正中线 3 寸)4 次,约 4 分钟;重点按揉胰俞(第 8 胸椎棘突下旁开 1.5 寸)和局部阿是穴(痛点),同时按揉腰部中线两侧,每处约 2 分钟;用擦法直擦背膀胱经第1侧线,横擦腰部以透热为度。②胁腹部操作:用拇指按揉中脘、梁门、气海、关元,每穴约2分钟,掌振神阙穴约2分钟,用掌平推法直推上腹部、小腹部约4分钟,擦两胁肋部,以透热为度。③四肢部操作:以指揉曲池1分钟,点按三阴穴2分钟,用力均以酸胀为度。用拿法拿上臂、下肢4次,用揉捏法施于上臂、下肢4次,用擦法擦涌泉穴以透热为度,以拍法、击打法结束。

(2)气阴两虚血瘀。①操作:患者仰卧位,先左足,后右足。首先点按患者心脏反射区以检验患者身体状况,以进一步决定按摩的手法力度。先按腹腔神经丛反射区,再依次推按肾上腺、肾脏、输尿管、膀胱反射区4分钟,再按摩脾脏反射区3分钟,再依次点按头、脑垂体、眼、副甲状腺、胃、十二指肠、肝脏、心脏、下腹部、淋巴(上身、腹部、胸部)、胸椎反射区4分钟,重点按压胰腺反射区4分钟,点揉按压涌泉2分钟,按揉太溪、然谷4分钟;若患者足拇趾内侧从趾根到趾尖处有硬块或结节条索状物,此处需循序渐进按摩,将硬块散开使之柔软;若脚后跟有硬块者,亦须加以按摩5分钟;最后再依次推按肾上腺、肾、输尿管、膀胱反射区。每天1次,12天为1个疗程。②注意事项:按摩后半小时内喝开水300 mL左右。对伴有酮症酸中毒或其他严重并发症的糖尿病患者不宜进行此法治疗。在推拿治疗前,如患者已服用药物治疗,应嘱其继续服用药物;同时,应密切关注患者血糖和临床体征,根据病情减轻程度,逐渐减少用药量,直至完全停用药物。

5.电脉冲穴位疗法

可选用涌泉、中脘、足三里以脉冲低频电刺激治疗。也可选用胰俞、膈俞、肺俞、脾俞以电脉冲刺激法治疗,疗效确切。该法简便易行、费用低、无毒副作用,值得推广、研究。

6.耳针

取穴:胰、内分泌、三焦、耳迷根、神门。配穴:肺、胃、肾。采用耳穴压豆法。

七、预后与转归

糖尿病难以根治,目前尚属终身性慢性疾病,若控制不理想,会出现多种并发症,致死、致残率高。在治疗方面,中西医结合调治为佳,可以提高疗效、预防和延缓并发症的发生、有效提高生存质量。如果病情控制欠佳,发生严重的慢性并发症(心肌梗死、肾衰竭、脑梗死、脑出血、糖尿病足、眼底出血)等,常常严重影响患者的日常生活,甚则危及患者的生命。

糖尿病性酮症酸中毒、低血糖症是糖尿病常见的严重急性并发症,常危及患者的生命;非酮症高渗性昏迷及乳酸中毒为较少见的严重并发症,若发生则更凶险。在治疗上应给予足够的重视,积极用药,严密观察,以挽救患者的生命。

(费龙飞)

第二节 糖尿病酮症酸中毒

糖尿病酮症酸中毒主要是由于糖尿病患者胰岛素严重不足,代谢紊乱加重,脂肪动员和分解加速,大量脂肪酸在肝经氧化产生大量乙酰乙酸、β-羟丁酸、丙酮,形成大量酮体,超过肝外组织的氧化能力时,血酮体升高称为酮血症,尿酮体排出增多称为酮尿,临床上统称为酮症。代谢紊乱进一步加剧,便发生代谢性酸中毒。

糖尿病酮症酸中毒有轻重程度的不同。如果糖尿病只有酮体阳性,无酸中毒称为糖尿病酮症。如果酮体阳性并有酸中毒称为糖尿病酮症酸中毒。酮症酸中毒出现昏迷时,称为糖尿病酮症酸中毒昏迷。

糖尿病酮症酸中毒的主要表现为糖尿病症状如多饮、多食、多尿、体重下降及全身乏力加重,以及诱因表现。其中脾胃症状有纳呆、恶心、呕吐、腹痛等,亡阴症状如皮肤干燥、眼球下陷、尿量减少,重者有脉细数、气急、口中有甜味、头晕、萎靡甚者嗜睡、昏迷或出现亡阳症状。根据酮症酸中毒的临床表现,中医认为酮症酸中毒属于"口臭""恶心""呕吐""厥证"等范畴。

一、病因病机

病因主要表现为胃热上蒸,外邪犯胃,饮食不节3个方面,治宜审证求因,中西医并重。

中医学认为糖尿病的病机主要是阴津亏损、燥热内盛,病理性质为正虚邪实或虚实夹杂,阴虚为病之本,燥热为病之标,阴虚生热燥热伤津,二者往往互为因果,久之阴损及阳,可见气阴两伤或阴阳俱虚。糖尿病气虚、阴虚、阳虚等病理变化,导致了瘀血、痰湿、浊毒等病理产物的形成,而这些病理产物又是糖尿病发展的动因。若糖尿病患者饮食不节,情志失调,劳欲过度,感受时邪或遇创伤、分娩,或治疗不当等,病情发展,可导致糖尿病酮症酸中毒的发生。此时患者阴虚燥热至极,煎熬脏腑,火因水竭而益烈,水因火烈而益干,脏腑功能严重失调,水谷精微代谢紊乱愈甚,瘀浊毒邪肆虐,故毒蕴血分是本病的主要病理环节。

酮症酸中毒的前期一般表现为阴津亏损。随着病情的加重出现燥热内盛,此为糖尿病酮症酸中毒的早期,表现为"三多一少"症状加重。病位在中上二焦,出现酮体及渗透压升高阶段。当失治或误治出现恶心、呕吐、便秘、口有秽臭、大渴引饮时,提示上焦津枯。中焦燥火,炼液成痰,秽浊燔烁,肠燥腑实,升降失司,浊气上逆,病情由肺传胃,治宜清热养阴润燥,芳香辟秽。若高渗性脱水明显,代谢酸中毒程度加重,出现消化道症状,病情控制无效出现烦躁不安,嗜睡,甚至昏迷;神志症状突出,口渴反不明显为秽毒化火,毒火亢盛,深入下焦出现心肾症状,治宜芳香开窍,清热凉营,多见于糖尿病酮症酸中毒病情加重阶段,此时大量失水,肾功能障碍,体内酮体进一步堆积,使中枢神经系统对氧的利用率减低,抑制中枢神经系统功能,甚至昏迷。当病情进一步恶化时,出现手足蠕动,重则惊厥抽搐等动风之症,为真阴化源耗竭之象,病邪深入足厥阴肝经,病位在肝肾,多见于糖尿病酮症酸中毒严重阶段,钾、钠、氯、钙等电解质大量丢失,出现中枢神经症状。病情发展到最后,肌肤干瘪皱褶,神志倦怠,或昏迷不醒,大汗不止,四肢厥逆,脉微欲绝,出现阴脱阳亡的危候,当急于回阳救逆,益气固脱,育阴生脉,多见于糖尿病酮症酸中毒发展到循环衰竭的最后阶段。

二、临床表现

(一)症状

糖尿病本身病症加重,多尿、多饮明显,乏力、肌肉酸痛、恶心、呕吐、食欲缺乏,可有上腹痛,腹肌紧张及压痛,似急腹症,甚至有淀粉酶升高,可能由于胰腺血管循环障碍所致。由于酸中毒,呼吸加深加快,严重者出现 Kussmaul 呼吸,这是由于酸中毒刺激呼吸中枢的化学感受器,反射性引起肺过度换气所致。呼气中有烂苹果味为糖尿病酮症酸中毒最特有的表现,神经系统可表现为头昏、头痛、烦躁,病情严重时可表现为反响迟钝、表情冷淡、嗜睡、昏迷。

(二)体征

皮肤弹性减退、眼眶下陷、黏膜枯燥等脱水症,严重脱水时可表现为心率加快、血压下降、心音低弱、脉搏细速、四肢发凉、体温下降、呼吸深大、腱反射减退或消失、昏迷。

三、实验室和其他辅助检查

(一)血糖

明显升高,多在 16.7 mmol/L(300 mg/dL)以上。

(二)血酮

0.5 mmol/L 以上。

(三)血清电解质

血钠多数降至 135 mmol/L 以下,少数可正常,偶可升高至 145 mmol/L 以上。血清钾于病程初期正常或偏低,少尿、失水、酸中毒可致血钾升高,补液、胰岛素治疗后又可降至 3 mmol/L 以下,须注意监测。

(四)血气分析及 CO_2 结合率

代偿期 pH 及 CO_2 结合率可在正常范围,碱剩余负值增大,缓冲碱明显减低,标准碳酸氢盐及实际碳酸氢盐也降低,失代偿期,pH 及 CO_2 结合率均可明显降低,HCO_3^- 降至 15~10 mEq/L 以下,阴离子隙增大。

(五)尿糖

强阳性。

(六)尿酮

强阳性,当肾功能严重损害,GFR 减少,而肾糖阈及酮阈升高,可出现尿糖与酮体减少,甚至消失,因此诊断时必须注意以血酮为主。

(七)其他

血尿素氮、肌酐可因脱水而升高,经治疗后无下降提示有肾功能损害。血常规白细胞计数可增高,无感染时可(15~30)×10^9/L,尤其以中性粒细胞计数增高更为显著,血红蛋白及血细胞比容升高,血游离脂肪酸、甘油三酯可升高。如原有肢端坏疽,发生酮症酸中毒时,可开展为气性坏疽(Fournier 坏疽),其皮下气体迅速增多的原因未明,可能与酮症酸中毒有关。

(八)阴离子隙和渗透压隙

尿液中的氨浓度是肾脏代偿酸中毒的关键性物质,但一般实验室未常规测定尿氨。尿阴离子隙和渗透压间隙可用来反映高氯性酸中毒患者的肾脏氨生成能力。

四、诊断要点

(一)早期诊断线索

(1)有加重胰岛素绝对或相对缺乏的因素,如胰岛素突然减量、随意停用或胰岛素失效、感染、饮食失控、进食过多高糖、高脂肪食物或饮酒等,以及应激。

(2)恶心、呕吐、食欲缺乏。

(3)呼吸加深加快。

(4)头昏、头痛、烦躁或表情冷淡。

(5)脱水。

(6)心率加快、血压下降。

(7)血糖:明显升高。

（8）酸中毒。

（二）诊断依据

临床表现及体征、诱因；尿糖阳性；血糖＞13.9 mmol/L，血酮＞0.5 mmol/L，阴离子间隙增加，CO_2 结合率降低，pH＜7.35，HCO_3^- 降低。

五、鉴别诊断

饥饿性酮症；非酮症高渗性昏迷；低血糖症昏迷；乳酸酸中毒昏迷；酒精性酸中毒；其他。

由于 DM 发病率高，临床表现容易被无视，因此急病遇昏迷、休克、酸中毒等原因不明时均应查血糖及尿糖、尿酮，以免漏诊或误诊。某些药物中毒可引起酮症酸中毒样病证（如茶碱中毒）。

六、治疗

糖尿病酮症酸中毒在临床上仅以中医辨证治疗是不够的，必须结合西医的基础治疗，在治疗过程中，中西互参，才能达到理想的治疗效果。

糖尿病酮症酸中毒前期病在肺脾，表现为阴津不足，当注意养护脾肺之阴。早期病变在肺胃，表现为燥热伤及肺胃，热盛明显，当清肺泻胃为主，糖尿病酮症酸中毒进一步恶化病及心肾，常表现为邪陷心包，热入血分，治当芳香开窍，清热凉营，邪毒日久，病及肝肾，为真阴耗竭，邪入肝经，阴虚动风，甚则出现亡阴亡阳之危候，此时当回阴救阳固脱。

糖尿病酮症酸中毒在审因辨证过程中要把握虚实的变化，病之始表现为气阴阴虚，其标为燥热之实，继而为邪、瘀、毒、浊，日久伤及真阴真阳，故其病理过程是由虚至实，虚实夹杂，日久阴阳俱虚的过程，在治疗过程中要始终注意养护阴津。在治疗上要辨证审证求因，标本兼顾。抓住热瘀浊毒这些标实因素，"急者治其标"，兼顾阴虚，治以清热解毒，凉血活血，养阴生津，降逆化浊。

（一）燥火伤肺

证候特点：烦渴引饮，渴饮无度，随饮随消，四肢倦怠，纳食泛恶，舌暗红苔薄黄或黄腻，脉细数或滑数。

治法：清泄肺胃，生津止渴。

推荐方剂：白虎汤合玉女煎加减。

基本处方：生石膏、知母、生地黄、麦冬、太子参、甘草、粳米、牛膝。

方中石膏辛甘大寒，入肺胃气分，清热除烦，生津止渴；知母苦寒，清热养阴，滋阴降火；炙甘草、粳米，有健脾益胃，防止寒凉伤中。熟地黄滋补肾水；麦冬生津止渴，清热养阴；牛膝补益肝肾，引热下行。诸药共奏滋肾阴、清肺胃之热。

（二）浊毒中阻

证候特点：口燥咽干，烦渴引饮，皮肤干燥，精神萎靡，嗜睡，胸闷纳呆，恶心，呕吐，口有秽臭，时有少腹疼痛如绞，大便秘结，舌红苔黄燥，脉沉细而数。

治法：清热化痰，健脾利湿。

推荐方剂：黄连温胆汤。

基本处方：黄连、姜半夏、陈皮、竹茹、枳实、茯苓、玄参、天花粉、生地黄、山药、葛根、黄芪。

方中以黄连、半夏热化痰，降逆和胃；竹茹止呕除烦；枳实、陈皮理气化痰，使气顺痰消；茯苓健脾利湿,使湿去痰不生;加玄参、生地黄、天花粉、葛根以养阴生津止渴;黄芪、山药助茯苓以益气健脾化痰。

随症加减:若伴腹痛泻泄者加砂仁;伴头晕、心悸者加麦冬、五味子、天麻;伴发热、咳嗽、胸闷喘憋者加知母、瓜蒌、杏仁、生石膏;腹满便秘者,用增液承气汤合清胃汤加减,以清热导滞。

(三)浊毒闭窍

证候特点:口干微渴,心烦不寐,烦躁不安,或嗜睡,甚则昏迷不醒,呼吸深快,食欲缺乏,口臭呕吐,小便短赤,舌暗红而绛,苔黄腻而燥,脉细数。

治法:芳香开窍,清营解毒。

推荐方剂:安宫牛黄丸合紫雪丹加减。

基本处方:牛黄、郁金、黄芩、黄连、甘草、玄参、栀子、石菖蒲、生石膏、水牛角。

方中牛黄清心解毒,豁痰开窍;水牛角清营凉血,咸寒解毒;佐以黄芩清上焦之热,黄连解中焦热毒,栀子泻三焦之火;玄参滋阴清热;郁金、石菖蒲芳香祛秽,通窍开闭。生石膏甘寒清热。全方凉血开窍,清热解毒。

(四)邪毒内陷

证候特点:高热,躁扰发狂,或见有吐血、便血、尿血,或见神昏,或见抽搐,舌质深绛,脉虚数,或细促。

治法:滋阴清热,凉血息风。

推荐方剂:偏血热邪入营分方用犀角地黄汤。或因肝阴不足,肝风内动以凉肝息风为主,方用羚羊角钩藤汤。

基本处方:犀角地黄汤(犀角、生地黄、牡丹皮、芍药)方中犀角清心、凉血、解毒为主,配生地黄以凉血止血、养阴清热,芍药、牡丹皮既能凉血,又能散瘀。羚羊角钩藤汤(羚羊角、桑叶、川贝母、鲜地黄、钩藤、菊花、白芍药、生甘草、鲜竹茹、茯神)方中羚羊角、钩藤、桑叶、菊花凉肝息风,川贝母、竹茹清热化痰通络,茯神宁神定志,白芍、生地黄、甘草酸甘化阴养血。

(五)阴脱阳亡

证候特点:高热,汗多而黏,渴喜冷饮,口干唇焦,肌肤干瘪,或面色苍白,自汗不止,四肢厥逆,呼吸低微,舌暗淡无津,脉微细欲绝。

治法:益气回阴,回阳救脱。

推荐方剂:生脉饮合参附汤。

基本处方:人参、制附子、五味子、麦冬。方中以人参为君,大补元气以固脱,辅制附子壮元阳以救逆,佐麦冬甘寒濡润,养阴生津,伍以五味子滋肾敛汗。全方益气生脉,回阳固脱。

七、预后与转归

一般糖尿病酮症酸中毒病死率为 5%～10%,而老年糖尿病患者患酮症酸中毒的病死率为50%以上。因此,应重视预防酮症酸中毒的发生。

(费龙飞)

第三节　糖尿病高血糖高渗状态

高血糖高渗状态是糖尿病急性代谢紊乱的另一临床类型。以严重高血糖、高血浆渗透压、脱水为特点，无明显酮症酸中毒，患者常有不同程度的意识障碍或昏迷。好发于 50～70 岁的人群，男女无明显差异。临床特点为无明显酮症酸中毒，血糖显著升高，严重脱水甚至休克，血浆渗透压升高，以及进行性意识障碍。

糖尿病高血糖高渗状态属于中医"消渴""神昏""厥脱"等范畴，病变部位在心肝肾脑等，主要因为阴津亏损，导致气阴两虚、阴阳两虚，最终导致阴阳离决等。

一、病因病机

中医认为阴津亏损或者感受外邪所致。

(一)阴津亏损

素有痼疾而不知，或有劳倦内伤，导致阴液亏虚、阴津亏损，神明失养，发为本病。

(二)感受外邪

素体正气亏虚，感受外邪，化热伤津，热闭清窍，发为本病。

二、临床表现

(一)前驱期特点

在起病前 1～2 周，表现为口渴、多尿和倦怠、乏力等病症加重，反响迟钝，表情冷淡，引起这些原因是渗透性利尿脱水。

(二)典型期表现

主要表现为脱水和神经系统两组病症和体征。脱水表现为皮肤枯燥和弹性下降、眼球凹陷、唇舌干裂、脉搏快而弱，卧位时颈静脉充盈良好，立位时血压下降。严重时出现休克，但脱水严重，体检时可以无冷汗。有些患者严重脱水，但血浆渗透压促使细胞内液外出，并补充血容量，可以掩盖失水的严重程度，而使血压仍然保持正常。神经系统方面那么保持不同程度的意识障碍，从意识模糊、嗜睡直到昏迷。高血糖高渗状态意识障碍与否主要取决于血浆渗透压升高的程度和速度，与血糖上下也有一定关系，而与酸中毒的关系不大。通常患者的血浆渗透压 >320 mmol/L时，即可以出现精神病症，如冷淡、嗜睡等；当血浆渗透压 >350 mmol/L 时，可以出现定向力障碍、幻觉、上肢拍击样粗震颤、癫痫样发作、偏瘫、偏盲、失语、视觉障碍、昏迷和阳性病理征。这些提示患者可能有因脱水、血压浓缩和血管栓塞而引起的皮质下损伤。出现神经系统病症是促使患者就诊的主要原因之一，因此常常被误诊为脑卒中等颅内疾病。和糖尿病酮症酸中毒不一样，高血糖高渗状态没有典型酸中毒大呼吸，如患者出现中枢性过度换气现象，应考虑合并脓毒血症或脑卒中的可能性。

三、实验室和其他辅助检查

(1)血常规由于血液浓缩，血红蛋白增高，白细胞计数 $>10 \times 10^9$/L。

(2)尿常规尿糖呈强阳性,患者可因脱水及肾功能损伤而导致尿糖不太高,但尿糖呈阴性者少见。尿酮体多阴性或弱阳性。

(3)血糖常 33.3～66.6 mmol/L,有高达 138.8 mmol/L 或更高。血酮体多正常。另外,因血糖每升高 5.6 mmol/L,血钠下降 1.6 mmol/L 左右,高血糖高渗状态时存在严重高血糖可因此造成血钠假性降低。

(4)血尿素氮(BUN)和肌酐(Cr)常显著升高,反映严重脱水和肾功能不全。BUN 可达 21～36 mmol/L(60～100 mg/dL),Cr 可达 124～663 μmol/L(1.4～7.5 mg/dL),BUN/Cr 比值可达 30：1[正常人(10～20)：1]。有效治疗后下降。BUN 与 Cr 进行升高患者预后不良。

(5)血浆渗透压多显著升高,多超过 350 mmol/L,有效渗透压超过 320 mmol/L。血浆渗透压可以直接测定,也可以根据血糖及电解质水平计算,公式为:血浆渗透压(mmol/L)＝2(Na$^+$＋K$^+$)＋血糖(mmol/L)＋BUN(mmol/L),参考值为 280～300 mmol/L;假设 BUN 不计算在内,那么为有效渗透压,因为 BUN 可以自由进入细胞膜。

(6)电解质血 Na$^+$升高＞145 mmol/L,也可以正常或降低。血 K$^+$正常或降低,有时也会升高。Cl$^-$多与 Na$^+$一致。钾、钠、氯取决于丧失量,在细胞内外的分布情况及患者的血液浓缩程度。不管血浆水平如何,总体上来说钾、钠、氯都是丧失的,有估计分别丧失为 5～10 mmol/kg、5～10 mmol/kg 和 5～7 mmol/kg。此外还有钙、镁和磷的丧失。

(7)酸碱平衡约有半数患者有轻、中度代谢性酸中毒,pH 多高于 7.3,HCO$_3^-$ 常高于15 mmol/L。

高血糖高渗状态与糖尿病酮症酸中毒都是胰岛素缺乏引起的糖尿病急性并发症,糖尿病酮症酸中毒主要表现为高血糖、酮症和酸中毒,而高血糖高渗状态是以高血糖和高渗透压为特征。引起这两种差异的原因:①高血糖高渗状态时胰岛素是相对缺乏,分泌的胰岛素足以抑制脂肪分解和酮症生成,但不能抑制糖原异生,故主要是血糖升高;但在糖尿病酮症酸中毒是胰岛素绝对缺乏,已经不能抑制脂肪分解和酮体生成;②胰高血糖素等升糖激素升高较轻,促进脂肪分解和升酮作用较弱;③高血糖高渗状态时失水严重,不利于酮体产生;④局部高血糖高渗状态患者血浆非酯化脂肪酸水平高而无酮症,提示肝升酮功能障碍;⑤严重高血糖和酮体生成之间可能存在拮抗作用。由此可见高血糖高渗状态和糖尿病酮症酸中毒是不同胰岛素缺乏导致的两种状态,两者可以同时存在,实际上 1/3 的高血糖患者同时表现为高血糖高渗状态和糖尿病酮症酸中毒的特征。

四、诊断要点

中老年患者,无论有无糖尿病病史,如发生原因不明的进行性意识障碍与明显脱水表现,而不能用其他疾病解释的,均应考虑本病的可能,应及时检查血糖、尿糖和酮体及血电解质。如已诊断糖尿病的患者,特别是中老年 T2DM 患者,如未经饮食控制和正规治疗,具有上述诱因于近期内发生多饮、多尿症状突然加重,精神萎靡、嗜睡者,除考虑酮症酸中毒外,也应警惕本病的发生。

高血糖高渗状态的实验室诊断参考标准:①血糖≥33 mmol/L;②有效血浆渗透压≥320 mmol/L;③血清碳酸氢根≥15 mmol/L,或动脉血 pH≥7.3;④尿糖呈强阳性,而尿酮阴性或为弱阳性。

临床有意识障碍与显著脱水表现,尿糖强阳性(肾阈值有改变者可以与血糖不相吻合),血浆有效渗透压超过 330 mmol/L,若检查尿酮体为阴性或弱阳性者诊断成立。

五、鉴别诊断

(1)糖尿病酮症酸中毒:血、尿酮升高明显,可有酸中毒表现,血钠、血浆渗透压一般不高。

(2)糖尿病患者的低血糖昏迷:有服磺胺类药或注射胰岛素史,起病急,变化快,测定血糖易于鉴别。

(3)急性脑血管病昏迷:可有头颅 CT 或其他影像学阳性所见,血糖、血钠及血渗透压改变不明显。

(4)开颅术后意识障碍加重,常认为是术后颅内高压所致,以致作出加强脱水的错误决定其结果病情更加恶化而死亡,尤其须注意。

(5)需要与败血症、消化道感染及中枢神经系统感染等鉴别。

六、治疗

临床从阴津亏损、热闭清窍、阴竭阳脱等方面进行辨证。

(一)阴津亏损

证候特点:口渴多尿,倦怠乏力,大便干燥,表情淡漠,反应迟钝,唇舌红,皮肤干燥,缺乏弹性,脉象虚散。

治法:滋阴增液。

推荐方剂:增液汤加味。

基本处方:细生地黄、麦冬、玄参、沙参、天花粉、葛根、太子参等。

(二)热闭清窍

证候特点:高烧神昏,易怒或昏睡,结红,嘴唇干裂,皮肤干燥,舌质深,苔黄,脉细滑。

治法:清热凉血,醒神开窍。

推荐方剂:清营汤加减。

基本处方:犀角粉(冲),生地黄、玄参、麦冬、莲子心、黄连、丹参、金银花、连翘、酒大黄、赤芍。注意犀角粉量少,没有犀角粉可用水牛角粉替代。

(三)阴竭阳脱

证候特点:脸色苍白,神惫不语,眼眶下沉,舌苔干裂,四肢寒冷,血压下降,尿少或尿闭,脉微欲绝。

治法:回阳救逆。

推荐方剂:四逆加人参汤加味。

基本处方:红参、山茱萸、麦冬、五味子、附子、干姜、炙甘草等。

（宋　爱）

第四节　糖尿病乳酸性酸中毒

乳酸性酸中毒是糖尿病患者一种较少见而严重的并发症,一旦发生,病死率高,常 50％以上。糖尿病患者的葡萄糖氧化过程受阻滞,增强了葡萄糖酵解,产生了大量乳酸,如乳酸脱氢酶不足,乳酸不能继续氧化成丙酮酸,使乳酸的合成多于降解和排泄,体内乳酸聚集而引起的一种糖尿病急性代谢性并发症。多见于老年糖尿病患者,多在服用双胍类降血糖药物后,表现为食欲缺乏、恶心、呕吐、呼吸渐快、烦躁、谵妄、昏迷。

乳酸性酸中毒属于中医"秽浊""神昏""脱症"等范畴。主要临床表现以发病急、变化快、易昏迷、易休克为特点,有学者认为病因病机与脾失健运、心火肝郁、误治失治有关,并从痰浊中阻型、痰浊蒙蔽型和阴脱阳亡型灵活论治。

一、病因病机

(一)脾失健运,湿浊中阻

糖尿病日久,脾肾气虚,若饮食不节则脾胃越伤,肾精越亏。临床上更有长期服用双胍类降糖药或嗜酒者,导致药物或乙醇使乳酸在体内堆积,留而不去,损伤脾胃,脾失健运,气机不畅致湿浊中阻,胃失和降而发为本病,甚至秽浊上蒙清窍而嗜睡神昏。

(二)心火肝郁,痰浊蕴结

因情志不节,大喜大怒,长期双胍类药物过量服用,体内乳酸堆积过多,上蒙清窍,内扰脾胃,均可致湿浊痰瘀,中阻不化,内蕴生热,邪火内陷致清窍受扰,心营不宁而发为本病。

(三)误治失治,阴脱阳亡

糖尿病长期误治、失治,由气阴两虚逐渐加重,导致阴阳两虚。阴阳俱虚,脏腑功能低下,气血津液运行失调,痰浊、瘀血等内邪自生。痰浊蒙蔽,化热伤阴,则阴精耗竭,阳失所附;阴精耗竭,阴阳离决则气虚气脱,神失所主而发生本病,表现为一系列危候。

二、临床表现

本病临床表现常被各种原发疾病所掩盖,尤其当患者常已合并存在多种严重疾病如肝、肾功能不全,休克;另一组症状除原发病外以代谢性酸中毒为主。起病较急,有不明原因的深大呼吸、低血压、神志模糊、嗜睡、木僵及昏迷等症状,有时伴恶心、呕吐、腹痛,偶有腹泻,体温可下降。

临床上有上述表现,怀疑乳酸性酸中毒时,应测定血乳酸水平,如血乳酸浓度≥ 2 mmol/L,血 $pH \leq 7.35$,$HCO_3^- \leq 10$ mmol/L,而无其他酸中毒原因时,可诊断为乳酸性酸中毒;但有学者认为动脉血乳酸浓度≥ 5 mmol/L,$pH \leq 7.35$ 为乳酸性酸中毒;血乳酸> 2.5 mmol/L,$pH \leq 7.35$ 为高乳酸血症。

三、实验室和其他辅助检查

(一)实验室检查

(1)血丙酮酸相应增高,为 $0.2 \sim 1.5$ mmol/L,乳酸/丙酮酸≥ 30 mmol/L。

(2)血浆渗透压:正常范围。

(3)血 pH 明显降低;CO_2 结合力下降,可低至 10 mmol/L 以下;阴离子间隙扩大,可达 $20 \sim 40$ mmol/L。

(4)血乳酸水平显著增高,是诊断本症的关键所在,血乳酸水平多超过 5 mmol/L。结果高低与预后有关。

(5)血酮体不增高或轻度增高。

（二）其他辅助检查

约 80％的患者白细胞计数＞$10×10^9$/L，可能与应激和循环血容量不足有关。

四、诊断要点

（1）患有糖尿病，但多数患者血糖不甚高，没有显著的酮症酸中毒。

（2）血乳酸水平显著升高，多在 5 mmol/L 以上，是诊断乳酸性酸中毒的主要根据。血乳酸水平超过正常（＞1.8 mmol/L），在 2～5 mmol/L 时，多呈代偿性酸中毒，这种只有乳酸过高而无酸中毒者，可诊断为高乳酸血症。

（3）酸中毒的证据如 pH＜7.35，血碳酸氢根＜20 mmol/L，阴离子间隙＞18 mmol/L 等。如能排除酮症酸中毒、肾衰竭等诊断，结合血乳酸水平显著升高即可确认为糖尿病乳酸性酸中毒。

五、鉴别诊断

（1）临床上，对昏迷、脱水兼酸中毒、休克的患者，特别对原因不明、呼吸有酮味、血压低而尿量仍较多的患者，均应警惕本病存在的可能性。有的为糖尿病合并糖尿病酮症酸中毒存在；有的昏迷为糖尿病合并如尿毒症、脑血管意外等其他疾病所致；有的或因其他疾病昏迷后又诱发了酮症酸中毒等，均应小心予以鉴别。一般通过询问病史，体格检查，化验尿糖、尿酮、血糖、血酮及二氧化碳结合力、血气分析等，大多可明确诊断。

（2）与糖尿病急性代谢紊乱所致糖尿病酮症酸中毒、高渗，以及低血糖昏迷相鉴别。

六、治疗

该病发生之前多有上焦肺燥津枯、大渴引饮之症，其后转归于下焦肝肾阴竭，最后出现阴脱阳亡、阴阳离决的危候。乳酸性酸中毒起病急，昏迷前多数无明显不适，开始即见痰浊蒙蔽清窍，出现神志昏迷，此时为病情转机的关键，若治疗失当即可内闭外脱，阴阳离决。临床宜急用芳香化浊、清心开窍之法，继而回阳回脱，益气生脉。具体可分 3 型辨证论治。

（一）痰浊中阻

证候特点：倦怠、乏力，腹胀、纳呆，神昏，嗜睡，舌苔白腻，脉濡滑。

治法：芳香化浊、和胃降逆。

推荐方剂：藿香正气散合温胆汤加减。

基本处方：藿香、川厚朴、姜半夏、茯苓、枳壳、竹茹、陈皮、石菖蒲等。

随症加减：恶心，呕吐不止者可加砂仁、旋覆花、代赭石；便溏、腹胀者加炒白术、大腹皮。

（二）痰浊蒙蔽

证候特点：神志昏蒙，时清时昧，肢体困乏，继则神志不清，舌苔厚腻，脉濡滑。

治法：豁痰开窍，化浊醒脾。

推荐方剂：菖蒲郁金汤加减。

基本处方：鲜菖蒲、川郁金、炒栀子、竹叶、牡丹皮、金银花、连翘、玉枢丹（化服）2 片。

随症加减：痰热重者加胆南星、川贝母；热闭心窍者加至宝丹以清心开窍；秽浊闭窍者加苏合香丸，加强芳香开窍之力。

（三）阴脱阳亡

证候特点：面色苍白、大汗淋漓，目合口开，撒手遗尿，神识昏蒙，气短息微，四肢厥逆，舌淡苔腻，脉微欲绝。

治法：益气养阴，回阳固脱。

推荐方剂：参附汤合生脉散加味。

基本处方：人参、炮附子、干姜、麦冬、五味子、炙甘草。

随症加减：若大汗不止者加生黄芪、龙骨、牡蛎等。

（宋　爱）

第五节　低血糖症

低血糖是指成年人空腹血糖浓度＜2.8 mmol/L。糖尿病患者血糖值≤3.9 mmol/L即可诊断低血糖。低血糖症是一组多种病因引起的以静脉血浆葡萄糖（简称血糖）浓度过低，临床上以交感神经兴奋和脑细胞缺氧为主要特点的综合征。低血糖的症状通常表现为出汗、饥饿、心慌、颤抖、面色苍白等，严重者还可出现精神不集中、躁动、易怒，甚至昏迷等。临床上反复发生空腹低血糖症提示有器质性疾病；餐后引起的反应性低血糖症，多见于功能性疾病。

低血糖症属中医"晕厥""虚风"等范畴。

一、病因病机

低血糖症的病因多为禀赋素弱，或病后体虚，脾胃不健，气血乏源，致心肝失养，元神失主，故而发病。

病理变化为脾胃两虚，胃主受纳，脾主运化。胃虚谷气不充，则饥饿时作；脾虚无以化生气血，升运精微则五脏失充。心主血脉，其华在面，主神志。心血不足，则面色苍白，心悸脉速，甚则无神失主而精神错乱。肝血不足，虚风内动则四肢麻木或震颤，甚则抽搐。气血大亏，形神失养则全身瘫软，精神恍惚。阳气暴脱，汗失固摄，清宫失充，则冷汗频出，神昏晕厥。此外，酒癖暴饮后，伤及脾胃，清气不升，痰热浊气不降，上蒙清窍，也致血糖骤降，嗜睡神昏。

二、临床表现

低血糖呈发作性，时间和频率随病因不同而异，症状千变万化。临床表现可归纳为以下两个方面。

（一）自主（交感）神经过度兴奋的表现

低血糖发作时由于交感神经和肾上腺髓质释放肾上腺素、去甲肾上腺素等，临床表现为出汗、饥饿、心慌、颤抖、面色苍白等。

（二）脑功能障碍的表现

脑功能障碍是大脑缺乏足量葡萄糖供应时功能失调的一系列表现。初期表现为精神不集中、思维和语言迟钝、头晕、嗜睡、躁动、易怒、行为怪异等精神症状，严重者出现惊厥、昏迷，甚至死亡。

三、实验室和其他辅助检查

（一）血糖

成年人空腹血糖浓度＜2.8 mmol/L，糖尿病患者血糖值＜3.9 mmol/L。

（二）血浆胰岛素测定

低血糖发作时，如血浆胰岛素和C肽水平升高，则提示低血糖为胰岛素分泌过多所致。

（三）48～72小时饥饿试验

少数未察觉的低血糖或处于非发作期，以及高度怀疑胰岛素瘤的患者应在严密观察下进行。开始前取血标本测血糖、胰岛素、C肽，之后每6小时测1次。

四、诊断要点

根据低血糖典型表现（Whipple 三联征）可确定：①低血糖症状；②发作时血糖＜2.8 mmol/L；③供糖后低血糖症状迅速缓解。少数空腹血糖降低不明显或处于非发作期的患者，应多次检测有无空腹或吸收后低血糖，必要时采用48～72小时饥饿试验。

五、鉴别诊断

低血糖有时可误诊为精神病、神经疾病（癫痫、短暂脑缺血发作）或脑血管意外等。

（一）低血糖病因的鉴别

磺胺类药物、胰岛素用量过多、胰岛素瘤等。

（二）交感神经兴奋表现的鉴别

甲亢、嗜铬细胞瘤、自主神经功能紊乱、糖尿病自主神经病变、围绝经期综合征等。

（三）精神-神经-行为异常的鉴别

精神病、脑血管意外、糖尿病酮症酸中毒昏迷、高血糖高渗状态等。

六、治疗

（一）心脾两虚

证候特点：起病多缓，头晕，汗出，面色苍白，心慌心悸，恐惧健忘，甚则精神异常。舌淡苔薄，脉细。

治法：补益心脾。

推荐方剂：归脾汤合天王补心丹加减。

基本处方：黄芪15 g、党参12 g、当归9 g、酸枣仁12 g、远志3 g、麦冬9 g、五味子6 g、柏子仁9 g、龙眼肉15 g、炙甘草3 g。

随症加减：兼阴虚烦热者，加生地黄12 g、玄参12 g、知母9 g、天冬9 g以滋阴清热；精神亢奋者，加磁石（先煎）30 g、生龙齿（先煎）30 g，以镇静安神。

（二）肝虚风动

证候特点：头晕、视物不清，肢体麻木或震颤，甚则晕厥，或抽搐、两目上翻、口吐白沫。舌淡红，苔薄，脉细弦。

治法：养肝息风。

推荐方剂：补肝散加减。

基本处方:当归 9 g、山茱萸 2 g、五味子 6 g、白芍 15 g、黄芪 20 g、川芎 6 g、木瓜 6 g、熟地黄 12 g、山药 15 g、枸杞子 12 g、甘草 6 g、大枣 6 枚。

随症加减:癫痫样发作者,加制南星 12 g、白附子 9 g 以化痰祛风;胸闷、太息、精神抑郁者,加柴胡 9 g、郁金 9 g 以疏肝理气。

(三)痰热蒙窍

证候特点:酒癖暴饮后,多汗,嗜睡,神昏谵语。舌红,苔黄腻,脉滑数。

治法:菖蒲郁金汤合玉枢丹加减。

基本处方:菖蒲 9 g、郁金 12 g、鲜竹沥 20 g、栀子 9 g、连翘 12 g、竹叶 9 g、木通 6 g、牡丹皮 9 g、玉枢丹 3 g。

随症加减:烦躁口渴头痛者,加生地黄 15 g、知母 12 g、葛花 9 g 以养阴清热,除烦醒脑;呕吐不止者,加黄连 3 g、姜半夏 9 g、姜竹茹 9 g 以清胃降逆。

(四)气虚阳脱

证候特点:心慌饥饿感、精神恍惚,面色苍白,冷汗频出,甚则神昏晕厥。舌质淡红,苔薄,脉细数或微弱。

治法:益气回阳固脱。

推荐方剂:参附汤合生脉散。

基本处方:人参(另煎)12 g、附片 12 g、太子参 30 g、麦冬 12 g、五味子 6 g、山茱萸 12 g、龙骨(先煎)30 g、牡蛎(先煎)30 g。

随症加减:肢冷明显者,加干姜 5 g、肉桂粉(兑服)2 g;烦躁而肢冷不显者,去附片,加淮小麦 30 g、炙甘草 5 g、大枣 5 枚以养心安神。

七、预防

糖尿病患者尤其合并心脑血管疾病的老年患者,应注意预防低血糖的发生。

(1)制定适宜的个体化血糖控制目标。

(2)糖尿病教育:包括对患者家属的教育,识别低血糖,了解患者所用药物的药代动力学,自救方法等。

(3)避免引起低血糖的危险因素:①定时定量进餐,如果进餐量减少应相应减少药物剂量;②运动前应增加额外的碳水化合物摄入;③乙醇能直接导致低血糖,避免酗酒和空腹饮酒。

(4)调整降糖方案:合理使用胰岛素或胰岛素促分泌剂。

(5)定期监测血糖:尤其在血糖波动大,环境、运动等因素改变时要密切监测血糖。

(宋　爱)

第六节　糖尿病性心脏病

心血管病变是糖尿病最严重的并发症,有资料报道有 70%～80% 的糖尿病患者死于心血管系并发症。糖尿病性心脏病是指糖尿病患者并发或伴发的心脏病,是在糖尿病的基础上发生和发展的一种慢性并发症。1979 年,Leder 首先指出这特定概念,并称之为 diabetic cardiopathy

（DC）。其中包括大血管病变如冠状动脉粥样硬化性心脏病（冠心病）、微血管病变如糖尿病性心肌病和自主神经功能紊乱所致的心律及心功能失常等；如有高血压者还包括高血压心脏病。其特点为：发病年龄轻、发展快，患病率与病死率高，极易发生心律失常、心力衰竭和猝死。中医学虽无糖尿病性心脏病的名称，但有消渴并发心痛的记载。如在《诸病源候论》中有"消渴重，心中痛"的论述。糖尿病性心脏病属于中医学消渴病心病，主要包括消渴病并发的心悸、怔忡、胸痹、心痛、心力衰竭等病证。其与非消渴病心病相比，在病因病机、发病率和病死率、临床表现及预后等均有不同特点，较复杂，有一定的特殊性，故应单独研究。

一、病因病机

中医认为本病的发生与七情郁结，过食伤脾，寒邪侵袭，禀赋薄弱，以及心、脾、肾亏损等因素有关。其基本病机为：阴虚燥热，气阴两虚，痰浊瘀血痹阻心脉。其关键在于心脉不通，正如《素问·痹论》中所云："心痹者脉不通。"本病为本虚标实之证，以瘀血、痰浊、气滞为标，脏腑虚损为本，是长期脏腑功能失调的结果。心气虚与心阴虚兼夹血瘀是糖尿病性心脏病的病理基础。发病初期，以阴虚为本，燥热为标，心神不宁，故临床出现心悸、怔忡、五心烦热等症；在发病中期，其病机为气阴劳损，心气阳虚，瘀血痰浊内生导致心脉痹阻，临床可见胸闷、气短、心痛等症；在后期，因气血阴阳俱衰，以阳虚为主，水饮凌心犯肺，故出现水肿、尿少、四肢厥冷、脉微欲绝等危重证候。老年糖尿病患者多以虚致滞，不通而痛。

现代医学认为糖尿病性心脏病的发生与糖尿病中代谢紊乱等病理生化有关，亦即与高血糖、高血压、高血脂、血液高黏、高凝等因素的相互作用有关，而胰岛素抵抗和高胰岛素血症被认为是独立危险因素。但发病机制尚未完全阐明。其病理变化主要有大血管和微血管病变及心脏自主神经功能紊乱。

二、临床表现

糖尿病性心脏病主要包括糖尿病性冠心病和糖尿病性心肌病及心脏自主神经病变。其临床表现可能从无症状至严重心律不齐、心源性休克或伴急性心肌梗死等非常复杂的严重症群。因其病变错综复杂，在临床上常常不易被及时发现，部分患者还具有突发性，甚至危及生命。故应特别予以注意。典型临床特点有以下几点。

（一）休息时心动过速

由于糖尿病早期可累及迷走神经，以至交感神经处于相对兴奋状态，故心率增快。在休息状态下，心率超过 90 次/分，甚至可达 130 次/分。心率增快且不易受各种条件反射的影响，如患者深呼吸时的心率差异减少，从卧位快速起立时的心率加速反射也减弱，好似无神经的移植心脏。

（二）无痛性心肌梗死

糖尿病性冠心病与一般冠心病相比具有发病率高，进展快，缺乏典型的心绞痛，预后差的特点。糖尿病患者发生急性心肌梗死者多于非糖尿病者，男性约 1.5 倍，女性约 3 倍。其冠状动脉狭窄程度严重，心肌梗死面积大，进展快，病死率也高达 26%～58%。值得警惕的是症状不典型，约有 42% 表现为无痛性心肌梗死，患者仅有恶心呕吐、充血性心力衰竭、心律不齐、心源性休克，或仅呈疲乏等，故易于漏诊、误诊。此种无痛性心肌梗死主要由于自主神经损害所致。并且糖尿病性心肌梗死即使缓解后复发率也较高，远期预后亦差。

(三)直立性低血压

当患者从卧位起立时,如收缩期血压下降>4.0 kPa(30 mmHg),舒张压下降>2.7 kPa(20 mmHg),称直立性低血压或直立性低血压。其主要机制可能由于血压调节反射弧中传出神经损害所致,属于糖尿病神经病变的中晚期的表现。当直立性低血压发作时,患者感头晕、软弱、心悸、大汗、视力障碍,有时昏倒。要注意与低血糖鉴别。

(四)猝死

糖尿病性心脏病患者偶因各种应激、感染、手术麻醉等均可导致猝死。临床上呈心律严重紊乱或心源性休克,起病突然,患者仅感短暂胸闷心悸,迅速发展至严重休克或昏迷状态。有时发生于某些感染时,则症状常被原发病所掩盖而不明显。

三、诊断要点

凡符合下列要求者,即可诊断为糖尿病性心脏病。

(1)符合原发性糖尿病诊断标准。

(2)符合下列各项中一项或一项以上者:①符合冠心病诊断标准;②有明确的心脏增大;③符合心脏自主神经功能紊乱检查;④符合高血压诊断标准。

四、治疗

(一)辨证论治

本病治疗时,应时时抓住消渴病的虚损之本,虽然在发作期痰浊、瘀血、水饮、燥热等标实表现突出,但是要在益气养阴的基础上化痰、活血、逐饮、除燥。其中益气养阴活血为基本大法。在缓解期更是要以补虚为主,佐以祛邪。

1.胸痹(心绞痛)

(1)气滞血瘀。①证候:胸胁刺痛,引及肩背,常因劳累或情志不遂而诱发或加重。胸闷善太息,舌暗红紫暗、有瘀点、瘀斑,苔薄白或薄黄,脉弦或结代。②治法:疏肝理气,活血止痛。③方药:四逆散合丹参饮加减。柴胡、白芍、枳实、甘草、檀香、砂仁、郁金、丹参。方中以四逆散疏肝理气,郁金、丹参等活血化瘀止痛。若兼口苦咽干、眩晕、急躁易怒者,可加生地黄、牡丹皮、栀子、生石决明等清肝潜阳;若胸闷纳呆者,可加半夏、瓜蒌、薤白等宽胸理气,宣痹止痛。

(2)痰阻血瘀。①证候:心胸刺痛,痛有定处,胸闷气急,头晕倦怠,时或心悸不宁,肢体重着,舌体胖、质暗淡,苔白腻,脉弦滑。②治法:宣化痰浊,活血止痛。③方药:温胆汤合血府逐瘀汤加减。半夏、陈皮、茯苓、枳实、竹茹、厚朴、当归、赤芍、川芎、桃仁、红花、柴胡、桔梗、牛膝。方中以温胆汤宣化痰浊,血府逐瘀汤活血止痛。若痰浊化热,可加黄连清热燥湿;痰浊壅盛,胸闷憋气,可加服冠心苏合香丸通阳化浊。

(3)寒凝血瘀。①证候:心胸疼痛,彻背掣肩,遇寒尤甚,四肢不温,面色苍白,伴气短喘促,唇舌紫暗,苔薄白,脉沉迟或结代。②治法:通阳宣痹,化瘀止痛。③方药:瓜蒌薤白桂枝汤加味。瓜蒌、薤白、桂枝、半夏、枳实、陈皮、丹参、郁金、红花。方中以瓜蒌薤白桂枝汤通阳宣痹,丹参、郁金、红花活血化瘀止痛。若形寒肢冷较甚,可合用麻黄附子细辛汤加强温阳散寒;若寒郁化热伤阴而出现舌嫩红、脉弱,可加用生脉散益气养阴。

2.心痛(糖尿病性心肌病)

(1)气虚血瘀。①证候:心胸隐痛,心悸,时发时止,劳累后尤甚,胸闷气短,倦怠乏力,舌胖大,色暗或见瘀点,苔薄白,脉细弱或涩。②治法:益气养心,活血化瘀。③方药:补阳还五汤加减。黄芪、党参、白术、当归、赤芍、川芎、丹参、桃仁、红花。方中重用黄芪、党参益气养心,用当归、赤芍、川芎、丹参等活血化瘀通络。若胸闷肢冷者,加薤白、桂枝等温阳宽胸理气;若心悸失眠者,加酸枣仁、五味子等养心安神。

(2)气阴两虚。①证候:病程日久,心胸闷痛,心悸气短,自汗乏力,口干少津,五心烦热,舌暗红少苔,边有瘀点,脉细弱或细数。②治法:益气养阴,活血通络。③方药:生脉饮、二至丸合失笑散加减。人参或党参、麦冬、五味子、女贞子、墨旱莲、蒲黄、五灵脂、丹参。方中以生脉饮、二至丸益气养阴,用蒲黄、五灵脂、丹参等活血通络。若心悸怔忡,心烦不寐,虚火较甚者,可加生地黄、知母、酸枣仁等养心阴,安心神;若自汗不止,倦怠乏力者,可加黄芪、防风、白术等益气固表。

3.心悸怔忡(糖尿病心脏自主神经病变)

(1)阴虚血瘀。①证候:心悸怔忡,心烦不寐,五心烦热,口干盗汗,舌红少津或有瘀点,苔剥,脉细数或结代。②治法:滋养心阴,活血通络。③方药:生脉饮合六味地黄汤加减。人参或党参、麦冬、五味子、地黄、山茱萸、山药、茯苓、牡丹皮、丹参、赤芍、墨旱莲。方中生脉饮合地黄、墨旱莲、山茱萸、山药等能益气滋阴,养心复脉,用牡丹皮、丹参、赤芍活血通络。若阴虚火旺,可加黄柏、知母。

(2)心脾两虚证。①证候:胸闷心悸,气短自汗,神疲心烦,倦怠乏力,失眠多梦,面色无华,舌淡体胖大,苔薄白,脉细或结代。②治法:益气补血,养心安神。③方药:归脾汤加减。酸枣、当归、黄芪、白术、龙眼肉、远志、甘草、木香、陈皮。心悸者,加五味子、柏子仁;舌质瘀滞者,加丹参、川芎。

(3)心阳亏虚证。①证候:心悸怔忡,胸闷气短,面色苍白,形寒肢冷,舌质淡,苔薄白,脉虚弱或沉细而数。②治法:温补心阳,定悸安神。③方药:桂枝甘草龙骨牡蛎汤加减。桂枝、炙甘草、龙骨、牡蛎。若胸闷喘甚者,可加葶苈子、大枣;汗出肢冷,面青唇紫者,可加人参、附子。

(4)中气不足证。①证候:心悸气短,头晕目眩,腰膝酸软,少气懒言,便溏,舌质淡,苔薄白,脉弱。②治法:健脾益气,升阳举陷。③方药:补中益气汤加减。黄芪、党参、炙甘草、白术、当归、陈皮、升麻、柴胡。形寒肢冷者,加续断、仙茅、淫羊藿。

4.胸痹、真心痛(心肌梗死)

(1)心脉瘀阻。①证候:心胸疼痛,持续加剧或骤然发作,心痛彻背,背痛彻心,痛有定处,难以缓解,伴胸闷憋气,心悸气短,汗出肢冷,舌唇紫暗,脉弦细或细弱。②治法:益气温阳,化瘀通脉。③方药:丹参饮合抗心梗合剂加减。丹参、郁金、檀香、红花、砂仁、黄芪、桂枝、薤白。方中用黄芪、桂枝、薤白益气温阳,用丹参、郁金、檀香、红花、砂仁等化瘀通脉。若大汗淋漓、四肢厥冷,应速用参附注射液急救。

(2)心肾阳虚,水饮凌心。①证候:胸闷憋气,心悸怔忡,气喘不得卧,动则喘甚,咳吐痰涎,畏寒肢冷,腰酸尿少,全身水肿,舌体胖大,紫暗或有瘀斑,苔白腻,脉沉细或结代。②治法:温阳利水,活血化瘀。③方药:真武汤合血府逐瘀汤加减。附子、生姜、茯苓、白术、白芍、人参、当归、赤芍、川芎、桃仁、红花、柴胡、桔梗、牛膝。方中以真武汤温阳利水,用血府逐瘀汤活血化瘀。若胸闷喘甚,可加葶苈子、大枣泻肺平喘;若心悸大汗不止,可加黄芪、煅龙骨、煅牡蛎等益气敛汗。

(3)心肾不足,阴阳两虚。①证候:心悸怔忡,胸闷气短,头晕目眩,心烦少寐,腰酸腿软,肢体水肿,形寒肢冷,口唇紫暗,舌体胖大,紫暗或有瘀斑,苔薄白,脉沉弱或结代。②治法:温阳益阴,化瘀通脉。③方药:炙甘草汤合生脉饮加减。炙甘草、人参、麦冬、五味子、生地黄、阿胶、桂枝、丹参、赤芍、红花、茯神。方中桂枝、炙甘草、人参、麦冬、五味子、生地黄、阿胶等温阳益气养阴,丹参、赤芍、红花化瘀通脉。

(4)心阳暴脱。①证候:心胸痛甚,甚则昏厥,神志淡漠,大汗淋漓,四肢厥冷,息短气微,面色青紫,恶寒恶热,口唇肢端紫暗,舌淡胖,有瘀斑,脉微欲绝。②治法:回阳救逆,益气固脱。③方药:速用参附注射液急救;或中西医结合急救。

(二)其他疗法

1.常用中成药与经验方

(1)生脉注射液。①组成:人参、麦冬、五味子。②功效:益气复脉,养阴生津(能加强心肌收缩,改善心肌供血,改善微循环,调节血压)。③主治:适用于糖尿病性心脏病出现心肌梗死合并心源性休克的患者。

(2)冠心苏合丸。①组成:苏合香、乳香、青木香、檀香、冰片。②功效:理气宽胸,止痛。③主治:适用于糖尿病合并冠心病心绞痛患者。

(3)速效救心丸。①组成:川芎碱、冰片。②功效:增加冠脉血流量,缓解心绞痛。③主治:适用于糖尿病性心脏病胸闷、憋气、心前区疼痛等。

(4)复方丹参片。①组成:丹参浸膏、三七、冰片。②功效:活血化瘀,理气止痛。③主治:适用于糖尿病性心脏病证属气滞血瘀者。

(5)山海丹胶囊。①组成:三七、山羊血、海藻、灵芝、丹参、何首乌、葛根等。②功效:益气养血。③主治:适用于糖尿病性心脏病证属气阴两虚、心脉瘀阻者。

(6)冠通汤(验方)。①组成:丹参、炒赤芍、桃仁、降香、生香附、郁金、全瓜蒌、延胡索、远志、炙甘草。②功效:活血化瘀,理气化痰。③主治:适用于糖尿病合并冠心病证属痰瘀互阻、气滞血瘀者。

(7)益气活血方(验方)。①组成:黄芪、党参、当归、赤芍、川芎、红花、丹参、葛根、麦冬、玄参、五味子。②功效:益气养心,活血化瘀。③主治:适用于糖尿病性心脏病证属气虚血瘀者。

(8)解郁舒心汤(验方)。①组成:太子参、麦冬、五味子、桔梗、枳壳、香附、丹参、佛手、玫瑰花、娑罗子。②功效:益气养阴,理气活血。③主治:适用于糖尿病性心脏病证属气阴两虚、气滞不畅者。

2.针灸治疗

(1)心悸的针灸疗法:①针刺脾俞、肾俞、心俞、内关、足三里、三阴交,平补平泻法。适用于气阴两虚型患者。②针刺膻中、内关、郄门、血海、丰隆、心俞,平补平泻法。适用于痰瘀痹阻心脉者。③针刺肺俞、胰俞、脾俞、肾俞、心俞、足三里、内关、太溪。适用于糖尿病心脏自主神经病变患者。④耳针取穴为心、神门、胸、肺、皮质下、肾、肝、胆。每次选穴 2～3 个,交替选用。采用毫针针刺或用王不留行籽贴压耳穴。

(2)心痛的针灸疗法:①针刺膻中、内关,留针 20～30 分钟,捻转 3～5 次,适用于糖尿病性心脏病心前区痛者。②针刺膻中、内关、中脘、丰隆、脾俞、厥阴俞,平补平泻法,适用于痰浊痹阻心脉的心痛。③针刺膻中、内关、厥阴俞、郄门、血海、膈俞,用泻法,适用于瘀血闭阻心脉的心痛。④针刺膻中、厥阴俞、内关、足三里、三阴交、心俞、神门,用补法,适用于气阴两虚之心痛;兼气滞者加巨阙、阳陵泉、太冲、期门,兼痰浊者加丰隆;兼血瘀者加郄门、膈俞、血海。⑤针刺厥阴俞、巨阙、内关、足三里、关元、气海,厥阴俞用针刺,余穴用温针或灸,适用于心阳虚衰之心痛。⑥耳针主穴取心、神门、皮质下、肾、内分泌、肾上腺;配穴取枕、额、交感等。

(宋　爱)

第七节 糖 尿 病 足

糖尿病足是指发生于糖尿病患者,与局部神经异常和下肢远端血管病变相关的足部感染、溃疡和(或)深层组织破坏,它是糖尿病下肢神经病变和血管病变的结果。病变累及从皮肤到骨与关节的各层组织,严重者可发生局部或全足坏疽,需要截肢。国际糖尿病足工作组(IWGDF)将糖尿病足定义为糖尿病累及的踝以下全层皮肤创面,而与这种创面的病程无关。糖尿病患者因足病而造成截肢者比非糖尿病者高5~10倍,糖尿病足是引起糖尿病患者肢体残废的主要原因,严重地威胁着糖尿病患者的健康。

糖尿病属于中医"消渴"范畴,而糖尿病足则属于"脱疽"范畴。中国古代传统医学著作中对脱疽记载较多,最早记载本病临床症状的是《灵枢·痈疽》说:"发于足趾,名脱痈。其状赤黑,死不治;不赤黑,不死。不衰,急斩之,不则死矣。"已经认识到截肢或死亡的严重后果。至晋代皇甫谧在《针灸甲乙经》中将"脱痈"改为"脱疽"。隋代《诸病源候论·消渴候》曰:"夫消渴者……其病变,多发痈疽。"《卫生宝鉴》云:"消渴患者足膝发恶疽至死不救。"故中医学亦可称本病"消渴足"。

一、发病率和危险因素

(一)糖尿病足发病率与病期、年龄、吸烟、高血压、冠心病、血脂异常相关

全国14所三甲医院曾协作对糖尿病足患者进行了调查,634例糖尿病足与周围血管病变患者中,男性占57.7%,女性42.3%;平均年龄(65.65±10.99)岁,70~80岁的足病发生率最高,达37.60%。这些患者大多有糖尿病并发症或者心血管病的危险因素,如吸烟率37%、高血压57%、冠心病28%和血脂异常29%;脑血管病26%;下肢动脉病27%;肾病40%;眼底病42%;周围神经病69%。386例合并足溃疡,47%为皮肤表面溃疡;35%的溃疡累及肌肉;18%的溃疡累及骨组织;70%合并感染。平均住院(25.70±19.67)天。我国北方地区的糖尿病足患者较南方地区更重,截肢率更高。最近报告的17家三甲医院联合调查了住院的慢性足溃疡患者,结果发现住院慢性溃疡患者中糖尿病患者占到33%,是之前多家医院调查住院慢性溃疡患者中糖尿病(4.9%)的8倍多。据国外调查,85%的糖尿病截肢起因于足溃疡。糖尿病患者截肢的预后较差,有学者报告了截肢患者随访5年,其死亡率将近40%。下肢血管病变、感染和营养不良是截肢的主要原因。

糖尿病足及截肢的治疗和护理给个人、家庭和社会带来沉重的经济负担。美国的糖尿病医疗费用曾高达1 160亿美元,其中糖尿病足溃疡的治疗费用占33%。国内调查的糖尿病足与下肢血管病变患者的平均住院费用约1.5万元。未来20年中,发展中国家T2DM的发病率将急剧升高,糖尿病足和截肢防治的任务繁重。

(二)神经病变、血管病变、足畸形、胼胝是糖尿病足的高危因素

病史和临床体检发现有下列情况(危险因素)时,应特别加强足病的筛查和随访:①既往足溃疡史;②周围神经病变和自主神经病变(足部麻木、触觉或痛觉减退或消失、足部发热、皮肤无汗、肌肉萎缩、腹泻、便秘和心动过速)和(或)缺血性血管病(运动引起的腓肠肌疼痛或足部发凉);

③周围血管病(足部发凉和足背动脉搏动消失);④足部畸形(如鹰爪足、压力点的皮肤增厚和Charcot关节病)和胼胝;⑤糖尿病的其他慢性并发症(严重肾脏病变,特别是肾衰竭及视力严重减退或失明);⑥鞋袜不合适;⑦个人因素(社会经济条件差、独居老年人、糖尿病知识缺乏者和不能进行有效足保护者)。其中,糖尿病足溃疡最重要的危险因素是神经病变、足部畸形和反复应力作用(创伤),糖尿病足部伤口不愈合的重要因素是伤口深度感染和缺血。

二、发病机制

发病机制未完全阐明,糖尿病足与下列因素有密切关系。

(一)感觉神经病是糖尿病足的重要诱因

60%～70%的糖尿病患者有神经病变,多呈袜套样分布的感觉异常、感觉减退或消失,不能对不合适因素进行调整,如袜子过紧、鞋子过小和水温过高等。自主神经病使皮肤出汗和温度调节异常,造成足畸形、皮肤干燥、足跟烫伤、坏疽和皲裂,皮肤裂口成为感染的入口,自主神经病变常与Charcot关节病相关。运动神经病变引起跖骨和足尖变形,增加足底压力,还可使肌肉萎缩。当足底脂肪垫因变形异位时,足底局部的缓冲力降低,压力增大,指间关节弯曲变形,使鞋内压力增加导致足溃疡。

(二)下肢动脉闭塞引起足溃疡和坏疽

糖尿病患者外周血管动脉粥样硬化的发生率增加,血管疾病发生年龄早,病变较弥漫。下肢中、小动脉粥样硬化闭塞,血栓形成,微血管基底膜增厚,管腔狭窄,微循环障碍引起皮肤-神经营养障碍,加重神经功能损伤。足病合并血管病变者较单纯神经病变所致的足病预后差。缺血使已有溃疡的足病难以恢复。

(三)免疫功能障碍导致足感染

多核细胞的移动趋化功能降低,噬菌能力下降,感染使代谢紊乱加重,导致血糖增高,酮症又进一步损害免疫功能。80%以上的足病患者至少合并3种糖尿病慢性并发症或心血管危险因素。一旦发生足的感染,往往难以控制,用药时间长,花费大而疗效差。有时仅仅是皮肤水疱就可并发局部感染,严重者需要截肢(趾)。

(四)生长因子调节紊乱和慢性缺氧参与发病过程

糖尿病足溃疡患者一氧化氮合酶及精氨酸酶活性增加,而转化生长因子-β(TGF-β)浓度降低,一氧化氮合酶的代谢增强损伤组织,精氨酸酶活性增强使基质沉积。有学者发现,IGF-2在正常人、糖尿病和糖尿病患者有并发症3组患者的上皮细胞中均可见,在溃疡边缘最明显,而IGF-1在非糖尿病的上皮细胞可见,在糖尿病未损伤的皮肤颗粒层和棘层表达减少,而在溃疡的基底层缺乏,成纤维细胞缺乏IGF-1。基底层和成纤维细胞缺乏IGF-1使溃疡延迟愈合。高血糖引起慢性缺氧,与大血管和微血管病变造成的慢性缺氧一起损害溃疡愈合,是糖尿病足溃疡经久不愈的原因之一。Catrina等将皮肤细胞和从糖尿病足溃疡及非糖尿病溃疡的活检标本置入不同糖浓度和不同氧张力条件下培养,发现高糖阻止了细胞对缺氧的感知与反应。这种机制可能也是糖尿病足溃疡持久不愈的重要解释。糖尿病足的形成与转归,见图6-1。

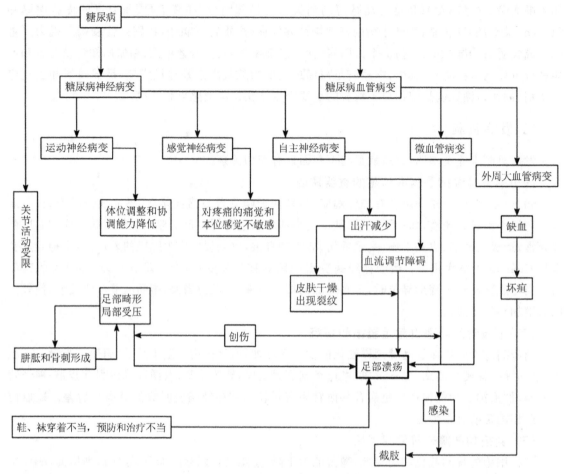

图 6-1　糖尿病足发病机制与转归

（五）中医病因病机

糖尿病肢体血管病变临床多见于下肢，以闭塞性血管病为主。特别是糖尿病足坏疽。糖尿病肢本血管病变，临床以肢体发凉、麻木、疼痛、瘀斑，甚至红、肿、热痛、脓液恶臭、趾端坏疽、烦躁易怒等表现为主，属于中医"血痹""脱疽"范围。其主要病理机制有以下几个方面。

（1）由于消渴日久，阴血亏耗，热灼营血，久则瘀血阻滞，加之常因情志刺激，气滞血瘀，瘀血阻络，不通则痛。

（2）肝肾阴虚，相火炽旺，淫火消烁肾精，更致肾精不足，阴虚更甚。阴虚生内热，热邪蕴久成毒，热毒聚结成疽。

（3）消渴耗气伤阴，营卫气血俱虚，外邪乘虚而入，邪入血分，久则血脉运行不畅，出现机体麻木不仁，血脉不和，不通则痛。

（4）饮食不节，多喜肥甘厚味，而致脾失健运，聚湿生痰，蕴久化热。湿痰阻滞经络，气血运行受阻，而致肢体麻木疼痛。

（5）消渴耗阴，阴阳互根，久则阴损及阳，阳虚则毒邪内陷，而成阴疽。

从以上可以看出，糖尿病肢体血管病变其本在肝肾阴虚，营卫不足，其标在血瘀、热毒、痰湿。即所谓"大脉空虚，发为脉痹"，阳虚毒陷乃久病之变证。

三、分级和临床表现

神经病变、血管病变和感染导致糖尿病足溃疡和坏疽,根据病因或病变性质分为神经性、缺血性和混合性。根据病情的严重程度进行分级,使用标准方法分类以促进交流、随访和再次评估。

(一)根据病因分类

最常见足溃疡的部位是前足底,常为反复机械压力所致,由于周围神经病变引起的保护性感觉缺失,患者不能感觉到异常的压力变化,没有采取相应的预防措施,发生溃疡后极易并发感染,溃疡难以愈合,最后发生坏疽。因此,足溃疡和坏疽往往是神经病变、压力改变、血循环障碍和感染等多种因素共同作用的结果。

1.神经性溃疡

神经病变起主要作用,血液循环良好。足病通常是温暖的,但有麻木感,皮肤干燥,痛觉不明显,足部动脉搏动良好。神经病变性足病的后果是神经性溃疡(主要发生于足底)和神经性关节病(Charcot 关节病)。

2.神经-缺血性溃疡

神经-缺血性溃疡常伴有明显的周围神经病变和周围血管病变,足背动脉搏动消失。足凉而有静息痛,足部边缘有溃疡或坏疽。

3.单纯缺血性溃疡

单纯缺血性溃疡较少见,单纯缺血所致的足溃疡无神经病变。糖尿病足溃疡患者初诊时约50%为神经性溃疡,50%为神经-缺血性溃疡。国内糖尿病足溃疡主要是神经-缺血性溃疡。

(二)临床应用多种糖尿病足分级/分期标准

1.Wagner 分级

主要是依据解剖学为基础的分级,也是最常用的经典分级方法。Wagner 分级重点关注溃疡深度和是否存在骨髓炎或坏疽(图 6-2)。

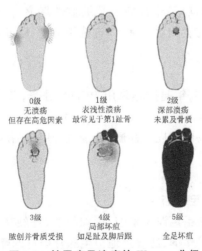

0级	1级	2级
无溃疡	表浅性溃疡	深部溃疡
但存在高危因素	最常见于第1趾骨	未累及骨质

3级	4级	5级
脓创并骨质受损	局部坏疽	全足坏疽
	如足趾及脚后跟	

图 6-2　糖尿病足溃疡的 Wagner 分级

(1)0 级:存在足溃疡的危险因素。常见的危险因素为周围神经和自主神经病变、周围血管病变、以往足溃疡史、足畸形(如鹰爪足和夏科关节足)、胼胝、失明或视力严重减退、合并肾脏病变特别是肾衰竭、独立生活的老年人、糖尿病知识缺乏者和不能进行有效的足保护者。目前无足溃疡的患者应定期随访,加强足保护教育、必要时请足病医师给予具体指导,以防止足溃疡的发生。

(2)1级:足部皮肤表面溃疡而无感染。突出表现为神经性溃疡,好发于足的突出部位,即压力承受点(如足跟部、足或趾底部),溃疡多被胼胝包围。

(3)2级:表现为较深的穿透性溃疡,常合并软组织感染,但无骨髓炎或深部脓肿,致病菌多为厌氧菌或产气菌。

(4)3级:深部溃疡常波及骨组织,并有深部脓肿或骨髓炎。

(5)4级:局限性坏疽(趾、足跟或前足背),其特征为缺血性溃疡伴坏疽,常合并神经病变(无严重疼痛的坏疽提示神经病变),坏死组织表面可有感染。

(6)5级:全足坏疽,坏疽影响到整个足部,病变广泛而严重。

2.Texas 分级与分期

强调组织血液灌注和感染因素。德州大学(University of Texas)分类是在解剖学分类的基础上加入了分期,无感染无缺血的溃疡(A级)、感染溃疡(B级)、缺血性非感染溃疡(C级)、缺血性感染溃疡(D级)。该分类分期方法评估了溃疡深度、感染和缺血程度,考虑了病因与程度两方面的因素。截肢率随溃疡深度和分期严重程度而增加,随访期间的非感染非缺血性溃疡无一截肢。溃疡深及骨组织者的截肢率高 11 倍。感染与缺血并存,截肢增加近 90 倍。从更好反映临床病情程度上考虑,推荐采用该分类方法,但在实际应用中,多数仍然采用 Wagner 分类。

3.Foster 分类

Foster 等提出一种简单易记的糖尿病足分类方法。1 级:正常足;2 级:高危足;3 级:溃疡足;4 级:感染足;5 级:坏死足。3~5 级还可进一步分为神经性和缺血性。1~2 级主要是预防,3~5 级需要积极治疗。3 级神经性溃疡患者需要支具和特制鞋;4 级患者需要静脉用抗生素,缺血患者需要血管重建;5 级患者需要应用抗生素和外科处理,缺血患者需要血管重建。

我国习惯上将糖尿病足坏疽分为湿性坏疽和干性坏疽,国外则不如此分类。湿性坏疽指的是感染渗出较多的坏疽,其供血良好;干性坏疽是缺血性坏疽,由于动脉供血差,而静脉回流良好,因此坏疽呈干性。处理上,前者相对容易,以抗感染为主;后者必须在改善血液供应基础上采取局部措施。

4.PEDIS 分类

国际糖尿病足工作组从 2007 年起推荐采用 PEDIS 分类。P 指的是血液灌注,E 是溃疡面积,D 是溃疡深度,I 是感染,S 是感觉。

该分类清楚地描述了足溃疡的程度和性质,特别适合用于临床科研。

四、辅助检查与诊断

(一)辅助检查协助糖尿病足诊断

糖尿病足的辅助检查主要包括足溃疡检查、影像检查、神经功能检查、动脉供血检查和足压力测定等。建立一种能够实际操作的、适合当地卫生医疗条件的筛查程序,登记每例糖尿病足患者。筛查能及时发现有危险因素的患者,筛查项目既包括糖尿病相关的全身性检查如眼底、血压、尿蛋白、神经功能和心血管系统等,也包括足的重点局部检查等。筛查本身不需要复杂的技术,但应该由训练有素的人员完成,需要对患者下肢和足病做出精确诊断。

电生理测定和定量检测振动觉与温度觉阈值对于糖尿病足的诊断有重要价值,但难以用于临床常规筛查。简单的音叉检查可用于诊断神经病变,缺血性糖尿病足应接受多普勒超声和血管造影。认真查找所有足溃疡及其可能的病因,评价神经病变、缺血性病变和感染因素的相对重要性,因为不同类型的防治方法是不同的。需要强调的是,临床上常规的物理检查基本能够帮助做出正确诊断和判断预后。例如,如果患者的足背动脉和胫后动脉均搏动良好,皮肤温度正常,足的血供应无严重障碍。关键是要求患者脱鞋检查,而这点在繁忙的门诊往往难以做到。

合并感染时,需明确感染的程度、范围、窦道大小、深度以及有无骨髓炎。通常情况下,一般体格检查很难判定足溃疡是否合并感染以及感染的程度和范围。局部感染的征象包括红肿、疼痛和触痛。但这些体征可以不明显甚至缺乏;更可靠的感染表现是脓性分泌物渗出、捻发音(产气细菌所致)或深部窦道。应用探针探查感染性溃疡时,如发现窦道,探及骨组织,要考虑骨髓炎,并用探针取出溃疡深部的标本作细菌培养。新近的研究证实,探针触及骨组织基本上可以诊断为骨髓炎,具有很高的诊断敏感性和特异性。针吸取样具有特异性,但缺乏敏感性。皮肤表面溃疡培养的细菌常是污染菌,缺乏特异性。特殊检查的目的是确定有无深部感染及骨髓炎。X线片发现局部组织内气体说明有深部感染,X线片上见到骨组织被侵蚀,提示存在骨髓炎。判断困难时应行 MRI 检查。

(二)Charcot 关节病增加糖尿病足溃疡危险性

Charcot 关节病患者常有长期的糖尿病病史,且伴有周围神经病变和自主神经病变,如直立性低血压和麻痹性胃扩张。Charcot 关节病的病因未明,其起病与神经病变有关,诱因是创伤。创伤可较轻微,但可能伴有小骨折。Charcot 关节病好发于骨质疏松者。创伤后成骨细胞活性增加,骨组织破坏成小碎片,在修复过程中导致畸形,进而引起慢性关节病。反复损伤导致关节面与骨组织破坏,足溃疡危险性增加。急性 Charcot 关节病可与局部感染或炎症性关节病混淆。Charcot 关节病造成的畸形和功能丧失是可预防的,因此需要及早发现和早期治疗。在 X 线片上,可见到 Charcot 关节病的特征性改变,但病变早期很难识别。由于局部血流增加,骨扫描常显示早期骨摄入^{99m}Tc增加;MRI 能早期发现应力性骨损伤。

(三)影像检查显示糖尿病足的性质与程度

一般表现为动脉内膜粗糙,不光滑,管壁增厚。管腔不规则、狭窄伴节段性扩张,管径小,管腔内有大小不等的斑块或附壁血栓。血管迂曲狭窄处的血流变细,频谱增宽;严重狭窄处可见湍流及彩色镶嵌血流,血流波形异常。收缩期峰值流速增快,狭窄远端的血流减慢;静脉血流障碍。

X线检查和核素扫描显示局部骨质破坏、骨髓炎、骨关节病、软组织肿胀、脓肿和气性坏疽等病变。足骨骨髓炎可行^{99m}Tc-ciprofloxacin 闪烁扫描检查,以确定病变的程度与性质。

(四)神经系统检查评价足保护性感觉

较为简便的方法是采用 10 g 尼龙丝检查。取 1 根特制的 10 g 尼龙丝,一头接触于患者的大足趾、足跟和前足底外侧,用手按住尼龙丝的另一头,并轻轻施压,正好使尼龙丝弯曲,患者足底或足趾此时能感到足底尼龙丝,则为正常,否则为异常。异常者往往是糖尿病足溃疡的高危者,并有周围神经病变。准确使用 10 g 尼龙丝测定的方法为:在正式测试前,在检查者手掌上试验 2～3 次,尼龙丝不可过于僵硬;测试时尼龙丝应垂直于测试处的皮肤,施压使尼龙丝弯曲约 1 cm,去除对尼龙丝的压力;测定下一点前应暂停2～3 秒,测定时应避开胼胝,但应包括容易发生溃疡的部位;建议测试的部位是大足趾,跖骨头 1、2、3、5 处及足跟和足背。如测定 10 个点,患者仅感觉到8 个点或不足 8 个点,则视为异常。另一种检查周围神经的方法是利用音叉或Biothesiometer 测定振动觉。Biothesiometer 的功能类似于音叉,其探头接触于皮肤(通常为大足趾),然后调整电压,振动觉随电压增大而增强,由此可以定量测出振动觉。

神经电生理检查可了解神经传导速度和肌肉功能。甲襞微循环测定简便、无创,出结果快,但特异性不高,微循环障碍表现为:①管襻减少,动脉端变细、异形管襻及襻顶淤血(>30%);②血流速度缓慢,呈颗粒样、流沙样或为串珠样断流;③管襻周边有出血和渗出。

目前有多种糖尿病足分类和计分系统,多数已经得到临床验证,使用方便。简单的分类计分主要用于临床诊疗,而详细的分类和计分系统更适合于临床研究。

周围感觉定性测定很简单,如将音叉或一根细的不锈钢小棍置于温热水杯中,取出后测定患者不同部位的皮肤感觉,同时与正常人(检查者)的感觉进行比较。定量测定是利用皮肤温度测定仪如红外线皮肤温度测定仪,这种仪器体积小,测试快捷、方便,准确性和重复性均较好。

现已研制出多种测试系统测定足部不同部位的压力,如 MatScan 系统或 FootScan 系统等。这些系统测定足部压力的原理是让受试者站在有多点压力敏感器的平板上,或在平板上行走,通过扫描成像,传送给计算机,在屏幕上显示出颜色不同的脚印,如红色部分为主要受力区域,蓝色部分为非受力区域,以了解患者有无足部压力异常。此法还可用于步态分析,糖尿病足的步态分析可为足部压力异常的矫正提供依据。

(五)血管检查确定缺血性足病的程度与范围

踝动脉-肱动脉血压比值(ABI)是非常有价值的反映下肢血压与血管状态的指标,正常值0.9~1.3;<0.9 为轻度缺血,0.5~0.7 为中度缺血,<0.5 为重度缺血。重度缺血容易发生下肢(趾)坏疽。正常情况下,踝动脉收缩压稍高于或相等于肱动脉,如果踝动脉收缩压过高(高于26.7 kPa(200 mmHg)或ABI>1.3),应高度怀疑下肢动脉粥样硬化性闭塞。此时,应测定足趾血压。足趾动脉较少发生钙化,测定踝动脉或足趾动脉需要多普勒超声听诊器或特殊仪器(仅能测定收缩压)。如果用多普勒超声仍不能测得足趾收缩压,则可采用激光测定。多功能血管病变诊断仪检查包括趾压指数(TBI,即趾动脉压/踝动脉压比值)和踝压指数(ABI,即踝动脉压/肱动脉压比值)。评判标准是:以 ABI 或 TBI 值为标准,<0.9 为轻度供血不足;0.5~0.7 易出现间歇性跛行;0.3~0.5 可产生静息性足痛;<0.3 提示肢端坏疽的可能性大。如果有足溃疡,这种溃疡在周围血供未得到改善之前不能愈合。

血管超声和造影检查均可用于了解下肢血管闭塞程度、部位和有无斑块,既可为决定截肢平面提供依据,又可为血管旁路手术做准备。糖尿病患者下肢动脉血管造影的特点是下肢动脉病变的患病率高和病变范围广。如果严重足坏疽患者行踝以下截肢手术后,创面持久不愈,应该采用血管减数造影,明确踝动脉以下血管是否完全闭塞。踝动脉以下血管闭塞者应从膝以下截肢。有的患者长期夜间下肢剧痛,其最常见的病因是动脉闭塞。

踝部血管网(内踝血管网、外踝血管网和足底深支吻合)是否开通及其开通血管的数目影响足溃疡的预后。畅坚等发现,当 3 组踝部血管网均参与侧支形成时,足溃疡引起的截肢率明显降低;较少的踝部血管网参与侧支循环是与糖尿病足截肢率和大截肢率相关密切的危险因素。

经皮氧分压(transcutaneous oxygen tension,$TcPO_2$)的测定方法为采用热敏感探头置于足背皮肤。正常人足背皮肤氧张力>5.3 kPa(40 mmHg)。$TcPO_2$<4.0 kPa(30 mmHg)提示周围血液供应不足,足部易发生溃疡或已有的溃疡难以愈合。$TcPO_2$<2.7 kPa(20 mmHg)者的足溃疡无愈合可能,需要进行血管外科手术以改善周围血供。如吸入 100% 氧气后,$TcPO_2$ 提高1.3 kPa(10 mmHg),说明溃疡的预后较好。

五、治疗

(一)辨证论治

糖尿病下肢动脉硬化闭塞症(DLASO),多发生在糖尿病的中、晚期。消渴之病,阴虚为本,燥热为标,迁延日久阴损及阳,阳损及阴,可见气阴两虚,或阴阳俱损而致痰浊、瘀血、毒邪内盛,留注肌肉、筋骨之间,脉络闭阻,气血运行不畅而表现的一系列症状。临床治疗时抓住"痰、瘀、毒"三大病机特点,合理辨证论治,方可取得良效。

1.痰浊阻络证

主症:患者肢冷发麻,足趾喜暖怕冷,肤色苍白冰凉,麻木疼痛,遇冷痛剧。步履不利,多走时疼痛加剧,小腿酸胀,稍歇则痛缓(间歇性跛行),舌苔白腻,脉沉细,跗阳脉减弱或消失。

治法:化痰利湿,活血化瘀。

方药:二陈汤合三仁汤加减。陈皮 12 g,半夏 10 g,白术 10 g,茯苓 15 g,薏苡仁 30 g,豆蔻 10 g,杏仁 10 g,滑石 15 g,厚朴 10 g,牛膝 15 g,木瓜 10 g,当归 10 g,赤芍 10 g,秦艽 10 g,竹叶 10 g。

2.血脉瘀阻证

主症:肢体酸胀疼痛加重,步履沉重乏力,活动艰难。患趾肤色由苍白转为暗红,下垂时更甚,抬高则见苍白。小腿可有游走性红斑,结节或硬索,疼痛持续加重,彻夜不能入寐,舌质暗红或有瘀斑,苔白,脉弦或涩,跗阳脉消失。

治法:活血化瘀,通络止痛。

方药:桃红四物汤加减。桃仁 15 g,红花 15 g,丹参 30 g,赤芍 10 g,鸡血藤 15 g,川牛膝 15 g,川芎 15 g,远志 20 g,黄芪 10 g,川楝子 10 g,当归 10 g,甲片 15 g。

3.热毒瘀阻证

主症:肢体剧痛,日轻夜重,喜凉怕热。局部皮色紫暗,肿胀,渐变紫黑,浸润蔓延,溃破腐烂,气秽,创面肉色不鲜,甚则五趾相传,波及足背,或伴有发热等症,舌红,苔黄腻,脉弦数。

治法:清热解毒利湿,活血祛瘀止痛。

方药:四妙活血汤加减。金银花 15 g,蒲公英 30 g,紫花地丁 15 g,玄参 15 g,当归 10 g,黄芪 15 g,生地黄 10 g,丹参 30 g,牛膝 15 g,连翘 10 g,红花 10 g,黄芩 10 g,黄柏 10 g,乳香 3 g,没药 3 g。

4.气血两虚证

主症:面容憔悴,萎黄消瘦,神情倦怠。坏死组织脱落后疮面久不愈合,肉芽暗红或淡红不鲜,舌质淡胖,脉细无力。

治法:调补气血。

方药:八珍汤加减。党参 20 g,白术 10 g,茯苓 20 g,当归 10 g,川芎 12 g,赤白芍各 10 g,熟地黄 12 g,桃仁 10 g,红花 10 g,黄芪 15 g,川牛膝 12 g,鸡血藤 10 g,木瓜 12 g,砂仁 6 g。

(二)单验方治疗

(1)当归 20 g,川芎、白芍、红花各 12 g,丹参、鸡血藤、黄芪各 24 g,党参、桂枝各 15 g,附子、干姜各 10 g,炙甘草 9 g,花椒、生姜各 30 g,葱白 3 根。加水煮沸熏洗患肢。

(2)水蛭、地龙各 30 g,䗪虫、桃仁、苏木、红花、血竭、乳香、没药各 10 g,牛膝、附子、桂枝、甘草各 15 g。水煎取液,倒入木桶内浸洗,自小腿以下,都浸浴在温热的药液之中。

(3)川芎、草乌各 10 g,鸡血藤 15 g,苏木 1 g,红花 10 g,透骨草 15 g。水煎温泡洗。

(4)毛冬青根 90 g。加水 3 000 mL,煎至 2 000 mL 左右,凉后泡洗患肢。

七、预防

糖尿病足的处理涉及糖尿病专科、骨科、血管外科、普通外科、放射科和感染科等多个专科，需要医师和护士的密切配合，在国外，还有专门的足病师。糖尿病足患者的相关知识教育十分重要，可降低患病率，预防严重并发症，避免截肢。糖尿病足防治中需要多学科合作、专业化处理和预防为主。糖尿病足部溃疡和截肢的预防开始于糖尿病确诊时，且应坚持始终。患者每年应检查1次，如有并发症，则应每季度检查1次。如有足部溃疡，应立即治疗使溃疡愈合。

（一）足部护理和定期检查是预防的关键措施

具体的足部保健措施有：①避免赤脚行走。②每天以温水洗脚和按摩，局部按摩不要用力揉搓。洗脚时，先用手试试水温，以免水温高而引起足的烫伤。洗脚后用毛巾将趾间擦干。足部用热水袋保暖时，切记用毛巾包好热水袋，不能使热水袋与患者皮肤直接接触。③修剪趾甲或厚茧、鸡眼时，避免剪切太深或涂擦腐蚀性强的膏药。④出现皮肤大疱和血疱时，不要用非无菌针头等随意刺破，应在无菌条件下处理。请专业人员修剪足底胼胝。⑤足部皮肤干燥时可涂搽少许油脂。⑥鞋跟不可过高，宜穿宽大（尤其是鞋头部）透气的软底鞋。有足病危险因素尤其是有足底压力异常者应着特制的糖尿病鞋，使足底压力分布科学合理，避免局部高压，降低足溃疡的发生。避免异物进入鞋内。

（二）矫正足压力异常和增加足底接触面积有良好预防效果

尽量减少局部受压点的压力和局部的机械应力，避免发生局部压力性溃疡。

（宋　爱）

第八节　糖尿病性脑血管病

糖尿病性脑血管病就是糖尿病患者出现的脑血管病。目前认为糖代谢异常对动脉粥样硬化的发生和发展影响十分明显，糖尿病时出现的代谢紊乱而导致大血管及微血管改变将不可避免地并发脑血管病。现已公认脑动脉硬化与糖尿病有密切的关系。病程在5年以下的糖尿病患者，脑动脉硬化的发生率为31%，而5年以上者为70%，并且动脉硬化的程度亦比较严重。40岁以上的糖尿病患者合并脑动脉硬化为正常人的1倍。有国外学者研究指出，糖尿病患者动脉硬化发生年龄更早，分布更广，程度更重，致心、脑、肾及周围血管病变的发生均较高。糖尿病合并脑血管病变的比率是非糖尿病患者的4～10倍。因此认为糖尿病是脑血管的基础病，是脑血管病的独立危险因素。糖尿病性脑血管病的发生率为16.4%～18.6%，老年糖尿病中脑血管病的发生率可达24.6%。

本病是糖尿病患者三大致死原因之一。其发病突然，来势凶猛，变化迅速，其发生缺血性卒中死亡者是非糖尿病患者的2倍。据报道病死率可达12%～26%。糖尿病性脑血管病与非糖尿病性脑血管病在临床类型上基本相同，但糖尿病性脑血管病有以脑梗死为主，主要是脑血栓形成，而脑出血较少的特点，脑梗死是非糖尿病性脑血管病患者的2倍以上；另一特点是以多发性中小梗死为多见。对于本病，早在《素问·通评虚实论》中就有记载："消瘅仆击，偏枯……肥贵人则高粱之疾也。"中医文献中虽然没有"糖尿病性脑血管病"这一名称，但根据本病的临床特点，可归属于消渴"中风"病的范畴。目前认为对本病的中医病名可称之为"消渴病脑病",因其是消渴日久发生的脑系合并症,与现代医学糖尿病性脑血管病病变基本一致。

一、病因病机

中医认为本病的发生主要与年老气衰、劳累过度、饮食不节、五志过极等因素有关。明代医家戴元礼在其著作《证治要诀》中指出:"三消久之,精血既亏……或手足偏废如风疾。"已认识到本病因消渴而致虚生内风的本质。所以,本病的基本病机是气阴两虚,痰浊瘀血痹阻脉络,气血逆乱于脑所致。主要因消渴日久,阴津亏耗,气血俱虚而致风、火、痰、瘀为患。消渴日久,气血不充,经络空虚,气虚血行不畅,导致瘀血阻络;又因气虚失常,痰湿内生,痰瘀痹阻脉络而致半身不遂、口眼㖞斜;又因肝肾阴虚,肝阳上亢,阳化风动,气血上冲于脑,发为中风;若肝火夹痰上蒙清窍,或热郁气逆,气血上犯于脑,则发生猝然昏倒,不省人事。本病特征为久消积损,虚极生风,亦是本虚标实之证,初期以标实即痰、火、风、瘀为主,中经络者以痰瘀风多见,中脏腑者则多见痰火风;后期则以标本即气虚肾虚与血瘀为重。病位主要在脑,与心肝肾及经络、血脉关系密切。

现代医学认为本病发病主要是因高血糖、高胰岛素血症、蛋白非酶糖化及氧化应激等导致大脑动脉血管硬化病变,而在此基础上出现血液成分和血流动力学改变,大脑自主调节功能失调,脑局部血流量下降,脑血栓形成等多种因素相互作用的结果。其基本病理基础为动脉粥样硬化及微血管基底膜增厚,糖原沉积,脂肪样及透明变性。但其发病机制尚未阐明。

二、临床表现

糖尿病性脑血管病有两大类:缺血性脑血管病和出血性脑血管病,但以缺血性脑血管病为主。缺血性脑血管病主要以脑血栓形成较多,其次是腔隙性脑梗死,少数发生一过性脑缺血及脑栓塞等,而脑出血发生较少。本病临床特点有:发生数随年龄增长而增高,与糖尿病病情控制好坏关系不密切;糖尿病患者中脑动脉硬化的发生率较高,发病年龄较早,而以脑缺血为多,脑出血较少;发生在小脑、脑干和大脑中动脉支配的皮层和皮层下部位稍多,以血管中小梗死和多发性病灶较为多见。

(一)先兆表现

临床发现,约有70%的糖尿病患者发病前或多或少地出现近期先兆症状。这些先兆症状是多种多样的,较为典型的有:头晕或头痛突然加重,或由间断性头痛变为持续性剧烈头痛,多为缺血性脑血管病的早期迹象;肢体麻木或半侧面部麻木;突然一侧肢体无力或活动失灵,且反复发生;突然性格改变或出现短暂的判断力或智力障碍;突然或暂时性讲话不灵,吐字不清;突然出现原因不明的跌跤或晕倒;出现昏昏沉沉嗜睡状态;突然出现一时性视物不清或自觉眼前黑蒙,甚者一时性突然失明;恶心、呃逆或喷射性呕吐,或血压波动;鼻出血,尤其是频繁性鼻出血常常是高血压脑出血的近期先兆迹象。

(二)缺血性脑血管病

1.脑血栓形成

一般可分为前驱期、急性发作期、恢复期和后遗症期。血栓形成前,可有长时间的头痛、头晕、记忆力减退等脑动脉硬化症状。前驱表现常有头昏、头晕、一过性肢体麻木、乏力、语言不利等短暂的脑供血不足症状。可持续几天或一周左右。但也有发病无前驱症状者。可在任何时间发病,但常常在夜间低血压状态,血流缓慢时或安静状态下发病较多,在晨起时才发现偏瘫等症状。起病缓慢,逐渐加重是本病重要的临床特点。发病时大多意识清楚。但脑梗死范围大,脑水肿严重或梗死波及脑干网状结构等有关部位时,亦可出现程度不同的意识障碍。由于血管闭塞部位和程度不同,以及发生速度的快慢,临床表现有较大差异。如属于颈内动脉系统血栓形成者,以对侧偏瘫、感觉障碍或失语为主要症状;如发生在椎-基底动脉系统的血栓形成者,以眩晕、复视、恶心、呕吐、交叉运动及感觉障碍、吞咽困难、饮水发呛等症状为主。脑血栓形成一般还可分为急性卒中型,短暂性脑供血不足型,慢性进展型等三种类型。

2.腔隙性脑梗死

本病是脑梗死的一种特殊类型。其病灶位于脑深部,是微小动脉硬化或梗阻等所致微小的组织缺血、坏死和软化。白天、夜晚或晨起都可以发生,呈急性或亚急性发病,症状于12～72 小时达高峰。约有 1/3 患者没有明显症状,或仅有轻微注意力不集中、记忆力下降,或出现一过性脑缺血发作。一般无意识障碍。体征多以单纯运动性偏瘫或面、舌瘫、单纯感觉障碍或失语等为主要表现。起病缓慢,并逐渐加重。

3.短暂性脑缺血发作(TIA)

本病特点是起病急骤,发病突然,症状为时短暂,通常仅几分钟,少数可持续 1 小时以上,最长不超过24 小时,即可自行缓解。临床表现为脑血管痉挛,如突然出现头晕、头痛、恶心、呕吐、烦躁等脑供血障碍的症状和体征。大多数无意识障碍。往往反复发作,间隙时间长短有别,但每次发作均涉及相同的某动脉供应的脑功能区。病情之预后存在个体差异,如有的多次频繁发作,但并不留下神经系统病征,有的则短期内几次发作便发展为完全性卒中。

(三)出血性脑血管病

糖尿病出血性脑血管病较少,国内有人报道仅为 6.3%～7.4%。本病常在过度紧张,过度劳累或情绪激动时发生。常无预感而突然发病,病情危急,变化迅速。绝大部分患者表现为头痛、呕吐、昏迷及偏瘫等症状,有时呼吸、血压等亦出现变化。但由于出血部位、范围,机体反应及全身情况等因素不同,其临床症状亦各异。其中以壳核-内囊出血为多见,有典型的"三偏"症状(偏瘫、偏身感觉障碍、偏盲同时出现)。此外,还有在脑桥,小脑,丘脑等部位出血,可表现为不同的神经功能缺失症状和体征。

三、诊断要点

(1)有糖尿病病史。

(2)一般多有先兆症状,常有头晕、头痛、肢体麻木等迹象。

(3)有脑血管病变的临床表现。

(4)脑脊液检查、颅脑 CT、磁共振(MRI)检查、脑电图等均有助于确诊。

四、治疗

(一)辨证论治

对于本病的治疗,中医传统的方法是以有无神志改变,实际上就是按病情轻重,将其分为中经络和中脏腑两大类,再分别辨证论治。所谓中经络,即以口眼㖞斜,肢体偏废,或肢体活动不利为主而无神志改变;所谓中脏腑,以猝然昏迷,不省人事等神志改变为主。本书根据临床实际,将本病按照中风先兆、中风病情轻重及后遗症进行辨证分型论治。

1.中风先兆

(1)阴虚阳亢,肝风内动。①证候:眩晕、耳鸣、眼睑或面部肌肉抽动,手颤或四肢跳动,或四肢麻木,活动失灵。舌暗苔薄白,脉细弦。②治法:育阴潜阳,平肝息风。③方药:镇肝息风汤加减。生龙骨、生牡蛎、代赭石、龟甲、生白芍、玄参、天冬、牛膝、川楝子、茵陈、麦芽等。方中生龙骨、生牡蛎、代赭石镇肝潜阳;白芍、玄参、天冬、滋养肝肾之阴;牛膝辅川楝子引气血下行;合茵陈、麦芽疏肝气。若头晕、头痛较甚,可加石决明、菊花、夏枯草。若腰酸、耳鸣甚者,可加灵磁石、桑寄生。

(2)风痰瘀血上扰。①证候:记忆力突然减退,语无伦次,健忘,神情呆滞或一过性意识缺失,短暂口眼㖞斜或半身不遂,舌紫暗苔腻,脉涩。②治法:息风化痰,活血通络。③方药:解语丹化裁。白附子、石菖蒲、远志、天麻、全蝎、羌活、胆南星、木香、甘草等。

2.中风急性期

(1)阴虚阳亢,风阳上扰。①证候:素为阴虚之体,头痛头晕,耳鸣眼花,心烦健忘,急躁易怒,肢体麻木,腰膝酸软。突发口眼㖞斜,手抖舌颤,语言謇涩,神志不清,舌红苔薄黄,脉弦数。②治法:育阴潜阳,息风通络。③方药:天麻钩藤饮合镇肝息风汤加减。天麻、钩藤、生石决明、川牛膝、杜仲、桑寄生、黄芩、茯神、夜交藤、益母草、龟甲、生白芍、玄参、天冬等。方中生白芍、玄参、天冬滋养肝肾之阴,生石决明、龟甲潜阳;天麻、钩藤平肝息风,牛膝引血下行,杜仲、桑寄生补肝肾,茯神、夜交藤养心安神。

(2)气虚痰盛,痰浊阻络。①证候:平素时有眩晕,肢体麻木不仁,突然口眼㖞斜,口角流涎,舌强语謇,手足拘挛,甚则半身不遂,意识尚清楚,舌淡苔白腻,脉弦滑。②治法:健脾燥湿,化痰通络。③方药:半夏白术天麻汤加减。半夏、白术、天麻、陈皮、茯苓、甘草、胆南星、香附、丹参。方中半夏、白术、茯苓、陈皮健脾燥湿,天麻、胆南星祛痰息风,丹参活血通络,香附行气助血。

(3)气血不足,脉络瘀阻。①证候:平素面色苍白,头晕目眩,气短懒言,健忘纳呆,肢体麻木,突然半身不遂,口眼㖞斜,语言謇涩,舌质暗淡或有瘀斑,苔薄白,脉濡细。②治法:益气活血,通经活络。③方药:补阳还五汤合六君子汤加减。黄芪、人参、白术、茯苓、半夏、陈皮、甘草、当归、赤芍、川芎、桃仁、红花、地龙、鸡血藤、川牛膝。方中黄芪、人参益气助血行,当归、赤芍、川芎、桃仁、红花、地龙、鸡血藤、川牛膝等较多活血养血药活血化瘀,通经活络,白术、茯苓、半夏、陈皮燥湿化痰。

以上三型均为较轻的中经络者,中医中药治疗可取得较好的疗效。而中脏腑者却以发病急、病情危重、变化快、骤然昏仆,不省人事等为临床特点。其中又可分为邪实内闭的闭证和阳气欲脱的脱证。闭证常表现为牙关紧闭,两手紧握,肢体强痉拘急,二便秘结的昏迷不醒。按有无热象又可分为阳闭和阴闭。脱证常表现为目合口开,手撒尿遗,肢体软瘫,汗多肢冷,鼻鼾息微的不省人事。因中脏腑病情危急,目前临床上多采用中西医结合抢救。

3.中风后遗症

中风后,多遗有半身不遂、口眼㖞斜及音暗等症状,需要较长时间的康复治疗。

(1)半身不遂:肝阳上亢,脉络瘀阻。①证候:头晕目眩,面赤耳鸣,肢体偏废,强硬拘急,舌红苔薄黄,脉弦有力。②治法:平肝息风,活血通络。③方药:天麻钩藤饮加减。天麻、钩藤、生石决明、牛膝、黄芩、生地黄、丹参、白芍、赤芍等。方中天麻、钩藤、生石决明平肝息风潜阳,生地黄、白芍养阴柔肝,牛膝引血下行,丹参、赤芍活血通络。若肢体强痉较重,可加鸡血藤、伸筋草舒筋活络;若肢体麻木不仁,可加陈皮、胆南星、茯苓化痰通络。

(2)气血两虚,瘀血阻络。①证候:面色萎黄,体倦神疲,患侧肢体缓纵不收,软弱无力,舌胖质紫暗苔薄白,脉虚细无力。②治法:益气养血,活血通络。③方药:补阳还五汤加味。黄芪、当归尾、赤芍、川芎、红花、桃仁、丹参、地龙、鸡血藤、牛膝等。方中重用黄芪,与众多的养血活血药配伍以益气养血,活血通络,是治疗气血两虚,瘀血阻络所致半身不遂的有效方剂。

(3)口眼㖞斜。①证候:言语謇涩,舌红苔薄,脉弦细。②治法:祛风,化痰,通络。③方药:牵正散加味。白附子、全蝎、僵蚕、制南星、川芎、白芷。方中白附子、制南星、全蝎、僵蚕息风化痰,川芎、白芷活血通络。

(4)音暗。音暗为失语或言语謇涩,多与半身不遂,口眼㖞斜并存。

(5)肾虚。①证候:音暗,伴心悸气短,下肢软弱,阳痿、遗精、早泄,腰酸耳鸣,夜尿频多,舌淡胖苔白,脉沉细。②治法:滋阴补肾,开音利窍。③方药:地黄饮子加减。熟地黄、巴戟天、山茱萸、五味子、肉苁蓉、远志、附子、肉桂、茯苓、麦冬、石菖蒲。方中以熟地黄、山茱萸补肾填精,又用巴戟天、肉苁蓉、附子、肉桂温养下元,摄纳浮阳,引火归元;又以麦冬、五味子滋阴壮水以济火,远志、石菖蒲、茯苓合用,化痰利窍开音。

(6)痰阻。①证候:舌强语謇,肢体麻木,或半身不遂,口角流涎,舌红苔黄,脉弦滑。②治法:祛风化痰,宣窍通络。方药:解语丹化裁。白附子、石菖蒲、远志、天麻、全蝎、茯苓、胆南星、郁金、甘草等。方中以白附子、胆南星、天麻、全蝎祛风化痰,石菖蒲、郁金芳香开窍,远志交通心肾。

(二)其他疗法

针灸疗法对本病在恢复期和后遗症期的肢体功能、语言功能等方面的康复有较好的疗效。

1.体针

中经络者,治宜通经活络,祛风化痰,养阴清热,取手足阳明经穴为主,辅以太阳、少阳经穴,局部配穴。久病先针健侧,再刺灸患侧。

随症取穴:①上肢瘫痪取肩髃、曲池、手三里、合谷、外关、阳溪等。②下肢瘫痪取环跳、阳陵泉、足三里、委中、承扶、风市、悬钟、解溪、昆仑等。③语言謇涩取哑门、廉泉、通里、照海。④口眼㖞斜取翳风、地仓、颊车、合谷、内庭、四白、牵正、攒竹、太冲、颧髎、人中、承浆等。

治疗时,每次选3~5穴,上下肢穴位强刺激,留针20~30分钟,面部穴位用透刺法,哑门、廉泉强刺不留针。初病每天刺1次,恢复期隔天刺1次,15次为1个疗程。

辨证取穴:①气滞血瘀型取百会、通天、天柱、中脘、足三里、三阴交、血海、肩髃、曲池、合谷、外关。②阴虚阳亢型取百会、天冲、曲池、合谷、外关、阳陵泉、复溜、太冲。③痰浊阻络型取百会、风池、曲池、支沟、阴陵泉、丰隆、足三里、三阴交。

每次选3~4穴,每天1次,健侧与患侧交替针刺,健侧用泻法,患侧用补法,10次为1个疗程,疗程间隔3天。

2.头针

头部是调整全身气血的重要部位,头针疗法对脑梗死、脑血栓形成尤为适宜,疗效肯定,使用越早越好。

取穴选阳性体征对侧的运动区、足运感区、感觉区。进针后捻转3分钟,可在施术后出现症状缓解。偏侧运动障碍,取对侧运动区:下肢瘫,取对侧运动区上1/5,对侧足运区;上肢瘫,取对侧运动区中2/5;面部瘫、流涎、舌㖞斜、运动性失语,取对侧运动区下2/5。偏身感觉障碍,取对侧感觉区:下肢感觉障碍,取对侧感觉区上1/5,对侧足感区;上肢感觉障碍,取对侧感觉区中2/5;头部感觉障碍,取对侧感觉区下2/5。

3.灸法

取穴以足阳明经为主,辅以太阳、少阴经穴。语言謇涩者配哑门、廉泉、通里;口眼㖞斜者配翳风、地仓、颊车、下关、合谷、攒竹、太冲;下肢瘫痪者配环跳、大肠俞、阳陵泉、足三里、委中、承扶、风市、三阴交、悬钟;上肢瘫痪者配肩髃、曲池、手三里、合谷、外关。治疗时,每次选3～5穴,每穴灸1～3分钟,初病每天灸1次,恢复期隔天灸1次,15次为1个疗程。

还可适时采用推拿按摩疗法,气功,水针穴位注射疗法等进行康复治疗。

(李春霞)

第九节　高　脂　血　症

血脂是血浆中脂溶性物质的总称,包括胆固醇、甘油三酯、磷脂、游离脂肪酸、脂溶性维生素、固醇类激素。血脂异常指血浆中脂质量和质的异常。由于脂质不溶于水或微溶于水,必须与蛋白质结合形成脂蛋白,才能被运输至组织进行代谢,所以血脂异常实际上表现为脂蛋白异常血症。血脂异常分原发性和继发性,原发性血脂异常多为遗传缺陷与环境因素相互作用的结果,继发性血脂异常为某些全身性疾病所致。血脂异常主要表现为高胆固醇血症、高甘油三酯血症、高密度脂蛋白水平低下或脂蛋白代谢紊乱,可直接引起动脉粥样硬化、冠心病、胰腺炎等严重危害人体健康的疾病。脂蛋白的构成和代谢血浆脂蛋白是载脂蛋白(Apo)和甘油三酯、胆固醇、磷脂等组成的球形大分子复合物。应用超速离心法,可将血浆脂蛋白分为5类:乳糜微粒(CM)、极低密度脂蛋白(VLDL)、中密度脂蛋白(IDL)、LDL和高密度脂蛋白(HDL)。这5类脂蛋白的密度依次增加,而颗粒则依次变小。各类脂蛋白的组成及其比例不同,其理化性质、代谢途径和生理功能也各有差异;人体脂蛋白有两条代谢途径:外源性代谢途径指饮食摄入的胆固醇和甘油三酯在小肠中合成CM及其代谢内源性代谢途径是指有肝脏合成的VLDL转变为IDL和LDL,以及LDL被肝脏或其他器官代谢的过程。此外,还有一个将胆固醇从外周组织转运到肝脏的逆转运途径,即HDL的代谢。

中医虽然没有特指高脂血症的病名,但根据高脂血症的临床证候及继发性疾病的特点,可以将其与中医的多种疾病如"痰饮""肥胖""心悸""胸痹""眩晕""胁痛"等相关联。《素问·通评虚实论》云:"凡治消瘅,仆击,偏枯,痿厥,气满发逆,甘肥贵人,则膏粱之疾也。"可见古人把高脂血症、糖尿病等归属"膏粱之疾"。高脂血症导致人体脏腑组织功能失调,致病因素并不是血脂本身,而是异常增高的血脂引发的病理产物所为;因此,大多数中医学者基于对脂代谢紊乱造成一系病理改变引起"证候"的认识,将其归属于"痰浊"范畴。也有学者认为高脂血症病位在脉,是指水谷不化之痰湿、浊气及瘀滞之血在脉中结聚而成脂浊之变,为脉中不洁之血,故把高脂血症归为"污血"范畴。虞抟《医学正传》曰:"津液稠粘,为痰为饮,积久渗入脉中,血为之浊"。薛己在《明医杂著》言:"津液者血之系,行乎脉外,流通一身,如天之清露,若血浊气滞则凝聚而为痰。"

一、病因病机

(一)病因

《医学源流论》曰:"凡人之所苦,谓之病;所以致此者,谓之因。"中医认为高脂血症的形成与以下几个方面相关。

1.先天不足

先天肾气虚弱,不能济生后天之脾,导致脾脏更虚,酿湿生痰;痰浊阻滞脉道,气血运行失常,脏腑功能失调,痰、湿、瘀、浊等邪阻塞脉道而发为此病。

2.饮食不节

《素问·痹论》说:"饮食自倍,脾胃乃伤"。平素喜食肥甘厚腻,或暴饮暴食,饮食无度,肥甘伤脾,饱食伤胃,脾胃受损,导致运化失调,水液代谢的功能失常,久则生湿生浊。湿浊实邪阻滞脉道而发病。

3.七情所伤

《儒门亲事》云:"夫愤郁而不得神,则肝气乘脾,脾气不化,故为留饮"。五志过极,郁怒伤肝、思虑伤脾,肝主疏泄的功能,为全身气机的枢纽,肝失疏泄,则全身气机运行不畅。"气为血之帅",气滞则血瘀,若气机运行不畅,气血津液在人体内运行的功能失常,则湿邪阻滞,凝集为痰,胶结于血脉形成痰浊瘀血等浊邪,从而产生高脂血症。

4.劳逸失常

久坐久卧,一身之气机停滞,脏腑代谢运化减慢,更易致肥油膏脂堆积。《黄帝内经》写道"久视伤血、久卧伤气、久坐伤肉"。中医认为"动则不衰"。过于好逸恶劳则使得气血运行不畅,脏腑功能失调,痰浊瘀血等浊邪形成而发病。

5.年老体衰

年老脏腑功能减退,肾气衰减,肾阴阳不足,虚火内生,灼津成痰;肾阳虚衰,命门火衰,脾阳不温,内生痰饮,痰浊内阻,脉道不畅,血脂异常。

(二)病机病理

本病病机病理基础总属本虚标实。本虚与肝、脾、肾三脏俱虚相关,标实主要是指痰、湿、浊、瘀。脾失健运,分清泌浊不及,不能化生水谷精微,反化为浊,而湿则为重浊有质之邪;湿邪阻滞,则气机逆乱升降失调,水精不能四布,浊阴弥漫,内生痰浊;痰浊阻滞脉道,气机不畅,形成气滞血瘀,湿、浊、痰、瘀相互搏结,滞留血脉,导致脉络壅塞不畅。肝藏血,主疏泄,调畅气机,调节情志,促进消化,通调水道,肝的疏泄功能正常,才能使气机调畅,协助脾胃气机升降,促进消化吸收,协助人体血液运行,通利三焦,通调水道,使之调畅而不致瘀滞。若肝失疏泄则气机不畅,气血失和,因病而郁,气机郁滞,影响脾胃气机的升降出入和胆汁的分泌与排泄,气血不畅,痰湿瘀滞内生,导致血脂异常,而痰湿瘀浊作为新的病理产物又加重气血不畅,脉络不通。肾为先天之本,元气之根,肾之阴阳为一身阴阳之根本。肾主气化,推动和调控着人体内的一切新陈代谢活动。肾气失常,则肺失宣降,脾失健运,肝失疏泄,心肾上下水火不济,从而影响水谷、津液的运化及血液的运行,从而产生痰湿瘀浊而发病。由于各种因素导致机体肝、脾、肾三脏亏虚,影响气血津液代谢失常,则生膏浊、痰湿、血瘀等"浊邪"浸淫脉络,随血循行内外上下,可滞留于心脉、脑脉、肝脉等全身各处,日久耗伤正气,败坏脏腑晦。

二、临床表现

(1)黄色瘤、早发性角膜环和眼底改变黄色瘤是一种异常的局限性皮肤隆起,由脂质局部沉积引起,颜色可为黄色、橘黄色或棕红色,多呈结节、斑块或丘疹形状,质地柔软,最常见于眼睑周围。血脂异常患者可出现角膜环,位于角膜外缘呈灰白色或白色,由角膜脂质沉积所致,常发生于 40 岁以下。严重的高甘油三酯血症可出现脂血症眼底改变。

（2）动脉粥样硬化脂质在血管内皮下沉积引起动脉粥样硬化，导致心脑血管和周围血管病变某些家族性血脂异常可于青春期前发生冠心病，甚至心肌梗死。严重的高胆固醇血症可出现游走性多关节炎。严重的高甘油三酯血症（＞10 mmol/L）可引起急性膜腺炎。

三、诊断和基因分型

（一）诊断

1996 年底，在中国全国血脂研讨会的基础上成立了中国血脂异常防治对策专题组。后经有关专家研商后，撰写了《血脂异常防治建议》，并提出了高脂血症的简易临床分型及诊断（表 6-2）。

表 6-2　高脂血症的简易临床分型及诊断

分型	胆固醇	甘油三酯	HDL-C
高胆固醇血症	增高		
高甘油三酯血症		增高	
混合型高脂血症	增高	增高	
低高密度脂蛋白血症			降低

（二）基因分型

随着分子生物学的迅速发展，科学家发现到，部分高脂血症患者存在单一或多个遗传基因的缺陷。由于基因缺陷所致的高脂血症多具有家族聚积性，有明显的遗传倾向，故临床上通常称为家族性高脂血症（表 6-3）。原因不明的则称为散发性或多基因性脂蛋白异常血症。

表 6-3　各家族性高脂血症特点

疾病名称	血清胆固醇浓度	血清甘油三酯浓度
家族性高胆固醇血症	中至重度升高	正常或轻度升高
家族性 apoB 缺陷症	中至重度升高	正常或轻度升高
家族性混合型高脂血症	中度升高	中度升高
家族性异常 β 脂蛋白血症	中至重度升高	中至重度升高
多基因家族性高胆固醇血症	轻至中度升高	正常或轻度升高
家族性脂蛋白(a)血症	正常或升高	正常或升高
家族性高甘油三酯血症	正常	中至重度升高

四、治疗

（一）辨证论治

本病中药治疗有一定优势。本病病机为"本虚标实"，虚可以是气、血、阴、阳的一种或多种同时亏虚，实也可以是痰浊、瘀血、气滞等夹杂为病。根据上述证型分析，在高脂血症的致病因素中，以痰、瘀、虚三者为基础，导致肝、脾、肾功能失调，从而引起津液代谢失调，产生高脂血症。根据患者的体质及病程的进展，证型也会随之改变，或因虚致实，或久病成虚，最后形成虚实夹杂的复杂病证。

1.痰浊内阻

证候特点:形体肥胖,头重如裹,胸脘痞满,呕恶痰涎,肢麻沉重,心悸,失眠,口淡,食少,便溏。舌胖,苔滑腻,脉弦滑。

治法:理气健脾,化痰去浊。

推荐方剂:参苓白术散合二陈汤加减。

基本处方:党参、黄芪、茯苓、白术、扁豆、山药、半夏、陈皮、薏苡仁、生山楂、荷叶、泽泻;方中党参、白术、茯苓益气健脾渗湿。配伍山药、莲子肉助君药以健脾益气,兼能止泻;并用白扁豆、薏苡仁助白术、茯苓以健脾渗湿。方中半夏辛温性燥,善能燥湿化痰,且又和胃降逆。陈皮,既可理气行滞,又能燥湿化痰。

随症加减:若口腻口苦,苔转黄腻者,加茵陈、蒲公英以清热化湿;肢体水肿者,加猪苓、桂枝以温运水湿,利水消肿。

2.胃热腑实

证候特点:形体肥硕,烦热纳亢,口渴便秘。舌苔黄腻或薄黄,脉滑或滑数。

治法:清胃泻热,通腑导滞。

推荐方剂:三黄泻心汤加味。

基本处方:黄连、黄芩、大黄、槟榔、决明子、莱菔子。方中大黄、黄连、黄芩苦寒清胃泻火;牡丹皮、栀子清热凉血止血。

随症加减:脾胃气虚者加山楂、党参、泽泻、黄芪调节脾胃。

3.痰瘀滞留

证候特点:眼睑处或有黄色瘤,胸闷时痛,头晕胀痛,肢麻或偏瘫。舌暗或有瘀斑,苔白腻或浊腻,脉沉滑。

治法:活血祛瘀,化痰降脂。

推荐方剂:通瘀煎加减。

基本处方:当归、红花、桃仁、山楂、丹参、泽泻、泽兰、蒲黄、三棱、莪术、海藻、昆布。方中红花、当归活血祛瘀通经。山楂活血散瘀,三棱、莪术行气止痛,泽泻利水渗湿。

随症加减:冠心病之胸闷时痛者,加延胡索、郁金以加强理气活血化瘀;头晕胀痛,血压偏高者,加天麻、钩藤、石决明以平肝息风;中风后遗症者,加黄芪、川芎、赤芍、地龙,以益气活血通络;脂肪肝者,加片姜黄、茵陈、虎杖以清肝活血理气。

4.肝肾阴虚

证候特点:现为头晕眼花、腰膝酸软、失眠健忘、五心烦热、舌红、苔薄或少、脉细或细数等。

治法:滋阴补肾。

推荐方剂:二至丸合六味地黄丸加减。

基本处方:女贞子、墨旱莲、生地黄、山茱萸、茯苓、泽泻、泽兰、山楂、桑寄生、黄精、枸杞子;方中女贞子,甘苦而凉,善能滋补肝肾之阴;墨旱莲甘酸而寒,补养肝肾之阴,又凉血止血,熟地黄,滋阴补肾,填精益髓。山茱萸补养肝肾,并能涩精;山药补益脾阴,也能固精,配伍泽泻利湿泄浊,并防熟地黄之滋腻恋邪;牡丹皮清泄相火,并制山茱萸之温涩;茯苓淡渗脾湿,并助山药之健运。

随症加减:头晕目花者,加菊花、石斛以清肝明目;腰脊酸甚者,加杜仲、续断以益肾壮腰;夜晚失眠者,加知母、茯神、酸枣仁、五味子以清热滋肾,养肝宁心;五心烦热者,加牡丹皮、地骨皮、黄柏以滋阴凉血清热。

（二）其他疗法

中医针灸疗法独具特色、疗效确切，在长期的医疗实践中发挥着重要作用。主要有针刺疗法、电针疗法、艾灸、温和灸、隔物灸、穴位注射、埋线、贴敷等。选穴一般多取足三里、三阴交、天枢、丰隆等。

（李春霞）

第十节　骨质疏松症

骨质疏松症是一种以骨量下降、骨微结构损坏，导致骨脆性增加，易发生骨折为特征的全身性骨病。其生理病理改变表现为单位体积内骨组织量减少，骨皮质变薄，松质骨骨小梁数目及大小均减少，骨髓腔增宽，骨骼荷载能力减弱。

骨质疏松症根据病因可分为原发性和继发性两大类。原发性骨质疏松症又分为绝经后骨质疏松症、老年性骨质疏松症和特发性骨质疏松症 3 种。绝经后骨质疏松症常发生在妇女绝经后 5～10 年；老年性骨质疏松症一般指年龄 70 岁以后发生的骨质疏松症；特发性骨质疏松症主要发生在青少年，病因尚不明确；而继发性骨质疏松症是指由任何影响骨代谢的疾病和（或）药物导致的骨质疏松症。

根据骨质疏松症的发病特征，属中医"骨痿""骨痹""骨枯"范畴。

一、病因病机

基于中医"肾藏精""肾主骨"理论，肾精亏虚是本病发生的基本病机，并与中医肝、脾等脏腑功能密切相关，病性有虚有实，然总归于精亏髓减，骨失所养而致。各种原因导致肾精不足、肾阳亏虚、肝肾阴虚、脾胃虚弱、脾肾阳虚、肾虚血瘀、血瘀气滞等，则均可导致该病的发生与发展。

二、临床表现

骨质疏松症的典型症状包括疼痛、脊柱变形及发生脆性骨折。但大多数骨质疏松症患者早期无明显症状，往往在骨折发生后或经相关检查时才发现确诊骨质疏松症。

（一）疼痛

患者多数有腰背疼痛或周身骨骼疼痛，疼痛部位不固定，负荷增加时疼痛加重或活动受限，严重时翻身、起坐及行走有困难。

（二）脊柱变形

骨质疏松症严重者可有身高缩短、驼背、脊柱畸形。胸椎压缩性骨折会导致胸廓畸形，影响心肺功能；腰椎骨折可能会影响胃肠道功能，导致便秘、腹疝、腹胀、食欲减低和过早饱胀感等。

（三）脆性骨折

脆性骨折是指低能量或者非暴力骨折，如从站高或者小于站高跌倒或因其他日常活动而发生的骨折为脆性骨折。发生脆性骨折的常见部位为胸、腰椎，髋部，桡、尺骨远端和肱骨近端。

三、相关检查

(一)骨形成指标

1.骨源性碱性磷酸酶

由成骨细胞合成和分泌,其活性可以反映成骨细胞活性。

2.骨钙素

由成骨细胞合成的非胶原蛋白,可代表骨形成功能,反映成骨细胞活性,并反映骨转换水平。

3.Ⅰ型前胶原前肽

Ⅰ型胶原占骨胶原总量的90%,成骨细胞合成并分泌前胶原后,在蛋白分解酶作用下两端的短肽被切断,形成成熟的胶原。被切除的短肽称为Ⅰ型前胶原氨基端前肽(P1NP)和Ⅰ型前胶原羧基端前肽(P1CP),其血中水平可作为成骨细胞活性和骨形成的指标。P1NP与骨形成相关性更强,因此更为常用。

(二)骨吸收指标

1.血抗酒石酸酸性磷酸酶

主要来源于骨,是存在于破骨细胞为主的一种同工酶,可反映骨吸收程度。

2.血Ⅰ型胶原交联羧基末端肽(CTX)和Ⅰ型胶原交联氨基末端肽(NTX)

CTX和NTX是敏感性和特异性均较好的骨吸收指标。CTX比NTX更具特异性,因此更常用。

(三)骨密度测定

骨密度是指单位体积或者是单位面积的骨量,临床常用双能X线吸收测定法(DXA)测量,同时还包括外周双能X线吸收测定法、定量超声测定及定量CT等。

在以上诸多指标中,国际骨质疏松症基金会推荐P1NP和血清Ⅰ型胶原交联羧基末端肽(CTX)是敏感性相对较好的两个骨转换生化标志;DXA测量值是目前国际学术界公认的骨质疏松症诊断的金标准。

四、诊断标准

骨质疏松症的诊断主要基于DXA骨密度测量结果和(或)脆性骨折。

(一)骨质疏松症诊断标准

符合以下3条中1条者即可诊断骨质疏松症:①髋部或椎体脆性骨折;②DXA测量的中轴骨骨密度或桡骨远端1/3骨密度的T值≤−2.5;③骨密度测量符合低骨量(−2.5<T值<−1.0)+肱骨近端、骨盆或前臂远端脆性骨折。

(二)基于骨密度测定

临床上采用骨密度测量作为诊断骨质疏松症、预测骨质疏松症性骨折风险、监测自然病程,以及评价药物干预疗效的最佳定量指标。

骨密度通常用T-Score(T值)表示,T值=(测定值−骨峰值)/正常成人骨密度标准差。T值用于表示绝经后妇女和≥50岁男性的骨密度水平(表6-4)。对于儿童、绝经前妇女及<50岁的男性,其骨密度水平建议用Z值表示,而且骨质疏松症的诊断不能仅根据骨密度值作出决定。Z值=(测定值−同龄人骨密度均值)/同龄人骨密度标准差。

表 6-4　基于 DXA 测定骨密度的诊断标准

分类	T 值
正常	T 值≥−1.0
低骨量	−2.5＜T 值＜−1.0
骨质疏松症	T 值≤−2.5
严重骨质疏松症	T 值≤−2.5,伴有脆性骨折

(三)基于脆性骨折

指非外伤或轻微外伤发生的骨折,这是骨强度下降的明确体现,因此也是骨质疏松症的最终结果及合并症。发生了脆性骨折临床上即可诊断骨质疏松症。

五、鉴别诊断

原发性骨质疏松症的诊断,需要排除其他原因所致的继发性骨质疏松症,主要包括影响骨代谢的内分泌代谢疾病(甲旁亢、皮质醇增多症、甲亢、高催乳素血症和催乳素瘤、生长激素缺乏症等)、类风湿性关节炎等免疫性疾病、影响钙和维生素 D 代谢的消化系统和肾脏疾病、多发性骨髓瘤等恶性疾病、多种先天和获得性骨代谢异常疾病(骨软化症、成骨不全)、长期应用糖皮质激素或其他应用骨代谢的药物等。

六、治疗

中医证型可分为肾阳虚证、肝肾阴虚证、脾肾阳虚证、肾虚血瘀证等,临床证候往往虚实夹杂。

(一)肾阳虚

证候特点:腰背冷痛,酸软乏力。驼背弯腰,活动受限,畏寒喜暖,遇冷加重,尤其以下肢为甚,小便频多,舌淡苔白,脉弱等。

治法:补肾壮阳,强筋健骨。

推荐方剂:右归丸加减。

基本处方:熟地黄、山药、山茱萸、枸杞子、菟丝子、鹿角胶、杜仲、肉桂、当归、制附子。

(二)肝肾阴虚

证候特点:腰膝酸痛,手足心热。下肢抽筋,驼背弯腰,两目干涩,形体消瘦,眩晕耳鸣,潮热盗汗,失眠多梦,舌红少苔,脉细数等。

治法:滋补肝肾,填精壮骨。

推荐方剂:六味地黄丸。

基本处方:熟地黄、山茱萸、山药、泽泻、牡丹皮、茯苓。

(三)脾肾阳虚

证候特点:腰膝冷痛,食少便溏。腰膝酸软,双膝行走无力,弯腰驼背,畏寒喜暖,腹胀,面色白,舌淡胖,苔白滑,脉沉迟无力等。

治法:补益脾肾,强筋壮骨。

推荐方剂:补中益气汤加减。

基本处方:黄芪、炙甘草、人参、当归、橘皮、升麻、柴胡、白术。

(四)肾虚血瘀

证候特点:腰脊刺痛,腰膝酸软。下肢痿弱,步履艰难,耳鸣。舌质淡紫,脉细涩等。

治法:补肾活血化瘀。

推荐方剂:补肾活血。

基本处方:熟地黄、杜仲、枸杞子、补骨脂、菟丝子、当归尾、没药、山茱萸、红花、独活、肉苁蓉。

(李春霞)

第七章

妇科疾病的辨证施治

第一节 闭 经

一、概述

闭经乃女子年逾二七之年而月事未至,或月经来潮以后又闭止不行。《黄帝内经》称为"月事不来",亦称"不月"。闭经又分为原发性和继发性,女子年满 16 周岁,月经尚未来潮者,为原发性闭经;已建立起月经周期后又中断 6 个月以上,或根据自身月经周期计算停闭 3 个周期以上者,为继发性闭经。有各种原因以致闭经时间长达数年之久者,故为医者所重视研究。

若两、三个月内不定期来潮者,属月经后期,又称月经稀发。如有规律地 2 个月一潮者称为"并月",3 个月一潮者称为"居经",又称"季经",尚未属闭经范畴。还有个别女子因阴道闭锁或处女膜闭锁,经血不能排出,则属于"隐经",又称假性闭经,经手术矫治即可,亦不在闭经之列。

二、病因病机

闭经的病因病机比较复杂,为月经病之顽难证。月经的产生与调节,主要在于肾气-天癸-冲任-子宫的相互作用与协调,同时与心、肝、脾、肺以及气血的整体协调有密切关系,从而具有定期藏泻的规律。《素问·上古天真论》言:"女子七岁,肾气盛,齿更发长;二七而天癸至,任脉通,太冲脉盛,月事以时下。"又曰:"肾者主水,受五脏六腑之精而藏之,故五脏盛,乃能泻。"子宫的藏泻受肾之封藏、肝之疏泄的支配,必须先藏至盛满,然后才能泻。月经的主要成分是血,心主血脉,脾主统血及生化气血,肝藏血并主疏泄,故月经之定期来潮,又赖于脏腑气血的整体协调,而主要在于肾气之充盛。

《素问·评热病论》指出:"月事不来者,胞脉闭也。"《素问·阴阳别论》又载:"二阳之病发心脾,有不得隐曲,女子不月。"原发性闭经多因肾阴肾阳不足,以至天癸不至,冲任亏损而不通盛,先天禀赋不足,故生殖系统发育不良;亦有因青春期前曾患过全身消耗性疾病,如结核病等,因而影响脏腑气血之功能失常,内分泌失调所致者。继发性闭经者,本已有过月经来潮,由于各种原因的影响,尤其是产后失调,包括产后大出血、流产或引产后感染,或因排卵障碍,崩漏之后又出现闭经,或因环境突变、精神刺激,或继发于各种急慢性全身疾病,或盆腔内之局部器质性病变,或脑部的病变等,均可引致闭经。其病机有虚有实,或虚实杂见。虚者以肾气不充较常见,还有因脾气虚弱而不能生化气血,或亡血暴脱以致血枯经闭,均为血海空虚,来源匮乏,如壶中乏水,虽倾倒亦无以泻出;实证则有肝气郁结失于疏泄,或气滞血瘀而阻隔胞脉、胞宫,或痰湿凝聚以致胞脉不通,亦有因心气不得下通者,皆由邪气壅阻,胞脉不通,如壶中有水,但被异物阻隔,不能泻出。总之,闭经是脏腑气血失调的表现,原因复杂,矫正也不易。临证时必须详审病因病史。细为诊辨。

三、诊断要点

闭经作为一种疾病,其诊断需要结合病史,症状,辅助检查,寻找闭经原因,确定病变部位,再明确具体疾病所在。

(一)病史

根据原发性闭经和继发性闭经的不同了解相关情况。对于原发性闭经,应询问幼年时健康情况,是否曾患过某些严重急、慢性疾病(如结核),第二性征发育情况,家族情况等。对于继发性闭经,应询问既往月经情况(初潮年龄、月经周期、经期、经量、闭经期限及伴随症状等)、有无诱因(如精神因素、环境改变、体重增减、饮食习惯、运动、各种疾病及用药情况、手术史、职业等)、避孕药服用情况。已婚妇女询问生育史及产后并发症史等。

(二)症状

1.主要症状

无月经或月经停闭。表现为女性年龄超过 14 岁,第二性征未发育;或者年龄超过 16 岁,第二性征已发育,月经还未来潮;女性正常月经周期建立后,月经停止 6 个月以上;或按自身原有月经周期停止 3 个周期以上。

2.伴随症状

常可见阴道干涩,带下量少,或有腰酸腿软,头晕耳鸣,畏寒肢冷,神疲乏力,汗多,睡眠差,心烦易怒,食欲缺乏,厌食,小腹胀痛或冷痛,大便溏薄或干结,小便黄或清长等全身症状。

3.与病因有关的症状

(1)宫颈宫腔粘连综合征闭经可见周期性下腹疼痛。

(2)垂体肿瘤闭经可见溢乳,头痛。

(3)空泡蝶鞍综合征闭经可见头痛。

(4)席汉综合征闭经可见无力、嗜睡、脱发、黏液水肿、怕冷。

(5)丘脑及中枢神经系统病变所致闭经可见嗅觉丧失、体重下降。

(6)多囊卵巢综合征闭经可见痤疮、多毛。

(7)卵巢早衰闭经可见绝经综合征的症状。

(三)辅助检查

1.体格检查

检查全身发育情况,尤其是第二性征发育状况以及内、外生殖器官有无畸形、缺陷等。

2.其他根据病因的检查

诊断性刮宫、子宫输卵管造影等用于了解子宫及子宫内膜状态与功能的检查;基础体温测定、阴道脱落细胞检查、宫颈黏液结晶检查、甾体激素测定、卵巢兴奋试验、B 型超声监测等了解卵巢功能检查;垂体兴奋试验、催乳素及垂体促性腺激素测定、CT 及 MR 等了解垂体功能检查;

染色体,血 T_3、T_4、TSH 检查等其他检查。

四、鉴别诊断

闭经的鉴别诊断主要与生理性的闭经相鉴别。

(一)青春期停经

少女月经初潮后,可有一段时间月经停闭,此属正常现象。

(二)妊娠期停经

已婚妇女或已有性生活史妇女原本月经正常,突然停经、或伴晨吐、择食等早孕反应,妊娠试验阳性,B超检查可见孕囊或胎心搏动,脉多滑数。

(三)哺乳期停经

产后正值哺乳期,或哺乳日久,月经未潮,妊娠试验阴性,妇科检查子宫正常大小。

(四)自然绝经

已近更年期,原本月经正常或先有月经紊乱,继而月经停闭,伴有更年期综合征表现,妇科检查子宫正常大小或稍小,妊娠试验阴性。

(五)特殊月经生理

避年,月经一年一行,无不适,不影响受孕;暗经是终身无月经,但有生育能力

五、辨证论治

闭经的辨证,首先根据局部及全身症状,结合闭经的病史、病程及诱因进行虚实辨证,在此基础上,再进行脏腑气血辨证。闭经的治疗原则,是根据病证的虚实寒热,虚者补而通之,或补益肝肾,或调养气血;实者泻而通之,或活血化瘀,或理气行滞,或化痰调经,如有实证,亦不可一味峻补,反而留邪,而阻滞精血。

辨证要点如下。①辨虚证:特点为年逾16周岁尚未行经,或已行经而月经渐少、经色淡;或先有经期延后,继而停闭,伴或不伴全身其他症状;病程长者也多属虚;因骤伤精血、冲任损伤而月经突然停闭者也属虚(如刮宫太过、内膜基底层受损等)。属虚者多有先天不足或后天亏损或失血、房劳多产、多次人工流产刮宫病史,多见形体偏瘦,面色少华,伴见头晕失眠、疲倦乏力、纳食不佳、带下量少、阴道干涩、潮热汗出、烦躁等症,舌淡或红,脉细或弱,或细数。②辨实证:多为平素月经正常,骤然停闭,或伴有其他实象。属实者,有感寒饮冷、涉水、郁怒等诱因,尤出现在经前或行经之初,多见于形体壮实或丰腴,或伴胸胁胀满、腰腹疼痛或脘闷痰多等症,脉多有力。闭经的辨证治疗,重点在于引经与调经的辨证治疗。

(一)肾气不足

证候特点:年逾16周岁尚未行经,或初潮偏晚而常有停闭,或月经已潮而又后期量少至停闭,或体质纤弱,第二性征发育不良,或腰膝酸软,头晕耳鸣,或夜尿频多,或四肢不温,倦怠乏力,性欲淡漠,面色晦暗,眼眶暗黑,舌淡红,苔薄白,脉多沉弱。

治法:补肾益气,养血调经。

推荐方剂:加减苁蓉菟丝子丸加淫羊藿,紫河车。

基本处方:肉苁蓉 12 g,菟丝子 15 g,覆盆子 12 g,淫羊藿 12 g,桑寄生 12 g,枸杞子 12 g,当归 12 g,熟地黄 12 g,焦艾叶 6,紫河车粉(冲服)3 g。每天 1 剂,水煎服。

随症加减:失眠多梦,加煅牡蛎15 g、夜交藤 30 g 以安神;带下清冷、量多,加金樱子12 g、芡

实 15 g、巴戟天 12 g 以补肾固涩;四肢不温,加桂枝 6 g、肉桂(焗服)6 g 以补肾助阳。

(二)肝肾阴虚

证候特点:经量减少,色鲜红,质黏稠,既往月经正常,由于堕胎、小产、分娩后,或大病久病后,或月经骤然停闭,或月经逐渐减少、延后以至停闭。或腰酸腿软,或足跟痛,或带下量少,或阴道干涩,或手足心热,心烦少寐,或形体瘦削,头晕耳鸣,两目干涩,面色少华,毛发脱落,神疲倦怠,舌暗淡,苔薄白或薄黄,脉弦细而数或沉细无力。

治法:补益肝肾,养血通经。

推荐方剂:育阴汤。

基本处方:熟地黄 12 g,山药 12 g,川续断 12 g,桑寄生 12 g,杜仲 12 g,菟丝子 12 g,龟甲(先煎)10 g,怀牛膝 12 g,山茱萸 12 g,海螵蛸 10 g,白芍 12 g,牡蛎 12 g。每天 1 剂,水煎服。

随症加减:若有产时大出血或人流、诊断性刮宫过度,内膜基底层受损,加紫河车粉(冲服)3 g、肉苁蓉 12 g、鹿角片 10 g,鹿茸 6 g 以滋肾助阳。

(三)阴虚血燥

证候特点:月经周期延后,经量少,经色红、质稠,渐至停闭,潮热或五心烦热,颧红唇干,咽干舌燥,甚则盗汗骨蒸,形体消瘦,干咳或咳嗽咯血,大便燥结,舌红,苔少,脉细数。

治法:滋阴益血,养血调经。

推荐方剂:加减一阴煎加丹参、黄精、女贞子、制香附。

基本处方:生地黄 12 g,熟地黄 12 g,白芍 12 g,知母 10 g,麦冬 12 g,地骨皮 12 g,枸杞子 12 g,菟丝子 12 g,女贞子 20 g,丹参 12 g,黄精 15 g,制香附 10 g,甘草 4 g。每天 1 剂,水煎服。

随症加减:阴虚肺燥咳嗽,加川贝母 12 g 以润肺止咳;咳血者,加阿胶(烊服)10 g、白茅根 30 g、百合 12 g、白及 12 g 以滋肺养阴;痨虫所致者,须结合抗结核治疗;阴虚肝旺,症见头痛、失眠、易怒者,加龟甲(先煎)12 g、牡蛎(先煎)10 g、五味子 10 g、夜交藤 30 g 以益阴潜阳;阴中干涩灼热者,可用上方多煎一两次的药液外洗,或用大黄 30 g、甘草 10 g、青蒿 10 g 等药外洗。

(四)气血虚弱

证候特点:月经周期逐渐延长,月经量逐渐减少,经色淡而质薄,继而经闭。或有头晕眼花,心悸气短,食少,面色萎黄或苍白,神疲体倦,眠差多梦,毛发不泽或早见白发,舌淡,苔少或白薄,脉沉缓或细弱。

治法:益气养血,调补冲任。

推荐方剂:滋血汤加紫河车粉。

基本处方:人参 12 g,怀山药 20 g,黄芪 20 g,茯苓 12 g,川芎 9 g,当归 12 g,白芍 12 g,熟地黄 12 g,紫河车粉(冲服)3 g。每天 1 剂,水煎服。

随症加减:若眠差多梦者,加五味子 15 g、夜交藤 20 g 以养心安神。

(五)气滞血瘀

证候特点:既往月经正常,突然停闭不行,伴情志抑郁或烦躁易怒,胁痛及乳房胀满或小腹胀痛拒按,嗳气叹息,舌质正常或暗或有瘀斑,苔正常或薄黄,脉沉弦。

治法:理气活血,祛瘀通经。

推荐方剂:膈下逐瘀汤加川牛膝。

基本处方:当归 12 g,川芎 9 g,赤芍 12 g,桃仁 12 g,红花 8 g,枳壳 12 g,延胡索 12 g,五灵脂 12 g,牡丹皮 10 g,乌药 12 g,制香附 12 g,川牛膝 15 g,甘草 4 g。每天 1 剂,水煎服。

随症加减:烦躁胁痛,加柴胡9 g、郁金12 g、栀子9 g以疏肝泄热;热而口干,大便干结,加黄柏9 g、知母12 g滋阴泻火。

(六)痰湿阻滞

证候特点:月经量少、延后渐至停闭,色淡,质黏稠,形体日渐肥胖,或面部生痤疮,或面浮肢肿,或带下量多色白质稠,或胸胁满闷,或呕恶痰多,或神疲倦怠,心悸短气,舌淡胖嫩,苔白腻多津,脉滑或沉。

治法:健脾燥湿化痰,活血调经。

推荐方剂:苍附导痰丸加皂角刺、菟丝子。

基本处方:苍术9 g,香附12 g,茯苓12 g,法半夏12 g,陈皮9 g,甘草4 g,胆南星10 g,枳壳12 g,生姜3片,神曲12 g,皂角刺10 g,菟丝子15 g。每天1剂,水煎服。

随症加减:若呕恶胸胁满闷者,去菟丝子、神曲,加厚朴12 g、竹茹12 g、葶苈子10 g以行气化痰;痰湿化热,苔黄腻者,加黄连10 g、黄芩12 g以清热祛湿;痰郁化热,加黄芩12 g、鱼腥草20 g、夏枯草20 g以清热化痰;顽痰加昆布12 g、皂角刺10 g、浙贝母20 g、山慈菇20 g以祛痰;肾虚者,加枸杞子10 g、山茱萸12 g、淫羊藿12 g、肉苁蓉12 g以补肾利水。

(七)寒凝血瘀

证候特点:月经停闭半年以上,胞宫感寒,小腹冷痛拒按,得热则痛缓,形寒肢冷,面色青白,小便清长,舌紫暗,苔白,脉沉紧。

治法:温经散寒,活血调经。

推荐方剂:温经汤(《妇人大全良方》)。

基本处方:人参12 g,当归12 g,川芎9 g,白芍12 g,肉桂(焗服)10 g,莪术10 g,牡丹皮12 g,牛膝12 g,甘草4 g。每天1剂,水煎服。

随症加减:若面色暗黄,小腹冷痛较剧,舌紫暗,加艾叶10 g、熟附片(先煎)10 g、淫羊藿12 g以温经助阳。

(八)肾虚血瘀

证候特点:月经初潮较迟,或月经后期量少渐至闭经,或有多次流产史,或无全身症状,或伴腰酸腿软、头晕耳鸣、性欲淡漠、带下量少或无、阴道干涩疼痛,舌淡暗,苔白或少苔,脉沉细。

治法:补肾化瘀。

推荐方剂:左归丸去鹿角胶、龟甲胶,加丹参、红花、生山楂。

基本处方:熟地黄9 g,山药12 g,山茱萸12 g,枸杞子10 g,川牛膝15 g,菟丝子12 g,丹参12 g,红花5 g,生山楂12 g。每天1剂,水煎服。

随症加减:若见潮热汗出,加牡丹皮12 g、黄柏12 g以清热凉血化瘀。

经上述治疗后有首次月经来潮者,当根据患者出现的证候继续辨证调经治疗(参见辨证论治),或施以周期治疗,以经后期滋补肾精、补养气血,经间期补肾活血、疏肝理气,经前期温补肾阳、健脾疏肝,经期行气活血、化瘀通经为法。

六、其他疗法

(一)中成药治疗

1.少腹逐瘀丸

温经活血,散寒止痛。用于寒凝血瘀型闭经。口服,每次1丸,每天2次。

2.血府逐瘀丸

活血祛瘀,行气止痛。用于气滞血瘀型闭经。口服,每次 1 丸,每天 2 次。空腹用红糖水送服。

3.坤灵丸

调经养血,逐瘀生新。用于月经不调,或多或少,行经腹痛,子宫寒冷,久不受孕,习惯性流产,赤白带下,病久气虚,肾亏腰痛。口服,每次 15 丸,每天 2 次。

4.八珍益母丸

益气养血,活血调经。用于气血两虚兼有血瘀证所致月经不调。每次 1 丸,每天 3 次。

5.八宝坤顺丸

(大蜜丸):益气养血调经。用于气血虚弱所致的月经不调、痛经。口服,每次 1 丸,每天 2 次。

6.妇科金丸

调经活血。用于体虚血少,月经不调,腰酸背痛等症。每次 1 丸,每天 2 次。

7.乌鸡白凤丸(大蜜丸)

补气养血,调经止带。用于月经不调,疲乏无力,心慌气短,腰腿酸软,白带量多。口服,每次 1 丸,每天 2 次。

8.艾附暖宫丸

理血补气,暖宫调经。用于子宫虚寒,月经量少,后错,经期腹痛,腰酸带下等。每次 1 丸,每天 2 次。

(二)针灸治疗

1.电针

选取天枢、血海、归来、三阴交、气冲、地机。操作:选腹部和下肢穴位组合成对,每次选用 1 对,接上电针仪,可选用密波,中等频率,通电 1～15 分钟。

2.皮肤针

选取腰骶部膀胱经第一侧线、脐下冲任脉循行路线、归来、血海、足三里。操作:循各经反复叩打三遍,然后重点叩刺肝俞、肾俞,其后再叩刺其他各穴。中等刺激,隔天 1 次,5 次为 1 个疗程,疗程间休息 3～5 天。

3.耳针

选取内分泌、卵巢、皮质下、肝、肾、神门。操作:每次选 3～4 个穴,毫针刺用中等刺激,隔天 1 次,留针 20 分钟,或在耳穴埋豆,每周 2～3 次。

(三)按摩治疗

全身推运,腰骶部加擦法,以透热为度;少腹部则振颤,摩腹,揉腹。取穴内关、合谷、肾俞、关元、中极、足三里、三阴交等。按摩垂体、甲状腺、肾上腺、生殖腺、子宫、腹腔神经丛等反射区。以上每天 1 次,15 次为 1 个疗程。

(四)穴位埋线治疗

选取主穴:天枢、带脉、子宫、脾俞、胃俞、肾俞、足三里均为双侧,关元、中极、中脘。操作:取消毒的弯盘、剪刀、镊子、纱布、3－0 医用羊肠线、7 号注射针头、35 mm×40 mm 针灸针。将羊肠线分别剪成长约 1 cm 的一小段放在 95％ 的乙醇中,埋线时取出放在纱布上。局部皮肤消毒后,将针灸针穿入注射针头内,稍向后退少许,将羊肠线用镊子夹起,放进注射针头前端,羊肠线不要露出针头,然后倾斜地持注射针头及针灸针,快速将注射针头刺入皮内,针尖达患者肌肉层后,将注射针头稍向上提,同时将针灸针向下刺入,将羊肠线推入肌肉内,当针灸针针下有松动感时,说明羊肠线已进入肌肉内,即可将注射针头及针灸针一起拔出,再用棉签按压针孔片刻至血止。1个月治疗1次,6个月为1个疗程。

(冯 擎)

第二节 经 期 延 长

一、概述

月经周期正常,行经期超过7天以上,甚或淋漓不净达半月之久者,称为"经期延长",又称"月水不断"或"经事延长"。

西医妇科学中排卵型功能失调性子宫出血的黄体萎缩不全、盆腔炎性疾病、子宫内膜炎、子宫内节育器和输卵管结扎术后引起的经期延长等可参照本病辨证论治。

二、病因病机

本病的主要发病机制是气虚冲任不固,虚热血海不宁,血瘀血不循经,使经血失于制约而致经期延长。

(一)气虚

素体脾虚,或劳倦伤脾,中气不足,统摄无权,冲任不固,不能制约经血而致经期延长。《妇人大全良方》曰:"妇人月水不断,淋漓腹痛,或因劳损气血而伤冲任。"

(二)虚热

素体阴虚,或多产房劳,或久病伤阴,阴血亏耗,虚热内生,热扰冲任,血海不宁,故致经期延长。王孟英曰:"有因热而不循其常度者。"

(三)血瘀

素体抑郁,或郁怒伤肝,气郁血滞,或经期产后,摄生不慎,邪与血搏,结而成瘀,瘀阻胞脉,经血妄行,以致经期延长。

三、诊断要点

(一)病史

饮食、起居、情志失调史;盆腔炎性疾病性疾病史;宫内节育器避孕史。

(二)症状

行经时间超过7天,甚至淋漓2周;月经周期正常,或伴有经量增多。

(三)体征

妇科检查功能失调性子宫出血者盆腔多无明显器质性病变。盆腔炎性疾病性疾病引起者,子宫等可有触痛。

（四）辅助检查

1.BBT 测定

BBT 呈双相型,但下降缓慢。

2.B 超检查

了解子宫有无器质性病变。

3.诊断性刮宫

功能失调性子宫出血患者于月经第 5～6 天刮宫,子宫内膜组织学仍能见到呈分泌反应的内膜,且与出血期及增生期内膜并存。

4.血液学检查

排除凝血功能障碍。

四、鉴别诊断

崩漏经血淋漓不断,甚者延续数十日或数个月不净,同时伴有月经周期及经量的紊乱。

五、辨证论治

经期延长应根据月经量、色、质的不同辨虚实。

治疗重在固冲止血调经,常用养阴、清热、补气、化瘀等治法,不宜过用苦寒以免伤阴,亦不可概投固涩之剂,以免致瘀。

（一）气虚证

证候:行经时间延长,经量多色淡质稀,神疲体倦,气短懒言,面色㿠白,纳少便溏,舌质淡,苔薄白,脉缓弱。

分析:气虚冲任不固,经血失于制约,故行经时间延长,量多;气虚火衰,血失气化,故见经色淡质稀;气虚阳气不布,则神疲体倦,气短懒言,面色㿠白;中气虚不运,则纳少便溏;舌淡苔薄白,脉缓弱,为脾虚气弱之象。

治法:补气摄血调经。

方药:举元煎。

组成:人参 10 g,炙黄芪 10 g,炙甘草 3 g,升麻 4 g,白术 3 g。

若经量多者,可加阿胶养血止血,乌贼骨固冲止血,姜炭温经止血,炒艾叶暖宫止血;若失眠多梦者,酌加炒枣仁、龙眼肉以养心安神;若伴腰膝酸痛,头晕耳鸣者,酌加炒续断、杜仲、熟地黄以补肾益精。

（二）虚热证

证候:经行时间延长,量少质稠色鲜红,两颧潮红,手足心热,咽干口燥,舌红少苔,脉细数。

分析:阴虚内热,热扰冲任,血海不宁,则经行时间延长;阴虚水亏故经量少;火旺则经色鲜红质稠;阴虚阳浮,则两颧潮红,手足心热;虚火灼津,津液不能上承,故见咽干口燥;舌红少苔,脉细数,均为阴虚内热之象。

治法:养阴清热调经。

方药:两地汤。

组成:大生地黄 30 g,玄参 30 g,白芍药 15 g,麦冬肉 15 g,地骨皮 9 g,阿胶 9 g。

若月经量少者,加枸杞、丹参、鸡血藤养血调经;潮热不退者,加白薇、麦冬滋阴退虚热;若口渴甚者,酌加天花粉、葛根、芦根以生津止渴;若见倦怠乏力,气短懒言者,酌加太子参、五味子以气阴双补而止血。

(三)血瘀证

证候:经行时间延长,经量或多或少,色紫暗有块,小腹疼痛拒按,舌质紫暗或有瘀斑,脉弦涩。

分析:瘀血内阻,冲任不通,血不归经,而致经行时间延长,量或多或少;瘀阻胞脉,气血不畅,不通则痛,故经色紫暗,有血块,经行小腹疼痛拒按;舌质紫暗或有瘀斑,脉涩,亦为血瘀之象。

治法:活血祛瘀止血。

方药:桃红四物汤合失笑散。

组成:当归 12 g,川芎 9 g,赤药 12 g,熟地黄 15 g,桃仁 10 g,红花 6 g,炒蒲黄 10 g,五灵脂 10 g,益母草 30 g。

若经行量多者,加乌贼骨、茜草固涩止血;若见口渴心烦,溲黄便结,舌暗红,苔薄黄者,为瘀热之征,酌加生地黄、黄芩、马齿苋、牡丹皮以清热化瘀止血。

六、其他疗法

(一)中成药

1.功血宁胶囊

每服 1~2 粒,每天 3 次。用于血热证。

2.归脾丸

每次 1 丸,每天 2 次。用于气虚证。

3.补中益气丸

每次 1 丸,每天 2 次。用于气虚证。

4.云南白药

每服 0.25~0.5 g,每天 3 次。用于血瘀证。

(二)针灸治疗

主穴:关元、子宫、三阴交。

配穴:肾俞、血海、足三里、太溪。

方法:每次取 3~4 穴,虚证用补法加灸,留针 30 分钟;实证平补平泻,留针 15 分钟。

(冯　擎)

第三节　月　经　先　期

一、概述

月经周期提前 7 天以上,甚则一月两次,连续两个月经周期以上者,称为"月经先期",亦称"经行先期""经期超前""经早"。如果每次只提前 3~5 天,或偶尔提前一次,下一周期又恢复正常者,均不作本病论。

二、病因病机

本病发生的机理主要是冲任不固，经血失于制约，月经先期而至。引起冲任不固的原因有气虚、血热之分。气虚之中又有脾气虚弱、肾气不固之分，血热之中又有实热、虚热之别。此外，尚有因瘀血阻滞，新血不安，而致冲任不固，月经先期者，临床亦不鲜见。

（一）脾气虚弱

体质虚弱，或饮食失节，或劳倦过度，或思虑过多，损伤脾气，脾伤则中气虚弱，不能摄血归源，使冲任不固，经血失于统摄而妄溢，遂致月经先期来潮，脾为心之子，脾气虚则夺母气以自救，日久则心气亦伤，发展为心脾气虚。

（二）肾气不固

青年肾气未充，或绝经前肾气渐衰，或多次流产损伤肾气，使肾气不固，冲任失于约制，经血下溢而为月经先期。肾气不足，久则肾阳亦伤，发为肾阳虚，如阳虚不能温运脾阳则脾阳亦衰，发用展为脾肾阳虚。

（三）阳盛血热

素体阳盛，或过食辛燥助阳之品，或外感邪热，或妇常在高温环境工作，以致热伏冲任，迫血下行，月经先期而至。

（四）肝郁血热

情志不畅，郁怒伤肝，木火妄动，下扰血海，冲任不固，血遂妄行，以致经不及期先来。此即《万氏女科·不及期而经先行》说："如性急躁，多怒多妒者，责其气血俱热，且有郁也。"若肝气乘脾，脾土受制，则又可发展为肝脾气郁。

（五）阴虚血热

素体阴虚，或失血伤阴，或久病阴亏，或多产房劳耗伤精血，以致阴液亏损，虚热内生，热扰冲任，血海不宁，月经先期而下。《傅青主女科》说："先期而来少者，火热而水不足也。"正是指的此类病机。

（六）瘀血停滞

经期产后，余血未尽，或因六淫所伤，或因七情过极，邪与余血相结，瘀滞冲任，瘀血内停，则新血不安而妄行，以致先期而至。

三、诊断要点

（一）病史

本病以月经周期提前 7 天以上、14 天以内，连续两个或两个以上月经周期，既往月经基本规律。

（二）症状

伴有经期、经色、经质的改变。

（三）检查

检查妇科内诊检查，排除炎性、肿瘤等器质性病变；测量基础体温；检测血中雌二醇、孕酮、促卵泡激素、促黄体生成素、体温的水平；B超检查；诊断性刮宫取子宫内膜病检。

四、鉴别诊断

本病以周期提前为特点。但若合并经量过多或经期延长，应注意与崩漏鉴别。若周期提前十多天一行,应注意与经间期出血鉴别。

(一)崩漏

崩漏的诊断依据为月经不按周期妄行,出血量多如崩,或量少淋漓不尽,不能自止。

(二)经间期出血

经间期出血常发生在月经周期的 12～16 天(但不一定每次月经中间均出血),持续 1～2 小时至 2～3 天,流血量一般较少。而月经先期的量、色、质和持续时间一般与正常月经基本相同。

五、辨证论治

本病辨证,着重于周期的提前及经量、经色、经质的情况,结合形、气、色、脉,辨其虚、实。一般以周期提前或兼量多(亦可有量经少),色淡,质稀薄,唇舌淡,脉弱的属气虚。如周期提前兼见量多,经色鲜红或紫红,质稠黏,量或多或少,唇舌红,脉数有力的属阳盛血热(实热)。质稠,排出不畅,或有血块,胁腹胀满,脉弦,属肝郁血热。周期提前,经量减少(亦可有量正常或增多),色红,质稠,脉虚而数,伴见阴虚津亏证候者属虚热。周期提前伴见经色暗红,有血块,小腹满痛,属血瘀。本病若伴经量过多,可发展为崩漏。临证时应重视经量的变化。

本病的治疗原则,应按其疾病的性属,或补或泻,或养或清。如虚而夹火,则重在补虚,当以养营安血为主。或脉证无火,而经来先期者,则应视病位所在,或补中气,或固命门,或心脾同治,或脾肾双补,切勿妄用寒凉,致犯虚虚之戒。

(一)脾虚型

证候特点:月经周期提前,经量或多或少,经色淡红,质清稀。神疲乏力,气短懒言,小腹空坠,纳少便溏,胸闷腹胀,舌质淡,苔薄白,脉细弱。

治法:补脾益气,摄血固冲。

方药:补中益气汤、归脾汤。

1.补中益气汤

人参、黄芪、甘草、当归、陈皮、升麻、柴胡、白术。

随症加减:若经血量多,去当归之"走而不守,辛温助动",加炮姜炭、乌贼骨、牡蛎止血;腰膝酸软、夜尿频多,配用菟丝子、杜仲、乌药、益智仁益肾固摄;气虚失运,血行迟滞以致经行不畅或血中见有小块,酌加茜草、益母草、三七粉等活血化瘀。

2.归脾汤

人参、白术、黄芪、茯神、龙眼肉、当归、酸枣仁、远志、木香、炙甘草、生姜、大枣。

(二)肾气不固型

证候特点:月经提前,经量或多或少,舌暗淡,质清稀,腰膝酸软,夜尿频多,色淡,苔白润,脉沉细。

本证常见于初潮不久的少女或将近绝经期妇女。由于青春期肾气未盛,绝经前肾气渐衰,肾虚封藏失职,冲任不固,月经先期而潮。

治法:补肾气,固冲任。

方药:归肾丸、龟鹿补冲汤。

1.归肾丸

熟地黄、山药、山茱萸、茯苓、当归、枸杞子、杜仲、菟丝子。

随症加减:经色暗淡、质清稀,肢冷畏寒者,宜加鹿角胶、淫羊藿、仙茅,温肾助阳,益精养血。量多加补骨脂、续断、焦艾叶补肾温经,固冲止血。神疲乏力,体倦气短,加党参、黄芪、白术。夜尿频多配服缩泉丸。

2.龟鹿补冲汤

党参、黄芪、鹿角胶、艾叶、龟甲、白芍、炮姜、乌贼骨、炙甘草。

(三)阳盛血热型

证候特点:月经提前,量多或正常,经色鲜红,或紫红,质稠黏,面唇色红,或口渴,心烦,小便短黄,大便干结,舌质红,苔黄,脉数或滑数。

治法:清热凉血,固冲调经。

方药:清经散、清化饮。

1.清经散

牡丹皮、地骨皮、白芍、生地黄、青蒿、茯苓、黄柏。

随症加减:若经量甚多者去茯苓以免渗利伤阴,并酌加炒地榆、炒槐花、仙鹤草等凉血止血;若经来有块,小腹痛,不喜按者为热邪灼血成瘀,酌加茜草、益母草以活血化瘀。

2.清化饮

白芍、麦冬、牡丹皮、茯苓、黄芩、生地黄、石斛。

随症加减:如经量过多者,酌加地榆、大小蓟、女贞子、墨旱莲清热养阴止血;量少、色鲜红、有块,小腹痛而拒按者为热结血瘀,加丹参、益母草活血化瘀止血。

(四)肝郁血热型

证候特点:月经提前,量或多或少,经色深红或紫红、质稠,排出不畅,或有血块;烦躁易怒,或胸胁胀闷不舒,或乳房、小腹胀痛,或口苦咽干,舌质红,苔薄黄,脉弦数。

治法:疏肝清热,凉血固冲。

方药:丹栀逍遥散。

牡丹皮、栀子、当归、白芍、柴胡、白术、茯苓、煨姜、薄荷、炙甘草。

随症加减:如气滞而血瘀,经行不畅,或夹血块者,酌加泽兰、丹参或益母草活血化瘀;两胁或乳房、少腹胀痛,酌加川楝子炭、延胡索疏肝行气,活血止痛;经量过多去当归。

(五)阴虚血热型

证候特点:月经提前。量少或正常(亦有量多者),经色深红、质稠。两颧潮红,手足心热,潮热盗汗,心烦不寐,或咽干口燥,舌质红苔少,脉细数。

治法:滋阴清热固冲。

方药:两地汤。

生地黄、地骨皮、玄参、麦冬、阿胶、白芍。

随症加减:若阴虚阳亢,兼见头晕、耳鸣者可酌加刺蒺藜、钩藤、夏枯草、龙骨、牡蛎、石决明等平肝潜阳;若经量过多可加女贞子、墨旱莲、炒地榆以滋阴清热止血。

(六)血瘀型

证候特点:月经周期提前,经量少而淋漓不畅,色暗有块,小腹疼痛拒按,血块排出后疼痛减轻,全身常无明显症状。有的可见皮下瘀斑,或舌质暗红,舌边有瘀点,脉涩或弦涩。或小腹冷痛不喜揉按,肢冷畏寒,或胸胁胀满、小腹胀痛。

治法:活血化瘀,调经固冲。

方药:桃红四物汤、通瘀煎。

1.桃红四物汤

当归、熟地黄、白芍、川芎、桃仁、红花。

加减:如经量增多,或淋漓不尽者,酌加三七粉、茜草炭、炒蒲黄等化瘀止血;小腹胀痛者加香附、乌药行气止痛。

2.通瘀煎

当归尾、山楂、香附、红花、乌药、青皮、木香、泽泻。

随症加减:瘀阻冲任、血气不通的小腹疼痛,加蒲黄、五灵脂化瘀止痛。小腹冷痛,不喜揉按,得热痛缓或肢冷畏寒者,宜加肉桂、小茴香、细辛温经散寒,暖宫止痛。如血量多,酌加茜草、大小蓟、益母草化瘀止血。血瘀而致月经先期,活血化瘀不宜选用峻猛攻逐之品,恐伤冲任,反致血海蓄溢紊乱,化瘀之剂亦不可过用,待月经色质正常,腹痛缓解,即勿再服。若瘀化而经仍未调,当审因求治以善其后。

六、其他疗法

(一)中成药治疗

1.补中益气丸(药典)

补中益气,升阳举陷。用于脾气虚所致月经先期,症见月经周期提前,经量或多或少,色淡红,质清稀;神疲乏力,面色萎黄,气短懒言,倦怠嗜卧,小腹空坠,纳少便溏,语声低微,脘闷腹胀;舌淡胖,边有齿痕,苔薄白,脉缓弱。用法用量:口服。小蜜丸1次9g,大蜜丸1次1丸,1天2~3次。

2. 五子衍宗丸

补肾益精。用于肾气虚所致月经先期,症见月经周期提前,腰膝酸软,头晕耳鸣,面色晦暗或有暗斑,精神不振,夜尿频多,小便清长等。用法用量:口服。水蜜丸1次6g,1天2次。

3.固经丸

滋阴清热,固经止带。用于阴虚血热,月经先期,经血量多、色紫黑,赤白带下。用法用量:口服。1次6g,1天2次。

(二)针灸治疗

1.体针

(1)曲池、中极、血海、水泉。针刺行泻法,不宜灸。适用于阳盛血热证。肝郁血热证可配行间、地机。

(2)足三里、三阴交、气海、关元、脾俞。针刺行补法,并施灸。适用于脾气虚弱证。

(3)肾俞、关元、中极、阴谷、太溪。针刺行补法,可灸。适用于肾气不固证。

(4)气海、三阴交、地机、气冲、冲门、隐白。针刺行泻法,可灸。适用于血瘀证。气滞血瘀者,加太冲、期门。因寒凝致瘀,重用灸法。

2.耳针

卵巢、肾、内分泌、子宫。

3.头针

双侧生殖区。适用于脾气虚弱及肾气不固证。

(冯　擎)

273

第四节 月 经 后 期

一、概述

月经周期延长 7 天以上,甚至 3～5 个月一行,连续出现两个周期以上者称为"月经后期",亦称"月经错后""月经延后""经水过期""经迟"等。月经初潮后 1 年内,或进入更年期,周期时有延后,但无其他证候者,不作病论。

月经后期,医籍记述较多,诸如汉代《金匮要略》称其为"至期不来",并用温经汤治疗。唐代《备急千金要方·妇人方》有"隔月不来""两月三月一来"的证治。宋代《妇人大全良方·调经门》据王子亨所论,认为"过于阴"或"阴不及",即阴寒偏盛或阴精亏虚均可引起月经后期。到了明代,对于月经后期的认识和治疗实践都有长足的发展,如《普济本事方·妇人诸疾》谓:"盖阴胜阳则胞寒气冷,血不运行……故令乍少,而在月后。"而寒邪之来,《景岳全书·妇人规》更明确提出既有"阳气不足,则寒从内生",又有"阴寒由外而入"。同时张景岳还认识到"阴火内烁,血本热而亦每过期者。此水亏血少,燥涩而然",说明血热阴伤,也可引起月经后期。《万病回春·妇人科》认为月经过期而来,紫黑有块者为气郁血滞。在这一时期,月经后期的治法方药也很丰富,如张景岳主张血少燥涩,治宜"清火滋阴",无火之证治宜"温养血气",寒则多滞,宜在温养血气方中,加"姜、桂、吴萸、荜茇之类"。薛己、万全等还提出了补脾养血、滋水涵木、开郁行气、导痰行气等治法。到了清代,《医宗金鉴·妇科心法要诀》《女科撮要》等,在总结前人经验的基础上,又有所发挥,使对月经后期病因病机的认识,以及辨证治疗渐臻完善。

西医中的功能失调性子宫出血出现月经错后可参照本病治疗。

二、病因病机

月经后期的发生有虚实之不同。虚者多因阴血不足,或肾精亏虚,使冲任不充,血海不能如期满溢而致;实者多因血寒、气滞等导致血行不畅,冲任受阻,血海不能按时满盈,而使月经错后。

(一)血虚

素体虚弱,营血不足,或久病失血,或产乳过多,耗伤阴血,或饮食劳倦,损伤脾胃,生化无源,均可致阴血不足,血海空虚,不能按时满溢,以使月经周期错后。

(二)肾虚

先天禀赋不足,或房劳多产,损伤肾精,精亏血少,冲任不足,血海不能如期满溢,以致月经后期。

(三)血寒

素体阳虚,或久病伤阳,寒从内生,脏腑失于温养,生化不及,气虚血少,冲任不足,血海不能按期满盈;或经期产后,寒邪内侵,或调摄失宜,过食生冷,或冒雨涉水,感受寒邪,搏于冲任,血为寒凝,经脉受阻,故月经后期。

(四)气滞

素多抑郁,或忿怒忧思,情志内伤,气机郁滞,血行不畅,阻滞冲任,血海不能按时满溢,则经行延迟。

三、诊断要点

(一)病史
可有情志不遂,饮冷感寒史,或有不孕史。

(二)症状
月经周期延后 7 天以上,甚至 3～5 个月一行,连续发生两个周期以上。

(三)妇科及辅助检查
妇科检查子宫大小正常或略小。基础体温、性激素测定及 B 超等检查有助于本病诊断。

四、鉴别诊断

本病应与早孕、月经先后无定期、妊娠期出血病证相鉴别。

(一)早孕
育龄期妇女月经过期,应排除妊娠。早孕者,有早孕反应,妇科检查宫颈着色,子宫体增大、变软,妊娠试验阳性,B 超检查可见子宫腔内有孕囊。

(二)月经先后无定期
月经先后不定期月经周期虽有延长,但又有先期来潮,而与月经后期仅月经延期不同。

(三)妊娠期出血病证
假如以往月经周期正常,本次月经延后又伴有少量阴道出血,或伴小腹疼痛者,应注意与胎漏、异位妊娠相鉴别。

五、辨证论治

月经后期的辨证,主要根据月经的量、色、质及全身症状辨其虚、实。若月经后期量少、色淡、质稀,头晕心悸者为血虚;量少、色暗淡、质清稀,伴腰酸腿软者为肾虚;量少、色暗或夹有血块,小腹冷痛喜温者为血寒;量少,色暗红,或夹有块,小腹胀痛而拒按为气滞。

(一)血虚
证候:经行错后,经血量少,色淡质稀,经行小腹绵绵作痛,面色苍白或萎黄,皮肤爪甲不荣,头晕眼花,体倦乏力,心悸失眠,舌淡苔薄,脉细弱。

分析:营血亏乏,冲任不充,血海不能按时满盈,则经行错后,经血量少、质稀、色淡;血虚胞宫、脉络失养,则小腹绵绵作痛;血虚不能上荣,则头晕眼花;血虚肌肤四肢失润,则面色苍白、萎黄,皮肤爪甲不荣;血虚气弱,则肢倦乏力;血虚心神失养,则心悸失眠。舌淡、脉细弱皆为血虚之征。

治法:补血益气调经。

方药:大补元煎。

方中人参大补元气,气生则血长;山药、甘草补脾气,助人参以资生化之源;当归养血活血调经;熟地黄、枸杞、山茱萸、杜仲滋肝肾,益精血。诸药合用,大补元气,益精养血。若气虚乏力、食少便溏,去当归,加砂仁、茯苓、炙黄芪、白术以增强补脾和胃之力;心悸失眠,加炒酸枣仁、远志、五味子以宁心安神;血虚便秘,加肉苁蓉益精补血,润肠通便。

若阴虚血少,五心烦热,口干舌燥可用小营煎,滋养肝肾,补益精血。

（二）肾虚

证候：月经周期延后，经量少，色暗淡，质清稀，或白带多而稀，腰膝酸软，头晕耳鸣，面色晦暗，舌淡，苔薄白，脉沉细。

分析：肾虚精亏血少，冲任不充，血海不能如期满溢，则月经周期延后，经量少；肾虚命门火衰，血失温煦，故色暗淡，质清稀；肾虚水失温化，湿浊下注，带脉失约，故白带清稀；肾虚外府失养，故腰膝酸软；精血亏虚，不荣于上，故头晕耳鸣，面色晦暗。舌淡，苔薄白、脉沉细均为肾虚之征。

治法：补肾填精，养血调经。

方药：当归地黄饮。

方中以当归、熟地黄养血育阴；山茱萸、山药、杜仲补肾填精；牛膝通经血，强腰膝，使补中有行；甘草调和诸药。全方重在补益肾气，填精养血。若肾气不足，日久伤阳，症见腰膝酸冷者，可酌加菟丝子、巴戟天、淫羊藿等以温肾阳，强腰膝；白带量多者，酌加鹿角霜、金樱子温肾止带；若肾阴不足，精血亏虚，而见头晕耳鸣，加枸杞子、制首乌、龟甲、龙骨滋阴潜阳。本证也可服用肾气丸，每次 1 丸，每天 2～3 次。

（三）血寒

证候：经行错后，经血量少，色暗有块，经行小腹冷痛，喜温拒按，面色青白，畏寒肢冷，小便清长，舌暗红，苔白，脉沉紧或沉迟。

分析：阳虚寒盛，血少寒凝，经血运行不畅，则经行延迟，经血量少，色暗有块；寒凝阳伤，胞脉失煦，则少腹冷痛，喜温拒按；寒盛阳不外达，则面色青白，畏寒肢冷；膀胱失温，气化失常，则小便清长。舌脉均为寒盛之征。

治法：温经散寒，行血调经。

方药：温经汤。

方中肉桂温经散寒，当归养血调经，川芎行血中之气，三药温经散寒调经；人参甘温补元，助归、芎、桂宣通阳气而散寒邪；莪术、牡丹皮活血祛瘀，牛膝引血下行，加强活血通经之功；白芍、甘草缓急止痛。全方有温经散寒、益气通阳、行血调经之功。若经血量少，加卷柏、鸡血藤行血调经；腹痛明显，加五灵脂、蒲黄活血祛瘀止痛；若中阳不足便溏者，加白术、山药、神曲健脾益气；若阳虚较重，形寒肢冷者，加巴戟天、淫羊藿温肾助阳。

（四）气滞

证候：月经延后，经血量少，色暗红有块，小腹胀痛，或胸胁、乳房胀痛不适，精神抑郁，喜太息，舌暗红，苔薄白或微黄，脉弦或涩。

分析：情志内伤，气机郁结，血为气阻，运行迟滞，则经行延后，经血量少，色暗有块；气机阻滞，气血运行不畅，则小腹、胸胁、乳房胀痛；情志所伤，气机不利，故精神抑郁，喜太息。舌脉所见为气机阻滞之征。

治法：理气行滞，活血调经。

方药：加味乌药汤加当归、川芎。

方中乌药、香附疏肝理气行滞；砂仁、木香健脾和胃消滞；延胡索、槟榔利气宽中止痛；甘草调和诸药；加当归、川芎和血通经。诸药共奏疏肝行气、活血调经、止痛之功。若经量过少、有血块者，加鸡血藤、丹参以活血调经；若胸胁、乳房胀痛明显者，酌加柴胡、川楝子、王不留行以疏肝解郁，理气通络止痛；若月经量多，色红，心烦者，为肝郁化火，行经期酌加茜草炭、地榆、焦栀子清热止血。

六、其他疗法

可采用针灸疗法。

基本处方：气海，归来，血海，三阴交。

方中气海位于任脉，有调和冲任、补肾益气的作用；归来位于下腹部，可活血通经，使月水归来；血海和血调经；三阴交为足三阴经之会，益肾调血，补养冲任。

随症加减：肾虚加灸肾俞、太溪，补肾填精，养血调经，诸穴均针用补法；血虚者加足三里、脾俞、膈俞，调补脾胃以益生血之源，诸穴均针用补法；血寒者加天枢、中极灸之以温通胞脉，活血通经；气滞者加行间、太冲疏肝解郁，理气行血，诸穴均针用泻法。一般于经前5～7天开始治疗，至月经来潮，连续治疗3～5个周期。

另外，可选用耳针，取内分泌、肝、脾、肾、内生殖器等，每次取2～3穴，毫针刺，中等刺激，留针15～20分钟，隔天1次，也可用耳穴贴压法。另外，若为血寒者，可取气海、关元温针灸，或用太乙膏穴位贴敷。

（冯　擎）

第五节　经间期出血

一、概述

在两次月经中间，出现周期性的少量阴道流血者，称为"经间期出血"。其特点是阴道流血发生在经间期，即排卵之时，在基础体温（BBT）低温相与高温相交替期，一般在高温相时流血自止，少数可延续到高温相后数天，甚至至月经来潮，一般量甚少，也有流血较多者，甚至如平素经量；可偶然出现，也可反复发作，迁延多时。常与带下伴见。

排卵期中医称为"氤氲之时""的候""真机"，明代王肯堂《证治准绳·女科·胎前门》引"袁了凡先生云：天地生物，必有氤氲之时。万物化生，必有乐育之时。此天然之节候，生化之真机也。……丹溪云：一月止有一日，一日止有一时。凡妇人一月经行一度，必有一日氤氲之候，……此的候也，……顺而施之则成胎矣。"已认识到此期是女子易受孕期，即"排卵期"。西医的围排卵期出血可参照本病治疗。

二、病因病机

本病的发生与月经周期中的气血阴阳消长转化有密切关系。主要病因病机是阴虚、湿热、血瘀或阳虚的因素，使阴阳转化不协调，损伤阴络，冲任不固，血溢脉外，遂发生经间期出血。

月经的周期演变是以月为准，《本草纲目·月水》中指出："女子，阴类也，以血为主，其血上应太阴，下应海潮。月有盈亏，潮有朝夕，月事一月一行，与之相符，故谓之月水、月信、月经。经者常也，有常轨也。"《景岳全书·妇人规》亦指出："月以三旬而一盈，经以三旬而一至，月月如期，经常不变，故谓之月经。"月经周期包括月经期（行经之时）、经后期（经净后至排卵前）、经间期（排卵期)、经前期(排卵后至行经前)。

月经周期中气血阴阳的消长转化具有月节律,周而复始,循环往复。月经的来潮标志着一个新的周期开始,因月经来潮后,阴血偏虚,故经后期是阴长之期,此期精血渐充(卵泡生长),阴血渐复(子宫内膜增生)。经间期即排卵期,此期精血已达充盛(卵泡成熟),阴长至极,达重阴之状(子宫内膜增厚疏松,宫颈黏液稀薄呈拉丝状),阴阳互根互用,重阴转阳,阳由阴生,气由精化,氤氲之状萌发,"的候"到来,卵子排出,是月经周期中阴阳转化的重要时期。此时,若阴阳顺利转化,则达到新的平衡;若转化不利,阴阳失衡,血海扰动,则有动血出血之虞。

(一)肾阴虚

先天禀赋不足,天癸未充,或欲念不遂,阴精暗耗,或房劳多产,精血耗损,肾阴不足,阴虚火旺,虚火偏盛,氤氲之时,阳气内动,虚火与阳气相煽(虚火借萌动之阳气之势),损伤冲任,扰动血海,迫血妄行,出现经间期出血。若阴虚日久,阴损及阳,统摄无权,血海不固,则反复发作。

(二)湿热

情怀不畅,肝气郁结,横逆犯脾,脾失运化,水湿停滞,流注下焦,蕴而生热,或感湿化热,或湿热侵袭,经间期阳气内动,引动湿热,损伤冲任,扰动血海,以致出血。

(三)血瘀

经期产后,失于调摄,瘀血内留,或寒凝血瘀,或热灼血瘀,或七情所伤,气机阻滞,血行不畅,久而成瘀,致瘀血阻滞冲任胞脉,氤氲之时,阳气内动,瘀血与之搏于冲任,血不循经,以致出血。

(四)肾阳虚

经间阴阳转化期阴精不足,阴虚及阳,或阴阳两虚而偏阳虚,则血液未能得到有力统摄。此外,肾阳不足无以蒸腾肾阴,化生肾气,影响胞宫的固藏,故致出血。

肾阴不足是经间期出血的基本病机,阴虚不能重阴转阳,排卵不利,可兼湿热及瘀血。

三、诊断要点

(一)病史

多为育龄期女性,可有月经不调史,如月经先期、经期延长,或堕胎、小产史。

(二)症状

在两次月经中间,一般是周期的第12~16天出现少量阴道流血,持续2~3天或数天则自止,也可迁延多日,甚至至月经来潮,或偶然出现,或反复发作,或点滴流血,或流血较多,甚至如平素经量。可伴带下增多,质黏透明如蛋清样,或赤白带下,腰酸,一侧少腹胀痛,乳房胀痛。

(三)检查

1.妇科检查

宫颈黏液透明,呈拉丝状,夹有血丝。

2.其他检查

测量基础体温,在低、高温相交替时出血,一般在基础体温升高后则出血停止,亦有高温相时继续出血,甚者至经潮者;血清雌、孕激素水平通常偏低。

四、鉴别诊断

本病属于西医的围排卵期出血。主要应与月经不调中的月经先期、月经过少,以及带下病中的赤带相鉴别。

（一）月经先期

月经先期的特点是月经周期的缩短，或经量正常，或伴有经量过多、过少，在基础体温由高温下降时出血；而经间期出血一般较月经量少，出血时间有规律地发生于基础体温低高温交替时。

（二）月经过少

月经过少的特点是每次月经量均明显减少，甚或点滴而下；经间期出血则发生在两次正常月经的中间，可与正常月经呈现为阴道流血量一次多一次少的规律。

（三）赤带

赤带主要指宫颈出血，无周期性，持续时间较长或反复发作。妇科检查可见宫颈接触性出血、宫颈赘生物等；经间期出血有周期性，一般2～3天可自行停止。

五、辨证论治

本病的辨证要点是根据阴道流血的量、色、质，结合全身症状与舌脉辨虚实。若阴道流血量少，色鲜红，质黏者，多为肾阴虚证；若阴道流血量稍多，赤白相兼，质稠者，多为湿热证；若阴道流血量时多时少，色暗红，或紫黑如酱，则为血瘀证；若阴道流血量稍多，色淡红，质稀者，多为肾阳虚证。临证时还需参考体质情况。治疗原则以补肾阴，平衡肾中阴阳为主，促进阴阳的顺利转化。根据阴阳互根的关系，要注意阳中求阴，使阴得阳升而泉源不竭，补阴不忘阳，使阴精的充盛有阳气的蒸腾化生而源源不断。治疗时机重在经后期。一般以滋肾养血为主，虚者补之，热者清之，湿者除之，瘀者化之，出血时可适当配伍一些固冲止血药物。

（一）肾阴虚证

证候：两次月经中间阴道少量流血，色鲜红，质黏，头晕耳鸣，夜寐不宁，五心烦热，腰膝酸软，大便秘结。舌红，苔少。脉细数。

分析：肾阴不足，阴虚火旺，虚火内生，经间期氤氲之时，阳气内动，虚火借萌动之阳气，损伤冲任，扰动胞宫，冲任不固，胞宫不宁，则阴道少量流血，虚火灼伤阴液，故阴道流血色鲜红而质黏；虚火上扰清窍，则头晕耳鸣；虚火扰心，则夜寐不宁，五心烦热；腰为肾之府，肾主骨，肾虚则腰膝酸软。舌红，脉细数为肾阴不足之征。

治法：滋肾养阴，固冲止血。

方药：两地汤（《傅青主女科》）合二至丸（《医方集解》）。

两地汤：生地黄，玄参，白芍，麦冬，阿胶，地骨皮。二至丸：女贞子，墨旱莲。

两地汤中生地黄、玄参清热养阴凉血，生地黄还能凉血止血，麦冬、白芍、阿胶滋阴养血，阿胶还能养血止血，地骨皮清虚火。二至丸中女贞子滋补肝肾之阴，清退虚热，墨旱莲养阴止血。两方合用，共奏滋肾养阴、清热凉血、固冲止血之效。

若阴虚及阳，阴阳两虚，经间期出血反复不愈，量稍多，色淡红，质稀，神疲乏力，夜尿频数，舌淡红，苔白，脉细者，治宜滋肾助阳，固摄止血。方用大补元煎（《景岳全书》）。

大补元煎：人参，山药，熟地黄，杜仲，当归，山茱萸，枸杞子，炙甘草。

方中人参大补元气，熟地黄、山茱萸、山药肾肝脾三阴并补，枸杞子补益肝肾，当归养血和血，人参与熟地黄相配，即是景岳之两仪膏的组成，大补精气，杜仲温肾助阳，甘草调和诸药。诸药配合，功能滋肾助阳，阴阳双补，固摄冲任以止血。

（二）湿热证

证候：两次月经中间阴道少量流血，色深红，质黏腻，平时带下量多，色黄，小腹作痛，神疲乏力,胸胁满闷,口苦纳呆,溺黄便溏。舌红,苔黄腻。脉滑数。

分析:湿热蕴结于任带下焦,经间期重阴转阳,阳气内动,引动湿热,扰动冲任,胞宫不宁,固藏失职,则阴道少量流血;湿热与血搏结,则色深红,质黏腻;湿热蕴结胞宫,气机阻滞,不通则痛,则小腹作痛;湿热下注,损伤任带,任带失约,则带下量多而色黄;湿性重浊,则神疲乏力;湿热熏蒸,则胸胁满闷,口苦纳呆。舌红,苔黄腻,脉滑数,均为湿热之象。

治法:清利湿热。

方药:清肝止淋汤(《傅青主女科》)去阿胶、红枣,加小蓟、茯苓。组成:当归,白芍,生地黄,牡丹皮,黄柏,牛膝,制香附,阿胶,黑豆,红枣。

方中当归、白芍、生地黄养血柔肝;牡丹皮清肝泻火;香附疏肝解郁;黄柏清热燥湿;黑豆补肾;阿胶、红枣养血,因其滋腻温燥,易恋湿生热,故去之;牛膝引药下行。加小蓟以清热止血,茯苓以利水渗湿,增强清利湿热止血之功。

若出血增多,宜去牛膝、当归,加侧柏叶、荆芥炭以止血;带下多而黄稠,则加马齿苋、椿根皮以清热化湿。

(三)血瘀证

证候:经间期出血量时或稍多,时或甚少,色暗红,或紫黑如酱,少腹胀痛或刺痛;情志抑郁,胸闷烦躁。舌暗或有瘀斑。脉细弦。

分析:瘀血阻滞于冲任,经间期重阴转阳,阳气内动,与之相搏,损伤脉络,络伤血溢,血不循经,则经间期出血;瘀血内阻,则出血量时或稍多,时或甚少,色紫暗;血瘀气滞,不通则痛,则少腹胀痛或刺痛;气机不畅,故情志抑郁;舌暗或有瘀斑,脉细弦,均为血瘀之征。

治法:化瘀止血。

方药:逐瘀止血汤(《傅青主女科》)。组成:生地黄,大黄,赤芍,牡丹皮,当归尾,枳壳,桃仁,龟甲。

方中当归尾、桃仁、赤芍活血祛瘀;大黄、牡丹皮清热祛瘀;枳壳行气散结,生地黄、龟甲养阴止血。全方有活血祛瘀、养阴止血之效。

若出血偏多时,宜去赤芍、当归尾,合失笑散(蒲黄、五灵脂)以祛瘀止血,或大黄改大黄炭;若少腹痛甚,则加延胡索、香附以行气止痛;若兼湿热,带下黄者,加红藤、败酱草以清利湿热;若兼脾虚,纳呆便溏者,去生地黄、桃仁、大黄,加白术、陈皮、砂仁以健脾和胃;若兼肾虚,腰膝酸软者,加续断、桑寄生以补益肾气。

(四)肾阳虚证

证候:经间期出血,量少,色淡,质稀,腰痛如折,畏寒肢冷,小便清长,大便溏薄,面色晦暗,舌淡暗,苔薄白,脉沉弱。

分析:经间期氤氲之时,重阴转阳,阳气欲动,然肾阳不足,命门偏弱,冲任不固,胞宫固藏失职,则阴道少量流血,色淡而质稀;腰为肾之府,阳虚则腰痛如折;阳气不足,失其温煦之功,则畏寒肢冷;肾阳虚,主司二便之功失健,则小便清长、大便溏薄。舌淡暗,苔薄白,脉沉弱为肾阳不足之征。

治法:补肾益阳,固冲止血。

方药:健固汤(《傅青主女科》)合二至丸加减。组成:人参,白术,茯苓,薏苡仁,巴戟天,女贞子,墨旱莲。

方中人参、巴戟天温补肾阳;女贞子、墨旱莲养阴清热止血;白术、茯苓、薏苡仁健脾益气,以后天补先天,固摄冲任。全方共奏补益肾阳、固冲止血之效。

方药:肾气丸(《金匮要略》)。组成:干地黄,山药,山茱萸,茯苓,泽泻,牡丹皮,桂枝,附子(炮)。

桂枝、炮附子温阳祛寒;地黄、山茱萸补益肾阴,以助重阴之功,得桂枝、炮附子辛热之性,重阴转阳,阳气萌动,桂附得地黄、山茱萸滋阴之功,引动阳气,促阴阳顺利转化;山药、茯苓健脾渗湿,泽泻泄肾中水邪;牡丹皮清肝胆相火;均使补而不滞。诸药合用,共成补肾益阳之效。

六、其他疗法

(一)中成药治疗

1.六味地黄丸

适应证:肾阴虚型经间期出血。

2.左归丸

适应证:肾阴虚型经间期出血。

3.肾气丸

适应证:肾阳虚型经间期出血。

4.宫血宁胶囊

适应证:湿热型、血瘀型经间期出血。

5.云南白药胶囊

适应证:血瘀型经间期出血。

(二)针灸治疗

1.体针疗法

(1)主穴:关元,曲池,合谷,血海,阴陵泉,足三里,三阴交,公孙,太冲,内庭,隐白,肾俞,子宫穴。

(2)操作:三阴交、公孙、足三里,用补法,其余诸穴可用泻法,或平补平泻,留针30分钟,肾阳虚证可用灸法。月经中期前1周开始治疗,每天1次,7天为1个疗程,连续2个疗程。

2.耳针疗法

取子宫、内分泌、卵巢、肝、脾、肾等。每次取2～3穴,中等刺激,留针15～20分钟,隔天一次,也可耳穴贴压。

3.三棱针疗法

(1)取穴:在阳关穴至腰俞穴间任选一点,以位置较低者为好。

(2)操作:用三棱针挑刺,挑刺深约0.1～0.15 cm,其范围不宜过大,挑治后用消毒敷料覆盖,每月1次,连续挑刺3次为1个疗程。

(冯　擎)

第六节　绝经前后诸证

一、概述

绝经是每个妇女生命进程中必经的生理过程。绝经是指妇女一生中最后一次月经,只能回顾性地确定。由于卵巢功能真正衰竭，以致月经最终停止达到 12 个月，方可判定绝经。绝经可分为自然绝经和人工绝经两种。前者指卵巢内卵泡用尽，或剩余的卵泡对促性腺激素丧失了反应，卵泡不再发育和分泌雌激素，不能刺激子宫内膜生长，导致绝经。我国城市妇女平均绝经年龄 49.5 岁，农村妇女 47.5 岁。后者是指手术切除双侧卵巢或用其他方法停止卵巢功能，如放射治疗和化疗等。单独切除子宫而保留一侧或双侧卵巢者，不作为人工绝经。判定绝经，主要根据临床表现和激素的测定。围绝经期是妇女自生殖年龄过渡到无生殖能力年龄的生命阶段，包括从出现与绝经有关的内分泌、生物学和临床特征起至最后一次月经后一年。

绝经前后诸证指妇女绝经前后出现性激素波动或减少所致的一系列躯体及心理症状。人工绝经者更易发生绝经前后诸证。绝经前后诸证临床表现为月经紊乱、血管舒缩症状、自主神经失调症状、精神神经症状、泌尿生殖道症状、骨质疏松、阿尔茨海默病以及心血管病变等。主要由于绝经前后卵巢功能衰退，随后下丘脑-垂体功能退化引起的。

绝经前后诸证是妇科常见病，其发生率高达 82.73％。约 70％患者有潮热汗出等血管舒缩症状，70％～80％妇女有月经改变，并伴有不同程度自主神经系统功能紊乱为主的症状，但症状较轻，一般不影响日常生活和工作。只有 10％～20％患者可出现严重症状，不能坚持正常的工作和生活，生活质量明显降低，需要积极治疗。部分患者症状持续时间较短，可以自我控制，有些则反复出现症状长达 5～10 余年。

本病属于中医"经断前后诸证"的范畴，又称"绝经前后诸证"。既往历代医籍未见本病相关专题论述，也无此病名，但有关本病的病因病机、临床表现及治疗论述较多，散见于"老年血崩""百合病""脏躁""郁证""老年经断复来"等病证中。

二、病因病机

中医认为，肾在女性月经和胎孕的生理功能中起主导和决定作用。早在《素问·上古天真论》言的记载："女子七岁，肾气盛，齿更发长，二七而天癸至，任脉通，太冲脉盛，月事以时下，故有子……七七任脉虚，太冲脉衰少，天癸竭，地道不通，故形坏而无子也。"指出妇女的发育与衰老，月经的来潮与终止及生殖能力的盛衰均与肾有关。肾藏精，《素问·六节藏象论》指出："肾者主蛰，封藏之本，精之处也"，又《医贯·内经十二官论》指出："肾有二，精所舍也"，肾精包括禀受于父母的先天之精，即生殖之精，如《灵枢·本神》指出："生之来，谓之精"；又包括脾胃所化生的水谷之精，即脏腑之精，后天之精，如《素问·上古天真论》指出"肾者主水，受五脏六腑之精而藏之"。天癸是肾中精气充盛到一定阶段的产物。肾精所化之气为肾气，肾气的盛衰主宰着天癸的至与竭。冲脉为血海，任脉为阴脉之海，冲任二脉相滋，血溢胞宫，月经来潮。《临证指南医案》也指出："经水根于肾，旺于冲任。"妇女进入绝经前后，肾精亏虚，冲任二脉逐渐亏少，天癸将竭，精气、精血不足，月经渐少以至停止，生殖能力降低以至消失，这是妇女正常生理的衰退过程。在这种特殊的生理状态下，引起绝经前后诸证的发病机制常与下列因素有关。

（一）肾虚为致病之本

肾为先天之本，藏元阴而寓元阳，静顺润下，为"五脏六腑之本、十二经脉之根"。《景岳全书》指出："五脏之阴气非此不能滋，五脏之阳气非此不能发。"说明肾气对人体各脏腑、组织、经络的濡养和温煦作用是十分重要的。

妇女在绝经前后，肾气渐衰，天癸将竭，冲任二脉逐渐亏虚，精血日趋不足，肾的阴阳易于失调，进而导致脏腑功能失调。多数妇女通过脏腑之间的调节能顺利度过这段时期。部分妇女由于体质较弱,以及产育、疾病、营养、劳逸、手术创伤、社会环境、精神因素等方面的差异,不能适应和调节这一生理变化,引起肾气衰退过早、过快、过甚,出现一系列脏腑功能紊乱、阴阳平衡失调的证候。如肾阴不足,阴虚火旺,则出现潮热面红、烘热汗出、五心烦热、失眠多梦等症;肾阴虚精亏则出现头晕耳鸣、腰膝酸软、脚跟作痛;阴虚血燥则肌肤失润,阴部干涩失荣,血燥生风则皮肤感觉异常,或麻木,或瘙痒,或如虫爬;肾气不足,冲任失固则月经紊乱,或提前量多,或崩中漏下。亦可由肾阴损及肾阳,出现阴阳俱虚之证,症见畏风怕冷,时而潮热汗出,腰酸膝软,头晕耳鸣,健忘,夜尿频数等。综上所述,本病的病因病机主要责之于肾,肾虚为致病之本。

(二)肾虚导致肝、心受累

肾是他脏阴阳之本,肾脏的阴阳失调必然累及到肝、心多脏,从而使本病出现本虚标实、虚实夹杂的复杂证候。

1.肾虚肝郁

肾藏精,肝藏血,精血同源,故肝肾同源。肾在五行属水,肝在五行属木,水生木,肾水虚,水不涵木,肝失肾水滋养而易疏泄功能失调。肝失疏泄,出现肝气郁结、甚而化火的证候。

2.心肾不交

肾藏精主水,心属火主血脉,心血畅旺,肾精充沛,心肾相交,水火互济,阴阳平衡,则身体健康,情绪调节功能正常。如果出现肾阴精亏虚,肾水虚不能上济心火,心火独亢,出现心火亢甚的证候。

绝经前后诸证主要病因病机以肾虚为本,阴虚为主,可阴损及阳而致阴阳俱虚;或是肝、心受累,虚实夹杂,本虚标实。但因妇女一生经、孕、产、乳,数脱于血,往往是"有余于气,不足于血",所以临床上以肾阴虚证居多。

三、诊断要点

(一)病史

40～60岁的妇女,出现月经紊乱或停闭,或有手术切除双侧卵巢及其他因素损伤双侧卵巢功能病史。

(二)症状

1.月经的改变

月经紊乱,如月经先期,量多或少,经期延长,崩漏,或月经后期,闭经。

2.血管舒缩症状

烘热汗出、眩晕、心悸等。

3.精神神经症状

烦躁易怒、情绪抑郁、失眠多梦、健忘多疑等。

4.泌尿生殖系统症状

绝经后期可出现尿频、尿急或尿失禁,阴道干涩、灼热,阴痒,性交疼痛,易反复发作膀胱炎。

5.皮肤症状

皮肤干燥,瘙痒,感觉异常,或有蚁行感。

6.骨、关节、肌肉症状

绝经后期可出现肌肉、关节疼痛,腰背、足跟酸痛,易骨折等。

（三）体征

妇科检查

绝经后期可见外阴及阴道萎缩，阴道分泌物减少，阴道皱襞消失，宫颈、子宫可有萎缩。

（四）辅助检查

1.阴道细胞学涂片

阴道脱落细胞以底、中层细胞为主。

2.生殖内分泌激素测定

大多数患者血清 E2＜20 pg/mL（或＜150 pmol/L），E2 水平周期性变化消失，FSH、LH 升高，FSH＞10 U/L。

四、鉴别诊断

（一）高血压

舒张压或收缩压持续升高[＞18.7/12.0 kPa(140/90 mmHg)]，常合并有心、脑、肾等器官病变，围绝经期综合征患者血压不稳定，呈波动状态。

（二）冠心病

心电图异常，胸前区疼痛，服用硝酸甘油症状可缓解，而围绝经期综合征患者胸闷、胸痛时服用硝酸甘油无效。

（三）甲状腺功能亢进症

甲状腺功能亢进症患者血清 TSH 减低、FT_4 增高，而围绝经期综合征患者甲状腺功能正常。

（四）癥瘕

经断前后的年龄为癥瘕好发之期，如出现月经过多或经断复来，或有下腹部疼痛，水肿，或带下五色，气味臭秽，或身体骤然明显消瘦等症状者，应详加诊察，必要时结合西医学的辅助检查，明确诊断，以免贻误病情。

五、辨证论治

绝经前后诸证症状群复杂、多样，症状轻重程度不一。患者个体生理和心理素质存在差异，以及发病前后人体内外环境因素影响的不同，所以应对患者的治疗方法进行个体化选择。绝经前后诸证中医证候往往寒热错杂、虚实并存，涉及多个脏腑，在治疗时一般要同时兼顾，把握脏腑、气血二者的关系，重在调补肾阴肾阳。轻、中度绝经前后诸证可以单纯中医药进行治疗，重度绝经前后诸证应予中西医结合治疗，待病情缓解之后再用中医药进行调理以巩固疗效。

绝经期妇女处于特殊的年龄阶段，心身失调是绝经前后诸证的突出特点之一。在治疗绝经前后诸证过程中，药物治疗可改善躯体症状，并不能完全解决患者的心理失调，因此心理治疗或中医情志治疗是必不可少的。通过心理治疗或中医情志治疗，可有效缓解患者抑郁、焦虑、恐惧等心理障碍，建立良好的心理状态，从而达到减轻或缓解绝经前后诸证诸多精神神经症状的目的。

（一）肾虚肝郁

绝经前后烘热汗出，伴情志异常（烦躁易怒，或易于激动，或精神紧张，抑郁寡欢）；腰酸膝软，头晕失眠，乳房胀痛；或胁肋疼痛，口苦咽干；或月经紊乱，量少或多，经色红；舌淡红，苔薄白，脉弦细。

治法:滋肾养阴,疏肝解郁。

推荐方剂:一贯煎(《续名医类案》)。

(二)心肾不交

绝经前后烘热汗出,心悸怔忡,腰膝酸软,头晕耳鸣,心烦不宁,失眠多梦;或情志异常,或月经紊乱,量少,色红;舌红,苔薄白,脉细数。

治法:滋阴降火,补肾宁心。

推荐方剂:六味地黄汤(《小儿药证直诀》)合黄连阿胶汤(《伤寒论》)。

(三)阴虚火旺

绝经前后烘热汗出,心烦易怒;手足心热,面部潮红,口干便秘,懊恼不安,坐卧不宁,夜卧多梦善惊,月经先期、量少,色红质稠;舌红,少苔,脉细数。

治法:滋阴降火宁神。

推荐方剂:知柏地黄汤(《景岳全书》)加减。

(四)肾阴虚

绝经前后烘热汗出,腰膝酸软;头晕耳鸣,口燥咽干,失眠多梦,或皮肤瘙痒,尿少便干,月经周期紊乱,先期量少或量多,或崩漏;舌红,少苔,脉细数。

治法:滋肾养阴。

推荐方剂:左归丸(《景岳全书》)加减。

(五)肾阴阳俱虚

绝经前后时而畏风怕冷,时而潮热汗出;腰酸膝软,头晕耳鸣,健忘,夜尿频数,月经紊乱,量少或多;舌淡红或偏红,苔薄白或薄黄,脉沉细。

治法:阴阳双补。

推荐方剂:二仙汤(《妇产科学》)加减。

六、其他疗法

(一)中成药治疗

1.六味地黄丸

滋阴补肾。适用于肾阴虚证。对改善绝经前后诸证患者因自主神经紊乱而出现的潮热、失眠、焦躁、情绪不稳、性欲减退、头痛、头晕、乏力、耳鸣等症状有显著疗效。小蜜丸,每次 9 g,每天 2 次,早晚分服。

2.杞菊地黄丸

滋肾养肝。适用于肝肾阴虚证。治疗肝肾阴亏,眩晕耳鸣,羞明畏光,迎风流泪,视物昏花等症。大蜜丸,每次 1 丸;水蜜丸,每次 6 g;小蜜丸,每次 9 g,均每天 2 次。

3.更年安片

滋阴清热,除烦安神。适用于肝肾阴虚证。治疗潮热汗出,眩晕,耳鸣,失眠,烦躁不安,血压不稳等症。片剂,每次 6 片,每天 3 次。

4.坤宝丸

滋补肝肾,镇静安神,养血通络。适用于阴虚火旺证。治疗月经紊乱,潮热多汗,失眠健忘,心烦易怒,头晕耳鸣,咽干口渴,手足心热,四肢酸软,关节疼痛及血压波动等绝经前后诸证症状。丸剂,每次 50 粒,每天 2 次。连服用 2 个月或遵医嘱。

5.坤泰胶囊

滋阴清热,安神除烦。适用于心肾不交证。能滋阴清热,安神除烦,益气养阴,疏肝解郁,显著改善自主神经功能失调症状,使绝大部分围绝经期症状得到缓解。胶囊,每次4粒,每天3次,连续服用1个月。

6.女珍颗粒

滋肾宁心。适用于肝肾阴虚、心肝火旺证。能滋肾,宁心,可有效改善烘热开出,五心烦热,心悸,失眠等绝经前后诸证症状。颗粒剂,冲服每次6 g,每天3次,连续服用1个月。

(二)中医情志治疗

在辨证服用中药及中成药的基础上配合中医情志治疗,情志治疗操作规范如下。

1.诱导尽吐其情,了解病结所在

就诊第1周医师与患者"一对一"进行交流15～20分钟,通过心灵交流,找出病结所在。

2.悲胜怒,引导宣泄

对患者"数问其情"后,引导患者通过述说或哭的方式宣泄不良情绪(必要时可组织观看悲剧片15～20分钟)。在就诊的第一周完成"悲胜怒"治疗。治疗过程中医师或护士注意适当控制患者的情绪变化。

3.喜胜悲忧,发挥情志正性效应

在"悲胜怒"治疗的第2周开始,通过组织患者观看喜剧片,诱导患者开怀而笑,喜胜悲忧,平衡不良情绪。每次15～20分钟,每2周1次,连续治疗2次。治疗过程中医师或护士也要注意适当控制患者的情绪变化。

(三)中医五音体感治疗

中医音乐疗法源于阴阳五行学说,中医"五音疗疾"中的五音——角、徵、宫、商、羽,对应五行——木、火、土、金、水,内应人体五脏——肝、心、脾、肺、肾,体现人的五志——怒、喜、思、忧、恐。五音与五脏的联系密切,按照中医辨证论治思想对情志病中的怒伤肝证选角音,喜伤心证首选徵音,思伤脾证首选宫音,忧伤肺证首选商音,恐伤肾证首选羽音。

(四)针灸治疗

1.体针

选取太溪、太冲、关元、神门、三阴交、心俞、肾俞、肝俞。方法:平补平泻。留针20～30分钟,中间用小幅度捻转手法行针2次,每天针刺1次,连续6天,中间休息1天,连续4周为1个疗程。随症加减:腰痛甚者配委中以止腰背疼痛;烦躁易怒、失眠不寐配内关、神门以镇静安神;外阴干涩、瘙痒配会阴以养阴止痒;体倦乏力、食少纳呆、食后腹胀配脾俞、关元以补脾益气。

2.腹针

中脘、下脘、气海、关元、中极、气穴(双)。患者平卧位,暴露腹部,先在腹部从上至下触诊确无阳性体征,取穴并做好标记,对穴位的皮肤进行常规消毒,采用一次性管针,避开毛孔及血管把管针弹入穴位,针尖抵达预计的深度后,留针20分钟,无需行针。开始每天治疗1次,连续3天,以后隔3天治疗1次,共治疗4周。

3.灸法

(1)直接灸:月经过多者灸断红穴(经外奇穴,在手背第二、三掌骨间,即八邪穴之上都穴取穴),一次3～5壮,每天1次。

(2)隔药灸:选用葫芦壳、茯苓皮、泽泻、黑白丑、首乌、三棱、莪术、槟榔、茵陈、山楂、决明子、莱菔子、生大黄,按等量配比,碾极细末,以黄酒调和成直径为20 mm,厚6 mm的药饼。穴位选取神阙、大赫、足三里。操作:患者仰卧,药饼置于穴位上,药饼上置1.5 cm艾条,从底部点燃。如患者感觉温度过高,医师将药饼来回轻移至艾条燃尽。每穴2壮,每天1次,每周治疗5次,4周为1个疗程。

4.梅花针叩击治疗

足部常规消毒后,用梅花针叩击双足底的肾上腺、肾、脑垂体、甲状腺、生殖腺反射区各1分钟,心、肝反射区各2分钟。以皮肤轻度潮红而不出血,无明显疼痛为度。每天1次,1周为1个疗程,中间间隔1天,继续下一个疗程。

5.耳针

取子宫、内分泌、交感、神门、肝、皮质下等穴进行耳针。可达到补肝肾,镇静安神的目的。方法:患者端坐,选准穴位,耳廓常规消毒,用0.6 cm×0.6 cm的粘有王不留行籽的医用胶布固定于耳穴上,3天换1次,两耳交替。治疗期间每天按压3～4次,按压至耳廓发热或者烧灼感为止。10次为1个疗程,连续3～6个疗程。

(五)穴位贴敷

选好以下5组穴位:①关元,肾俞;②肝俞,太冲;③心俞,气海;④中极,太溪;⑤三阴交,足三里。

方法:将普通胶布剪成2 cm大小,穴位局部皮肤用75%酒精消毒,待皮肤干燥后,将白芥子泥丸置于穴位上,外用胶布贴上固定,敷贴后2～4个小时局部出现灼热瘙痒感时即除去药丸及胶布,此时局部充血但无溃破,每次选1组穴,依次轮换选用,隔天1次,10次为1个疗程。

(六)推拿按摩治疗

点按百会穴,天柱穴和肩井穴疏导经脉,使气血运行顺畅。点按气之会穴膻中,再从手腕至肘部推拿按摩肺经、心包经和心经3～5遍。接着从足内踝开始往上至膝部的推拿按摩,顺经脉推拿足太阴脾经,足厥阴肝经和足少阴肾经3～5遍,三阴交穴、血海穴和膻中内关穴点按3～5遍。治疗结束。

(七)拔罐治疗

背部操作:患者俯卧位,医者立于一侧,先用双手掌循经推按督脉及背部膀胱经3～5遍,再用拇指点按背俞穴2～3遍,以酸胀感为度。然后双手掌直擦摩督脉、膀胱经,横擦摩肾俞、命门、八髎,以透热为度。然后在按摩部位涂抹适量万花油或按摩乳等按摩介质,用闪火法将中号玻璃罐吸附在风门穴上,一手绷紧皮肤,一手扶住罐底,由内向外,由上而下,慢慢来回推移,至腰骶部。反复操作4～6次,至皮肤潮红或轻度瘀血,然后在八髎、肾俞、肝俞、心俞、脾俞等处留罐5～10分钟。腹部及下肢操作:患者仰卧,医师站在患者右侧,先在中脘、气海、关元、中极、大横、归来、气冲等穴位,以一指禅揉按和点穴法按压,并顺时针摩腹3分钟左右。双手拿大腿内侧,拇指按压血海、足三里、三阴交。然后在腹部涂抹上万花油或按摩油,用较小的吸附力把火罐吸附在腹部,顺时针走罐3分钟,以热量深透腹部为度。

(八)穴位埋线

选取肾俞(双)、关元、三阴交(双)。肝肾阴虚型配肝俞(双),脾肾阳虚型配足三里(双)、脾俞(双)。每次治疗除关元穴必选外,其余穴位皆左右交替使用。操作:先将3-0号外科医用羊肠线剪成1.0 cm装入消毒液中浸泡备用。施治时,在穴位处皮肤常规消毒,选用8号注射针头,28号毫针(1.5寸长)作针芯。先将针芯向外拔出约2 cm,镊取一段约1.0 cm已消毒的羊肠线从针头斜口植入,左手拇指、食指绷紧或捏起进针部位皮肤,右手持针快速刺入穴内,并上下提插,得气后,向内推针芯,同时缓慢将注射针头退出,将羊肠线植入穴位深处,检查羊肠线断端无外露,无出血,按压针孔片刻,敷上创可贴。埋线区当天不得触水,以防感染,指导患者埋线2天后,每天睡前自行按压穴位10~20分钟。穴位埋线,左右交替,每周施治1次,连续4次。

(冯　擎)

第七节　盆腔炎性疾病

一、概述

盆腔炎性疾病指女性上生殖道及其周围组织的炎症,主要包括子宫内膜炎、输卵管炎、输卵管卵巢脓肿、盆腔腹膜炎等,最常见的是输卵管炎、输卵管卵巢炎。以小腹或少腹疼痛拒按或坠胀,引及腰骶,或伴发热、白带增多等为主要表现。按其发病过程、临床表现可分为急性盆腔炎和盆腔炎性疾病后遗症两种,本节主要介绍急性盆腔炎。

二、病因病机

中医认为该病多因先天禀赋不足、平时养护不慎、阴户不洁或劳倦过度、外邪入侵所致。如《妇人良方》载:"妇人月经瘀塞不通,或产后余血未尽,因而乘风取凉,为风冷所乘,血得冷则为瘀血也。瘀血在内,则时时体热面黄。瘀久不消,则为积聚癥瘕矣。"

三、诊断要点

(一)病史

有急性感染病史,下腹隐痛、肌肉紧张、有压痛及反跳痛,伴有心率快、发热,阴道有大量脓性分泌物。病情严重时可有高热、头痛、寒战、食欲缺乏、大量的黄色白带有味、小腹胀痛、压痛、腰部酸痛等;有腹膜炎时出现恶心、腹胀、呕吐、腹泻等;有脓肿形成时,可有下腹包块及局部压迫刺激症状,包块位于前方可有排尿困难、尿频、尿痛等,包块位于后方可致腹泻。

(二)症状

子宫常呈后位,活动受限或粘连固定。若为输卵管炎,则在子宫一侧或两侧触到增粗的输卵管,呈条索状,并有轻度压痛。若为输卵管积水或输卵管卵巢囊肿,则在盆腔一侧或两侧摸到囊性肿物,活动多受限。若为盆腔结缔组织炎时,子宫一侧或两侧有片状增厚、压痛,宫骶韧带增粗、变硬、有压痛。

(三)检查

1.妇科检查

阴道、宫颈充血,有大量脓性分泌物,宫颈举痛明显。子宫压痛,活动受限,输卵管炎时可触及子宫一侧或两侧条索状增粗,压痛明显。结缔组织炎时,子宫一侧或两侧片状增厚,宫骶韧带增粗,触痛明显。盆腔脓肿形成时,可触及边界不清的囊性肿物,压痛。

2.血常规检查

白细胞 $10\times10^9/L$ 以上,以中性粒细胞升高为主。

3.B超检查

示盆腔内有渗出或炎性包块。

根据以上三点即可诊断为急性盆腔炎性疾病,若后穹隆穿刺抽出脓液,即可进一步确诊。有条件者可作血、宫颈分泌物培养或脓液培养,查明病原体,为临床诊断和治疗提供帮助。

四、鉴别诊断

(一)异位妊娠

盆腔炎性疾病者高热,血常规白细胞计数明显升高。异位妊娠者 $\beta-HCG(+)$,后穹隆穿刺,可吸出不凝固的积血,盆腔炎性疾病者则为脓液,可资鉴别。

(二)急性阑尾炎

均有身热、腹痛、血白细胞计数升高。盆腔炎性疾病痛在下腹部,病位较低,常伴有月经异常;急性阑尾炎多局限于右下腹部,有麦氏点压痛、反跳痛。

(三)卵巢囊肿蒂扭转或破裂

常有突然腹痛,逐渐加重,甚至伴有恶心呕吐,一般体温不升高。B超检查或妇科盆腔检查可作鉴别。

五、辨证论治

(一)瘀热互结

多见于慢性盆腔炎性疾病急性发作或急性盆腔炎性疾病:发热或高热,小腹疼痛拒按,痛有定处,或经行不畅,或量多有块,带下量多如脓,臭秽,尿黄便秘。舌质暗红有瘀斑,苔黄,脉滑数或弦数。

治法:清热解毒,活血化瘀。

推荐方剂:五味消毒饮(《医宗金鉴》)合血府逐瘀汤(《医林改错》)加减。

推荐处方:金银花、野菊花、蒲公英、紫花地丁、天葵子、桃仁、红花、当归、生地黄、枳壳、赤芍、柴胡、桔梗、川芎、牛膝、生甘草。

(二)湿热血瘀

多见于慢性盆腔炎性疾病急性发作或急性盆腔炎性疾病:低热,小腹疼痛灼热感,带下量多色黄质稠,或赤黄相兼,小腹胀痛,口苦,口干不欲饮,小便混浊,大便干结,舌暗红,苔黄腻,脉弦滑或弦数。

治法:清热祛湿,活血化瘀。

推荐方剂:四妙丸(《成方便读》)合桃红四物汤(《医宗金鉴》)加减。

推荐处方:苍术、黄柏、牛膝、生薏苡仁、桃仁、红花、当归、生地黄、赤芍、川芎。

(三)肾虚血瘀

常见于慢性盆腔炎性疾病:小腹冷痛,喜暖喜按,带下量多、色白质稀,畏寒肢冷,舌质淡,苔薄白,脉沉细。

治法:温经化瘀,调理冲任。

推荐方剂:艾附暖宫丸(《仁斋直指附遗》)加减。

推荐处方：艾叶炭、香附、吴茱萸、肉桂、当归、川芎、白芍、生地黄、黄芪、续断、莪术、炮甲片。

六、其他疗法

（一）中成药治疗

1.少腹逐瘀颗粒

由小茴香、干姜、延胡索、没药、当归、川芎、肉桂、赤芍、蒲黄、五灵脂等组成。功效：活血祛瘀，温经止痛，适用于寒瘀阻络证。一次1袋，一天3次。

2.桂枝茯苓丸

由桂枝、茯苓、牡丹皮、桃仁、芍药各等分组成。功效：化瘀生新，调和气血，适用于慢性盆腔炎性疾病盆腔有包块者。一次1丸，一天2次。

（二）针灸治疗

以病痛局部穴为主，结合循经及辨证取穴。以任脉、足太阴经腧穴为主。主穴：带脉、归来、天枢、中极、关元、三阴交、次髎。配穴：瘀热互结加血海、膈俞、太冲；湿热下注加蠡沟、阴陵泉。耳针穴位：子宫、内分泌、卵巢、盆腔、内生殖器、皮质下。

操作：毫针刺，天枢、中极、三阴交、血海针刺得气后可接脉冲电针治疗仪，疏密波，强度以患者能耐受舒适为度。冲任虚寒配合相应的灸法。可用皮肤针叩刺腰骶部足太阳经、夹脊穴和下腹部相关腧穴、侧腹部足少阳经腧穴，中度刺激，以皮肤潮红为度。耳穴毫针中度刺激，也可埋针或王不留行籽贴压，两耳交替。

（冯　擎）

第八节　带　下　病

一、概述

带下量明显增多或减少，色、质、气味异常，或伴有全身或局部症状者，称带下病，古代又称为"白沃""赤沃""白沥""赤沥""下白物"等。本病首见于《素问·骨空论》："任脉为病，女子带下瘕聚"。带下有广义和狭义之分，广义带下泛指经、带、胎、产等多种妇科疾病，因其多发生在带脉以下而名，故古人称妇产科医师为带下医。狭义带下指妇女阴中分泌的一种阴液。又有生理和病理之别，生理性带下是指女性发育成熟后，阴道内分泌的少量无色无臭的黏液，有润泽阴道的作用。妇女在月经期前后、经间期、妊娠期带下稍有增多者，或绝经前后带下减少而无明显不适者，均为生理现象，不作疾病论。带下病是妇科的常见病、多发病，常缠绵反复、不易速愈，且易并发月经不调、阴痒、闭经、不孕、癥瘕等病证。临床上带下过多以白带、黄带、赤白带、五色带为常见，但也有带下过少者，亦属带下病的范畴。本节所讨论的是带下病中的带下过多。

西医学的"阴道炎""宫颈炎""盆腔炎性疾病"等所致的白带增多，属于本病范畴。

二、病因病机

本病主要病因是湿邪为患，伤及任、带二脉，使任脉不固，带脉失约而致。湿邪又有内湿、外湿之分。内湿主要涉及脾、肾、肝三脏,脾虚失运,水湿内生;肾阳虚衰,气化失常,水湿内停;肝郁侮脾,湿热下注等均可产生内湿。外湿多因久居湿地,或冒雨涉水或不洁性交等感受湿邪引起。

(一)脾虚湿困

素体脾虚,或劳倦过度,或饮食所伤,或思虑太过,皆可损伤脾气,致其运化失职,水液不运,聚而生湿。湿性趋下,流注下焦,伤及任带,使任脉不固,带脉失约,故致带下过多。

(二)肾虚

先天禀赋不足,或年老体虚,或房劳过度,或早婚多产,或久病伤肾,致肾阳亏虚,命门火衰,寒湿内生,使带脉失约,任脉不固,而为带下病;或因肾气亏损,封藏失职,阴精滑脱,而致带下过多;亦有素体肾阴偏虚,或年老真阴渐亏,或久病伤阴,相火偏旺,虚热扰动,或复感湿邪,湿郁化热,伤及任带,任带约固失司,而为带下病。

(三)湿热下注

经行产后,胞脉空虚,摄生不洁,或淋雨涉水,居处潮湿等,皆可感受湿邪,蕴久化热;或因脾虚生湿,湿蕴化热;或肝气郁结,久而化热,肝郁乘脾,肝热脾湿,湿热互结,流注下焦,损伤任带二脉,而为带下过多。

(四)热毒蕴结

经期产后,胞脉空虚,摄生不慎,或房室不禁,或阴部手术消毒不严,或手术损伤,感染热毒,或湿热蕴久成毒,热毒损伤任带二脉,而为带下过多。

三、诊断要点

(一)临床表现

带下量明显增多,并伴带下色、质、气味的异常,或伴有阴部瘙痒、灼热、疼痛、坠胀,或兼有尿频、尿痛、小腹痛、腰骶痛等局部和全身症状。

(二)妇科检查

可见各类阴道炎、宫颈炎症、盆腔炎性疾病性疾病等炎症体征,也可发现肿瘤。

(三)辅助检查

外阴及阴道炎患者因病原体不同,阴道分泌物特点、性质也不一样,可通过阴道分泌物涂片检查以区分滴虫阴道炎、外阴阴道假丝酵母菌病、细菌性阴道病等。怀疑盆腔肿瘤或盆腔炎性疾病症者,可做宫颈刮片、B超等项检查以明确诊断。急性或亚急性盆腔炎性疾病时,血白细胞计数增高。

四、鉴别诊断

(一)带下呈赤色时,应与经间期出血、漏下鉴别

1.经间期出血

经间期出血是在两次月经之间出现周期性的阴道少量出血,一般持续2～3天能自行停止。赤带者,绵绵不断而无周期性,且为似血非血之黏液。

2.漏下

漏下是对经血非时而下,量少淋漓不断,无正常月经周期而言。赤带者,是似血非血的赤色黏液,且月经周期正常。

（二）带下呈赤白带或黄带淋漓时，应与阴疮、子宫黏膜下肌瘤鉴别

1.阴疮

阴疮为阴户生疮，伴有阴户红肿热痛，或积结成块，溃破时可有赤白样分泌物，甚至疮面坚硬肿痛、臭水淋漓等。带下浓浊似脓者，仍是由阴中分泌而由阴道而出的一种黏液，分泌物的分泌部位不相同，且无阴疮的局部症状。

2.子宫黏膜下肌瘤

子宫黏膜下肌瘤突入阴道时，可见脓性白带或赤白带，或伴臭味，与黄带、赤带相似。可通过妇科检查、B超检查加以鉴别。

（三）带下呈白色时，应与白淫、白浊鉴别

1.白淫

白淫是指欲念过度，心愿不遂时；或纵欲过度，过贪房事时，突然从阴道内流出的白色液体，有的偶然发作，有的反复发作，与男子遗精相类似。

2.白浊

白浊是指由尿窍流出的混浊如米泔样物的液体，多随小便排出，可伴有小便淋漓涩痛。而带下过多出自阴道。此外，带下五色间杂，如脓似血，臭秽难闻者，应警惕宫颈癌、宫体癌、或输卵管癌。可借助妇科检查，阴道细胞学检查，或宫颈、子宫内膜病理检查，B超、宫腔镜、腹腔镜等检查作出鉴别。

五、辨证论治

本病主要以带下的量、色、质、气味的异常情况为依据，并结合全身症状、舌脉来辨清虚、实、寒、热。一般而论，量多、色淡、质稀者，多属虚、属寒；量多、色黄、质稠、有臭秽者，多属实、属热；带下量多、色黄或赤白带下，或五色带、质稠如脓、有臭味或腐臭难闻者，多为热毒。

治疗以除湿为主。一般治脾宜运、宜升、宜燥；治肾宜补、宜涩；治肝宜疏、宜达；湿热和热毒宜清、宜利。还可配合其他疗法以提高疗效。

（一）脾虚湿困

1.主要证候

带下量多，色白或淡黄，质稀薄，或如涕如唾，绵绵不断，无气味。面白无华，四肢不温，腹胀纳少，便溏，肢倦，或肢体浮肿。舌淡胖、苔白或腻，脉缓弱。

2.证候分析

脾虚运化失职，水湿下注，伤及任带，使任脉不固，带脉失约，故致带下量多，色白或淡黄，质稀薄，或如涕如唾，绵绵不断；脾虚中阳不振，则见面白无华，四肢不温；脾虚失运，化源不足，机体失养，则肢倦，腹胀纳少，便溏，或肢体浮肿；舌淡胖、苔白或腻，脉缓弱，皆为脾虚湿困之征。

3.治法

健脾益气，升阳除湿。

4.方药

完带汤（《傅青主女科》）：白术、山药、人参、白芍、苍术、甘草、陈皮、黑芥穗、柴胡、车前子。

方中重用白术、山药以健脾益气止带；人参、甘草补气扶中；苍术健脾燥湿；白芍、柴胡、陈皮舒肝解郁，理气升阳；车前子利水除湿；黑芥穗入血分，祛风胜湿。全方脾、胃、肝三经同治，寓补于散之内，寄消于升之中，补虚而不滞邪，以达健脾升阳，除湿止带之效。

若肾虚腰痛者,加杜仲、菟丝子、鹿角霜、覆盆子等温补肾阳;若兼见四肢不温,畏寒腹痛者,加黄芪、香附、艾叶、小茴香以温阳益气,散寒止痛;若带下日久,正虚不固者,加金樱子、芡实、乌贼骨、白果、莲肉、龙骨之类以固涩止带;纳呆者,加砂仁、厚朴以理气醒脾;便溏、肢肿者,加泽泻、桂枝以助阳化气利水。若脾虚湿郁化热,症见带下量多,色黄,质稠,有臭味者,宜健脾祛湿,清热止带,方用易黄汤(《傅青主女科》)。

(二)肾虚

1.肾阳虚

主要证候:带下量多,清冷如水,绵绵不断。腰膝酸软冷痛,形寒肢冷,小腹冷感,面色晦暗,小便清长,或夜尿增多,大便溏薄。舌淡、苔白润,脉沉弱,两尺尤甚。

证候分析:肾阳亏虚,命门火衰,气化失职,寒湿内生,任带不固,故见带下量多,质稀;腰为肾之府,肾虚腰膝失于温养,则腰膝酸软冷痛;阳虚寒盛,则形寒肢冷;小腹为胞宫所居之处,胞络系于肾,肾阳虚,胞宫失于温煦,故小腹有冷感;肾阳虚不能上温脾阳,下暖膀胱,则见大便溏薄,小便清长,或夜尿增多;面色晦暗,舌淡、苔白润,脉沉弱,两尺尤甚,为肾阳不足之象。

治法:温肾助阳,固任止带。

方药:内补丸(《女科切要》)。鹿茸、菟丝子、沙苑子、黄芪、肉桂、桑螵蛸、肉苁蓉、制附子、白蒺藜、紫菀茸。

方中鹿茸、菟丝子、肉苁蓉温肾阳、益精髓,固任止带;黄芪益气固摄;沙苑子、桑螵蛸涩精止带;肉桂、制附子温肾壮阳;白蒺藜疏肝祛风;紫菀茸温肺益肾。全方共奏温补肾阳、涩精止带之效。

随症加减:若便溏者,去肉苁蓉,加补骨脂、肉豆蔻、炒白术以补肾健脾,涩肠止泻;若小便清长或夜尿增多者,加益智仁、乌药、覆盆子以温肾缩尿;若畏寒腹冷甚者,加艾叶、小茴香以温中止痛;若带下如崩者,加人参、鹿角霜、煅牡蛎、巴戟天、金樱子以补肾益气,涩精止带。

2.肾阴虚

主要证候:带下量或多或少,色黄或赤白相兼,质稠,或有臭气。阴部干涩,有灼热感或瘙痒,腰膝酸软,头晕耳鸣,五心烦热,咽干口燥,失眠多梦,或面部烘热。舌质红、苔少或黄腻,脉细数。

证候分析:肾阴不足,虚火内生,复感湿邪,损伤任带二脉,故致带下量较多,带下色黄或赤白相兼,质黏稠,有臭气;阴精亏虚,阴部失荣,则阴部干涩、有灼热感或瘙痒;腰为肾之府,脑为髓海,肾阴虚腰膝、清窍失养,则腰膝酸软,头晕耳鸣;肾阴不足,虚热内生,故见五心烦热,咽干口燥;虚热扰乱心神,则失眠多梦;阴虚不能制阳,虚阳上扰,则见面部烘热;舌红、苔少或黄腻,脉细数,为阴虚夹湿之征。

治法:滋阴益肾,清热止带。

方药:知柏地黄丸(《医宗金鉴》)加芡实、金樱子。组成:熟地黄、山茱萸、山药、牡丹皮、茯苓、泽泻、知母、黄柏、芡实、金樱子。

知柏地黄丸原方可滋阴降火,再加芡实益肾固精,健脾祛湿;金樱子固涩止带。诸药合用,共奏滋肾清热。除湿止带之功。

随症加减:若兼失眠多梦者,加柏子仁、酸枣仁、远志、麦冬以养心安神;若咽干口燥甚者,加麦冬、沙参、玄参以养阴生津;若五心烦热甚者,加地骨皮、银柴胡以清退虚热;兼头晕目眩者,加墨旱莲、女贞子、白菊花、龙骨以滋阴清热,平肝潜阳;带下较多者,加乌贼骨、桑螵蛸固涩止带。

（三）湿热下注

1.主要证候

带下量多，色黄或呈脓性，质黏稠，有臭气，或带下色白质黏，如豆腐渣状。外阴瘙痒，小腹作痛，脘闷纳呆，口苦口腻，小便短赤。舌质红、苔黄腻，脉滑数。

2.证候分析

湿热蕴积于下，或湿毒之邪直犯阴器胞宫，损伤任带二脉，故见带下量多，色黄或呈脓性，质黏稠，有臭气，或带下色白，质黏，如豆腐渣状，阴痒；湿热阻遏气机，则小腹作痛；湿热阻于中焦，则见脘闷纳呆，口苦口腻；湿热郁于膀胱，则小便短赤；舌红、苔黄腻，脉滑数，均为湿热内盛之征。

3.治法

清热利湿止带。

4.方药

止带方（《世补斋·不谢方》）：猪苓、茯苓、车前子、泽泻、茵陈、赤芍、牡丹皮、黄柏、栀子、牛膝。

方中茯苓、猪苓、泽泻利水渗湿止带；赤芍、牡丹皮凉血活血；车前子、茵陈清热利水，使湿热之邪从小便而泄；黄柏、栀子泻热解毒，燥湿止带；牛膝引诸药下行，直达病所，以除下焦湿热。

随症加减：若带下有臭气者，加土茯苓、苦参以清热燥湿；腹痛者，川楝子、延胡索以理气活血止痛；兼阴部瘙痒者，加苦参、蛇床子以清热杀虫止痒。若肝经湿热下注，带下量多，色黄或黄绿，质黏稠，呈泡沫状，有臭气，阴部瘙痒，烦躁易怒，头晕目眩，口苦咽干，便结尿赤，舌边红、苔黄腻，脉弦滑数。治宜清肝除湿止带，方用龙胆泻肝汤（《医宗金鉴》）。

（四）热毒蕴结

1.主要证候

带下量多，黄绿如脓，或赤白相兼，或五色杂下，质黏稠，气臭秽。小腹疼痛拒按，腰骶酸痛，口苦咽干，大便干结，小便短赤。舌质红，苔黄或黄腻，脉滑数。

2.证候分析

热毒损伤任带二脉，故带下量多，赤白相兼，或五色杂下；热毒蕴蒸，则带下质黏如脓，且有臭气；热毒蕴结，瘀阻胞脉，则小腹、腰骶疼痛；热毒伤津，则见口苦咽干，大便干结，小便短赤；舌质红、苔黄或黄腻，脉滑数，均为热毒内蕴之象。

3.治法

清热解毒。

4.方药

五味消毒饮（《医宗金鉴》）加半枝莲、白花蛇舌草、土茯苓、薏苡仁、败酱草。

五味消毒饮：蒲公英、金银花、野菊花、紫花地丁、紫背天葵子。

方中蒲公英、金银花、野菊花、紫花地丁、紫背天葵子清热解毒；加半枝莲、白花蛇舌草、土茯苓、薏苡仁、败酱草既能清热解毒，又可利水除湿。全方合用，共奏清热解毒，除湿止带之功。

随症加减：若热毒炽盛，可酌加牡丹皮、赤芍以凉血化瘀；若腰骶酸痛，带下恶臭难闻者，加穿心莲、半枝莲、鱼腥草、椿根白皮以清热解毒除秽；若小便淋痛，兼有白浊者，加土牛膝、虎杖、车前子、甘草梢以清热解毒，利尿通淋。必要时应中西医结合治疗。

六、其他疗法

(一)外治法

(1)洁尔阴、妇炎洁等洗剂外洗,适用于黄色带下。

(2)止带栓塞散:苦参 20 g,黄柏 30 g,威灵仙 30 g,百部 15 g,冰片 5 g,蛇床子 30 g,雄黄 5 g。共为细末调匀,分 30 等份。每份用纱布包裹如球状,用长线扎口备用。用前消毒,每晚睡前,将药球纳入阴道内,线头留置于外,第 2 天拉出药球。经期禁用。适用于黄色带下。

(3)川椒 10 g,土槿皮 15 g。煎水坐浴。适用于白色带下。

(4)蛇床子 30 g,地肤子 30 g,黄柏 15 g。煎水坐浴。适用于黄色带下。

(二)热熨法

电灼、激光等作用于宫颈病变局部,使病变组织凝固、坏死、脱落、修复、愈合而达到治疗的目的。适用于因宫颈炎而致带下过多者。

(三)针灸治疗

1.体针

主穴取关元、气海、归来。配穴根据肝郁、肾虚、脾虚之不同,分别取肝俞、肾俞、脾俞等穴。快速进针,用补法,得气之后不留针,每天 1 次,10 次为 1 个疗程。

2.艾条灸

取穴隐白、大都。将艾条点燃,靠近穴位施灸,灸至局部红晕温热为度。每穴施灸 10 分钟左右,隔天 1 次,10 次为 1 个疗程。适用于治疗脾肾阳虚的带下病。

(四)中成药治疗

1.乌鸡白凤丸

每次 1 丸,每天 2 次,口服。10 天为 1 个疗程。适用于脾肾虚弱者。

2.愈带丸

每次 3~4 片,每天 3 次,口服。10 天为 1 个疗程。适用于湿热下注者。

3.知柏地黄丸

每次 5 g,每天 2 次,几服。10 天为 1 个疗程。适用于阴虚夹湿者。

(冯　擎)

第九节　子宫内膜异位症

一、概述

具有生长功能的子宫内膜组织出现在子宫以外身体其他部位时,称子宫内膜异位症。本病是女性不孕的主要原因之一,属中医"不孕""痛经""月经不调""癥瘕"等范畴。由于其病变所在部位及病变轻重不同,临床症状差异很大,不孕是其临床主要表现之一。本病临床症状以痛经、不孕、月经紊乱等为典型表现,多发生在 25~45 岁的育龄妇女。文献报道,本病的发病率占育龄妇女的 7%~50%,不孕发生率高达 40%。上海医科大学妇产科医院研究报道,因不孕或盆腔痛就诊的妇女中有80%伴发子宫内膜异位症；无症状生育期妇女行输卵管结扎术时，发现22%的妇女伴发子宫内膜异位症。有证据提示，子宫内膜异位症具有自限性，约58%的患者的异位病灶能自行退缩和消失，而另一部分患者病变却呈进行性发展。

二、病因病机

内膜异位症以痛经，瘕为其主要症状和体征。引起痛经和瘕的基本病理为气血瘀阻，经络不通，不通则痛；瘀阻日久，成瘕。导致气血阻滞的原因或由经期，产后感受寒湿，阻滞脉络致血流不畅而腹痛；或由七情所伤，肝脾失调，肝郁气滞以致邪滞经脉；或由手术创伤如剖宫产，人工流产手术等导致气滞血瘀而腹痛，中医辨证为正虚邪实。

三、诊断要点

（一）病史

（1）发病于中青年妇女。

（2）月经史：初潮早，经期延长，周期缩短，伴原发性痛经，是内膜异位症的危险因素。

（3）妊娠和不孕：不孕是危险因素，妊娠有保护作用。

（4）手术史：可能有刮宫、剖宫取胎、肌瘤剥出术、剖宫产、会阴侧切手术史。

（5）遗传因素：有家族性发病倾向，和遗传基因有关。

（二）临床表现

（1）20%～30%的患者可无症状。

（2）痛经为主要症状，多为继发性痛经，呈进行性加剧，发生在经前、经时及经后1～2天，呈周期性。但亦有表现为非周期的慢性盆腔痛。

（3）原发或继发不孕：不孕可能由于粘连等机械因素、卵巢功能障碍、合并未破裂卵泡黄素化综合征及自身免疫因素等所致。

（4）月经失调：主要表现为周期缩短，经期延长。经前2～3天点滴出血。亦可为经量增多，少数为经量减少。

（5）性交疼痛。

（6）肠道症状：腹泻或便秘、里急后重、便血等。

（7）泌尿道症状：尿急、尿频、尿痛或血尿等。

（8）妇科检查：子宫位置正常或呈后位，活动或固定，大小正常或稍增大。病变累及卵巢者，可在一侧或两侧扪及囊性肿块，壁稍厚，张力高，与子宫、阔韧带、盆腔、后腹膜粘连而固定。典型体征是在后陷凹或宫骶韧带部位触及1个或多个大小不等质硬的结节，伴或不伴触痛。月经期结节增大，压痛更明显。

（三）辅助检查

1.血液检查

血清CA125、抗子宫内膜抗体（EMAb）值的测定可提高子宫内膜异位症的诊断率，可作为药物疗效评价的指标。

2.影像学检查

B超检查有助于发现盆腔或其他病变累及部位的包块，了解病灶位置、大小和形状，对诊断卵巢内膜异位囊肿有重要意义。钡剂灌肠有助于发现直肠子宫陷凹及直肠阴道隔内的异位症病灶。必要时行盆腔CT及MRI检查。

3.腹腔镜检查

腹腔镜检查是子宫内膜异位症诊断的首选方法,可直接了解病灶范围和程度。

四、鉴别诊断

(一)卵巢恶性肿瘤

全身情况较差,病情发展迅速,疼痛呈持续性,与月经周期无关。检查可在子宫旁扪及较固定的包块,盆腔内可有散在的转移结节,但无明显压痛及触痛,常伴有腹水。B超显示肿瘤包块以实性或混合性居多,形态多不规则。病理检查可明确诊断。

(二)卵巢囊肿

为一侧性,常无症状。检查可扪及球形囊性包块,表面光滑,边界清楚,活动,无明显压痛及触痛。B超显示为形态规则的无回声区。

(三)盆腔炎性包块

可有一侧或双侧附件包块、压痛,盆腔粘连时子宫位置固定、不活动,结核性盆腔炎还可出现子宫骶骨韧带和后陷凹的结核性结节。腹腔镜可助鉴别。

(四)子宫腺肌病

亦表现为痛经,甚至更剧烈,疼痛位于下腹正中。检查子宫呈对称性增大或局部凸起,质硬而有压痛,经期压痛更明显。B超和腹腔镜检查可助鉴别。

(五)原发性痛经

痛经常于1~2天内消失,而子宫内膜异位症的痛经持续时间长,进行性加重,甚至非周期性疼痛,经期加重。妇科检查和B超检查可助鉴别。

(六)其他

子宫内膜异位囊肿破裂时须与卵巢囊肿蒂扭转、异位妊娠、黄体破裂、盆腔炎性疾病、阑尾炎等鉴别。

五、辨证论治

子宫内膜异位症诸多症状表现与"血瘀"相关,而"血瘀"又有寒热虚实之区别。临床治疗在立足于基本病机的基础之上,又应当辨其虚实夹杂,特别是针对其临床主要的症状表现,结合适当的辨病与辨证相结合,或补肾、活血化瘀以调经,或补肾活血促排卵助孕,或活血化瘀散结消癥。

(一)气滞血瘀

渐进性痛经,经前或经期小腹呈胀痛,痛处固定,经来不畅,淋漓不尽,或经来量多,血色紫暗有块,块下则痛减,胸胁、乳房作胀,或腹中有块,固定不移,经期肿块胀痛明显,舌质紫暗,舌边或有瘀点,脉弦涩或弦缓。

治法:理气活血,逐瘀止痛。

推荐方剂:膈下逐瘀汤。

(二)寒凝血瘀

经前或经期小腹冷痛,或经期绞痛,喜温,得热则舒,经行不畅,淋漓不尽,或经行量少,经色暗有块,面色苍白,肢冷,畏寒,舌淡,苔薄白或白腻,脉沉紧。

治法:温经散寒,活血祛瘀止痛。

推荐方剂:少腹逐瘀汤。

(三)气虚血瘀

常有多产或堕胎、人流史,月经先期、量多、色淡,月经延长,或崩漏伴小瘀块,小腹坠痛,会阴及肛门坠感,经来二便意频,或便溏,舌淡胖有齿印,脉细缓。

治法:益气活血,去瘀止痛。

推荐方剂:举元煎合失笑散加三七。

(四)瘀热互结

经前或经行发热,小腹灼热疼痛拒按;月经提前、量多、色红质稠有块或淋漓不净;烦躁易怒,溲黄便结;盆腔结节包块触痛明显;或不孕,舌红有瘀点,苔黄,脉弦数。

治法:清热凉血,活血化瘀。

推荐方剂:小柴胡汤合桃核承气汤加牡丹皮、红藤、败酱草。

(五)肾虚血瘀

婚久不孕,月经推后或量少、淋漓不尽,色暗淡,有血块,经期、经后小腹、腰骶、少腹坠胀作痛,平素头晕耳鸣、腰膝酸软、眠少多梦,纳呆便溏,舌质紫暗,或舌边尖有瘀斑、瘀点,脉沉细弦。

治法:补肾养血,活血化瘀。

推荐方剂:补肾活血方。

六、其他疗法

(一)中成药治疗

1.散结镇痛胶囊

功效软坚散结,化瘀定痛。用于子宫内膜异位症(痰瘀互结兼气滞证)所致的继发性痛经、月经不调、盆腔包块、不孕等。口服,每次 4 粒,每天 3 次。于月经来潮第一天开始服药,连服 3 个月经周期为 1 个疗程。

2.桂枝茯苓丸

功能活血化瘀、化痰散结、清热解毒、疏肝止痛。用于瘀血阻滞证所引起的子宫肌瘤、卵巢囊肿、子宫内膜异位症、慢性盆腔炎性疾病、子宫腺肌病等症。口服,每次 6 g,每天 3 次,连服 3 个月经周期为 1 个疗程。

(二)针灸治疗

1.体针

(1)针刺行间、中极、气海、次髎、地机、血海。每天 1 次或隔天 1 次,15 次为 1 个疗程。可调气活血,行瘀止痛。

(2)针刺气海、关元、中极、脾俞、肾俞,加灸关元。疗程同上。功能温经化瘀。

(3)针刺肾俞、命门、关元、大赫、足三里,加灸中脘。疗程同上。功能补气益血。

(4)针刺中极、关元、三阴交、气海。每周 1 次,提插平补平泻,进针 10 分钟行运针提插,留针 20 分钟。用于子宫内膜异位症痛经。

(5)针刺三阴交、归来、天枢、血海,平补平泻,留针 30 分钟。用于子宫内膜异位症痛经。

2.腹针

取穴引气归元(中脘、下脘、气海、关元),中极,外陵,双侧下风湿点。外陵中刺,余穴均针刺至地部,留针 30 分钟。用于子宫内膜异位症痛经。

3.灸法

隔姜灸神阙、关元、三阴交,中等艾炷 5～7 壮。隔天 1 次。用于寒凝血瘀者。

(冯 擎)

第十节 卵 巢 早 衰

一、概述

卵巢早衰是指因卵巢功能过早衰竭致使女性 40 岁之前出现闭经,同时伴有低雌激素,高促性腺激素水平的一种疾病。中医无卵巢早衰之名,与古籍记载的"月水先闭""经水早断"最为相似。

二、病因病机

中医认为本病的发生与肾虚密切相关,累及肝、心、脾多脏。月经的形成有赖于肾。

据有关报道,卵巢早衰占妇女总人群的 1‰～3.8‰,原发性闭经占 10％～28％,继发性闭经占 4％～18％。卵巢早衰在 40 岁之前的发病率为 1/100,30 岁之前为 1/1 000,20 岁之前为 1/10 000,且发病率呈逐年上升的趋势。卵巢早衰病因复杂,治疗上相当棘手,严重影响了患者的身心健康。中医无卵巢早衰之名,与古籍记载的"月水先闭""经水早断"最为相似。气、天癸、冲任、胞宫的生理功能的协调,故卵巢早衰闭经多责之于肾气、天癸、冲任、胞宫的失衡。先天不足、后天失养是本病的病因;肾精匮乏、冲任虚衰是本病发病的基本病机;脾失健运、肝郁不疏是本病发病的促动因素。本病属虚实夹杂之证,虚为本,实为标,虚多实少。

本病的病因病机不外乎虚实两端,属虚者责之于肾、肝、脾之虚损,精、气、血之不足,血海空虚,经血无源以泻;属实者多责之于气、血、寒、痰之瘀滞,胞脉不通,经血无路可行。

(一)肝肾阴虚

《傅青主女科·经水先后无定期第十七》中有"经水出诸肾""经水早断,似乎肾水衰涸""肾气本虚,何能盈满而化经水外泄"。若先天禀赋不足,肾气未盛、久病及肾,或房事过度,或多产、坠胎、小产等耗竭精血,损伤及肾。肝肾同源,肾主藏精,肝藏血,若肝肾阴虚,导致冲任不能充养,不能化为经血,乃至经水渐少直至闭经。

(二)肾虚肝郁

《万氏妇人科》云:"忧愁思虑,恼怒怨恨,气郁血滞,而经不行。"若精神刺激、长期工作生活压力较大,七情内伤、情志抑郁或其他脏腑病证长期不愈,影响了肝的疏泄功能,或肾的藏精功能,而致肝气郁滞,血行不畅,肾虚胞宫失养致经闭不行。

(三)脾肾阳虚

多由感受寒邪较重,或久病耗气损伤脾肾之阳气,或其他脏腑的亏虚,累及脾肾两脏等引起。脾虚阳气不足,冲任气血不充,血海不能满溢,遂致月经停闭。

(四)心肾不交

思虑过度,或者心情抑郁,心火亢盛,向下损耗肾水,肾失阴液濡养,或者过劳伤肾,引起心肾不交,肾精亏损,血海不能满溢,遂致月经停闭。

(五)肾虚血瘀

患者久病脏腑功能低下,精气血不能互化,冲任气血不足,虚瘀互结;或手术伤损经络经脉,不能传送脏腑化生之气血;或离经之血瘀滞冲任,损伤肾气,致肾虚血瘀,经血当至未至,胞宫新血不生,血海不能满溢,遂致月经停闭。

(六)气血两虚

《本草衍义·衍义总叙》曰:"夫人之生以气血为本……思虑过当,多致劳损……女则月水先闭。"平素思虑过度,损伤心脾,或大病久病耗伤气血,冲任气血衰少而致闭经。

三、诊断要点

(一)病史

多数患者无明确诱因。少数可有家族遗传史;自身免疫性疾病引起的免疫性卵巢炎病史;幼时腮腺炎及结核、脑炎、盆腔器官感染史;盆腔放射、全身化疗、服用免疫抑制剂及生殖器官手术等医源性损伤史;吸烟饮酒、有毒有害物质接触史;或在发病前有突发的惊恐或持续不良的精神刺激史。

(二)症状

月经不规则是首要线索,患者一般是先出现月经周期延后、经期缩短、经量减少、不规则子宫出血,而后逐渐发展为闭经;少部分患者月经周期可正常,突然出现闭经;部分患者或可出现潮热等绝经过渡期症状。如由自身免疫性疾病引起的POF可出现相关疾病的表现。

(三)体格检查

妇科检查:生殖器官萎缩,阴道黏膜充血、皱襞消失。

(四)实验室检查

1.辅助检查

(1)生殖内分泌激素测定:间隔一个月持续两次以上 FSH≥40 IU/L,E$_2$≤73.2 pmoL/L。

(2)染色体检查:对于25岁以下闭经或第二性征发育不良者,可行染色体核型分析。25岁以上继发闭经者,很少有染色体核型异常。

(3)B型超声检查:子宫内膜菲薄或子宫及卵巢萎缩,卵巢中无卵泡。

2.诊断标准

具有以下三条则可以诊断:① 40 岁前闭经;② 两次以上血清 FSH ≥ 40 IU/L;③E$_2$≤73.2 pmoL/L。

四、鉴别诊断

(一)高催乳素血症

临床表现是月经稀发、闭经及非哺乳期乳汁自溢。PRL≥25 μg/L。B型超声可见卵巢内有发育的卵泡。血清 LH、FSH 及 TSH 的水平均正常。

(二)多囊卵巢综合征

可出现月经稀发或闭经、不孕,临床以高雄激素血症、高胰岛素血症及代谢综合征表现为主,血清 FSH 水平在正常范围。常伴有肥胖、多毛、痤疮及黑棘皮症等。

(三)希恩综合征

产后大出血和休克持续时间过长导致垂体梗塞和坏死,引起低促性腺激素性闭经,同时伴有肾上腺皮质、甲状腺功能减退。临床表现为脱发、闭经、阴毛和腋毛脱落、低血压、畏寒、嗜睡、贫血、消瘦等症状。

(四)中枢神经-下丘脑性闭经

中枢神经-下丘脑性闭经包括精神应激性、神经性厌食、体重下降、剧烈体育运动、药物等引起的下丘脑分泌促性腺激素释放激素功能失调或抑制引发闭经。

(五)抵抗性卵巢综合征

又称卵巢不敏感综合征,亦属FSH升高之高促性腺闭经。镜下卵巢形态饱满,具有多数始基卵泡及初级卵泡,很易与POF相鉴别。

五、辨证论治

卵巢早衰以肾虚为本,常影响到心、肝、脾等脏腑,辨证注意有无水湿、痰浊、瘀血之类兼夹证。

(一)肝肾阴虚

证候特点:月经周期延后,量少,色红,质稠,或闭经;五心烦热,烘热汗出,失眠多梦,阴户干涩、灼热痛,头晕耳鸣,腰膝酸软,两目干涩,视物昏花,舌红,少苔,脉弦细数或脉细数。

治法:滋养肝肾,养血调经。

推荐方剂:左归丸。

基本处方:熟地黄 24 g,山药 12 g,山茱萸 12 g,菟丝子 12 g,鹿角胶 12 g,龟甲胶(烊服)12 g,枸杞子 12 g,川牛膝 9 g。每天 1 剂,水煎服。

随症加减:如阳气偏亢而见头痛剧烈,夜睡不寐,加石决明 12 g 以平肝潜阳。

(二)肾虚肝郁

证候特点:月经周期延后,量少,色暗,夹有血块或闭经;腰膝酸软,烘热汗出,精神抑郁,胸闷叹息,烦躁易怒;舌质淡暗,苔薄黄,脉弦细尺脉无力。

治法:补肾疏肝,理气调经。

推荐方剂:二仙汤合并柴胡疏肝散加减。

基本处方:淫羊藿 15 g,仙茅 10 g,巴戟天 15 g,当归 10 g,菟丝子 30 g,柴胡 10 g,枳壳 15 g,香附 15 g,白芍 15 g,川芎 10 g,陈皮 10 g。每天 1 剂,水煎服。

随症加减:潮热盗汗加糯稻根 20 g、浮小麦 20 g 以止汗、益气、除热;心悸明显加煅龙骨(先煎)20 g、煅牡蛎(先煎)20 g 以重镇降逆;失眠多梦加夜交藤 20 g、百合 12 g 以养心安神;腰痛甚者加川续断 12 g、杜仲 12 g 以补肝肾,强筋骨。

(三)脾肾阳虚

证候特点:月经周期延后,量少,色淡,质稀或闭经;腹中冷痛,面浮肢肿,畏寒肢冷,腰膝酸软,带下清冷,性欲淡漠,久泻久痢或五更泻;舌淡胖,边有齿印,苔白滑,脉沉迟无力或脉沉迟弱。

治法:温肾健脾,养血调经。

推荐方剂:四逆汤合并当归补血汤加减。

基本处方:制附子(先煎)15 g,干姜 10 g,甘草 10 g,黄芪 30 g,当归 6 g,党参 20 g,茯苓 15 g,白术 15 g。每天 1 剂,水煎服。

随症加减:如肾虚而见腰酸,加淫羊藿 12 g、川续断 12 g 以温补肾阳;寒滞者加桂枝 10 g、细辛 3 g 以辛温香窜,通阳祛瘀,温经通络。子宫发育不良者,加紫石英 10 g、紫河车粉 10 g 以养肾气,益精血。

(四)心肾不交

证候特点:月经周期延后,量少,色红,质稠或闭经;心烦不寐,心悸怔忡,失眠健忘,头晕耳鸣,腰酸膝软,口燥咽干,五心烦热;舌尖红,苔薄白,脉细数或尺脉无力。

治法:清心降火,补肾调经。

推荐方剂:黄连阿胶汤。

基本处方:黄连 3 g,阿胶(烊)10 g,黄芩 10 g,白芍 15 g,鸡子黄 1 枚。每天 1 剂,水煎服。

随症加减:若潮热盗汗,情志异常,悲伤欲哭,加百合 15 g、浮小麦 20 g、甘草 10 g、大枣 15 g 以养阴安神;若严重失眠,坐卧不宁者,加龙骨(先煎)20 g、牡蛎(先煎)20 g 以安神定志;若心火过亢而见口舌糜烂,心烦不寐,加淡竹叶 15 g、黄柏 10 g、知母 10 g 以清降心火。

(五)肾虚血瘀

证候特点:月经周期延后,量少,色暗,质稠或闭经;头晕耳鸣,腰膝酸软,口干不欲饮,胸闷胁痛,口唇紫暗;舌质紫暗,边有瘀点或瘀斑,苔薄白,脉沉涩无力。

治法:补肾益气,活血调经。

推荐方剂:归肾丸合桃红四物汤。

基本处方:熟地黄 24 g,枸杞子 12 g,山茱萸 12 g,菟丝子 12 g,茯苓 12 g,当归 12 g,怀山药(炒)12 g,杜仲(盐炒)12 g,川芎 10 g,白芍 10 g,桃仁 10 g,红花 10 g。每天 1 剂,水煎服。

随症加减:肾气不足者可选加淫羊藿 12 g、巴戟天 12 g 以温补肾阳;血瘀较甚者,加泽兰 10 g、刘寄奴 10 g、川牛膝 12 g 以活血化瘀通经;兼肝郁气滞者加柴胡 6 g、香附 9 g 以疏肝解郁。

(六)气血虚弱

证候特点:月经周期延后,量少,色淡,质稀,或闭经;神疲肢倦,头晕眼花,心悸气短,面色萎黄,舌淡,苔薄白,脉细弱或沉缓。

治法:补气养血,和营调经。

推荐方剂:人参养荣汤。

基本处方:党参 15 g,黄芪 15 g,白术 15 g,茯苓 20 g,陈皮 10 g,甘草 10 g,熟地黄 15 g,当归 5 g,白芍 15 g,五味子 10 g,远志 10 g,肉桂(焗服)1.5 g。每天 1 剂,水煎服。

随症加减:腰酸者加杜仲 12 g、川续断 12 g、菟丝子 15 g 以补肾;失眠者加酸枣仁 15 g、柏子仁 15 g 以养心安神。

六、其他疗法

(一)中成药治疗

1.六味地黄丸

滋阴补肾,适用于肾阴亏损所致的头晕耳鸣,腰膝酸软,骨蒸潮热,盗汗遗精。蜜丸,每次 9 g,每天 2 次,早晚分服。

2.妇科调经片

养血柔肝,理气调经。用于肝郁血虚所致的月经不调、经期前后不定、行经腹痛。口服,每次

4片,每天3次。

3.参茸白凤丸

益气补血,调经。用于气血不足,月经不调,经期腹痛。口服,水蜜丸每次6g,大蜜丸每次1丸,每天1次。

4.天王补心丸

滋阴养血,补心安神。用于心阴不足,心悸健忘,失眠多梦,大便干燥。每次1丸,每天2次。

5.定坤丸

补气养血,舒郁调经。用于冲任虚损,气血两亏,身体瘦弱,月经不调,经期紊乱,行经腹痛,崩漏不止,腰酸腿软。每次1丸,每天2次。

6.归脾丸

益气健脾,养血安神。用于心脾两虚,气短心悸,失眠多梦,头昏头晕,肢倦乏力,食欲缺乏。用温开水或生姜汤送服,每次6g,每天3次。

(二)针灸治疗

1.体针

A组:关元、归来、子宫、中极、三阴交、足三里、血海、太冲、太溪。B组:膈俞、肝俞、脾俞、肾俞、关元俞、次髎穴。两组穴位交替使用。方法:关元、三阴交、太溪、肾俞、关元俞用补法,其余平补平泻法,得气后留针30分钟,每隔10分钟行针1次。隔天1次,3个月为1个疗程,2个疗程为限,每疗程之间休息1周。随症加减:阳虚者加以温针灸,烦躁易怒、失眠不寐配内关、神门以镇静安神;外阴干涩、瘙痒配会阴以养阴止痒;体倦乏力、食少纳呆、食后腹胀配脾俞、关元以补脾益气。

2.腹针

中脘、下脘、气海、关元,中极、气穴(双)。患者平卧位,暴露腹部,先在腹部从上至下触诊明确无阳性体征,取穴并做好标记,对穴位的皮肤进行常规消毒,采用"薄氏腹针专用针"一次性管针,避开毛孔及血管把管针弹入穴位,针尖抵达预计的深度后,留针20分钟,无需行针。开始每天治疗1次,连续3天,以后隔3天治疗1次,共治疗4周。

3.灸法

选用艾箱进行。穴位选取肾俞、脾俞、气海、足三里。操作:患者仰卧,艾箱置于穴位上。每穴1壮,每天1次,每周治疗5次,20次为1个疗程。

4.耳穴压豆

将王不留行籽置0.5 cm²胶布上并贴压神门、卵巢、脑点、肝、脾、肾、内分泌等耳穴,胶布固定,同时用指尖间断按压耳穴,每次间隔0.5秒,以患者略感胀、沉重、刺痛为度,每穴每次点压20下,每天3次,每次一侧耳,两耳交替,3次/周,治疗3个月。

(三)穴位埋线

选取肝俞、脾俞、肾俞、胆俞、三阴交、阳陵泉(均双侧)。将穴位分为2组,左侧背俞穴配右侧下肢穴为一组,右侧背俞穴配左侧下肢穴为一组。2组穴位轮流埋线。操作:先将3-0号外科医用羊肠线剪成1.0 cm装入消毒液中浸泡备用。施治时,在穴位处皮肤常规消毒,选用8号注射针头,28号毫针(1.5寸长)作针芯。先将针芯向外拔出约2 cm,镊取一段1.0 cm已消毒的羊肠线从针头斜口植入,左手拇指、食指绷紧或捏起进针部位皮肤,右手持针快速刺入穴内,并上下提插,得气后,向内推针芯,同时缓慢将注射针头退出,将羊肠线植入穴位深处,检查羊肠线断端无外露,无出血,按压针孔片刻,敷以创可贴。埋线区当天不得触水,以防感染,指导患者埋线2天后,每天睡前自行按压穴位 10～20 分钟。疗程:埋线治疗期(15 天埋线 1 次,4 次为 1 个疗程),埋线巩固期(1 个月埋线 1 次,4 次为 1 个疗程)。

(冯 擎)

第十一节 产 后 缺 乳

产后乳汁甚少,或逐渐减少,或全无,称为产后缺乳。产后缺乳多发生在产后数天至半个月内,也可发生在整个哺乳期。我国目前产后 1 个月纯母乳喂养率为 47%～62%,产后 4 个月纯母乳喂养率为 16%～34.4%,其主要原因之一就是乳量不足。产后 1 个月内及以后母乳喂养失败,因乳量不足者约占 34.39%,且有上升趋势。本病又称"产后乳汁不行""无乳""乳难""乳汁不通""乳无汁""乳汁不足""乳汁不下""乳迟不来"等。

一、病因病机

产后缺乳的病因及发病机制较为复杂。其主要原因是乳汁化源不足和乳汁运行不畅两方面。中医学认为,产后失血,或素体脾虚,脾失健运,或先天禀赋不足等,均可致乳汁生化乏源,则无乳可下;或产后忧思过度,肝失条达,或产后恣食膏粱厚味、辛辣刺激,损伤脾胃,痰湿内阻,或产后瘀血阻滞,或产后外邪侵袭留滞等,均可致乳络壅滞不通,则乳不得下。以上原因均可导致产后缺乳。

二、临床表现

(一)症状
产后开始哺乳即见乳汁量少清稀,甚至点滴皆无,乳房无胀感;或哺乳期期间乳汁本足而突见减少,或泌乳不畅,甚或全无,乳房胀痛。

(二)体征
乳腺发育正常或欠佳,乳房柔软,挤压乳汁点滴而出,质稀;或乳房丰满,按之松软,乳汁不多,质稀;或乳房胀硬,或有积块,皮色不变,挤压乳房疼痛,乳汁难出,质稠。

(三)常见并发症
产后缺乳一般很少有并发症发生。若产后缺乳属因乳腺腺叶或小叶的导管堵塞或不良哺乳习惯(不按需哺乳、乳汁不吸空)致乳汁未能排空等,可并发积乳囊肿。此外,若乳汁郁积得不到及时疏通者,则易于继发感染,可表现为乳汁缺少,伴恶寒发热,乳房红肿热痛,有块或有波动感,继而化脓成痈,由此并发急性乳腺炎。

三、诊断要点

根据病史(先天乳腺发育不良;产后失血过多;产后情志不畅;产后过食肥甘;劳逸失常;哺乳不当——开乳过迟、未按需哺乳、产后乳汁不足或点滴皆无,不能满足哺乳的需要,即可明确诊断。

四、治疗

对于产后缺乳的治疗,目前西医尚缺乏有效的治疗方法。相比之下,中医治疗产后缺乳有着悠久的历史,积累了丰富的治疗经验,有明显优势。除中药治疗外,还应配合饮食疗法、针灸疗法、推拿按摩、情志调理等,综合多种方法治疗。

(一)内治法

1.辨证论治

产后缺乳不外乎虚实两端。虚者,多为气血虚弱,而致乳汁化源不足;实者,则因肝郁气滞,或瘀血阻滞,或痰浊壅阻而致乳汁不行。临床治疗以"虚者补而行之,实者疏而通之"为总的治疗原则。但是,由于缺乳的病因复杂,涉及面广,因此临床上不能拘泥于一方一法,必须细加分析,灵活辨证。

(1)气血虚弱。

证候特点:产后乳汁不足,量少清稀,甚或全无,乳房柔软而无胀感;或乳汁自行漏出,伴面色少华,神疲乏力,气短懒言,头昏眼花,心悸怔忡,纳少便溏。舌质淡白或淡胖,舌苔薄白,脉细弱。

治法:补气养血,佐以通乳。

推荐方剂:通乳丹(《傅青主女科》)加减。

(2)肝郁气滞。

证候特点:产后情志抑郁寡欢,泌乳不畅或不行,质稠,乳房胀痛或有积块,伴口苦咽干,胸胁胀满,嗳气食少,舌质暗红或尖边红,苔薄白,脉弦。

治法:疏肝理气,通络下乳。

推荐方剂:下乳涌泉散(《清太医院配方》)加减。

(3)痰浊壅阻。

证候特点:产后乳汁稀少或点滴全无,乳房肥大,按之柔软无胀感,形体肥胖,胸闷呕恶,大便溏或黏滞不爽,舌质胖,苔白腻,脉弦滑。

治法:健脾化痰,通络下乳。

推荐方剂:苍附导痰丸(《叶天士女科证治秘方》)加减。

(4)瘀血阻滞。

证候特点:产后乳汁不行,乳房硬痛拒按或乳房柔软,少腹疼痛拒按,恶露不行或恶露不绝而量少,色紫暗而有块,面色青白,舌质暗紫,或舌边有瘀斑,脉沉紧或弦涩。

治法:活血祛瘀通乳。

推荐方剂:加味生化汤(《胎产秘书》)加减。

2.中成药

(1)增乳保育膏:通络催乳,补血和阴,行气开郁。适用于产后血虚而致缺乳。每次 25 mL,每天 3 次,饭后开水冲服。

(2)补血生乳颗粒:益气补血、通络生乳。适用于气血亏虚之产后缺乳。每次 4 g,每天 2 次,温开水冲服。

(3)乳泉颗粒:通经,活血,下乳。适用于产后肝郁气滞之乳少乳汁不畅。每次 4 g,每天 2 次,温开水冲服。

(4)通络生乳糖浆通经活络下乳。适用于肝郁气滞之产后乳汁不行,乳少不畅。每次

40 mL,每天3次,温开水冲服。

(5)香砂六君子丸:益气健脾,和胃降逆。适用于脾虚痰滞之产后缺乳。每次6 g,每天2次。

(二)外治法

1.体针

主穴:膻中、乳根、少泽。配穴:气血虚弱证加足三里、脾俞、三阴交穴;肝郁气滞证加太冲、肝俞、期门穴;痰浊壅阻证加内关、丰隆;虚证加足三里、脾俞;瘀血阻滞证加血海、三阴交穴。手法:每次选3~4个穴位。实证用泻法,或于少泽穴点刺放血;虚证用补法,或加灸法。虚实夹杂用平补平泻针刺法。得气后留针30分钟,每10分钟行针1次,或加电针。每天1次,一般3~5次为1个疗程。

2.穴位注射

主穴:膻中、乳根。配穴:肝俞、脾俞、液门、期门、足三里、三阴交。药物:当归注射液、复方丹参注射液。方法:每次选用主穴及1~3个配穴,上述注射液各选一种(亦可将当归注射液和复方丹参注射液混合使用),于注射针刺入穴位得气后,每穴各注入1 mL药液。每天1次,一般3~5次为1个疗程。

3.耳穴贴压

取穴:胸、乳、内分泌、交感、神门、皮质下、脑、肝、脾、胃。材料:王不留行籽、磁珠等。方法:上述耳穴辨证伍用,每次双侧各选取3~5个穴位,用王不留行籽或磁珠贴压,于哺乳前30分钟按压1次,每次约5分钟,每天按压5~6次。

4.耳针

取穴:同上述"耳穴贴压"。针具:宜选用26~28号0.5~1寸毫针。方法:上述耳穴辨证伍用,每次双侧各选取3~5个穴位。常规消毒,针刺得气后,施先泻后补手法,每隔10分钟行针1次,留针30分钟,出针后用乙醇棉球按压针孔。每天治疗1次。

5.按摩疗法

用温湿毛巾揉拭乳房5分钟,再用拇指及另外四指指腹轻轻揉抓乳房,从乳房周围向乳头方向缓慢按摩,每次5~10分钟,每天2~3次。用于各型缺乳。

6.走罐法

嘱患者脱去上衣,骑在椅子上,两手交叉放在椅把上,下颌压住上肢,头尽量向下低,两腿向前伸。从颈后脊椎两边,由内向外排着拔罐,每罐向下走至腰部,连走3~4遍。再用中型罐于下肢足三里穴拔罐,向下顺着足阳明经的循行至踝部。每天1次或隔天1次,一般3~5天可见效。

7.其他

(1)橘叶、葱白适量,煎汤熏洗双乳,每天1次。洗后用手掌来回轻揉乳房。

(2)双柏散(黄檗、侧柏叶、大黄、薄荷、泽兰)水蜜调敷双乳,每天1~2次。

(3)乳房结块胀痛者:①用仙人掌(剪去刺)切薄片贴敷局部,或生马铃薯捣烂成糊状外敷患处,干则调换,不可中断,1~2天可消肿痛;②局部用金黄膏外敷,每天1次;③局部用蒲公英捣烂外敷,每天2次。

五、预后与转归

除极少数因先天性乳腺乳头发育不良者外,只要及早治疗,合理调理,大多可取得良效。对于因乳汁运行不畅而致的缺乳,临床上往往因乳汁淤积而伴见乳房结块,此时若未能及时排尽积乳,则可致乳汁氧化、腐败,易发生细菌感染,有变生乳痈之虞。

六、预防与调护

(一)预防

(1)母婴同室,尽早开乳。一般认为,早期母乳有无及泌乳量多少,在很大程度上与哺乳开始的时间及泌乳反射建立的迟早有关。有人通过比较,发现 1 小时内即予哺乳,产妇的泌乳量较多,哺乳期也较长。

(2)保证睡眠充足。

(3)对扁平乳头及凹陷乳头,做伸展及牵拉练习,用注射器抽吸乳头效果更佳。

(4)对乳头过大,应做牵拉练习。

(二)调护

1.生活调护

(1)养成良好的哺乳习惯,勤吸乳,改变定时哺乳为按需哺乳的观念,一侧乳房吸空后再改为另侧。若乳儿未吸空,或哺乳后仍感乳胀者,应将多余的乳汁挤出或用吸奶器吸出。

(2)乳头皲裂者,用清水擦洗乳房,避免用肥皂或乙醇等刺激物清洗。鼓励产妇克服怕疼心理,指导正确喂哺方法。乳头皲裂较重者,暂停哺乳 24 小时,挤出乳汁喂养婴儿。

(3)母婴患病,不能哺乳,应先将乳汁挤出,每天挤奶至少 6～8 次,以保持泌乳。待去除疾病后,继续母乳哺养。

2.饮食调养

气血的化生源于水谷精微,水谷来源于饮食。饮食对乳汁的质与量以及母婴健康均有直接影响。饮食不当或营养不足是导致缺乳的原因之一,治疗从调养饮食着手,既能补养气血以充乳源,又能温通经络以促乳行,以获通乳催乳之良效。我国向来有重视产后饮食调理的传统,积累了丰富的经验。

(1)摄入充足的热能和各种营养、水分,以满足乳母自身和哺乳的需要。尤其要保证产后第一二天有足够的液体摄入量,以保持小便通利,1～2 小时排小便一次,以及饮用热汤后即汗出为标准,说明气血津液通畅,营卫调和。

(2)饮食宜清淡而富有营养且容易消化之品,不宜服寒凉或辛热刺激性食物及坚硬、煎炸、肥甘厚腻之品。

(3)哺乳期间加强营养,少食多餐,多食新鲜蔬菜、水果,多饮汤水(如骨头汤、鱼汤、鸡汤等),多食催乳食品,如猪蹄、鲫鱼、鲤鱼、墨鱼、鲢鱼、鲶鱼、河虾、淡菜、紫河车、赤小豆、花生、黄花菜、莴苣、莴苣子、无花果、芝麻、葱白、豆腐、甜米酒等,以促进乳汁的分泌。但要注意合理调配,避免过分油腻碍胃。

(4)改变不良的饮食习惯,整个哺乳期乳母的膳食都要保持充足的营养。"坐月子"期间,大量进肥甘之品,加之卧床休息活动少,脾胃虚弱,易影响食欲,不利于消化,坐完"月子",不能突然将饮食降低到平时水平,以免影响"坐月子"后乳汁分泌的数量和质量。

(5)乳汁不畅引起乳房肿胀而致乳汁不足者,宜先通乳,后予以催乳。

3.精神调理

(1)产妇宜保持乐观、舒畅的心情,减少不良因素刺激。

(2)对于哺乳信心不足的产妇,应多谈经验,举实例,使之相信自己的奶量是充足的,帮助产妇树立哺乳信心。

(冯　擎)

第十二节　产后自汗、盗汗

产后缺血亏虚,理不密,故每在饮食或睡眠时出汗,常在数天内好转若汗出较多而持续时间较长,称为"产后自汗"。若睡中汗出,醒来即止者,称为"产后盗汗"。统称"产后汗出异常"。中医认为,本病多为产后气血两虚。卫阳不固,或阴血不足虚热内生

一、病因病机

主要病机为产后耗气伤血,气虚阳气不固,阴液外泄,阴虚内热则迫汗外出。

(1)气虚素体虚弱,复因产时伤气耗血,气虚益甚,卫阳不固,腠理不实,阳不敛阴,阴津外泄而致自汗不止。

(2)阴虚营阴素亏,产时失血伤津,阴血益,阴虚内热,寐时阳乘阴分,热迫津液外泄,致令盗汗,醒后阳气卫外,腠理充皮毛实而汗自止。

二、病史及体征

(一)病史

询问患者体质情况,特别是有无结核、贫血病史。

(二)症状

本病以产后出汗量过多和持续时间长为特点,产后自汗者,汗出不止,白昼汗多,动则益甚;产后盗汗者,寐中汗出,醒后可止。

三、鉴别诊断

(一)产后中暑

产时正值炎热酷暑之季,感染暑邪,以骤发高热、汗出、神昏甚则躁扰抽描为特征,而产后汗出无明显季节性,无发热及神志改变。

(二)产后发热

以高热多汗、汗出热退为特征,起病急,病程短。而产后汗证为汗出过多而无发热。

四、辨证论治

本病以产后出汗过多、持续时间长为特点,气虚宜益气固表,和营止汗;阴虚宜益气养阴,生津敛汗。

(一)气虚证

产后汗出过多,不能自止,动则加剧;时有恶风身冷,面色㿠白,气短懒言,倦怠乏力;舌质淡,苔薄白,脉细弱。

治法:益气固表,和营止汗。

代表方:黄芪汤(《济阴纲目》)。

(二)阴虚证

产后睡中汗出,甚则湿透衣衫,醒后即止;面色潮红,头晕耳鸣,口燥咽干,渴不思饮,或五心烦热,腰膝酸软;舌质红,少苔,脉细数。

治法:益气生津,滋阴敛汗。

代表方:生脉散(《内外伤辨惑论》)加煅牡蛎、浮小麦、山茱萸、糯稻根。

(冯　擎)

第十三节　不　孕　症

一、概述

夫妇同居 1 年以上,配偶生殖功能正常,有正常性生活,精液常规检查正常,未避孕而未受孕者,或曾孕育过,未避孕又 1 年以上未再受孕者,称为"不孕症",前者称为"原发性不孕症",后者称为"继发性不孕症"。古称前者为"全不产""无子""绝产""绝嗣""绝子"等,后者为"断绪"。

也有分为绝对不孕和相对不孕,夫妇一方有先天或后天解剖生理方面的缺陷,无法纠正而不能妊娠者称为绝对不孕;夫妇一方因某种因素阻碍受孕,导致暂时不孕,一旦得到纠正仍能受孕者称相对不孕。

随着辅助生殖技术的发展,以往一些认为不可治愈的不孕症可以通过这项技术得以改善。目前我国不孕症发生率为 7%～10%,不孕因素可能在男方、女方或男女双方。男方因素占 30%～40%,女方因素约占 40%,男女双方因素占 10%～20%。

二、病因病机

不孕与肾的关系密切,男女双方在肾气盛、天癸至、任通冲盛的条件下,女子月事以时下,男子精气溢泻,两性相合,便可媾成胎孕。可见不孕主要与肾气不足,天癸、冲任、胞宫的功能失调,或脏腑气血不和,影响胞宫胞脉功能有关。

三、诊断要点

(一)临床表现

有正常性生活,男方生殖功能正常,未经避孕 1 年未孕;或伴有月经失调、闭经、痛经、溢乳、带下异常等病症。

(二)体格检查

1.全身检查

了解营养及第二性征发育情况,排除导致不孕的非妇科因素;

2.妇科检查

了解生殖道包括外阴、阴道、宫颈、子宫及盆腔有无器质性病变,如畸形、炎症、肿瘤等。

(三)辅助检查

1.卵巢功能检查

了解卵巢有无排卵及黄体功能状态。如基础体温测定、B 超监测排卵、阴道脱落细胞涂片检查、子宫颈黏液结晶检查、宫内膜活检、女性激素测定等。

2.输卵管通畅试验

常用输卵管通液术、子宫输卵管碘油(或碘水)造影及 B 超下输卵管过氧化氢溶液通液术。除检查子宫输卵管有无畸形、是否通畅、有无子宫内膜结核和肌瘤外,还有一定的分离粘连的治疗作用。

3.免疫因素检查

如抗精子抗体(ASAB)、抗内膜抗体(EMAB)、性交后精子穿透力试验。

4.宫腔镜检查

怀疑有宫腔或宫内膜病变时,可做宫腔镜检查或做宫腔粘连分离。

5.腹腔镜检查

上述检查均未见异常,或输卵管造影有粘连等,可做腹腔镜检查,可发现术前未发现的病变,如子宫内膜异位症、盆腔粘连等。亦可做粘连分离术、内异病灶电凝术、多囊卵巢打孔术。必要时剖腹探查。

6.CT、MRI 检查

对诊断垂体病变引起的不孕有帮助。不孕症的诊治

四、鉴别诊断

(一)不孕与疼痛

很多不孕患者经常有疼痛症状表现,最常见的是子宫内膜异位症中的痛经,经行疼痛剧烈,甚者可晕厥,有的伴有性交痛、月经不调等症状。盆腔炎患者也常出现盆腔疼痛、疲劳后加剧,伴带下增多、腰酸、发热、月经不调等。输卵管梗阻者常有下腹疼痛、腰骶酸痛、带下增多、月经不调等症状。其他尚有子宫肌瘤、卵巢囊肿等。

(二)不孕与月经不调

月经不调者常由于生殖内分泌紊乱而使卵子发育不成熟,排卵功能障碍,子宫内膜发育不良等致不孕,因而临床上会出现月经不调、功能失调性子宫出血、黄体功能不全、卵泡不破裂黄素化综合征、闭经、溢乳闭经综合征、多囊卵巢综合征等疾病。

(三)不孕与带下

带下是临床常见的一个症状,正常女性有带下,故有"十女九带"之说,此称为生理性带下。阴道 pH 为 4~5,偏酸性,能杀菌自净,起到保护阴道的作用。不孕与带下有一定的关系,带下增多,影响阴道的酸碱度,这不利于精子的存活。带下又往往是妇科某些炎症性疾病所出现的症状,临床常见病有阴道炎(如滴虫性阴道炎、霉菌性阴道炎)、子宫颈炎、盆腔炎等疾病。其他如子

宫肌瘤、机体虚弱、气血不足也会出现带下。

五、辨证论治

(一)肾虚不孕

主症：婚后数年不孕，月经失调，量少色淡，质地稀薄，腰膝酸软，头昏耳鸣，神疲乏力，下腹冷痛，小便清长，四肢不温，性欲淡漠，舌淡苔薄，脉沉细。

治法：补肾温阳，调经助孕。

方药：毓麟珠(《景岳全书》)加减，常用药味是党参、白术、茯苓、当归、白芍、川芎、菟丝子、杜仲、鹿角片、熟地黄、仙灵脾等。

本型多见于月经不调、内分泌紊乱的患者。

(二)脾虚血少

主症：婚后不孕，胃纳不佳，食后作胀，神疲乏力，带下量多，少腹下坠感，头昏目花，心悸怔忡，面色㿠白或萎黄，四肢不温，大便溏薄，面目浮肿，下肢水肿，月经不调，经量或多或少，经色淡质薄，舌淡苔薄，舌边有齿印，脉虚。

治法：健脾益气，补血助孕。

方药：归脾汤(《济生方》)加减。常用药味是党参、黄芪、白术、当归、龙眼肉、茯苓、木香、远志、枸杞子、炙甘草等。

本型多见于子宫小、月经不调、黄体不健、内分泌失调的患者。

(三)胞宫寒冷

主症：婚后不孕，经期推迟，经量较少，色暗有块，形寒肢冷，少腹冷痛，得温则舒，阴中冷感，带下清冷，小便清长，腰脊酸楚，苔薄白，脉沉紧。

治法：暖宫散寒，调经助孕。

方药：艾附暖宫丸(《沈氏尊生书》)加减。常用药味是艾叶、香附、当归、续断、吴茱萸、熟地黄、肉桂、黄芪、白芍、川芎等，本方还可加用紫石英。

本型多见于月经不调、闭经、痛经、功能失调性子宫出血、子宫内膜异位症的患者。

(四)肝肾亏损

主症：婚久不孕，月经不调，经行量少，色淡，月经衍期，甚则闭经，腰膝酸软，头昏目眩，心悸心烦，夜寐少眠，耳鸣如蝉，轰热汗出，口干咽燥，大便秘结，有时乳胀，舌淡苔薄，脉细小弦。

治法：滋养肝肾，调理冲任。

方药：调肝汤(《傅青主女科》)合归肾丸(《景岳全书》)加减。常用药味是当归、白芍、熟地黄、怀山药、山茱萸、巴戟天、菟丝子、枸杞子、茯苓等。

多见于子宫小、月经不调、内分泌紊乱的患者。

(五)阴虚内热

主症：婚后不孕，月经不调，形体消瘦，两颧潮红，自感内热，手足心热，口干不欲饮，大便秘结，小便黄赤，夜寐汗出，舌红少苔，脉细数。

治法：养阴清热，调经助孕。

方药：知柏地黄丸(《医宗金鉴》)加减。常用药味是知母、黄柏、生地黄、泽泻、牡丹皮、山茱萸、当归、山药、茯苓等。

本型常用于月经不调、内分泌失调、盆腔炎的患者。

(六)肝郁气滞

主症:婚后不孕,月经不调,可有月经过多、崩漏,也可月经过少,甚则闭经,经色紫暗,质地黏稠,少腹胀痛,两乳作胀,胸胁胀痛,时欲叹息,性情急躁,心烦易怒,口干目赤,大便秘结,苔薄或质红,脉弦。

方药:开郁种玉汤(《傅青主女科》)加减。常用药味是半夏、茯苓、陈皮、青皮、香附、木香、槟榔、莪术、川芎、当归等。

本型常见于月经不调、经后乳胀、盆腔炎、子宫内膜异位症的患者。

(七)血瘀阻滞

主症:久不孕育,下腹胀痛,痛有定处,甚则形成肿块,月经不调,经色紫暗,或夹血块,痛经,面色黧黑,皮肤干燥无光泽,舌质紫暗或有瘀点,脉细涩。

治法:活血化瘀,逐瘀止痛。

方药:血府逐瘀汤(《医林改错》)加减。常用药味是桃仁、红花、当归、川芎、赤芍、生地黄、枳壳、柴胡、桔梗、甘草、牛膝等。

本型常见于输卵管梗阻、痛经、子宫内膜异位症、盆腔炎、卵巢囊肿、子宫肌瘤的患者。

(八)痰湿阻滞

主症:婚后不孕,形体肥胖,月经衍期,甚至闭经,经行量少,经色暗,质稠厚,带下量多质稠厚,性欲淡漠,头晕目眩,面色㿠白,胸闷泛恶,胃纳不佳,苔白腻,脉濡滑。

方药:苍附导痰丸(《叶天士女科》)加减。常用药味是苍术、香附、白术、陈皮、半夏、天南星、茯苓、石菖蒲、枳壳、神曲等。

本型常见于月经不调、多囊卵巢综合征、闭经、未破裂卵巢黄素化综合征、内分泌失调者的患者。

(九)湿热蕴积

主症:婚后不孕,下肢腰骶酸痛,带下增多,色黄或黄赤,月经先期量多,色红,神疲乏力,时有低热,胃纳不佳,口干不欲饮,病情缠绵,久治难愈,苔厚腻或黄腻,脉濡数或濡滑。

治法:清热利湿,调经助孕。

方药:安盆消炎汤(经验方)加减。常用药味是红藤、紫花地丁、金银花、连翘、蒲公英、香附、薏苡仁、桔梗、龙胆草等。

本型常见于盆腔炎、带下病、输卵管梗阻、子宫内膜异位症、免疫性不孕的患者。

(十)肾亏瘀阻

主症:有流产史,经常腹痛、腰酸,经行腹痛加剧,月经不调,先后不定期,经量或多或少,经色暗,有时性交痛,苔薄,质暗,脉沉细。妇检:子宫活动度差,有粘连增厚,压痛,包块。BBT 呈坡形上升,高温持续时间短。

治法:活血化瘀,补肾调经。

方药:补肾祛瘀方(经验方)加减,常用药味是仙灵脾、仙茅、熟地黄、山药、香附、三棱、莪术、鸡血藤、丹参等。

本型常见于盆腔炎、带下病、输卵管梗阻、子宫内膜异位症、免疫性不孕的患者。

六、其他疗法

(一)针灸治疗

1.针刺

取穴关元、气海、水道、归来、足三里、三阴交、大陵,隔天 1 次,治疗瘀血阻滞、输卵管不通所致不孕。

2.埋针

取穴任脉、中极、关元、冲脉、大赫、三阴交、血海,在月经第1天即埋针,有促排卵作用。

(二)注射法

1.丹蒲注射液(丹参、赤芍、蒲公英、败酱草)

4 mL,每天1~2次,肌内注射,治盆腔炎、子宫内膜异位症等所致不孕。

2.丹参注射液

10 mL加入5‰葡萄糖注射液500 mL静脉滴注,功用活血化瘀通络,治瘀血阻滞之输卵管梗阻、子宫内膜异位症之不孕。

3.外敷法

将口服中药的药渣放醋炒热后(或用粗盐炒热后)外敷,能止痛与缓解症状。

4.灌肠法

将口服中药多煎出150 mL做保留灌肠,或另开灌肠方,经验方选用三棱、莪术、赤芍、露蜂房、皂角刺、蒲公英煎水150 mL保留灌肠,多用于输卵管梗阻、子宫内膜异位症者。

(冯 擎)

第八章

血液科疾病的辨证施治

第一节　缺铁性贫血

缺铁性贫血是体内贮存铁缺乏，影响血红蛋白合成的低色素性贫血，是典型的小细胞低色素性贫血。

本病归属于中医"虚劳"，亦属于"萎黄""虚损""黄胖"等范畴。

一、病因病机

(一)禀赋不足，肾精亏耗

肾为先天之本，先天不足，肾精亏耗时，不能正常温煦脾阳，血液精微化生受限，故出现本病相关症状。

(二)脾胃虚弱，运化失常

脾胃为气血生化之源，饮食不节，或久病体虚，导致脾胃受损，运化失常，气血生化障碍，导致本病的发生。

(三)劳倦过度，脾肾不足

若劳倦伤肾，肾阳不足，不能温煦脾阳，或脾阳虚弱，不能运化水谷精微，则肾阳失其充养，从而导致脾肾两虚而发为本病。

(四)虫积肠中，扰乱肠胃

虫寄生肠中，吮吸水谷精微，造成胃肠功能紊乱，或崩漏、吐血、便血等反复出血，皆可导致血少气衰而发为本病。

二、辨证论治

(一)肝肾亏虚证

主症：面白无华或萎黄，唇色淡，眩晕，心悸，失眠，手足发麻，或月经量少、延期，闭经，舌淡，脉细无力。

治法：养肝补血。

方药：当归补血汤合四物汤。7剂，每天1剂，分2次煎服。

组成:熟地黄 12 g,黄芪 30 g,当归 6 g,白芍 9 g,川芎 6 g,制何首乌 10 g,黄精 10 g,砂仁 3 g。

随症加减:寐差梦多突出、血不养心者,加酸枣仁、茯苓、龙齿。

(二)心脾两虚证

主症:疲乏倦怠,面色苍白,头晕目眩,少气懒言,心悸失眠。食欲缺乏,舌淡,苔薄,脉濡细。

治法:益气养血。

方药:归脾汤。7 剂,每天 1 剂,分 2 次煎服。

组成:黄芪 12 g,党参 10 g,白术 9 g,茯苓 9 g,龙眼肉 12 g,当归 9 g,阿胶 10 g,陈皮 10 g,甘草 3 g。

随症加减:若气虚偏重、气不摄血而见便血或黑粪者,加三七、白及。

(三)脾胃虚弱证

主症:面色萎黄,口唇色淡,爪甲不泽。四肢乏力,食欲缺乏,大便溏薄,恶心呕吐。舌淡,苔薄腻,脉细弱。

治法:健脾和胃,益气养血。

方药:香砂六君子汤。7 剂,每天 1 剂,分 2 次煎服。

组成:党参 10 g,白术 6 g,茯苓 6 g,制半夏 3 g,陈皮 3 g,木香 2 g,砂仁 3 g,甘草 2 g。

随症加减:若见脘腹胀满、嗳气者,加枳实、莱菔子;寐差梦多者,加酸枣仁。

(四)脾肾亏虚证

主症:面色苍白,畏寒肢冷,神倦耳鸣,腰膝酸软,记忆力减退,久泻久痢,或面浮肢肿,小便不利。舌淡胖,苔白滑,脉沉细。

治法:健脾补肾。

方药:右归丸。7 剂,每天 1 剂,分 2 次煎服。

组成:鹿角胶 12 g,枸杞子 9 g,山茱萸 9 g,熟地黄 24 g,当归 9 g,菟丝子 12 g,肉桂 6 g,山药 12 g,杜仲 12 g,制附子 6 g。

随症加减:食欲缺乏腹胀者,加鸡内金、木香、砂仁等;面浮肢肿明显者,加泽泻、猪苓;心悸怔忡,合苓桂术甘汤。

(五)钩虫寄留证

主症:面色萎黄少华,腹胀,善食易饥,恶心呕吐,或有便溏,嗜食生米、泥土、茶叶等,肢软无力,气短头晕。舌淡,苔白,脉虚弱。

治法:化湿杀虫,补益气血。

方药:榧子杀虫丸合八珍汤。7 剂,每天 1 剂,分 2 次煎服。

组成:人参 9 g,白术 9 g,茯苓 9 g,甘草 5 g,当归 9 g,白芍 9 g,熟地黄 9 g,川芎 9 g。

随症加减:若腹胀明显,可加木香、砂仁等。

三、中成药治疗

(一)益中生血片

用法:口服,每次 6 片,每天 3 次,饭后服。

组成:党参、山药、薏苡仁、陈皮等。

功效:健脾和胃,益气养血。

主治:缺铁性贫血属脾胃虚弱、气血两虚证。

(二)健脾生血颗粒

用法:饭后用开水冲服,1岁以内每次3.5 g;1～3岁每次7 g;4～5岁每次10.5 g;6～12岁每次14 g;成年人每次21 g;每天3次或遵医嘱,4周为1个疗程。

组成:党参、茯苓、白术、甘草、黄芪、山药、鸡内金、龟甲、麦冬、南五味子、龙骨、牡蛎、大枣、硫酸亚铁。

功效:健脾和胃,养血安神。

主治:小儿脾胃虚弱及心脾两虚型缺铁性贫血,成年人气血两虚型缺铁性贫血。

(三)归脾丸

用法:口服,每次10 g,每天2次。

组成:党参、白术、黄芪、甘草、茯苓、远志、酸枣仁、龙眼肉、当归、木香、大枣、生姜。

功效:益气健脾、养血安神。

主治:心脾两虚、气血两虚型缺铁性贫血。

(四)驴胶补血冲剂

用法:口服,每次20 g,每天4次。

组成:阿胶、黄芪、党参、熟地黄、白术、当归。

功效:滋阴补血,健脾益气,调经养血。

主治:久病体虚,血亏气虚,妇女血虚、经闭、经少,气血两虚型缺铁性贫血的治疗。

(五)升血灵冲剂

用法:口服,小儿周岁以内每次5 g;1～3岁每次10 g;3岁以上及成年人每次15 g,每天3次。

组成:绿矾、黄芪、山楂、阿胶、大枣。

功效:补气养血,消积理脾。

主治:缺铁性贫血。

(李　智)

第二节　巨幼细胞性贫血

巨幼细胞性贫血是由于体内缺乏叶酸或维生素 B_{12} 或缺乏内因子引起的一种大细胞性贫血,是因 DNA 合成障碍,以致细胞的核分裂发育障碍,细胞分裂减慢,与胞质的发育不同步,即细胞的生长和分裂不平衡。以外周血全血细胞减少、骨髓内出现巨幼红细胞和巨幼粒细胞为特征。

本病归属于中医"虚劳""血虚"等范畴。

一、病因病机

(一)脾胃虚弱

脾胃为后天之本,胃主受纳,脾主运化。脾胃虚弱,则运化失常,饮食中精微不能化生为血,久之致成血虚,发为本病。

(二)气血亏虚

脾胃亏损,水谷精微不足以生血,致为血虚,血为气之母,气赖血以附,血虚则气无以附,故致气血两虚而致本病。

(三)饮食偏嗜

长期偏嗜或饮食习惯不良等,食物营养不充,所含精微之物匮乏,而致营养成分不足,终致本病发生。

二、辨证论治

(一)气血亏虚证

主症:头晕目眩,少气懒言,乏力自汗,心悸怔忡,失眠多梦,食少纳呆,面色淡白或萎黄,唇甲色淡,舌淡而嫩,脉细弱。

治法:益气补血。

方药:八珍汤。7 剂,每天 1 剂,分 2 次煎服。

组成:人参 9 g,白术 9 g,茯苓 9 g,甘草 5 g,当归 9 g,白芍 9 g,熟地黄 9 g,川芎 9 g。

随症加减:气虚明显者,加黄芪、山药、白扁豆;血虚明显者,加何首乌、阿胶;血虚甚并见阴虚证者,加生地黄、枸杞子、桑椹。

(二)脾胃虚弱证

主症:食少纳呆,腹胀泄泻,肢体倦怠。少气懒言,胸脘痞闷,心悸气短,或水肿,或消瘦,面色萎黄或苍白,唇甲色淡苔白,脉缓弱。

治法:益气健脾养血。

方药:参苓白术散。7 剂,每天 1 剂,分 2 次煎服。

组成:莲子 9 g,薏苡仁 9 g,砂仁 6 g,桔梗 6 g,白扁豆 12 g,茯苓 15 g,人参 15 g,甘草 9 g,白术 15 g,山药 15 g。

随症加减:偏于气血亏虚者,加黄芪、何首乌、熟地黄;食欲缺乏,食后腹胀者。加陈皮、莱菔子、焦三仙;伴阴虚火旺者,加牡丹皮、生地黄、银柴胡。

(三)心脾两虚证

主症:心悸怔忡,少气懒言,食少纳呆,失眠多梦,眩晕健忘,神倦乏力,腹胀便溏,或皮下出血,妇女月经量少色淡,淋漓不尽等,面色萎黄,唇甲色淡,舌质淡嫩,脉细弱。

治法:益气健脾,养心安神。

方药:归脾汤。7 剂,每天 1 剂,分 2 次煎服。

组成:黄芪 12 g,党参 10 g,白术 9 g,茯苓 9 g,龙眼肉 12 g,当归 9 g,陈皮 10 g,甘草 3 g。

随症加减:血不养心,心悸明显者加麦冬、天冬、柏子仁;气机不畅,腹部胀满者,加陈皮、砂仁;血虚症状明显者,重用当归或加用熟地黄、何首乌。

(四)心肝两虚证

主症:心悸健忘,失眠多梦,眩晕耳鸣,肢体麻木,两目干涩,视物模糊,肢体震颤、拘挛,妇女月经量少,面色不华,唇甲色淡,舌淡苔白,脉细弱。

治法:补血安神养肝。

方药:四物汤。7 剂,每天 1 剂,分 2 次煎服。

组成:熟地黄 12 g,当归 9 g,白芍 9 g,川芎 6 g。

随症加减:若兼气虚,加人参、黄芪;以瘀血为主者,加桃仁、红花;血虚有热者,加黄芩、牡丹皮;肝血不足,视物模糊者,加枸杞子、决明子。

三、中成药治疗

(一)十全大补丸

用法:口服,水蜜丸每次 6 g,大蜜丸每次 1 丸,每天 2～3 次。

组成:党参、白术、茯苓、肉桂、甘草、当归、川芎、白芍、熟地黄、黄芪。

功效:温补气血。

主治:气血两虚型巨幼细胞性贫血。

(二)参苓白术散

用法:冲服,每次 6～9 g,每天 2～3 次。

组成:人参、茯苓、白术、山药、白扁豆、莲子、薏苡仁、砂仁、桔梗、甘草。

功效:补脾胃,益肺气。

主治:巨幼细胞性贫血的脾虚夹湿证。

(陈　鸿)

第三节　再生障碍性贫血

再生障碍性贫血临床上主要表现为全血细胞减少,是由多种病因引起,以造血干细胞数量减少和质的缺陷为主所致的造血障碍,导致红骨髓总容量减少,代以脂肪髓,骨髓中无恶性细胞浸润,无广泛网硬蛋白纤维增生。

本病归属于中医"髓劳"范畴,亦属于虚劳、血枯、血虚、温毒、急劳、热劳等病症范畴。

一、病因病机

(一)热入营血

外感热邪,热入营分,灼伤营阴,营热不解,深陷血分,邪热与气血相搏,伤络致瘀,阴血受损。

(二)气血两虚

素体正虚,或久病失治,或病后失调,致元气生成匮乏,脏腑功能衰退,气为血帅,血为气母,以致气血两虚。

(三)脾肾阳虚

先天禀赋不足,或劳伤过度,重伤脾肾之阳,脾阳虚衰,温煦无力,虚寒阻生,运化失职,水寒之气内停,肾阳不足,精亏髓乏,命门火衰。

(四)肝肾阴虚

房劳过度,耗伤肾阴;或久病伤肾,或素体阴虚,复因劳倦、饮食、情志因素导致肝气郁结,肾精亏虚,虚火内炽,火热之邪灼伤脉络,耗伤阴精。

(五)肾虚血瘀

久病耗伤肾精,精血亏虚,阴血不足,脉道艰涩,血流不畅;或离经之血不能排出体外,而瘀阻于内,皆导致瘀血形成。

二、辨证论治

临证时,根据脏腑气血、阴阳虚损的主次,以及证候表现,进行辨证治疗。气血两虚各证均有,故补养气血各证不可缺少,再根据阴虚、阳虚或阴阳两虚,辨证施治。

(一)热入营血证

主症:高热,汗出,皮肤瘀点、瘀斑,鼻衄,齿衄,或有呕血、尿血、便血,口渴或不渴,心烦或神昏谵语,舌质红绛,苔黄,脉数。

治法:清热凉血止血。

方药:犀角地黄汤。7剂,每天1剂,分2次煎服。

组成:犀角(用水牛角代替)30 g,生地黄15 g,牡丹皮9 g,赤芍12 g。

随症加减:若热甚,口咽溃烂,加金银花、蒲公英、白花蛇舌草;若出血甚,加侧柏叶、茜草根、十灰散;伴咳嗽加黄芩、鱼腥草、桑白皮;心烦,紫斑密集,加龙胆、紫雪丹;便血甚加槐花、地榆;尿血加白茅根、大蓟、小蓟;胸闷、胸痞、水肿加薏苡仁、茵陈、藿香。

(二)气血两虚证

主症:体倦乏力。心悸气短,失眠多梦,面色苍白或萎黄,鼻衄或齿衄,月经色淡量多,头晕眼花,食欲减退,舌淡,苔薄白,脉弱。

治法:补益气血。

方药:圣愈汤。7剂,每天1剂,分2次煎服。

组成:熟地黄20 g,白芍15 g,川芎8 g,党参20 g,当归15 g,黄芪18 g。

随症加减:若出血甚,加仙鹤草、槐花、藕节;食欲缺乏,加鸡内金、炒麦芽、焦六曲;腹胀便溏,去熟地黄、白芍、当归,加木香、白术、砂仁、陈皮。

(三)脾肾阳虚证

主症:面色萎黄或水肿,晦暗无泽,唇甲苍白,肌衄,食欲下降,精神萎靡,腰膝酸软,形寒肢冷,月经色淡,舌胖有齿印,苔白,脉沉细。

治法:温补脾肾。

方药:右归丸。7剂,每天1剂,分2次煎服。

组成:鹿角胶12 g,枸杞子9 g,山茱萸9 g,熟地黄24 g,当归9 g,菟丝子12 g,肉桂6 g,山药12 g,杜仲12 g,制附子6 g。

随症加减:若水肿,加白术、茯苓、泽泻。

(四)肝肾阴虚证

主症:皮肤紫斑,鼻衄、齿衄,头晕目眩,盗汗,口燥咽干,腰膝酸软,失眠多梦,遗精,女子月经量多,舌红少津,脉细数。

治法:滋补肝肾,降火宁络。

方药:左归丸合二至丸。7剂,每天1剂,分2次煎服。

组成:熟地黄24 g,山药12 g,枸杞子12 g,山茱萸12 g,菟丝子12 g,鹿角胶12 g,川牛膝9 g,龟甲12 g,墨旱莲10 g,女贞子10 g。

随症加减:若低热或五心烦热,加地骨皮、银柴胡、鳖甲;若阴虚火旺,破血妄行,加仙鹤草、白茅根、侧柏叶。

(五)肾虚血瘀证

主症:髓劳日久,头晕耳鸣,腰膝酸软,皮肤紫斑,鼻衄,健忘,精神萎靡,少寐多梦,舌淡,有瘀点或瘀斑,脉细涩。

治法:补肾活血。

方药:小营煎。7剂,每天1剂,分2次煎服。

组成:熟地黄8g,枸杞子6g,当归6g,赤芍6g,山药6g,炙甘草3g。

随症加减:可酌加鹿茸、菟丝子、丹参、桃仁、川芎。

三、中成药治疗

(一)再生障碍性贫血生血片

用法:口服,每次5片,每天3次。

组成:菟丝子、红参、鸡血藤、阿胶、当归、黄芪。

功效:补肝健脾。益气养血。

主治:肝肾不足,气血亏虚所致的再生障碍性贫血。

(二)益血生胶囊

用法:口服,每次4粒,每天3次,儿童酌减。

组成:阿胶、龟甲胶、鹿茸、茯苓、鹿角胶、鹿血、牛髓、白芍、当归、党参、熟地黄、白术、制何首乌、大枣、山楂、麦芽、鸡内金、知母、大黄、花生衣。

功效:健脾生血,补肾填精。

主治:脾肾两亏所致的血虚诸症,各种类型贫血及血小板减少症。

(三)血宝胶囊

用法:口服,每次4~5g,每天3次。

组成:熟地黄、当归、附子、紫河车等。

功效:补阴培阳,益肾健脾。

主治:再生障碍性贫血、白细胞减少症、原发性血小板减少症、紫癜。

(四)生血丸

用法:口服,每次1袋,每天3次,儿童酌减。

组成:鹿茸、黄柏、白术、山药、紫河车等。

功效:补肾健脾、填精补髓。

主治:失血血亏,放射治疗(简称放疗)、化学药物治疗后全血细胞减少及再生障碍性贫血。

(五)肝血宝片

用法:口服,每次100mg,每天3次,1个月为1个疗程。

组成:蚕沙,主要成分为叶绿素铜钠。

功效:清热祛风,活血通络,利湿化浊,镇静安神。

主治:白细胞减少症,急、慢性肝炎,迁延性肝炎,再生障碍性贫血。

(乐　薇)

第四节 自身免疫性溶血性贫血

因机体免疫功能紊乱,而产生破坏自身红细胞的抗体,引发的溶血性贫血,称为自身免疫性溶血性贫血(AIHA)。根据免疫反应的适宜温度不同,分为温抗体型和冷抗体型。临床主要表现是贫血和黄疸,其病情之急缓、轻重,差异很大,其中急性溶血可导致患者死亡。本病为获得性溶血性疾病,各种年龄均可患病。

中医无同样病名,根据其临床表现,归属于"虚劳""血虚"或"黄疸"范畴。经过临床实践,目前倾向于本病是以脾肾两虚为本;湿热瘀血为实的虚实夹杂之证。

一、病因病机

(一)脾虚湿停

由于禀赋不足,或后天失养,致使脾湿不运,精微不能生化,久之成贫血,《灵枢·决气》载:"中焦取汁,变化而赤,是谓血"。由于脾虚,气血生化乏源,久则气血亏虚,而现血虚病证。脾失运化,宿食停滞,聚湿生痰,痰食互结,壅塞气机,血行不畅,渐致气滞血瘀,结聚成块,而为积聚疢瘕等证。

脾虚日久,湿滞壅盛,郁久化热,湿热熏蒸肝胆,胆汁外溢,发为黄疸。

(二)肾脏亏虚

肾为全身元气之根,藏精而生髓,由于精血同源,若肾精充沛,则生血有源。《张氏医通》言:"气不耗,归精于肾而为精,精不泄,归精于肝而化清血"。血液的生成与脾和肾关系最为密切,可说血的资生在脾,而根源于肾。正如《医述·虚劳》中所言:"肾气虚者,脾气必弱,脾气弱者,肾气必虚"。由于脾肾虚衰,则出现气血亏虚之病证。气血皆亏,必导致气滞血瘀,瘀久而成痞块,结于胁下,或左或右。致成肝脾肿大之候。

二、辨证

(一)辨虚实

本病为虚实夹杂证候,本质是虚证,但夹杂有实证,实证如湿热等。

(二)辨原发与继发

本病多为继发于其他疾病如淋巴瘤、多发性骨髓瘤、胸腺瘤、慢性淋巴细胞白血病,或其他肿瘤;红斑狼疮、类风湿关节炎、甲状腺病、病毒或细菌感染、支原体或梅毒螺旋体,后二者常致冷抗体型自身免疫性溶贫血。控制原发疾病,常可使本病缓解。但有些病例找不到明显的原因,称为原发性。只能根据临床表现辨证,而继发者还有各种各样的原发疾病的证候,辨证就较为复杂。需分清标与本的关系,方好施治。

(三)辨缓急

自身免疫性溶贫血冷抗体型发病急骤,畏寒高热,恶心呕吐,腰痛腹痛,有的出现休克,昏迷,急性肾衰竭,以及出现血红蛋白尿,为急性溶血之表现;而 AIHA 温抗体型在慢性溶血过程中,可突然发生急性骨髓功能衰竭,表现为贫血迅速加重,周围血全血细胞减少,网织红细胞减少或消失,骨髓增生低下,称为溶血危象。引起溶血危象的诱因可能是感染(病毒或细菌)、药物、外伤、外科手术、妊娠、溃疡性结肠炎等。发生上述情况,应紧急予以中西医治疗,治疗失时或不当,可发生死亡。慢性溶血则出现贫血、黄疸和脾肿大,三大症状并非并存。

三、治疗

西医将本病分为温抗体型(包含伴有血小板抗体引起自身血小板减少的 Evans 综合征在内),与冷抗体型(包含冷凝集素病和阵发性冷性血红蛋白尿);中医则根据其发病机制和临床证候分为以下 4 型辨证论治。

(一)脾肾两虚型

证候:面色萎黄,头晕乏力,活动时心悸、气短,腰酸腿软,畏寒,食少纳呆,或腹胀,或便溏,尿色黄,或有衄血及皮肤紫斑或出血点,舌淡苔白,脉象沉细或缓而无力。

此型多见于温抗体型自身免疫性溶贫血,无溶血危象时;也可见于 Evans 综合征,无急性溶血时期。由于血小板减少,故见衄血及皮肤出血。

治法:温补脾肾。

方药:理中丸、龟鹿二仙胶及右归丸化裁。药用党参、白术、黄芪、甘草、当归、补骨脂、巴戟天、川芎、紫河车、龟甲、神曲。水煎服,或制成丸剂内服。

随症加减:贫血重者可加鹿茸;黄疸明显者加茵陈;衄血加茜草根、侧柏叶、生地黄、水牛角。

(二)温热毒邪型

证候:发热寒战,目睛及皮肤发黄,食欲缺乏,恶心呕吐,腰背腿腹酸痛,头痛头昏,疲乏无力,腹痛腹泻,或尿呈酱油色,小便短少,甚者无尿,重者可发生休克、昏迷和急性肾功不全。

本型多见于冷抗体型 AIHA,在突受寒冷之后,突然发生急性溶血,或温抗体型自身免疫性溶贫血在诱因下突发溶血危象。

治法:清利湿热。同时积极予以西医治疗。

方药:茵陈蒿汤加味。药用茵陈、黄柏、车前子、泽泻、猪苓、栀子、柴胡。

随症加减:气血虚者加党参,黄芪、当归、阿胶;腰痛加续断。

(三)积聚癥瘕型

证候:面黄肌瘦,腹胀腹大,纳呆少食,头昏乏力,或腹泻,或尿黄,肝脾肿大,或见跗肿,舌质淡,脉浮大或弦。

治法:活血消积。

方药:化积丸加味。莪术、瓦楞子、茯苓、泽泻、滑石、甘草、鳖甲、炮山甲。

(四)寒凝血瘀型

证候:受外寒后,手足发绀,发凉麻木,疼痛不灵,得温而缓,甚者皮肤坏疽,头昏乏力、遇冷转重,多于冬季发作,舌淡苔白,脉紧。

本型见于自身免疫性溶贫血冷抗体型,尤其是冷凝集病患者。由于患者肢端暴露于低温,血中的冷凝集素很容易与红细胞凝集而出现发绀。

治法:祛寒通络,活血化瘀。

方药:黄芪、桂枝、赤白芍、制附子、生姜、鸡血藤、红花、白芥子、白蒺藜、大枣。方中附子、生姜祛寒;桂枝散寒通络;赤芍、红花、鸡血藤活血化瘀;黄芪、大枣补气,白芥子、白蒺藜祛风散结。

(张爱玉)

第五节　地中海贫血

地中海贫血是由于珠蛋白基因的缺失或缺陷，使某种珠蛋白链的合成受到抑制所引起的遗传性溶血性贫血症。地中海沿岸的意大利、希腊、马尔他、塞浦路斯及东南亚各国为高发区，我国长江以南各省发病率高，其中 α 地中海贫血广西高达 14.9％，广东 7.3％，均较全国发病率 2.95％为高；β 地中海贫血发病率广东 1.83％～3.36％，广西和海南更高，均高于全国发病率（0.67％）。本病为常染色体不完全显性遗传。其纯合子会产生严重的临床症状，甚至发生早年夭亡；杂合子中轻者可以无症状，但有血红蛋白成分的异常；但大多数病例具有不同程度的贫血。我国自然科学名词审定委员会建议本病易名为珠蛋白生成障碍性贫血更为恰当。

1925 年，Cooley 和 Lee 报道本病，患者多为幼儿和儿童，同时有巨脾和骨骼改变的一种严重的慢性贫血，称为 Cooley 贫血（库利氏贫血），即现在的纯合子 β 地中海贫血。1950 年广东钟世藩和朱钟昌报道重型 β 地中海贫血，为国内最早的报道。以后逐年报道增多，并进行大规模的普查，有的人数达 146 994 人，对中国各省的发病情况有了基本的了解，对防治本病有基本的数据。

中医无本病病名，但根据其临床表现，将其归属于"血虚""萎黄""虚劳""疳证"或"童子劳""癥瘕"等范畴。

《黄帝内经·素问·腹中论》言"四肢清，目眩，时时前后血……病名血枯，此得之少年时，有所大脱血"。这里所说的"前后血""大脱血"，其中包括溶血以及出血所造成的贫血症状；唐代孙思邈在《千金要方·少小婴孺方》中就有类似小儿贫血的记载："凡妇人先有小儿未能行，而母更有妊，使儿饮此乳亦作魃病，令儿黄瘦、骨立、发落、壮热，是其候也"。《订补明医指掌》指出"小儿之劳，得之母胎"。认为"劳"与先天有关。

关于积聚癥瘕、疟癖的记载，与地中海贫血所致肝脾肿大颇为相似。《黄帝内经·灵枢·五变》中载："人之善病肠中积聚者，皮肤薄而不泽，肉不坚而淖泽，如此则肠胃恶，恶则邪气留止，积聚乃伤"。《圣济总录·小儿乳癖》指出："小儿脾胃气弱，保养不慎，则令三焦不调，乳饮不化，聚而成痰，流于胁下，寒气乘之，遂成癖聚"。《小儿药证直诀·腹中有癖》曰："小儿病癖……不早治，必成疳。"小儿肋腹部位痞块，医书除积聚名称外，尚有癥瘕、疟、癖等记载，然《证治准绳·幼科》载："癥、瘕、疟、癖四证，大同小异，治法亦无大分别，似不必琐琐作名亦可也"，因而一并归于积聚。《赤水玄珠·积聚》言："脾之积名曰痞气，在胃脘复大如盆，久不愈，令人四肢不收，发黄疸"。这里可见肝脾肿大者，若溶血可出现黄疸。

一、病因病机

地中海贫血中医无专门论述，其严重者胎儿期即夭折，存活者也大多在婴幼儿期起病，表现为形体消瘦、头颅增大，眉距增宽，鼻梁塌陷，额、顶、颧骨外凸，骨质疏松，骨皮质变薄，纳呆腹泻等五脏虚损，发育迟缓的"五迟""五软"诸证，因而病机多为先天不足，肾精亏虚。

（一）禀赋薄弱

《医碥》中认为胎儿的气血盛衰，体质强弱无不"根柢于先天"。《幼科发挥》曰："胎弱者，禀受于气之不足也。子与父母。一体而分"。父母禀赋有缺，传之后代，使后代先天不足，而患本病。

（二）肾脏亏虚

"肾者封藏之本，精之处也"，肾乃藏精之所，先天之精禀受父母，与生俱来，故肾为先天之本。《黄帝内经灵枢·本神》中云："生之来，为之精。"由于父母先天不足，肾精亏虚，则至胎儿先天之精不足，肾精不充，则不能主骨生髓，又精血本是同源，精亏则血无化生，诸证逐生。如精不化血，脾不化气生血，致使气血亏虚，日久成劳。气虚无力鼓动血脉及津液运行，运行迟缓，甚至瘀而不行，聚而成块，水液停聚，凝而成痰，致成积聚癥瘕。正如《血证论·痞满》中所言："积聚之证即是里血"。《医学入门·积聚》曰："气不能作块成聚，块乃痰而成积聚癥瘕也"。瘀血成积，日久不去，则新血不生，从而加重血虚；此外瘀血阻络，气机不畅，导致气滞；而积聚日久，瘀血阻滞胆道，胆汁外溢而产生黄疸。《张氏医通》称之为"瘀血发黄"。

（三）脾胃虚弱

万密斋《育婴家秘》指出："小儿五脏之中，脾常不足"。小儿脾胃矫嫩，形气未充，加之小儿饮食不能自行调理，或喂食过多，或母乳不足，或喂养调配不当，或饮食偏嗜，致脾常不足，脾胃虚弱，运化失司，气血生化乏源，气血亏虚，日久而成虚损。脾胃既伤，食湿不化，湿浊内生。凝聚成痰，痰阻气血，血行不畅，脉络壅塞，湿浊与气血瘀结，而成积聚痃癖之证。此外，脾虚日久，寒湿内生，或湿郁化热，湿热交蒸，肝胆失疏，胆汁外流，浸淫肌肤，下注膀胱，则现黄疸。《圣济总录·黄疸门》精辟地论述："水谷相并，积于脾胃热气郁蒸，所以发为黄疸"。

以上是现代医学对本病的分子病理的分析，与中医的宏观论述，两者似难衔接，唯望将来，使之两者合流而共识。

二、辨证

（一）辨虚实

本病常见虚实夹杂证候，但以虚为主，虚证以气血两虚多见，继之出现阴虚或阳虚；实证多系湿热、痰饮、瘀血。

（二）辨病位

本病以脾肾为主，涉及肝胆。

（三）辨标本、缓急

本病多呈本虚标实证，但若溶血明显，黄疸出现者，此标急，当先治其标。

三、治疗

（一）脾肾阳虚型

证候：面色萎黄或㿠白。食少纳呆，腹泻腹胀，四肢乏力，畏寒肢冷，腰膝酸软，或腹内有结块，舌质淡白。苔薄白，脉沉细。

治法：健脾补肾，养血消癥。

方药：十四味建中汤加减包括人参、黄芪、白术、茯苓、熟地黄、当归、白芍、巴戟天、补骨脂、制附片、肉苁蓉、鹿角霜。异功散合消癖丸加减包括人参或党参、白术、龙眼肉、茯苓、制半夏、莪术、青皮、鸡血藤、鳖甲、甘草。

随症加减：食欲缺乏加炒神曲、炒麦芽、炒山楂；衄血加仙鹤草、三七、阿胶。腹泻加炒扁豆、山药、炒山楂。

（二）肝肾阴虚型

证候：面色苍白，两颧嫩红，头晕目眩，咽干耳鸣，潮热盗汗，腰膝酸软，爪甲枯槁，肌肤失润，或见衄血，舌质淡红或边尖红，少苔，脉细数。

治法：滋养肝肾，补益精血。

方药：左归丸加减。熟地黄、山药、山茱萸、枸杞子、何首乌、菟丝子、鹿角胶、龟甲胶、女贞子、旱连草。

随症加减：潮热盗汗加牡丹皮、地骨皮、青蒿、玄参、麦冬；癥瘕积聚加鳖甲、玄参、夏枯草。

（三）湿热蕴结型

证候：发热口渴，身目发黄，倦怠少食，口干而苦，恶心呕吐，脘腹胀满，肝脾肿大，腹痛胁痛，大便秘结，小便黄赤，舌红苔黄腻，脉滑数。小儿指纹红紫而滞。此型见于地中海贫血，溶血而黄疸明显者。

治法：清热利湿，软坚消瘀。

方药：茵陈蒿汤合化积丸加减。茵陈、栀子、莪术、大黄、瓦楞子、茯苓、滑石、甘草。

随症加减：黄疸重加田基黄。肝脾大加鳖甲、甲片；大便秘结，加重大黄用量，酌加枳壳或芒硝；瘀血重加赤芍、桃仁、红花；气血虚加党参、黄芪、当归、阿胶。

（王志强）

第六节　阵发性睡眠性血红蛋白尿

阵发性睡眠性血红蛋白尿（PNH）是由于联结细胞表面蛋白的糖化肌醇磷脂锚装配缺陷引起的一种获得性克隆性血液病。表现为对补体敏感，由自体补体攻击红细胞，而使之溶血，出现溶血性黄疸，贫血，部分可至再生障碍性贫血，10％转变为白血病。中医归于黄疸中的阳黄或血疸之中。

本病为少见的血液病，1953年前，国际共报道162例，随着检测方法的进步，发病人数有所增加，仅天津血液病研究所报道有200例以上。

PNH最先于1882年Strubing报道，我国最早见于1952年。中医无此病名，但就其证候，乃属于黄疸。

黄疸首见于公元前206年秦汉时期成书的《黄帝内经》中，在《素问平人气象论》"溺黄赤安卧者，黄疸。……目黄者曰黄疸"。在《灵枢论疾病诊尺》篇中描述了黄疸的表现，"身痛而色微黄，齿垢黄、爪甲上黄，黄疸也。安卧，小便黄赤，脉小而涩者，不嗜食。"汉代张仲景在《金匮要略》中，将黄疸分为谷疸、酒疸、女劳疸及黑疸四种。隋代巢元方在《诸病源候论黄疸诸候》将黄疸分为二十八候，并立有《急黄候》一篇阐述了重症黄疸。宋代《圣济总录》分为九疸，元代以后，主张舍繁从简，罗天益在《卫生宝鉴发黄》中，将黄疸分为阳黄与阴黄两大类，为后代所沿用。1994年朱文锋在《内科疾病中医诊疗手册》中，将黄疸分为肝疸、胆疸与血疸，其中血疸包括西医的溶血性贫血，PNH归属其间。

一、病因病机

本病为后天获得性血液病,病因至今不明,但发病机制已逐渐阐明,即细胞膜的糖化肌醇磷脂锚蛋白(PIG-A)异常,其异常来自位于 X 染色体短臂的 PIG 基因(XP22.1)完全或部分缺陷,表现为该基因有小插入缺失或点突变。这种细胞对补体特别敏感,活化补体破坏红细胞,因而产生血管内溶血,当人体每天的血红蛋白从红细胞溢出达 43 g 时,临床出现溶血症状;当游离血红蛋白超过 130 mg％时,小分子量(6.6～6.8 万)血红蛋白从尿中排出,成酱油色尿,每当睡眠(无论昼夜)血 pH 变酸时,活化补体则 PNH 发作。

中医认为本病发作期为湿热内蕴,缓解期为脾肾两虚;病久者致气血双亏,当转变为白血病时,则系温热毒而内伏。

(一)湿热内蕴

湿热蕴久成毒,结于肝胆,郁于血分,胆液被迫外移,浸渍肌肤而发黄,下流于膀胱,使小便变黄成啤酒色。

(二)脾肾两虚

《灵枢·经脉》篇载"脾所生病者,舌本痛,体不能动摇,食不下,烦心,心下急痛,溏,瘕泄,水闭,黄疸。""肾所生病者,口热舌干、咽肿上气,嗌干及痛,烦心心痛,黄疸肠澼。"说明黄疸与脾肾两脏有关。缓解期多有贫血症状,多数患者化验血红蛋白低于 10^9/L。中医认为脾土运化失调,使其精微不能生化为血。肾主骨而生髓,肾虚而髓难生,故致血虚。

(三)气血双亏

发作与缓解的交替,长达 5～10 年,个别有至 20 余年。在久病者,终致气血双亏,出现贫血,由于正气虚弱,而易惹致并发症,如肝胆疾病,肾衰竭或栓塞。部分病例骨髓造血功能衰竭,呈现 PNH-再生障碍性贫血综合征。

(四)毒邪内伏

少数患者,由于湿热蕴久,毒浸骨髓,温热毒邪内伏,在外邪引动之下,发为高热,热入营血,迫血妄行,而致出血,紫斑及衄血。

二、辨证

(1)辨证黄疸的性质一般从发病时间来辨别,阳黄起病迅速。阴黄起病缓慢;从黄疸色泽及临床症状辨别,阳黄黄色鲜明,眼巩膜多呈柠檬黄色,属热证实证。阴黄色暗晦,属虚证寒证。

(2)缓解期进行脏腑辨证,分清脾肾两虚与久病致气血双虚。

(3)并发症则本虚标实。虚实夹杂。

(4)治疗要点发作期清热利湿,缓解期补益脾肾。

三、治疗

(一)阳黄型

证候:目身发黄,色泽鲜黄,如柠檬色。尿色深黄如酱油色,发作持续时间长短不等,从几天至 1～2 个月或更长,每次因上呼吸道感染,过度疲劳,药物或酸性食物。妇女月经期等而诱发。常伴有排尿不畅,腰酸,膀胱或尿道刺痛,少数病例可有发热,恶心,呕吐。苔薄腻,脉濡缓或弦滑。50％的患者与 15％儿童,以发作性血红蛋白尿起病。

治法：清热利湿。

方药：茵陈蒿汤（茵陈、栀子、大黄）。茵陈五苓散（茵陈、白术、桂枝、茯苓、泽泻）。方解：方中茵陈清热化湿，栀子、大黄清热，茯苓、泽泻淡渗利湿，通利小便，白术健脾除湿，酌加桂枝，温经通阳，宣利气机，以化湿退黄。

随症加减：气血两虚者，加当归补血汤。

（二）脾肾两虚型

证候：疲乏无力，头昏，心悸，耳鸣，腰酸，食欲减退，舌苔白舌体胖，边有齿痕，脉象沉细滑。缓解期短者数天，长者数月不等。约 10％病例无发作期。

治法：补益脾肾。

方药。①四君子汤：党参、白术、茯苓、炙甘草。方解：党参补气健脾，白术、茯苓健脾益气去湿，炙甘草益脾和中，本方为补气，补血基本方。②六味地黄汤：熟地黄、山茱萸、山药、茯苓、牡丹皮、泽泻。方解：熟地黄滋补肾阴，山茱萸补肝肾兼收敛精气，山药补脾肾，泽泻去肾湿浊，使熟地黄滋而不腻，茯苓去湿，与山药搭配健脾，牡丹皮清肝肾虚火。为滋阴的基本方。

随症加减：腰酸加牛膝、仙灵脾、桑寄生；气短、心悸加黄芪；小便尿少加车前子；黄疸未退净加茵陈。

（三）气血双亏型

证候：气短，心悸，全身乏力，消瘦，面色苍黄，精神不振，舌苔薄白或无苔，脉沉细。此乃病久虚损，往往由于正气虚弱，易遭外邪所侵，常伴发感染、栓塞和骨髓衰竭，如胆囊炎，胆石症，急性肾衰竭，成人病例中约 25％，儿童 58％有骨髓增生减低，其中部分演变为 PNH-再障贫血综合征，由于粒细胞减少而伴发感染，因血小板生成减少而致出血。长期输血，超过 20 L 以上，还可发生输血性血色病。此时面色变为黄褐、牙龈、乳晕、脐褐色素沉着。

治法：补气养血。

方药：当归补血汤（黄芪、当归）。方解：黄芪补气，当归补血。

随症加减：合四君子汤，加熟地黄、白芍、川芎，仿"八珍汤"，加肉桂为"十全大补汤"，大补气血；牙出血加小蓟、血余炭、藕节；白细胞少加鸡血藤；全血细胞少加仙灵脾、菟丝子、巴戟天、枸杞子、黄精。

（四）毒邪内伏型

证候：壮热，烦躁，口渴多汗，面赤头痛，口舌糜烂生疮出血（吐血，便血，尿血及紫癜），舌质红，舌苔黄，脉大滑数，但沉候无力。化验见急性粒细胞，急性单核细胞型或红白血病的所见。

治法：清热，凉血。

方药。①犀角地黄汤：犀角、生地黄、芍药、牡丹皮。②清营汤：犀角、生地黄、玄参、麦冬、丹参、黄连、金银花、连翘、竹叶心。方解：犀角清热泻火、凉血止血、生地黄清热凉血、滋阴、赤芍凉血、犀角地黄汤治疗为热入血分的主方。加玄参清热凉血并养阴，麦冬养阴生津，竹叶心、金银花、连翘、黄连清热解毒，组成清营透热的清营汤，以治热入营分。

随症加减：犀牛为受保护动物，可用水牛角倍量代之；外感发热，重用黄芩、栀子、金银花、野菊花、蒲公英；咽痛加大青叶、板蓝根；咳脓痰，加鱼腥草、金荞麦（野荞麦根）；热郁肠腑，重投黄连、黄芩；高热不退，可加紫雪丹每天 2～3 次；阴虚发热，低于 38 ℃，加石斛、鳖甲、知母、地骨皮、黄柏、天冬、麦冬、青蒿。

（冯瑞英）

第七节　血　色　病

血色病是一种铁代谢障碍所引起的疾病。其特征为含铁血黄素在组织中大量沉积,造成许多器官如肝、脾、垂体、肾上腺、胰、心脏等的损害。本病分为原发性和继发性二类,原发性为十二指肠黏膜吸收铁过多引起,是一种先天性遗传病,在中国很少见;继发性则由于服用或注射铁剂,反复输血所发生。原发性血色病又称为青铜性糖尿病,或色素性肝硬化。

一、病因病机

本病的主要病机是十二指肠吸收铁过多,正常男性每天吸收 $0.5\sim1$ mg;妇女为 $1\sim2$ mg,而本病为 $3\sim5$ mg,从而日积月累,造成本病。据报道本病全身的铁可达 $20\sim40$ g,而正常人只有 $3\sim4$ g。

二、诊断

(一)临床表现

1.原发性血色病

本病主要临床表现为皮肤色素沉着,肥大性肝硬变和肝功能异常,糖尿病,心功能紊乱和性功能不全。50%~90%患者皮肤呈青铜色,由于继发性黑色素增多而发生的。色素可遍及全身,以面部、颈部、手背、前臂伸侧、下肢、生殖器及瘢痕处最为明显。10%~15%患者口腔黏膜也有色素沉着,肝大而硬,可见皮肤蜘蛛痣,但门静脉高压和腹水少见,肝功改变明显,可伴轻度脾肿大。50岁以上的患者常见糖尿病,症状可轻可重,有时胰岛素治疗无效。心脏损害早期可见室性早搏,心动过速,也可见心力衰竭。此外常发生四肢大小关节疾病。

2.继发性血色病

继发性者,临床常见于多次输血的患者,每 100 mL 血液含铁 $40\sim50$ mg,输 100 次以上,就会发生继发性血色病。轻者铁贮存在单核-巨噬细胞中,常导致肝大及皮肤色素沉着,重时主质细胞也有铁沉积,伴有纤维组织增生和功能的损害。其症状与原发者类似。

(二)实验室检查

1.血清铁检测

常增高至 35.8 μmol/L 以上,血清铁饱和度可高达 80%~100%,骨髓片或活检可见显著的含铁血黄素沉积,尿沉渣中可出现含铁血黄素颗粒。皮肤活检切片中含铁血黄素和黑色素均增多。

2.去铁草酰胺试验

肌内注射 10 mg/kg 后,测定 24 小时尿中铁的排出量。正常人不超过 2 mg,而本病超过 10 mg。

3.染色体检测

本病为常染色体隐性遗传,基因在第 6 号染色体上。与 HLA 位点紧密连锁。因此可利用 HLA 的单体型来鉴定患者亲属的基因型,如患者亲属有一个 HLA 单体型与患者(纯合子,两个血色病基因携带者)的相同,则为本病的杂合子;若两个单体型都与患者相同,则为本病的纯合子。这可以作早期诊断。

三、治疗

中医无本病病名,根据皮肤色素沉着归于"黑疸"之中,病位主要在肾;糖尿病归于"消渴";曾用滋补肝肾法可以改善症状,但排铁未见增加;用清热利湿,舒肝理气可收某些效果,但尚不理想。我在临床上,还是主要采用驱铁治疗以治本病。顺便提一下,如果是再障继发血色病者,千万不要作脾切除,不仅无效,还会加重。预防本病的方法是长期输血后要有计划的作驱铁治疗。其次对缺铁性贫血能口服铁剂者,不要作注射。

(马燕辉)

第八节 急性白血病

急性白血病(AL)是造血干细胞的恶性克隆性疾病。主要表现为贫血、出血、感染和浸润等征象。发病时骨髓中异常的原始细胞及幼稚细胞(白血病细胞)大量增殖并广泛浸润肝、脾、淋巴结等各种脏器,抑制正常造血。急性白血病分为急性淋巴细胞白血病(ALL)和急性非淋巴细胞白血病(ANLL)。

本病属于中医"急劳"范畴,亦属于"热劳""虚劳""血证""温病"等范畴。

一、病因病机

(一)热毒炽盛

热毒内侵或毒白内发,弥漫三焦,脏腑壅滞,气分热盛。毒邪深入营血分,耗伤阴液,灼伤血络,迫血妄行。

(二)痰热瘀阻

温热毒邪,内侵机体,一方面炼津成痰,另一方面灼伤阴血,血热搏结而成瘀,痰瘀阻滞,气机不畅;瘀阻血络,迫血妄行。

(三)阴虚火旺

劳烦过度,精神过用,伤血失精或久病体虚。导致阴血不足,阴虚则阳盛,虚火内生。

(四)气阴两虚

素体正虚,或久病失治,或病后失调,致元气生成匮乏,脏腑功能衰退,以致气阴两虚。

(五)湿热内蕴

饮食不节,忧思过度,损伤脾胃,脾失健运,湿浊内阻,瘀久化热,湿热交阻,蕴结中焦。

二、辨证论治

临证时,急性白血病一般病初以邪盛为突出,治疗应以祛邪为主,兼以扶正;化疗取得缓解后的早期阶段为邪消正伤,应以扶正培本为主,辅以驱邪;晚期以正气衰败为主要临床表现,重点应调节气血阴阳。根据不同的时期和临床表现治疗应有所侧重。

（一）热毒炽盛证

主症：壮热，口渴多汗，烦躁，头痛面赤，身痛，口舌生疮，咽喉肿痛，脸颊肿胀疼痛，或咳嗽、咳黄痰，皮肤、肛门疖肿，便秘尿赤，或见吐血、衄血、便血、尿血、斑疹，或神昏谵语，舌质红绛，苔黄，脉大。

治法：清热解毒，凉血止血。

方药：黄连解毒汤合清营汤。7剂，每天1剂，分2次煎服。

组成：黄连9 g，黄芩6 g，栀子9 g，犀角（水牛角代替）30 g，生地黄15 g，赤芍12 g，牡丹皮9 g，玄参9 g，麦冬9 g，金银花9 g，连翘6 g，淡竹叶3 g。

随症加减：夹湿者可加茵陈、藿香、薏苡仁；骨、关节疼痛甚加五灵脂、乳香、没药、蒲黄；出血甚加仙鹤草、侧柏叶、小蓟。另外，在上方中常规加入白花蛇舌草、蒲公英等清热解毒之品，则效果更佳。

（二）痰热瘀阻证

主症：痰多，胸闷，头重，纳呆，发热，肢体困倦，腹部瘕积。颌下、腋下、颈部有痰核单个或成串，心烦口苦，目眩，骨痛，胸部刺痛，口渴而不欲饮，舌质紫暗，或有瘀斑，舌苔黄腻，脉滑数或沉细而涩。

治法：清热化痰，活血散结。

方药：温胆汤合桃红四物汤。7剂，每天1剂，分2次煎服。

组成：半夏8 g，竹茹6 g，枳实6 g，陈皮9 g，茯苓5 g，甘草3 g，桃仁9 g，红花6 g，干生地黄12 g，白芍9 g，当归9 g，川芎6 g。

随症加减：若腹部结块坚硬，可选用鳖甲、甲片、昆布、海藻、三棱、莪术等化瘀软坚之品。

（三）阴虚火旺证

主症：发热或五心烦热，口苦口干，渴喜饮水，盗汗，乏力，体倦，面色晦滞皮肤瘀斑，鼻衄，牙龈出血，舌质红，苔黄，脉细数。

治法：滋阴降火。

方药：知柏地黄汤合二至丸。7剂，每天1剂，分2次煎服。

组成：熟地黄20 g，知母6 g，黄柏6 g，山茱萸12 g，山药12 g，茯苓9 g，泽泻9 g，牡丹皮9 g，墨旱莲15 g，女贞子15 g。

随症加减：若火毒较甚加白花蛇舌草、半枝莲、蒲公英；虚火灼络，迫血妄行加石膏、知母、仙鹤草、小蓟。

（四）气阴两虚证

主症：低热，自汗，盗汗，气短，乏力，脸色不华。头晕，腰膝酸软，口干喜饮，手足心热，皮肤瘀点、瘀斑、鼻衄、齿衄，舌淡，有齿痕，脉沉细。

治法：益气养阴，清热解毒。

方药：五阴煎。7剂，每天1剂，分2次煎服。

组成：熟地黄20 g，白扁豆9 g，白术6 g，白芍6 g，莲子肉10 g，茯苓5 g，人参10 g，五味子20粒，炙甘草6 g，浮小麦8 g，麦冬10 g，沙参10 g。

随症加减：如兼夹瘀血、骨痛、胸痛、腹部瘕块，可加桃仁、红花、三棱、莪术、鳖甲、当归尾；若兼有痰核者，加入贝母、山慈菇、黄药子、海藻、生牡蛎、海蛤壳；若热毒甚加白花蛇舌草、半枝莲、蒲公英。

(五)湿热内蕴证

主症:发热,有汗而热不解,头身困重,腹胀纳呆,大便不爽或下利不止,肛门灼热。小便黄赤而不利,关节酸痛。舌红,苔黄腻,脉滑数。

治法:清热解毒,利湿化浊。

方药:葛根芩连汤加味。7 剂,每天 1 剂,分 2 次煎服。

组成:葛根 15 g,黄芩 9 g,黄连 9 g,白头翁 10 g,茯苓 10 g,泽泻 9 g,白花蛇舌草 15 g。

随症加减:如三焦热甚,高热不退,加栀子、龙胆;如表湿不解,肢体酸楚加羌活、桑寄生、藿香;若小便不利,淋漓涩痛加车前草、木通。可在上方中酌加入白花蛇舌草、黄药子。

三、中成药治疗

(一)苦参注射液

用法:肌内注射,每次 2~4 mL,每天 1~2 次;或静脉滴注,每次 12 mL,加入 250 mL 0.9%氯化钠注射液或 5%葡萄糖注射液中,每天 1 次。

组成:苦参、白土苓。

功效:清热利湿,凉血解毒,散结止痛。

主治:癌性疼痛,尤其伴有癌肿部位灼热疼痛,红肿溃烂,出血血色鲜红或紫红等火毒症状者。

(二)六神丸

用法:口服,每次 30~50 丸,每天 3 次。

组成:牛黄、珍珠、麝香、冰片、蟾蜍、雄黄。

功效:清热解毒,消肿止痛。

主治:烂喉丹痧,咽喉肿痛,乳蛾,痈疽疮疖等。临床还用于治疗白血病。

(三)三品一条枪

用法:可作为外用药,也可作为内服药。内服时可取以下药物各等份,研细末装胶囊,每次 0.06 g,每天 2 次,口服。

组成:砒霜、白矾、雄黄、乳香。

功效:解毒去腐,抗肿瘤。

主治:急性早幼粒细胞白血病。

(四)癌灵一号注射液

用法:诱导缓解期 8~10 mL,以 10%葡萄糖注射液 20 mL 稀释后静脉推注,每天 1~2 次,直至临床缓解;维持缓解期 2~4 mL,肌内注射,能用 1~2 个月。

组成:砒霜、轻粉。

功效:解毒去腐,抗肿瘤。

主治:急性早幼粒细胞白血病。

(五)牛黄解毒丸(片)

用法:口服,每次丸剂 1 丸,每天 2 次;片剂每次 3 片,每天 3 次。

组成:牛黄、雄黄、石膏、大黄、黄芩、桔梗、冰片、甘草。

功效:清热解毒。

主治:火热内盛,咽喉肿痛,牙龈肿痛,口舌生疮,目赤肿痛,可用于急性白血病的治疗。

(朱　巍)

第九章

临床常见疾病的康复理疗

第一节　冠状动脉粥样硬化性心脏病

冠状动脉粥样硬化性心脏病简称冠心病，是指由于冠状动脉功能性改变或器质性病变，引起冠脉血流和心肌需求之间不平衡而导致心肌缺血缺氧、心肌损害的一种心血管疾病。由于心肌供血障碍，心肌缺血，故本病又被称为"缺血性心脏病"。

现代医学认为，本病的病因大多是由于多种因素作用于不同环节而致冠状动脉粥样硬化。其中最重要的易患因素是高脂血症、高血压和吸烟，其次为肥胖、缺乏体力劳动、糖尿病、精神过度紧张等。

本病属中医"心痛""胸痹""厥心痛""真心痛""心悸""怔忡"等范畴。其病因多为年老体虚，饮食不当，情志失调，寒邪内侵。主要病机为心气不足、心阳不振，以致寒凝气滞、血瘀和痰浊阻滞心脉，影响气血运行而导致本病。其病位在心，与肝、脾、肾三脏功能失调有关。本病病理变化主要表现为本虚标实，虚实夹杂。本虚主要由心气虚、心阳虚、心阴虚、心血虚，且又可阴损及阳，阳损及阴，而表现为气阴两虚、气血两亏、阴阳两虚，甚至阳微阴竭、心阳外越；标实为气滞、寒凝、痰浊、血瘀，且又可以相互为病，如气滞血瘀、寒凝气滞、痰瘀交阻等。发作期多以标实为主，以血瘀最为突出；缓解期有心、脾、肾气血阴阳之亏虚，以心气虚为主。

一、康复评定

(一)现代康复评定方法

1.病史

冠状动脉粥样硬化的病程较长。

2.症状

由于冠状动脉病变的部位、范围和程度的不同，本病有不同的临床表现。一般可分为 5 型。

(1)无症状性心肌缺血：无临床症状，但静息、动态时或负荷试验心电图有 ST 段压低，T 波降低、变平或倒置等心肌缺血的客观证据；或心肌灌注不足的核素心肌显像表现。

(2)心绞痛型：表现为发作性胸骨后疼痛，常有压迫、憋闷和紧缩感，可放射至左肩、左上肢内侧、左颈部、上腹部等部位，持续时间一般为数分钟、很少超过 30 分钟。心绞痛又可分为稳定型和不稳定型两类。稳定型心绞痛,常因劳累、情绪激动、饱食等增加心肌耗氧量的因素诱发,休息或舌下含服硝酸甘油后消失,病情相对稳定。不稳定型心绞痛与心肌耗氧量的增加无明显关系,而与冠状动脉血流储备量减少有关,一般疼痛程度较重,时限较长,并且含服硝酸甘油后不易缓解。

(3)心肌梗死型:为冠状动脉供血急剧减少或中断,导致局部心肌缺血性坏死所致,是冠心病中比较严重的类型。症状表现为持续性胸骨后剧烈疼痛、发热,甚至心律失常、休克、心力衰竭。

(4)缺血性心肌病:为长期心肌缺血导致心肌纤维化所引起。表现为心脏增大,心力衰竭和(或)心律失常。

(5)猝死:突发心脏骤停而死亡,多为心脏局部发生电生理紊乱,传导功能发生障碍引起严重心律失常所致。

3.体征

冠心病心绞痛发作时常见心率增快、血压升高、表情焦虑、皮肤冷或出汗,有时出现第四或第三心音奔马律,可有暂时性心脏收缩期杂音,第二心音可出现逆分裂或出现交替脉。急性心肌梗死发生时患者血压可降低,心率增快,心音可出现异常。缺血性心肌病患者可出现心脏增大。

4.其他检查

临床常用的检查方法有代谢当量评定、心电运动负荷试验、心功能评定分级、六分钟步行试验等。

(二)传统康复辨证

1.病因病机

中医认为本病为本虚标实之证。本虚应区别阴阳气血亏虚之不同。心气不足可见心胸隐痛而闷,因劳累而发,伴心慌、气短、乏力,舌淡胖嫩,边有齿痕,脉沉细或结代;心阳不振可见胸痛、胸闷气短,四肢厥冷,神倦自汗,脉沉细;心阴亏虚可见隐痛时作时止,缠绵不休,动则多发,伴口干,舌淡红而少苔,脉沉细而数。标实又应区别气滞、痰浊、血瘀、寒凝的不同。气滞可见心胸闷重而痛轻,兼见胸胁胀满,善太息,憋气、苔薄白,脉弦;痰浊可见胸部窒闷而痛,伴唾吐痰涎,苔腻,脉弦滑或弦数;血瘀可见胸部刺痛固定不移,痛有定处,夜间多发,舌紫暗或有瘀斑,脉结代或涩;寒凝可见胸痛如绞,遇寒则发,或得冷加剧,伴畏寒肢冷,舌淡苔白,脉细。

2.四诊辨证

临床一般将本病分为以下6型。

(1)心血瘀阻型:可见心胸剧痛、痛处固定不移、入夜痛甚,伴见心悸不宁、舌质紫暗或有瘀点、脉沉涩。

(2)痰浊闭阻型:可见胸闷如窒、痛引肩背、气短喘促、肢体沉重、体胖多痰、舌质淡胖、舌苔浊腻、脉弦滑。

(3)寒凝心脉型:可见胸痛彻背、感寒痛甚、胸闷气短、心悸喘息、不能平卧、面色苍白、四肢厥冷、舌苔薄白、脉沉细紧。

(4)心肾阴虚型:可见胸闷隐痛、心烦不寐、心悸盗汗、腰膝酸软、眩晕、耳鸣、舌红少津,或舌边有紫斑、脉细数或细涩。

(5)气阴两亏型:可见胸闷隐痛、时发时止,心悸短气、倦怠懒言、面色少华、头晕目眩、遇劳即甚、舌质偏红或有齿印、脉细无力或结代。

(6)阳气虚衰型:可见胸闷气短、胸痛彻背、心悸汗出、畏寒肢冷、腰酸乏力、面色苍白、唇甲青紫、舌质淡白或有紫暗、脉沉细或沉微欲绝。

二、康复策略

本病的传统康复疗法主要有中药、推拿、针灸、饮食、运动、心理康复等方法。对冠心病患者进行传统康复治疗，可以使患者恢复到最佳生理、心理、职业状态，防止冠心病或有易患因素的患者动脉粥样硬化的进展，减少冠心病猝死和再梗死的危险，并缓解心绞痛。最终达到延长患者生命，并恢复患者的活动和工作能力的目的。

三、针灸治疗

常用毫针刺法和艾灸进行治疗。

（一）毫针刺法

以疏通经络，活血化瘀，行气止痛为原则。

主穴：膻中、内关、心俞、厥阴俞、鸠尾、巨阙。

配穴：心阴虚加三阴交、神门、太溪；心阳虚加素髎、大椎、关元；心气虚加气海、足三里；心脉痹阻配通里、乳根；痰浊内阻配丰隆、肺俞。

操作：平补平泻手法，每次选用 4~5 穴，交替使用，10 次为 1 个疗程，1 个疗程后休息 3~5 天，再进行下一个疗程的治疗。在针刺背部腧穴的同时可注意寻找敏感点进行针刺。

（二）艾灸

对心阳不振、寒凝心脉者可用灸法。取血海、膈俞、曲池，每次每穴 5~10 壮，每天 1 次。

（孙　正）

第二节　低　血　压

低血压是以体循环动脉血压偏低为主要症状的一种疾病。原发性低血压的诊断尚无统一标准，一般指以长期收缩压≤12.0 kPa（90 mmHg）和（或）舒张压≤8.0 kPa（60 mmHg）为特征，排除其他原因所引发者。长时间低血压会使机体功能大大下降，可影响组织细胞氧气和营养的供应，二氧化碳及代谢废物的排泄，危害各个脏器。

中医无低血压对应病名，但根据其临床症状特点，大致可将其归纳为"眩晕""失眠""心悸""虚劳"等范畴。《灵枢·海论》认为"髓海不足，则脑转耳鸣，胫酸眩冒，目无所见，懈怠安卧。"《灵枢·卫气》曰："上虚则眩。"诸论述符合低血压病的临床表现。低血压病位在心、脾、肾三脏，以脾肾为主。其病机是肝、脾、肾三脏虚损，痰浊上犯清窍，清窍失养。虚实之间又可互相转化与夹杂，如脾虚者，一方面生化之源不足，气血亏虚而生眩晕，另一方面又可聚湿生痰而生眩晕。虚实之间亦可相互转化，如肝肾阴虚日久阴损及阳，出现肾阳亏虚等。中医药治疗原发性低血压存在一定优势，主要表现在改善临床症状、减少临床不良反应等方面。

一、病因病机

低血压属于中医"眩晕""虚劳""厥证"等范畴。多为先天不足，后天失养，劳倦伤正、久病劳倦内伤等所致。

低血压的病机以气血亏虚为主,其中气虚居多,阳损及阴,病位在心、脾、肾三脏。其病因病机为脏腑受损和气血不足,以虚为主。对于虚实夹杂证,为本虚标实,治疗应以补虚为主。

二、治疗

(一)辨证要点

1.辨脏腑

眩晕与心、脾、肾三脏功能失调密切相关。心阳虚者兼见心悸气短,头晕胸闷,神疲乏力等症状。脾胃虚弱,气血不足者,兼有纳呆、乏力、面色㿠白等症状。脾失健运,痰湿中阻者,兼见纳呆呕恶、头痛、苔腻诸症。肾精不足者,多兼有腰酸腿软、耳鸣如蝉等症。

2.辨标本虚实

低血压引起的诸证以虚证为主,实证为标。病程短,或突然发作,眩晕重,伴呕恶痰涎,胸脘满闷者,多属实证。凡病程较长,反复发作,遇劳即发,伴两目干涩,腰膝酸软,或面色㿠白,神疲乏力,脉细或弱者,多属虚证。气虚眩晕,迁延日久,气不运血,便可见唇甲青紫、面色晦暗、身体疼痛、舌质青紫,脉象细涩等血脉瘀滞的症状,此为本虚标实。

(二)辨证论治

1.气血两虚证

临床表现:眩晕头昏,动则加剧,心悸气短,失眠多梦,神疲乏力,面色苍白或萎黄,唇甲色淡,食欲减退,舌淡苔薄白,脉细弱。

治法:补益气血,健运脾胃。

代表方:补中益气汤合四物汤加减。

方解:方中黄芪补中益气,升阳固表;熟地黄滋阴补血;党参、白术、茯苓、甘草甘温益气,补益脾胃;陈皮调理气机,白芍养血柔肝,川芎活血行气,畅通气血;升麻协同柴、芪升举清阳。

2.气阴两虚证

临床表现:头晕心悸,气短乏力,心烦失眠,倦怠懒言,健忘多梦,口干咽燥,或小便色黄,舌红少苔,脉细弱。

治法:益气养阴,宁心安神。

代表方:生脉饮加减。

方解:方中党参、黄芪、甘草益气;阿胶、麦冬、五味子、沙参、白芍滋阴养血;当归养血补血;茯苓健脾宁心,远志安神定志;枳壳助升血压。诸药合用,共奏益气养阴、安神定志之功。

3.肝肾阴虚证

临床表现:头晕头昏,耳鸣目涩,腰膝酸软,口燥咽干,失眠健忘,手足心热,四肢麻木,颧红盗汗,舌红少苔,脉细弱。

治法:滋肾柔肝,育阴增液。

代表方:左归饮合二至丸加味。

方解:熟地黄甘温滋肾以填真阴;女贞子甘平,益肝补肾;墨旱莲甘寒,入肾补精,能益下而荣上;辅以山茱萸、枸杞子养肝肾,以加强滋肾阴而养肝血之效;茯苓、炙甘草益气健脾,山药益阴健脾滋肾,麦冬、西洋参滋养肺胃之阴,养肺阴以清金制木,养胃阴以培土荣木;牡丹皮降相火以制虚阳浮动。诸药合用,有滋肾养肝之功。

4.心肾阳虚证

临床表现:心悸气短,头晕胸闷,神疲乏力,腰酸肢冷,小便清长,大便溏泄,食欲减退,舌淡,苔薄白,脉沉缓或沉细。

治法:温补心肾,益气助阳。

代表方:金匮肾气丸加减。

方解:附子、干姜、肉桂温壮元阳,鼓舞阳气;鹿角胶温肾阳,益精血;熟地黄、山药滋阴益肾,取"阴中求阳"之义;杜仲、菟丝子补肾强腰膝;炙甘草益气养心又调和诸药。诸药合用,共奏温补心肾、益气助阳之功。

5.痰湿中阻证

临床表现:头晕目眩,头痛如蒙,胸脘满闷,恶心纳呆,神疲多寐,舌苔白腻,脉濡滑。

治法:祛湿化痰,健脾和胃。

代表方:二陈汤加减。

方解:方中陈皮、半夏、茯苓燥湿祛痰;炙甘草、白术健脾益气;枳实、青皮理气和胃降逆;石菖蒲、郁金开窍化痰。诸药合用,共奏燥湿化痰,健脾和胃之功。现代研究表明枳实、青皮具有升高血压的药理作用。

6.气虚血瘀证

临床表现:头晕头痛,面色晦暗,唇色暗红,气短懒言,自汗,胸闷隐痛,失眠多梦,舌红少苔,有瘀斑或瘀点,脉细涩。

治法:补气活血,化瘀通络。

代表方:补阳还五汤加减。

方解:黄芪补益元气,意在气旺则血行,瘀去络通;人参甘温益气,健脾养胃;白术健脾燥湿,加强益气助运之力;当归尾活血通络而不伤血,赤芍、川芎、丹参协同当归尾以活血祛瘀;地龙通经活络,力专善走,周行全身,以行药力;枳实行气助血行。

(三)其他治疗

1.针刺

取穴:百会、风池、曲池、足三里、三阴交、心俞、脾俞、肾俞。

配穴:痰湿中阻,加中脘、丰隆、解溪;恶心呕吐,加内关;阳痿耳鸣,灸关元,刺听宫;眼睑下垂,加阳白透鱼腰;晕厥者,先强刺人中,不效再刺中冲,并刺足三里,灸百会、气海。

方法:针法平补平泻,留针20分钟。

2.耳针

取穴:额、枕、颞、神门、皮质下。

方法:每穴捻针半分钟,留针30分钟,每天1次,10天为1个疗程。王不留行籽按压,用单侧穴位,3~5天更换穴位。

3.皮肤针

部位:脊柱两侧(颈、胸、腰、骶),内关、足三里、三阴交。

方法:采用轻或中度叩刺,不宜过重刺激。叩至局部微红为度。每天1次,10天为1个疗程。

(四)单味药研究

1.人参

性味归经:性温、平,味甘、微苦。归脾、肺、心经。

药理作用：人参的主要生理活性成分是人参皂苷，此外还含有糖类、脂溶性成分、氨基酸、维生素、蛋白质、多肽、有机酸以及微量元素等多种化学成分。人参皂苷可提高人体记忆力，抗老年痴呆，减轻人体疲劳，增强免疫力，调节中枢神经系统，还能抗心肌缺血，抗脑缺血，抗心律失常，抗氧化，抗衰老，抗肿瘤。人参多糖除了具有免疫调节作用和抗肿瘤的作用外，还可降血糖、抗氧化、抗疲劳等，人参超微粉及水提物对大鼠实验性低血压均具有升压作用，能缓解心室重构，改善心肌收缩功能。人参超微粉不仅对血压具有"双向调节"作用，也在一定程度上对心脏收缩与舒张功能存在影响。

临床应用：人参具大补元气、复脉固脱、补脾益肺、生津、安神之功效。现代药理研究已证实，人参皂苷对血压具有双向调节作用，可使慢性低血压患者的血压上升。

2.西洋参

性味归经：性凉，味甘、微苦。归心、肺、肾经。

药理研究：西洋参的化学成分主要含有人参皂苷、多糖、挥发油、有机酸，甾醇，聚炔类，氨基酸，蛋白质等。具有抗肿瘤、保护心血管系统、提高机体免疫功能、调节代谢、抗缺氧之作用。西洋参具有抗炎、保护血管内皮、调节能量代谢等作用，进而能保护心肌梗死后受损的非缺血区心肌组织。西洋参总皂苷能提高乏氧性缺氧实验动物的耐缺氧能力。

临床应用：西洋参有补气养阴、清热生津之功效。主要用于气阴两虚之证。现代研究发现，西洋参中具有药效的成分主要是人参皂苷。清代张锡纯在《医学衷中参西录》中谈到："西洋参性凉而补，凡欲用人参而不受人参之温补者，皆可以此代之。"近代药理亦证明西洋参与人参所含成分基本相同，药理亦颇相似。经临床观察，西洋参对气阴两虚型低血压病有良好的疗效。

3.黄芪

性味归经：性微温，味甘。归脾、肺经。

药理研究：黄芪主要含糖类、多种氨基酸、蛋白质、胆碱、甜菜碱、叶酸、维生素 P 以及淀粉酶等。黄芪多糖能促进 RNA 和蛋白质合成，使细胞生长旺盛，寿命延长，并能抗疲劳、耐低温、抗流感病毒。黄芪水煎液、多糖、皂苷对造血功能有保护和促进作用。黄芪总皂苷具有正性肌力作用，黄芪总黄酮和总皂苷能保护缺血缺氧心肌。黄芪水煎液有保护肾脏、消除尿蛋白和利尿作用，并对血压有双向调节作用。此外，黄芪有抗衰老、抗辐射、抗炎、降血脂、降血糖、增强免疫、抗肿瘤和保肝等作用。黄芪具有细胞免疫作用：黄芪多糖能够增强巨噬细胞的吞噬作用，同时可刺激 T、B 淋巴细胞，还诱导机体产生干扰素，增强机体抗病毒能力即黄芪的细胞免疫的作用。

临床应用：黄芪具有补气升阳、固表止汗、利水消肿、生津养血、行滞通痹、托毒排脓、敛疮生肌之功效。黄芪的动物实验虽提示有降压作用，但临床单味应用或配伍成复方应用，均发现有良好的升压功效，尤其对中气下降型低血压病效果尤为明显，这可能与黄芪能加强心脏及血管的收缩力有关。

三、预防、调护与康复

一般无症状性低血压，大多可通过饮食疗法和体育锻炼使血压得以回升。体质弱者的低血压，除了注意营养，多摄入蛋白质丰富的饮食，适当多摄入食盐以增加血容量外，要长期坚持跑步、骑车、游泳、健美操等体育锻炼，以增强肌肉张力、血管弹性、心肌收缩力和神经兴奋性，促使血压升高的有利因素。若血压长期低于正常值，并伴有倦怠、头晕、心悸、心前区重压感等症状者，则需要配合药物治疗。

低血压患者应注意多休息,保持足够的睡眠时间。建议适当增加食盐用量,同时多饮水。多进食山药、薏苡仁、荔枝、枸杞子、栗子、核桃、红枣、瘦肉、羊肉及鸡、鸽子等禽类食品,滋阴益气、补肾健脾、温通心阳,以促使血压回升;同时还应多吃含维生素、微量元素丰富的水果蔬菜,如苹果、香蕉、橘子、菠萝、油菜、西红柿、韭菜及豆类制品等,各种营养摄入充分,才能使气血生化有源。应在医师的指导下增加营养,适当进食有利于调节血压的滋补品,如人参、黄芪、生脉饮等;增加体育锻炼,提升机体调节功能;必要时进行药物治疗。

四、预后与转归

低血压病的大部分患者无症状或症状很轻,患者长期、反复地发生这种低血压,导致心脑肾等器官的血流灌注不足,引起器官损害。有症状性低血压的预后较好,通过积极治疗可以得到有效缓解。对于无症状性低血压及因原发病或透析等因素引起的低血压则需要尤其重视。

明清以来,低血压病诸症对应的中医病名以"眩晕"为主,反映一切头目不利导致的视物转动感。但中医病名"眩晕"与低血压病的定义不是确切的一一对应或包含关系,只是两者之间存在共性。因此,以症状与伴随症状作为低血压病的中医病名或有不妥,参考病机命名可能是一个不错的选择。低血压病的辨证以虚证为主,根据气血阴阳的虚损程度,有针对性地进行调整,为低血压病辨证的具体思路。治疗时,秉持补虚扶正的大法,施予补气方药为主,根据患者情况适当配伍补血药、补阳药、补阴药。

另外,临床需注意高血压与低血压的发生并不是两个相互独立的对立事件,有高血压病史的老年人也会发生直立性低血压的问题,此时的治疗切忌单一使用降血压药或升血压药物,应以患者的临床症状为主辨证治疗。从特殊类型低血压患者的治疗上可以看出,中医药可发挥未病先防作用。而在已经出现的特殊类型低血压患者治疗上,则应重视原发病、致病条件及患者体质等因素,兼顾病因、病势、诱因共同治疗。

(孙 正)

第三节 慢性阻塞性肺疾病

慢性阻塞性肺疾病(COPD)是一种具有气流受限特征的肺部病证,气流受限不完全可逆,并呈进行性发作,与肺部对有刺激气体或有刺激颗粒的异常炎症反应有关。COPD与慢性支气管炎和肺气肿密切相关。当慢性支气管炎、肺气肿患者肺功能检查出现气流受限,并且不完全可逆时,即属COPD。如患者只有"慢性支气管炎"和(或)"肺气肿",而无气流受限,则不能诊断为COPD,可将具有咳嗽、咳痰症状的慢性支气管炎视为COPD的高危期。

COPD属中医"哮证""喘证""肺胀"等疾病范畴,认为本病多因内伤久咳、支饮、哮喘、肺痨等慢性肺系统疾病,迁延失治,痰浊潴留,气滞肺间,日久导致肺虚,复感外邪诱使病情发作加剧。

一、康复评定

(一)现代康复评定方法

1.病史

COPD起病缓慢,病程较长。

2.症状

主要有慢性咳嗽、咳痰、喘息、胸闷、气短或呼吸困难等。同时,出现运动耐力下降,活动的范围、种类和强度减少甚至不能活动。

3.体征

本病早期体征不明显,随着病情的进展可出现桶状胸、呼吸变浅、频率加快、辅助呼吸肌活动增强。重症患者可出现呼吸困难或发绀。叩诊肺部过清音,心浊音界缩小,肺下界和肝浊音界下降。听诊两肺呼吸音减弱,呼气延长,平静呼吸时可闻及干啰音,肺底和其他部位可闻及湿啰音。

4.X线检查

肺容积增大,膈肌位置下移,双肺透亮度增加,肋间隙增宽,肋骨走行扁平,心影呈垂直狭长。

5.呼吸功能徒手评定分级

大多数COPD患者都不同程度存在呼吸困难,通过让患者做一些简单的动作或短距离行走,根据患者出现气短的程度可初步评定其呼吸功能。徒手评定一般分为0~5级(表9-1)。

表 9-1 呼吸功能的徒手评定分级方法

分级	表现
0	虽然不同程度的阻塞性肺气肿,但活动时无气短,活动能力正常,疾病对日常生活无明显影响
1	一般活动时出现气短
2	平地步行无气短,速度较快或登楼、上坡时,同龄健康人不觉气短而自己有气短
3	慢走100 m以内即有气短
4	讲话或穿衣等轻微活动时即有气短
5	安静时出现气短,不能平卧

6.肺功能测试

(1)用力肺活量(FVC):指深吸气至肺总量位,然后用力快速呼气直至残气位时的肺活量。

(2)第1秒用力呼气量(FEV_1):为尽力吸气后尽最大努力快速呼气,第1秒所能呼出的气体容量。

临床评价通气功能障碍的两项主要指标:FEV_1占预计值的百分比(即$FEV_1\%$)和FEV_1占FVC的百分比(即FEV_1/FVC)。通过这两项指标来评价气流的阻塞程度,用于COPD肺功能的分级(表9-2)。

表 9-2 肺功能的分级标准

分级	$FEV_1\%$	$FEV_1/FVC(\%)$
基本正常	>80	>70
轻度减退	80~71	70~61
显著减退	70~51	60~41

续表

分级	FEV$_1$%	FEV$_1$/FVC(%)
严重减退	50～21	≤40
呼吸衰竭	≤20	

7.COPD 的严重程度分级

肺功能康复是慢性阻塞性肺疾病的康复的主要内容,根据慢性阻塞性肺疾病全球倡议,将本病的严重程度分为5级(表9-3)。

表9-3 COPD 严重程度分级

级别	分级标准
0(危险期)	有慢性咳嗽、咳痰症状;肺功能正常
Ⅰ(轻度)	伴或不伴慢性咳嗽、咳痰症状;FEV$_1$/FVC<70%,FEV$_1$≥80%预计值
Ⅱ(中度)	伴或不伴慢性咳嗽、咳痰、呼吸困难症状;FEV$_1$/FVC<70%,30%≤FEV$_1$<80%预计值
Ⅲ(重度)	伴或不伴慢性咳嗽、咳痰、呼吸困难症状;FEV$_1$/FVC<70%,30%≤FEV$_1$<85%预计值
Ⅳ(极重度)	伴慢性呼吸衰竭;FEV$_1$/FVC<70%,FEV$_1$<30%预计值

8.COPD 病程分期

(1)急性加重期:在疾病过程中,短期内咳嗽、咳痰、气短和(或)喘息加重,痰量增多,呈脓性或黏液脓性,可伴发热等症状。

(2)稳定期:患者咳嗽、咳痰、气短等症状稳定或症状轻微。

9.活动能力评定

(1)活动平板试验或功率车运动试验:通过活动平板或功率车进行运动试验可获得最大吸氧量、最大心率、最大代谢当量(MET)值、运动时间等量化指标来评定患者的运动能力,也可通过活动平板运动试验中患者主观劳累程度分级(Borg 分级)等半定量指标来评定患者的运动能力。

(2)定量行走评定(6 分钟步行试验):适用于不能进行活动平板试验的患者,让患者行走6 分钟,记录其所能行走的最长距离,以判断患者的运动能力及运动中发生低氧血症的可能性。

(3)日常生活活动能力评定:可根据需要进行 Barthel 指数、Katz 指数、修订的 Kenny 自理指数和 Pulses 等评定。

(二)传统康复辨证

1.病因病机

本病病位主要在肺、脾、肾及心,病变首先在肺,继而影响脾、肾,后期则病及于心。因肺主气、司呼吸,开窍于鼻,外合皮毛,故外邪从口鼻、皮毛入侵,多首先犯肺,以致肺之宣降功能不利,气逆于上而为咳,升降失常而为喘。久则肺虚,而致主气功能失常,影响呼吸出入,肺气壅滞,导致肺气胀满,张缩无力,不能敛降。若病及脾,子盗母气,脾失健运,则可导致肺脾两虚。肺为气之主,肾为气之根,若久病肺虚及肾,肺不主气,肾不纳气,可致咳喘日益加重,吸气尤为困难,呼吸短促难续,动则尤甚。肺与心同居胸中,经脉相通,肺气辅佐心脏治理,调节血脉的运行,心阳根于命门真火,故肺虚治节失职,或肾虚命门火衰,均可病及于心,使心气无力、心阳衰竭,甚则可以出现喘脱等危候。

2.四诊辨证

(1)稳定期分为肺虚、脾虚、肾虚 3 型进行康复评定。

肺虚型:偏气虚者易患感冒,自汗怕风,气短声低,或兼见轻度咳喘,痰白清稀;偏阴虚者,多见呛咳,痰少质黏,咽干口燥。

脾虚型:偏气虚者常常痰多,倦怠,气短,食少便溏;伴阳虚者,则可见形寒肢冷,泛吐清水等症状。

肾虚型:平素常短气息促,动则尤甚,吸气不利,腰膝酸软。

(2)急性加重期一般分为以下 2 型行康复评定。

外寒内饮型:咳逆喘满不得卧,气短气急,咳痰白稀、呈泡沫状,胸部膨满;或恶风寒,发热,口干不欲饮,周身酸楚,面色青暗,舌体胖大,舌质暗淡、舌苔白滑,脉浮紧或浮弦滑。

痰热郁肺型:咳逆喘息气粗,胸满烦躁,目睛胀突,痰黄或白、黏稠难咯;或发热微恶寒,溲黄便干,口渴欲饮,舌质红暗、苔黄或白黄厚腻,脉弦滑数或兼浮象。

二、康复策略

COPD 目前尚无有特效的治疗方法。其病程可长达数十年,在缓解期因症状轻微常被患者忽视,若出现并发症,如肺心病、肺性脑病、呼吸衰竭等往往预后不良。因此在缓解期进行康复治疗是非常必要的。

COPD 急性加重期病情严重者应住院治疗,采取控制性氧疗、抗感染、舒张支气管、纠正呼吸衰竭等多种方法对症治疗,不宜进行康复治疗。COPD 患者的传统康复治疗应在稳定期进行。由于稳定期患者气流受限的基本特点仍持续存在,如果不做有效治疗,其病变长期作用的结果必然会导致肺功能的进行性恶化。因此,应重视 COPD 患者稳定期的传统康复治疗,采取综合性康复治疗措施,以减轻症状,减缓或阻止肺功能进行性降低为目标。

COPD 的传统康复治疗主要有针灸、推拿、中药疗法、食疗、运动疗法、情志康复等具有中医特色的治疗手段和方法。通过全面的传统康复治疗措施,可明显改善患者症状,增加呼吸运动效率,提高生活自理能力,减少住院次数,从而延长患者寿命,提高生活质量。

三、康复治疗

(一)中药疗法

1.内服法

(1)肺脾两虚者可见喘促短气,乏力,咳痰稀薄,自汗畏风,面色苍白,舌淡脉细弱,或见口干,盗汗,舌红苔少,脉细数,或兼食少便溏,食后腹胀不舒,肌肉消瘦,舌淡脉细。治以健脾益气、培土生金,方取补中益气汤加减。

(2)肺肾两虚者可见胸满气短,语声低怯,动则气喘,或见面色晦暗,或见面目水肿,舌淡苔白,脉沉弱。治以补肺益肾、止咳平喘,方取人参蛤蚧散加减。

(3)肺肾阴虚者可见咳嗽痰少,胸满烦躁,手足心热,动则气促,口干喜饮,舌红苔少,脉沉细。治以养阴清肺,方取百合固金汤加减。

(4)脾肾阳虚者可见胸闷气憋,呼多吸少,动则气喘,四肢不温,畏寒神怯,小便清长,舌淡胖,脉微细。治以补脾益肾、温阳纳气,方取金匮肾气丸加减。

2.外治法

白芥子、延胡索各 20 g,甘遂、细辛各 10 g,麝香 0.6 g,共为细末,用姜汁调和,在夏季三伏天时,每伏第一天外敷于肺俞、膏肓、颈百劳等腧穴,4 小时后除去,共分 3 次敷完。每年 1 个疗程。

3.药膳

药膳可以提高本病康复治疗效果,现介绍几种常用药膳。

(1)紫苏粥:紫苏叶 10 g、粳米 50 g、生姜 3 片、大枣 5 枚。具有祛风散寒、理气宽中的作用。

(2)枇杷饮:枇杷叶 10 g、鲜芦根 10 g。具有祛风清热、止咳化痰的作用。

(3)鲫鱼汤:鲫鱼 200 g 以上 1 条、肉豆蔻 3～5 g。具有健脾益肺的作用。

(4)梨子汤:梨子 200 g、川贝母 10 g。具有养阴润肺化痰的作用。

(5)薏苡杏仁粥:薏米 50 g、杏仁(去皮尖)10 g。具有健脾祛湿、化痰止咳的作用。

(6)人参蛤蚧粥:蛤蚧粉 2 g、人参 3 g、糯米 75 g。具有补肺益肾、纳气定喘的作用。

(7)虫草全鸭汤:冬虫夏草 10 g、老雄鸭肉 300 g、黄酒 15 g、生姜 5 g、葱白 10 g、胡椒粉 3 g、食盐 3 g。具有补肺益肾、平喘止咳的作用。

(8)紫河车汤:紫河车 1 个、生姜 3～5 片。具有补肺疗虚的作用。

(二)针灸治疗

以毫针刺法、灸法为主,以疏通经络、宣肺止咳为原则。

1.毫针刺法

主穴:肺俞、脾俞、肾俞、膏肓、气海、足三里、太渊、太溪、命门。

配穴:合谷、天突、曲池、列缺。

操作方法:每次选 3～5 穴,常规方法针刺,用补法,隔天 1 次。

2.灸法

主穴:大椎、风门、肺俞、肾俞、膻中、气海。

操作方法:用麦粒灸,每穴每次灸 3～5 壮,10 天灸 1 次,3 次为 1 个疗程。

(三)推拿治疗

以疏通经络、宣肺止咳为原则,分部选择腧穴进行推拿治疗。

1.按天突

适用于阵咳不止或喉中痰鸣不易咳出,或气短不能平卧者。用拇指按压天突穴。注意拇指要从天突穴向胸骨柄内面按压,以有酸胀感为宜。按压 10 次。

2.叩定喘

适用于剧咳不出、气喘明显者。在该部用指尖叩击,症状常可缓解。

3.叩丰隆

功能化痰止咳。手握拳状,以指间关节背侧叩击该穴。

4.叩足三里

功能调理脾胃,手法同叩丰隆。

5.宽胸按摩

常用于呼吸烦闷不畅时。①抹胸:两手交替由一侧肩部由上而下呈斜线抹至对侧肋下角部,左右各 10 次;②拍肺:两手自两侧肺尖部开始沿胸廓自上而下拍打,两侧各重复 10 次;③捶背:两手握空拳,置于后背部,嘱患者配合呼吸,呼气时由内向外捶打,同时背稍前屈;吸气时由外向内拍打,同时挺胸,重复 10 次;④摩膻中:用掌根按于膻中穴,做顺、逆时针方向按摩各 36 次。

（四）传统运动疗法

常用的传统运动疗法如八段锦、易筋经、少林内功、五禽戏等。

四、注意事项

（一）饮食调理

饮食做到"三高四低"，"三高"即高蛋白、高维生素、高纤维素，故宜多食用瘦肉、豆制品、鱼类、乳类等含蛋白量较高食品，以及蔬菜、水果、菌类、粗粮等含维生素、纤维素较多的食物，经常食用有助于增加营养，改善体质，通畅大便，排出毒素。"四低"即饮食中应注意低胆固醇、低脂肪、低糖、低盐。

（二）调节情绪

对患者及时有效地运用语言疏导法，有助于病情的康复和生活质量的提高。首先要改善患者对本病的消极态度，协助其解脱因呼吸困难而产生的焦虑，又因焦虑而产生呼吸困难的恶性循环。其次，应鼓励患者参加适当的活动，改善其躯体功能。另外，要及时发现患者潜在的身体和心理方面的异常变化，防止患者因极度痛苦而感到绝望，甚至产生自杀行为。医护人员及家属要多与患者交流，以满足患者对关怀的需求，消除抑郁、孤独的情绪。

（三）吸氧

绝大多数患者有低氧血症，尤其夜间容易发生缺氧，吸氧可以使患者运动能力提高，也可以防止肺动脉高压的发展，及肺心病的发生。

（四）慎起居

平时要注意防寒保暖、忌烟酒、远房事、调情志、加强体育锻炼，增强体质，提高机体免疫力。

（孙　正）

第四节　脑　卒　中

脑卒中是脑中风的学名，是一种突然起病的脑血液循环障碍性疾病，又叫脑血管意外。其中缺血性脑卒中又称为脑梗死，包括脑血栓形成、脑栓塞和腔隙性脑梗死等。出血性脑卒中包括脑出血和蛛网膜下腔出血。

由于脑损害的部位、范围和性质不同，脑卒中发病后的表现不尽相同，多见一侧上下肢瘫痪无力，肌肤不仁，口眼㖞斜，时流口水，面色萎黄，舌强语謇。久之，则肢体逐渐痉挛僵硬，拘急不张，甚则肢体出现失用性强直、挛缩，进而导致肢体畸形和功能丧失等。可分为运动功能障碍、感觉功能障碍、言语功能障碍、认知障碍、心理障碍以及各种并发症，其中运动功能障碍以偏瘫最为常见。

中医认为本病的发生，主要因素在于患者平素气血亏虚，心、肝、肾三脏阴阳失调，兼之忧思恼怒，或饮酒饱食，或房室劳累，或外邪侵袭等因素，以致气血运行受阻，经脉痹阻，失于濡养；或阴亏于下，肝阳暴涨，阳化风动，血随气逆，夹痰夹火，横窜经络，蒙闭清窍而猝然仆倒，半身不遂。

传统康复疗法主要以针灸、推拿、中药和传统运动疗法等为手段，从而减轻结构功能缺损（残损）程度，在促进患者的整体康复方面发挥重要作用。

一、康复评定

(一)现代康复评定方法

1.整体评定内容

(1)全身状态的评定:包括患者的全身状态、年龄、并发症、主要脏器的功能状态和既往史等。

(2)功能状态的评定:包括意识、智能、言语障碍、神经损害程度及肢体伤残程度等。

(3)心理状态的评定:包括抑郁症、焦虑状态和患者个性等。

(4)患者本身素质及所处环境条件的评定:包括患者爱好、职业、所受教育、经济条件、家庭环境、患者与家属的关系等。

(5)其他:对其丧失功能的自然恢复情况进行预测。

2.具体康复评定

脑卒中康复评定是脑卒中康复的重要内容和前提,它对康复治疗目标和康复治疗效果起着决定作用,且有利于评估其预后。原则上,在脑卒中早期就应进行评定,之后应定期评定。康复评定涉及的内容包括有脑损害严重程度、脑卒中的功能障碍、言语功能、认知障碍、感觉、心理、步态分析、日常生活活动能力等评定。

(二)传统康复辨证

1.病因病机

中医认为本病的发生多因肝肾阴虚,肝阳偏亢,肝风内动为其根本,当风阳暴涨之际,夹气、血、痰、火,上升于巅,闭塞清窍,以致猝然昏迷,横窜经络,气血瘀阻,形成脑卒中。

2.辨证分型

临床上常将本病分为中脏腑与中经络两大类。中脏腑者,病位较深,病情较重,主要表现为神志不清,半身不遂,并且常有先兆及后遗症状出现。中经络者,病位较浅,病情较轻,一般无神志改变,仅表现为口眼㖞斜,语言不利,半身不遂。具体证型如下。

(1)风痰入络:肌肤不仁,手足麻木,突然发生口眼㖞斜,语言不利,口角流涎,舌强语謇,甚则半身不遂,或兼见手足拘挛,关节酸痛等症,舌苔薄白,脉浮数。

(2)阴虚风动:平素头晕耳鸣,腰酸,突然发生口眼㖞斜,言语不利,甚或半身不遂,舌红苔腻,脉弦细数。

(3)气虚血瘀:半身不遂,肢软无力,或见肢体麻木,患侧手足水肿,语言謇涩,口眼㖞斜,面色萎黄,或暗淡无华,舌色淡紫,瘀斑瘀点,苔白,脉细涩无力。

(4)风阳上扰:平素头晕头痛,耳鸣目眩,突然发生口眼㖞斜,舌强语謇,或手足重滞,甚则半身不遂等症,舌红苔黄,脉弦。

二、康复策略

(一)目标

脑卒中康复目标是采用一切有效的措施预防脑卒中后可能发生的残疾和并发症(如压疮、泌尿道感染、深静脉血栓形成等),改善受损的功能(如运动、语言、感觉、认知等),提高患者的日常活动能力和适应社会生活的能力。

(二)治疗原则

(1)只要患者神志清楚,生命体征平稳,病情不再发展,48小时后即可进行康复治疗。

（2）康复治疗注意循序渐进,需脑卒中患者的主动参与及家属的配合,并与日常生活和健康教育相结合。

（3）采用综合康复治疗,包括物理因子治疗、运动治疗、作业治疗、言语治疗、心理治疗、传统康复治疗和康复工程等。

（4）康复与治疗并进。脑卒中的特点是障碍与疾病共存,故康复应与治疗同时进行,并给予全面的监护与治疗。

（5）重建正常运动模式。在急性期,康复运动主要是抑制异常的原始反射活动（如良好姿位摆放等）,重建正常运动模式;其次才是加强肌力的训练。脑卒中康复是一个改变"质"的训练,旨在建立患者的主动运动,保护患者,防止并发症的发生。

（6）重视心理因素。严密观察脑卒中患者有无抑郁、焦虑情绪,它们会严重影响康复治疗的进行和效果。

（7）预防复发,即做好二级预防工作,控制危险因素。

（8）根据患者功能障碍的具体情况,采取合理的药物治疗和必要的手术治疗。

（9）坚持不懈,康复是一个持续的过程,重视社区及家庭康复。

偏瘫恢复的不同阶段治疗方法不同。软瘫时以提高患侧肌张力、促进随意运动产生为主要治疗原则;痉挛时要注意降低肌张力,而在本阶段不恰当的针刺治疗易引起肌张力增高,故应特别注意。

三、针灸治疗

脑卒中的传统康复疗法包括针灸、推拿、中药内服、中药熏洗和气功疗法等,既可单独使用,也可联合应用。多种康复疗法的综合应用,可以优势互补、提高疗效。药物与针灸结合是最常用的康复疗法,体针和头针结合也得到了普遍认可。推拿疗法在改善痉挛状态方面有独特的优势。在康复过程中应特别重视针灸对肌张力的影响。故传统康复技术与现代康复技术的配合应用,可提高脑卒中康复治疗的有效率。

以疏通经络、调畅气血、醒脑开窍为原则,可选用体针或头皮针法。

（一）体针法

（1）对中风脑出血闭证,以取督脉、十二井穴为主,用毫针泻法及三棱针点刺井穴出血。口眼㖞斜者,初起单取患侧,久病取双侧,先针后灸,选地仓、颊车、合谷、内庭、承泣、阳白、攒竹等穴。半身不遂者初病可单刺患侧,久病则刺灸双侧,初病宜泻,久病宜补,选肩髃、曲池、合谷、外关、环跳、阳陵泉、足三里。

（2）阳闭痰热盛者选穴:水沟、十二井、风池、劳宫、太冲、丰隆,十二井穴点刺放血,其他穴针用泻法,不留针。

（3）阴闭痰涎壅盛者选穴:丰隆、内关、三阴交、水沟,针用泻法,每天1次,留针10分钟。

（4）中风,并发高热、血压较高者选穴:十宣、大椎、曲池。十宣点刺放血,其他穴针用泻法,每天1次,不留针。

（5）血压较高者选穴:曲池、三阴交、太冲、风池、足三里、百会,针用泻法,每天1次,留针10～20分钟。

（6）语言不利选穴:哑门、廉泉、通里、照海,强刺激,每天1次,不留针。

（7）口眼㖞斜者选穴:翳风、地仓、颊车、合谷、牵正、攒竹、太冲、颧髎,强刺激,每天1次,留针20~30分钟。

(8)石氏醒脑开窍法。①主穴:双侧内关、人中、患侧三阴交。②副穴:患肢极泉、尺泽、委中。③配穴:根据合并症的不同,配以不同的穴位。吞咽障碍配双侧风池、翳风、完骨;眩晕配天柱等。④操作。主穴:先针刺内关,直刺 0.5~1 寸,采用提插捻转结合的手法,施手法 1 分钟,继刺人中,向鼻中隔方向斜刺 0.3~0.5 寸,采用雀啄手法,以流泪或眼球湿润为度,再刺三阴交,沿胫前内侧缘与皮肤呈 45°角斜刺,进针 0.5~1 寸,采用提插针法。针感传到足趾,下肢出现不能自控的运动,以患肢抽动三次为度。副穴:极泉穴,原穴沿经下移 2 寸的心经上取穴,避开腋毛,术者用手固定患侧肘关节,使其外展,直刺 0.5~0.8 寸,用提插泻法,患者有麻胀并抽动的感觉,以患肢抽动 3 次为度。尺泽穴取法应屈肘,术者用手拖住患侧腕关节,直刺 0.5~0.8 寸,行提插泻法,针感从肘关节传到手指或手动外旋,以手动 3 次为度。委中穴,仰卧位抬起患侧下肢取穴,医师用左手握住患者踝关节,医者肘部顶住患肢膝关节,刺入穴位后,针尖向外 15°,进针 1.0~1.5 寸,用提插泻法,以下肢抽动 3 次为度。印堂穴向鼻根方向进针 0.5 寸,同样用雀啄泻法,最好能达到两眼流泪或湿润,但不强求;后用 3 寸毫针上星透百会,高频率(每分钟>120 转)捻针,有明显酸胀感时留针;双内关穴同时用捻转泻法行针 1 分钟。每周三次。

治疗时可结合偏瘫不同时期的特点采用不同的治疗方法。如偏瘫 Brunnstrom 运动功能恢复分期,在出现联合反应之前,采用巨刺法,即针刺健侧;出现联合反应但尚无自主运动时,采用针刺双侧的方法;当患肢出现自主运动之后,则采用针刺患侧。巨刺法可促进联合反应和自主运动的出现。但有些脑卒中患者病变范围较广,巨刺法虽可诱发出联合反应,然而促使其出现明显的自主运动仍然比较困难。

(二)头皮针法

选择焦氏头针,按临床体征选瘫痪对侧的刺激区。运动功能障碍选运动区,感觉障碍选感觉区,下肢感觉运动功能障碍选用足运感区,肌张力障碍选舞蹈震颤控制区,运动性失语选言语一区,命名性失语选言语二区,感觉性失语选言语三区,完全性失语取言语一至三区,失用症选运用区,小脑性平衡障碍选平衡区。

操作方法:消毒,针与头皮呈 30°斜刺,快速刺入头皮下推进至帽状腱膜下层,待指下感到不松不紧而有吸针感时,可行持续快速捻转 2~3 分钟,留针 30 分钟或数小时,期间捻转 2~3 次。行针及留针时嘱患者活动患侧肢体(重症患者可做被动活动)有助于提高疗效。急性期每天 1 次,10 次为 1 个疗程,恢复期和后遗症期每天或隔天 1 次,5~7 次为 1 个疗程,中间休息 5~7 天再进行下一个疗程。

不管是体针还是头针治疗,均可加用电针以提高疗效,但须注意选择电针参数。一般软瘫可选断续波,电流刺激后可见肌肉出现规律性收缩为度。痉挛期选密波,电流强度以患者耐受且肢体有细微颤动为度。通电时间面部 10~20 分钟,其他部位 20~30 分钟为宜。灸法、皮肤针法、拔罐疗法等也可用于偏瘫治疗,但临床上应用相对较少。

四、注意事项

(1)推拿操作时力量应由轻到重,强度过大或时间过长的手法有加重肌肉萎缩的危险。在软瘫期,做肩关节活动时,活动幅度不宜过大,手法应柔和,以免发生肩关节半脱位。对于肌张力高的肢体切忌强拉硬扳,以免引起损伤、骨折或骨化性肌炎。

(2)针刺治疗包括电针时,应注意观察患者肌张力的变化。如果发现肌痉挛加重,应调整治疗方法或停止针刺。对于体质瘦弱者,针刺手法不宜过强。针刺眼区、项部的风府等穴及脊柱部的腧穴,要掌握一定的角度,不宜大幅度的提插、捻转和长时间留针,以免伤及重要组织器官;胸胁腰背部腧穴,不宜深刺、直刺。电针时电流调节应逐渐从小到大,不可突然增强,以免造成弯针、折针、晕针等情况。应避免电针电流回路经过心脏。安装心脏起搏器者禁用电针。

(3)灸法操作时应防止因感觉障碍而造成皮肤的烧烫伤。

(孙　正)

第五节　脑性瘫痪

脑性瘫痪简称脑瘫,是自受孕开始至婴儿期非进行性脑损伤和发育缺陷所导致的综合征,主要表现为运动障碍及姿势异常,是小儿时期常见的中枢神经障碍综合征。现代医学认为本病的病因是多种因素造成的。而其中早产、窒息、核黄疸是本病的三大原因。

脑性瘫痪的主要功能障碍可表现为以下几方面。①运动功能障碍:可出现痉挛、共济失调、手足徐动、帕金森病、肌张力降低等。②言语功能障碍:可表现为口齿不清,语速及节律不协调,说话时不恰当地停顿等。③智力功能障碍:可表现为智力低下。④其他功能障碍:包括发育障碍、精神障碍、心理障碍、听力障碍等。

本病属中医"五迟""五软""五硬"和"痿证"等范畴。五迟是指立迟、行迟、发迟、齿迟、语迟;五软是指头颈软、口软、手软、脚软、肌肉软;五硬是指头颈硬、口硬、手硬、脚硬、肌肉硬。现代康复临床上按运动功能障碍的特点一般将本病分为痉挛性、不随意运动型、强直性、共济失调型、肌张力低下型和混合型。按瘫痪部位可将本病分为单瘫、双瘫、偏瘫、三肢瘫和四肢瘫。

一、康复评定

(一)现代康复评定方法

(1)粗大运动功能评定:常采用 GMFM 量表。

(2)肌张力评定:包括静止性肌张力测定(包括肌肉形态、硬度、关节伸展度等)、姿势性肌张力测定、运动性肌张力测定。

(3)肌力评定:多用徒手肌力检查法(MMT)。

(4)关节活动度评定。

(5)智能评定:包括智力测验(常用韦氏幼儿智力量表、韦氏儿童智力量表、盖塞尔发育量表等)、适应行为测验。

(6)反射发育评定:包括原始反射、病理反射、平衡反射等。

(7)姿势与运动发育评定。

(8)日常生活能力评定。

(9)其他评定:包括一般状况评定、精神评定、感知评定、认知能力评定、心理评定、言语评定、听力评定、步态分析等。

(二)传统康复辨证

1.病因病机

主要有 3 个方面。一是先天不足,多因父母精血亏虚、气血不足或者近亲通婚,导致胎儿先天禀赋不足、精血亏虚,不能濡养脑髓;母体在孕期营养匮乏、惊吓或是抑郁悲伤,扰动胎儿,以致胎儿发育不良;先天责之于肝肾不足,胎元失养,致筋骨失养,肌肉萎缩,日久颓废。二是后天失养,多因小儿出生,禀气怯弱,由于护理不当致生大病,伤及脑髓,累及四肢;后天责之于脾,久病伤脾,痰浊内生,筋骨肌肉失于濡养,日渐颓废。脑髓失养,而致空虚。三是其他因素,多为产程中损伤脑髓,或因脑部外伤、瘀血内阻、邪毒侵袭、高热久病、正虚邪盛,营血耗伤,伤及脑髓而致。

2.四诊辨证

通过四诊,临床一般将本病分为以下 3 型。

(1)肝肾不足型:发育迟缓,智力低下,五迟,面色无华,神志不清,精神呆滞,常伴有龟背、鸡胸、病久则肌肉萎缩,动作无力,舌淡苔薄,指纹色淡。

(2)瘀血阻络型:精神呆滞,神志不清,四肢、颈项及腰背部肌肉僵硬,活动不灵活、不协调,舌淡有瘀斑瘀点,苔腻,脉滑。

(3)脾虚气弱型:面色无华,形体消瘦,五软,智力低下,神疲乏力,肌肉萎缩,舌淡,脉细弱。

二、康复策略

为促进患儿正常的运动发育,抑制异常运动模式和姿势,最大限度地恢复功能,小儿脑瘫的康复应做到早诊断、早治疗,才能达到较好的康复效果。目前主要针对患儿的运动障碍采取综合治疗。在整体康复中,中国传统康复疗法有着举足轻重的作用。脑瘫的康复是一个长期复杂的过程,需要在中西医结合的理论指导下,医师、治疗师、护士、家长共同努力完成。

脑瘫传统康复治疗的目的主要在于减轻功能障碍,提高生活质量。大多以针灸、推拿为主要手段。针灸可以有效改善脑血流速度,促进脑组织的血液供应,从而进一步改善中枢神经功能,促进康复。有效的推拿方法对于运动和姿势异常而引发的继发性损害如关节挛缩等有良好的预防和康复治疗作用。

三、康复治疗方法

(一)针灸治疗

以疏通经络、行气活血、益智开窍为原则。《素问·痿论》提出"治痿独取阳明"的治法,常选取手足阳明经腧穴进行针刺,辅以头部腧穴。一般选择毫针刺法、灸法、头皮针法等。

1.毫针刺法

主穴:四神聪、百会、夹脊、三阴交、肾俞。

配穴:肝肾不足加太溪、关元、阴陵泉、太冲;瘀血阻络加风池、风府、血海、膈俞;脾虚气弱加脾俞、气海;上肢瘫痪加肩髃、肩髎、肩贞、曲池、手三里、合谷、外关;下肢瘫痪加伏兔、血海、环跳、承山、委中、足三里、阳陵泉、解溪、悬钟、太冲、足临泣;言语不利加廉泉、哑门、通里;足下垂加昆仑、太溪;颈软加天柱、大椎;腰软加腰阳关;斜视加攒竹;流涎加地仓、廉泉;听力障碍加耳门、听宫、听会、翳风。

具体操作:选用 28 号毫针针刺。一般每次选 2~3 个主穴,5~6 个配穴,平补平泻。廉泉向舌根方向刺 0.5~1 寸;哑门向下颌方向刺 0.5~0.8 寸,不可深刺,不可提插。每天或隔天 1 次,留针 15 分钟,15 次为 1 个疗程,停 1 周后,再继续下一个疗程。

2.灸法

选取四神聪、百会、夹脊、足三里、三阴交、命门、肾俞,上肢运动障碍配曲池、手三里、合谷、后溪;下肢运动障碍配环跳、足三里、阳陵泉、解溪、悬钟。使用艾条进行雀啄灸,每天 1 次,皮肤红晕为度;或者隔姜灸,每次选用 3~5 个腧穴,每穴灸 3~10 壮,每天或隔天 1 次,10 次为 1 个疗程。

3.头皮针疗法

运动功能障碍取健侧相应部位的运动区;感觉功能障碍取健侧相应部位的感觉区;下肢功能运动和感觉障碍配对侧足运感区;平衡功能障碍配患侧或双侧的平衡区。听力障碍取晕听区;言语功能障碍,配言语 1、2、3 区(具体为运动性失语选取运动区的下 2/5;命名性失语选取言语 2 区;感觉性失语选取言语 3 区)。

具体操作:一般用 1 寸毫针,头皮常规消毒,沿头皮水平面呈 30°角斜刺,深度达到帽状腱膜下,再压低针身进针,捻转,平补平泻,3 岁以内患儿不留针,每天 1 次,10 次为 1 个疗程。

(二)推拿治疗

以疏通经络、强健筋骨、醒神开窍为原则。常采用分部操作和对症操作。一般先用点法、按法、揉法、运法、扫散法等,然后被动活动四肢关节。

1.分部操作

分部操作包括上肢功能障碍和下肢功能障碍。

(1)上肢功能障碍:在患儿上肢内侧及外侧施以推法,从肩关节至腕关节,反复 3~5 次;按揉合谷、内关、外关、曲池、小海、肩髃、天宗 5 分钟,拿揉上肢、肩背部 3~5 次,拿揉劳宫、极泉各 3~5 次;摇肩、肘及腕关节各 10 次;被动屈伸肘关节及掌指关节各 10 次;捻手指 5~10 次,揉搓肩部及上肢各 3~5 次。

(2)下肢功能障碍:在患儿下肢前内侧和外侧施以推法,自上而下操作 3~5 遍;按揉内外膝眼、足三里、阳陵泉、环跳、委阳、委中、昆仑、太溪、涌泉 10 分钟;拿揉股内收肌群、股后肌群、跟腱各 3 分钟,反复被动屈伸髋关节、膝关节、踝关节 3~5 次;擦涌泉,以透热为度。

2.对症操作

对症操作包括智力障碍、大小便失禁、关节挛缩。

(1)智力障碍:开天门 50~100 次,推坎宫 50~100 次,揉太阳 50~100 次,揉百会、迎香、颊车、下关、人中各 50 次;推摩两侧颞部 50 次,推大椎 50 次;拿风池 5 次,拿五经 5 次;按揉合谷 50 次,拿肩井 5 次。

(2)大小便失禁:在患儿腰背部双侧膀胱经、督脉施以推法,反复操作 3~5 遍;擦肾俞、命门、八髎,以透热为度;按揉中脘、气海、关元、中极、足三里、三阴交各 5 分钟;摩腹 5~10 分钟,擦涌泉 50 次。

(3)关节挛缩:取挛缩关节周围的腧穴,点按法操作并结合关节活动。动作由轻到重,切忌粗暴,宜循序渐进。患肢痉挛者,应由轻到重进行掐按。肌肉萎缩、食欲差及体弱者,可在胸腹部拍打、推揉。上肢屈肌肌张力增高、屈曲者,可轻揉上肢前群肌肉,被动活动上肢,外展外旋肩关节,伸展肘、腕关节,伸展手指,改善肩、肘、腕等关节挛缩;下肢内收肌肌张力增高、伸展者,拿揉、揉搓大腿内侧肌群,减轻肌痉挛,被动活动下肢,外旋外展髋关节,屈曲膝关节,改善髋、膝关节挛缩;足尖走路者,被动背伸踝关节,牵拉挛缩肌腱,缓慢用力,避免诱发踝阵挛。

（三）其他传统康复疗法

一般包括中药疗法、足部按摩疗法等。

1.中药疗法

临床常用内服、外治两种方法。

（1）中药内服：肝肾不足型可选用六味地黄丸加减；瘀血阻络型可选用通窍活血汤加减；脾虚气弱型可选用调元散和菖蒲丸加减。对特殊并发症者则选择针对性的方药治疗。癫痫者可选用紫石汤、定痫丸、紫河车丸加减；斜视者可选用小续命汤、六君子汤合正容汤、养血当归地黄汤加减等；智力低下者可选用调元散、十全大补汤、涤痰汤、小柴胡汤加减等；失语者可选用菖蒲丸、木通汤、肾气丸、羚羊角丸、涤痰汤等。

（2）中药外治：常用的是中药熏洗方法。选择具有通经活血、祛风通络作用的药物组方。目的是促进局部血液循环，提高治疗效果。常选用红花 10 g、钻地风 10 g、香樟木 50 g、苏木 50 g、老紫草 15 g、伸筋草 15 g、千年健 15 g、桂枝 15 g、路路通 15 g、乳香 15 g、没药 10 g、宣木瓜 10 g，加入清水煮沸，进行熏洗或用毛巾浸透药液进行局部热敷。注意水温，以防烫伤，对于皮肤知觉较差的患儿尤应注意。

2.足部按摩疗法

在患儿足底均匀涂抹按摩介质，如凡士林等。医者两手握足，两拇指相对于足底，其余四指握足背，两拇指由足跟到足趾进行全足放松，手法轻柔，操作 3～5 次，取肾上腺、大脑、小脑、脑垂体等部位进行重点刺激，以拇指点按 30～40 次，按揉 1 分钟，酸胀或微痛为度。再按上述放松手法操作，结束治疗。每天 1 次，每次持续 20～30 分钟，10 次为 1 个疗程。

四、注意事项

（1）本病病变在脑，多累及四肢，主要表现为中枢性运动障碍及姿势异常，并可能同时伴有智力低下、听力障碍、癫痫、行为异常等症状。一般在新生儿期即可发现，但少数患儿症状不明显，待坐立困难时才发觉，本病严重影响患儿生长发育及生活能力，是儿童致残的主要疾病之一。因此，应引起广大临床医务工作者和家长的高度重视。

（2）由于婴儿运动系统、神经系统正处于发育阶段，异常姿势运动还没有固化，所以临床上对于小儿脑瘫的治疗，应做到早诊断、早治疗，以达到最好的康复效果。提倡在出生后即进行评估，如存在脑瘫发病高危因素，则立即进行干预治疗；出生后 3～6 个月内确诊，如确诊，综合康复治疗应立即进行。康复治疗最佳时间不要超过 3 岁，其方法包括躯体训练、技能训练、物理治疗、针灸治疗、推拿手法治疗等。

（3）针灸治疗本病有较好的疗效。毫针治疗关键在于选择腧穴和针刺补泻手法，选取腧穴多以阳明经穴和奇穴为主，针刺手法以补法和平补平泻为主；头皮针治疗刺激量不宜太大；灸法注意防止烫伤；痉挛型脑瘫患儿的痉挛侧不宜用电针治疗。

（4）有效的推拿方法对于运动和姿势异常而引发的继发性损害，如关节挛缩等有良好的预防和康复治疗作用。但应掌握手法的灵活运用，操作时手法宜轻柔，力度不宜过大，特别是对挛缩关节的操作，更应注意手法的力度和幅度。

（孙　正）

第六节 帕金森病

帕金森病(PD)又名震颤麻痹,是一种常见的神经系统变性疾病。临床上以静止性震颤、运动迟缓、肌强直和姿势平衡障碍为主要特征。近年来人们越来越多地注意到嗅觉减退、抑郁、便秘、疼痛、视幻觉和睡眠障碍等非运动症状,对患者生活质量的影响甚至超过运动症状。PD 多见于中老年人,我国 65 岁以上人群总体患病率约为 1.7%,男性稍高于女性,患病率随年龄增加而升高。

一、康复评定

(一)功能评定

1.感觉功能评定

部分 PD 患者后期会出现疼痛,一般采用视觉模拟评分法评定。

2.运动功能评定

对受累关节的活动度、肌力及肌张力等进行评定。

3.构音障碍评定

包括构音器官检查和构音检查两部分。

4.心理功能评定

由于 PD 患者存在明显的运动障碍及非运动症状,易产生焦虑、抑郁情绪,应积极进行心理功能评定。

(二)结构评定

目前提出 PD 两大病理特征:一是黑质多巴胺能神经元及其他含色素的神经元大量丢失,尤其是黑质致密区多巴胺能神经元丢失最严重;二是在残留的神经元胞质内出现嗜酸性包涵体,即路易小体。一般的辅助检查多无异常改变。可选择头颅 MRI 检查等方法明确结构异常的具体情况。

(三)参与评定

主要评定近 1~3 个月的社会活动现状、职业、学习能力、社会交往、休闲娱乐及生存质量等。

(四)其他综合评定

统一帕金森病评定量表(UPDRS),内容包括Ⅰ精神行为和情绪,Ⅱ日常生活活动,Ⅲ运动检查,Ⅳ治疗的并发症,Ⅴ改良 Hoehn-Yahr 分级量表,Ⅵ Schwab and England 日常生活活动量表。评分越高说明功能障碍程度越重,反之较轻。

二、康复诊断

本病临床主要功能障碍表现为以下 4 个方面。

(一)功能障碍

1.运动功能障碍

运动功能障碍主要表现为强直、少动、震颤、姿势反应障碍。

2.平衡功能障碍

平衡功能障碍主要表现为慌张步态、易跌倒。

3.吞咽功能障碍

在口腔准备期、口腔期、咽期、食管期均可出现障碍。

4.构音功能障碍

构音功能障碍属于运动过弱型构音障碍。

5.脑高级功能障碍

脑高级功能障碍主要表现为记忆力、注意力、知觉不同程度降低,信息处理过程能力低下。

6.心理功能障碍

心理功能障碍主要表现为焦虑、抑郁情绪,后期可出现精神病性症状(如幻觉)。

(二)结构异常

血、脑脊液常规检查均无异常,脑脊液中的高香草酸(HVA)含量可降低。头颅 CT 一般正常,MRI 可见黑质变薄或消失,1/3 病例 T_1 加权像可见脑室周围室管膜 T_1 区帽状影像。嗅觉测试可发现早期患者的嗅觉减退。以[18]F-多巴作示踪剂行多巴摄取功能 PET 显像可显示多巴胺递质合成减少。

(三)活动受限

1.基础性日常生活活动能力受限

基础性日常生活活动能力受限主要表现为吃饭、如厕、穿衣、洗澡、家务及修饰等活动受到不同程度限制。

2.工具性日常生活能力受限

准备食物、购物、交通工具使用等不同程度受限。

(四)参与受限

(1)生存质量下降。

(2)社会交往受限。

(3)休闲娱乐受限。

(4)职业受限:随病情进展程度不同,对其所在职业产生影响,使其不得不换岗或离岗。

三、康复治疗

近期目标:保持主、被动关节活动度,加强重心转移和平衡反应能力,增强姿势稳定性和运动灵活性,促进运动协调功能,提高运动耐力,改善基础性和工具性日常生活活动能力,提高生活质量。

远期目标:预防和减少继发性损伤,维持 ADL 能力,改善社会参与能力,提高生命质量。

(一)物理治疗

1.物理因子治疗

物理治疗具有缓解肌强直,改善局部血液循环,促进肢体肌力和功能恢复的作用,包括水疗、热疗、冷疗、离子导入治疗、神经肌肉电刺激治疗、肌电生物反馈治疗等。

2.非侵入性脑刺激治疗

重复经颅磁刺激(rTMS)高频刺激 PD 患者 M1 区或前额叶背外侧区可促进多巴胺释放,改善运动症状。

3.运动治疗

主要针对四大运动障碍即震颤、肌强直、运动迟缓和姿势与平衡障碍的康复,以及对肌萎缩、骨质疏松、心肺功能下降、驼背、周围循环障碍、压疮、直立性低血压等继发性功能障碍的预防。

(1)训练原则:抑制异常运动模式,主动地参与治疗,充分利用视、听反馈,避免疲劳、抗阻运动。

(2)训练内容:包括松弛训练、关节活动度训练、平衡训练、姿势训练、往复训练、步态训练、面肌训练、呼吸功能训练等。

(3)维持治疗:医疗体操是有益的,包括面肌体操、头颈部体操、肩部体操、躯干体操、上肢体操、手指体操、下肢体操、步伐体操、床上体操、呼吸体操等。

(二)作业治疗

1.日常生活活动能力训练

早期可以实施:①进食穿衣;②如厕;③脱衣服;④修饰;⑤移动和转移(包括坐-起转移、床上转移、上下楼梯)。后期随病情发展,应最大限度地维持原有的功能和活动能力,加强日常活动的监督和安全性防护,提供简单、容易操作、省力的方法完成各种活动。

2.认知功能训练

以提高记忆力、注意力、知觉能力为主。

3.环境改造

对居住场所进行相应的无障碍设计和改造,防止跌倒。

(三)吞咽功能障碍训练

治疗方法包括吞咽协调性的训练、舌控训练、K 点刺激、Mendeisohn 训练、低频电刺激、tDCS 治疗等。

(四)构音障碍训练

PD 患者属于运动过弱型构音障碍,主要表现为音量降低、语调衰减、单音调、音质变化、语速慢、难以控制的重复、模糊发音。治疗方法包括面肌训练,呼吸功能训练,舌控训练等。

(五)中医治疗

本病的针刺治疗多以震颤息风为主。体针常用穴位为四神聪、风池、曲池、合谷、阳陵泉、太冲、太溪等,可随症加减穴位;头皮针多以舞蹈震颤控制区为主要的刺激区域;对于肌强直可以予以肢体推拿以缓解放松肌肉,运动迟缓、姿势平衡障碍可以行传统运动疗法治疗。

(六)心理治疗

通过访谈及问卷筛查,对一般心理问题患者,要进行心理疏导与心理支持治疗。对具有明显焦虑、抑郁情绪的严重心理问题,以及出现幻觉等精神病性症状患者,要及时请心理卫生中心会诊,协助诊疗。

(七)药物治疗

药物治疗是帕金森病最主要的治疗手段,主要包括保护性治疗延缓疾病的发展和症状性治疗改善患者症状,前者可以选择单胺氧化酶 B 型抑制剂(MAO-B),如司来吉兰,后者可以选择非麦角类 DR 激动剂(如普拉克索)、复方左旋多巴、金刚烷胺、苯海索等联合用药。对于严重精神障碍患者,经调整抗帕金森病药物无效者,可酌情加用非经典抗精神病药(如氯氮平、奥氮平等)。

(孙　正)

第七节　老年性痴呆

一、概述

(一)定义

老年性痴呆通常指阿尔茨海默病(Alzheimer's disease,AD),是老年人日常生活和社会交往能力下降的主要原因之一,最终可导致患者持续性、全面性的智力减退及日常生活能力丧失。鉴于该病的病因、病理机制尚未完全阐明,而我国已进入老龄化社会,AD 的康复治疗已成为目前老年病康复领域备受关注的问题之一。

AD 是一种以认知功能损害、行为异常和日常生活活动能力下降为主要临床表现的、慢性进行性发展的神经系统退行性疾病。患者往往表现为不同程度的记忆、语言、视空间功能、认知功能(理解、计算、时间空间定向力、思维、判断、执行能力等)减退及精神行为异常。AD 占所有痴呆分型的 50%～70%。AD 患者的痴呆前期称为轻度认知功能障碍期,此期已出现 AD 病理生理改变,但仅有轻微或无痴呆症状表现。

(二)发病机制与危险因素

1.发病机制

β-淀粉样蛋白的生成与清除失衡;过度磷酸化的 Tau 影响神经元骨架微管蛋白稳定性,导致神经原纤维缠结形成,破坏神经元及突触的正常功能。AD 的大体病理表现为脑的体积缩小和重量减轻,脑沟加深、变宽,脑回萎缩,颞叶特别是海马区萎缩。组织病理改变为神经炎性斑、神经原纤维缠结、神经元缺失和胶质增生。

2.危险因素

危险因素可分为不可干预和可干预两类。不可干预的危险因素包括年龄、性别、遗传因素和家族史。遗传因素是除了年龄外最为明确的危险因素,包括 AD 的致病基因和风险基因。目前已知的 AD 致病基因包括淀粉样蛋白前体基因、早老素-1 基因和早老素-2 基因。载脂蛋白 E 基因和分拣蛋白相关受体 1 基因是目前研究较为深入的 AD 风险基因。可干预的危险因素包括心脑血管疾病、高血压、2 型糖尿病、高血脂、体质量、吸烟、饮酒、饮食、教育水平、体力活动和脑力活动、颅脑损伤等。

(三)临床诊断

美国神经病学、语言障碍和卒中老年性痴呆和相关疾病学会研究诊断标准如下。

1.临床很可能 AD 的诊断标准

(1)临床检查符合痴呆诊断标准。

(2)存在两种或两种以上认知功能障碍。

(3)记忆障碍进行性加重。

(4)无意识障碍。

(5)无系统性疾病。

2.支持临床很可能 AD 的诊断标准

(1)特殊认知功能进行性恶化。

(2)损害日常生活活动能力。

(3)无系统性疾病。

3.排除可能 AD 的标准

(1)突然脑卒中样起病。

(2)出现神经系统局灶性症状与体征。

(3)出现癫痫或步态异常。

4.可能为 AD 的诊断标准

(1)符合痴呆的诊断。

(2)合并全身或脑部损害,但不能将这些损害解释为痴呆的病因。

(3)单项认知功能进行性损害。

(四)预后

AD 通常起病隐匿,病程为 5～10 年,或更长时间。AD 患者多死于肺部感染、泌尿系统感染或压疮等并发症,预后不良。经过健康教育、饮食调养、体育锻炼、药物干预等综合性治疗,配合安全、有效、系统、规范地康复综合训练,可减轻痴呆的症状,延缓老年性痴呆的病程进展。

二、康复评定

AD 的核心症状为认知功能损害,损害范围涉及记忆、学习、语言、视空间执行等认知领域,损害程度随病情进行性发展最终影响日常生活活动能力、社会生活能力,在病程某一阶段常伴有精神、行为和人格异常。因此 AD 的康复评估包括认知功能、社会和日常生活能力、精神行为症状等。

(一)痴呆程度筛查评定

1.简易精神状态检查

该检查包括时间定向、地点定向、语言即刻和延迟记忆、注意力和计算能力、短程记忆、物体命名、语言复述、阅读理解、语言理解、言语表达和图形描画视空间能力等内容,量表总分为30 分,是国内外应用最广泛的认知筛查量表,具有良好的信度和效度。对痴呆敏感度和特异性较高,对识别正常老人和痴呆有较高的价值。

2.蒙特利尔认知评估量表

评估包括注意力、执行功能、记忆、语言、视空间结构技能等认知领域。该检查对识别正常老人和轻度认知功能障碍期及正常老人和 AD 的敏感度优于简易精神状态检查。

3.阿尔茨海默病评估量表-认知部分

该量表由 12 个项目组成,覆盖记忆力、定向力、语言、运用、注意力等,可评定 AD 认知症状的严重程序和治疗变化,常用于轻中度 AD 的疗效评估,以改善 4 分作为临床上药物显效的判断标准。

(二)记忆功能评定

记忆功能评定是诊断 AD 的重要手段。AD 患者认知障碍的首发表现即为记忆功能障碍,表现为情景记忆障碍,线索提示和再认不能改善记忆成绩,这些特点不同于血管性认知障碍。在进行情景记忆评估时应尽可能包括延迟自由回忆和线索回忆。评定量表可选用韦氏记忆量表、简易精神状态检查和波士顿命名测验。

(三)注意力评定

注意力评定包括视跟踪和辨认测试、数或词的辨别注意测试和声辨认测试等。

(四)知觉障碍评定

1.失认症评定

认知功能减退后,AD患者不能通过知觉认识自己熟悉的东西,需要进行对单侧忽略、疾病失认、视觉和触觉失认等方面的评定。

2.失用症评定

失用症指患者在运动、感觉、反射均无异常的情况下,患者不能完成某些病前通过学习而会用的动作。需要进行对结构失用、运动性失用、穿衣失用、意念性失用和意念运动性失用等方面的评定。

(五)言语语言功能评定

AD患者早期复述、发音没有障碍,但已出现找词困难、流畅性下降,最后发展为语言空洞、理解能力受损、缄默。可选用波士顿命名测验联合简易精神状态检查鉴别语义性痴呆和AD。国内汉语失语成套测验也可用于AD患者的语言功能评定。

(六)运动功能评定

AD患者的运动功能下降并非到中期以后才出现,国外研究发现AD早期患者已出现平衡和步行功能的下降。在起立-行走计时测试和10米步行时间测试中,早期的AD患者已出现测试时间的延长和步速的降低。因而,平衡功能和步行功能的评定不容忽视。

(七)日常生活能力评定

常用评估工具包括日常生活活动量表、阿尔茨海默病协作研究日常能力量表、Lawton工具性日常能力量表。重度痴呆患者应选用阿尔茨海默病协作研究日常能力量表进行评价。

(八)社会功能评定

社会功能评定常用社会生活能力概况评定量表和社会功能调查表进行评定。

(九)精神行为症状评定

临床上常用神经精神问卷来评估老年性痴呆患者的精神行为症状,该量表具有较高的信度和效度,由12个评分项目组成,通过测试者询问知情者进行评定,评价认知障碍患者出现该项症状的频率、严重程度和该项症状引起照料者的苦恼程度。

(十)营养状态评定

随着痴呆患者程度的加重,营养不良的发生率增高,可应用简易营养评估表、皇家医学院营养筛查系统进行评价。

(十一)整体评价量表

国内外常对老年性痴呆患者的认知功能、精神行为和日常生活能力等障碍进行整体评定,可以较为有效地评估患者的严重程度,常用的量表有临床痴呆评定量表、总体衰退量表和临床总体印象量表等,其中临床痴呆评定量表具有良好的信度和效度,是国内外最常用的痴呆严重程度分级量表,主要对记忆力、定向力、判断与解决问题的能力、社会事务能力、家务与业余爱好、个人自理能力等6个方面进行评定,根据评分规定,判定为认知正常、可疑痴呆、轻度痴呆、中度痴呆和重度痴呆5级。

三、康复治疗

AD 通常起病隐匿,病程多为持续进行性,一般无缓解。一旦发现患者出现认知功能损害、行为异常、情感障碍、社会生活功能减退等征兆,应立即给予相应检查,确定为痴呆后,尽早实施康复介入;并且在整个疾病发展过程中,持续给予综合性康复治疗,减轻或延缓痴呆的发展。康复治疗的主要目标包括减轻患者认知功能的损害,纠正异常的精神行为,改善情感障碍,提升社交技能,最大限度地提高生活自理能力,促进其回归社会。

(一)康复治疗原则

(1)个体化治疗,综合康复训练。

(2)以提高生存质量为目标,充分发挥痴呆患者剩余的功能,重点改善生活自理和参加休闲活动的能力。

(3)为照料者提供有关痴呆的康复训练知识指导,并在精神上予以关心支持。

(二)康复治疗方法

通过采取改善认知功能、减轻非认知性精神神经症状,以及提高日常生活能力和社会功能的综合性康复训练,减轻患者各种症状,延缓病程进展。

1.认知功能训练

(1)记忆训练:AD 患者认知功能障碍首先表现的就是记忆功能受损。训练方法主要针对改善患者的即刻记忆、短时记忆和长时记忆来进行,包括图像法、联想法、故事法、关键词法、数字分段记忆法、无错误学习法、取消提示法和空间性再现法等。同时可采用外在记忆辅助工具,如记事本、计算机、时间安排表、定时器、闹钟等。严重记忆障碍者应将记事本放在固定位置,养成随身携带、定时查阅的习惯。

(2)定向力训练:AD 患者常有脱离环境接触的倾向,可通过反复讲述、设置醒目标识,利用定向训练板每天记录相关信息,进行环境、人物、事件的实际定向疗法训练。

(3)注意力训练:包括猜测游戏、删除作业、时间感训练、数目顺序等方法。

(4)推理及解决问题能力的训练:包括图片归类、物品分类、排列数字、问题状况处理、从一般问题到特殊问题的推理等训练方法。

(5)失认症的训练:针对患者触觉、视觉、一侧空间、身体等失认进行训练。

(6)失用症的训练:针对患者意念性失用、意念运动性失用、运动性失用、结构性失用、穿衣失用等问题,可通过选择一些日常生活中的分解动作组成完整动作来进行训练。

2.运动治疗

针对 AD 患者的运动康复训练应从发病早期开始。根据运动功能评估的结果,进行针对性的运动训练,尤其是协调性训练、平衡功能训练、转移训练、心肺功能训练和步行功能训练。

3.作业治疗

作业治疗的主要目的是维持和提高患者的 ADL 和生活质量,减轻照料者负担。主要包括功能性任务活动、环境改造和辅助技术。以任务为导向的训练可以促进日常生活活动的程序化记忆的输入,促进记忆功能的改善,提高执行能力。

4.精神行为症状的治疗

部分具有非认知性精神行为症状的痴呆患者,根据其不同的精神状态,可通过非药物治疗、改善认知功能的药物及抗精神药物进行治疗,一定程度上可以改善或减轻症状。

5.康复工程

对于具有严重认知障碍的部分老年性痴呆患者,应用一些电子计算机及其辅助装置、电子耳蜗、助听器、机器人,以及矫形器、辅助用具、轮椅等康复设备和器材,改善患者认知功能,提高日常生活能力,延缓社会功能的减退。

6.音乐治疗

音乐康复治疗对于 AD 患者保持良好心情、增加社会交往和减少认字困难等方面有利。有研究认为,音乐能够使 AD 患者唤醒更多的具体事件的信息,让低认知能力的人提高他们的自我记忆能力。

7.中医康复治疗

目前认为银杏、鼠尾草提取物等中药和针灸、艾灸治疗方法对 AD 防治有效,对缓解患者淡漠、焦虑、易激惹、抑郁等精神症状有益。

8.康复护理

对 AD 患者的生活照料和家庭护理极为重要,尤其是对 ADL 明显减退的中-重度痴呆患者。全面的护理评估可为制订完善的护理计划提供依据。评估内容需覆盖患者的整体病情如意识状态、认知状况、行为症状、精神状况和生活功能,同时还应对患者生活的支持系统和决策能力、主要照料者心理和身体健康、患者家庭的文化、信仰、语言、教育、家庭决策过程等方面。有效的护理能够延长患者的生命及改善患者的生活质量,并且能够防止跌倒、摔伤和外出不归等意外事件的发生,甚至可能优于治疗的效果。

9.康复治疗新技术

(1)计算机辅助训练技术:电脑辅助的认知康复训练软件可以为患者提供不同的治疗干预方式。通过视觉、听觉等更具有吸引力的刺激方式和及时准确的反馈信息,可以有效提高患者参与积极性和疗效。

(2)虚拟现实技术:指利用计算机生成逼真的三维场景,患者通过佩戴各种设备装置,对虚拟世界进行体验和交互作用。AD 患者在一定程度上可以感知场景中物体的移动,并使用操纵杆加以控制,从而进行虚拟现实技术训练,达到改善患者感知、反应和表现能力的作用。

(3)非侵入性脑刺激治疗:包括重复性经颅磁刺激和经颅直流电刺激,近年来在临床上应用较多。目前研究认为重复性经颅磁刺激和经颅直流电刺激可以短期改善痴呆患者的认知功能,但其远期效应还需进一步研究。

（司明文）

参 考 文 献

[1] 王桂茂.中医辨证诊病轻松学[M].北京:化学工业出版社,2022.

[2] 王加志,姚壮.中医常见病辨证调治[M].北京:中国中医药出版社,2022.

[3] 陈川.中医老年医学精要[M].上海:上海科学技术出版社,2022.

[4] 左媛媛,方雯玉,王进进.中医与芳疗[M].昆明:云南科技出版社,2022.

[5] 胡方林,黎鹏程,李成文,等.张璐五官科疾病证治心法[M].北京:中国医药科技出版
社,2022.

[6] 陈川.中医老年医学精要[M].上海:上海科学技术出版社,2022.

[7] 杜革术.中医临床诊断与治疗技术[M].西安:陕西科学技术出版社,2022.

[8] 赵理明,赵小宁,赵培栋.中医古今诊法集萃[M].沈阳:辽宁科学技术出版社,2022.

[9] 王家兰,杨茜.中医临床护理健康教育[M].昆明:云南科技出版社,2022.

[10] 商庆新.中医传承与个性化培养[M].济南:山东科学技术出版社,2022.

[11] 白极,郭新宇,张文征.趣味中医诊法[M].北京:中国医药科技出版社,2022.

[12] 武建设.一气呵成学中医诊断[M].南京:江苏凤凰科学技术出版社,2022.

[13] 张泽渊.中医临证医案心悟[M].昆明:云南科技出版社,2021.

[14] 袁红霞.20位名老中医论脾胃病[M].太原:山西科学技术出版社,2022.

[15] 禄保平.跟国家级名老中医毛德西做临床[M].北京:中国中医药出版社,2022.

[16] 田合禄,田蔚.中医运气学解秘[M].北京:中国科学技术出版社,2022.

[17] 陆英.中医验方全书[M].北京:华龄出版社,2022.

[18] 韩平.慢性筋骨疾病的中医治疗与养护[M].北京:中国中医药出版社,2022.

[19] 满在英.中医名方全书[M].北京:华龄出版社,2022.

[20] 屠其雷,宋朝功,熊宝林.老年康复适宜技术[M].北京:北京理工大学出版社,2021.

[21] 胡菱,赵兰婷,王明航,等.心肺康复理论及治疗技术[M].北京:清华大学出版社,2021.

[22] 周仲瑛.中医临证技巧[M].北京:中国中医药出版社,2021.

[23] 李明,王琳.中医临床实习宝典[M].北京:中国中医药出版社,2021.

[24] 刘建平,高颖.中医临床真实世界研究[M].北京:中国中医药出版社,2021.

[25] 池晓玲,张朝臻,黎胜.中医特色慢病管理[M].北京:中国中医药出版社,2021.

[26] 罗莎.现代中医临床应用[M].西安:陕西科学技术出版社,2021.

［27］黄泳,钟正.中医诊断速速强记法［M］.福州:福建科学技术出版社,2021.

［28］黄传贵.中医肿瘤辨证论治［M］.昆明:云南科技出版社,2021.

［29］李新明,郁东海.浦东中医发展简史［M］.上海:上海科学技术出版社,2021.

［30］黄志华.中医跟师传承录［M］.北京:中国纺织出版社,2021.

［31］钟晓莉,黄琴,唐颖丽.中医护理理论与实践指南［M］.成都:西南交通大学出版社,2021.

［32］张志坚,陈岱,张福产.国家级名中医张志坚临证经验集萃［M］.上海:上海科学技术出版社,2021.

［33］陈文君,张喆.中医内科学方证速记一本通［M］.北京:人民卫生出版社,2023.

［34］屈云艳,王伟,许宁,等.基于隐结构模型和聚类分析的 2907 例支气管扩张症中医证型研究［J］.安徽中医药大学学报,2022,41(3):13-18.

［35］吴晓利.中医特色护理技术在白内障患者中的效果观察及有效率评价［J］.中文科技期刊数据库(全文版)医药卫生,2022(11):0106-0109.

［36］王凌玲,林伟青,蒋玲霞,等.中医药辨证治疗 H 型高血压合并血管性痴呆的疗效［J］.中国老年学杂志,2022,42(6):1281-1284.

［37］张志澄,冯其茂,王炜.冠状动脉微血管性心绞痛的中医诊疗研究进展［J］.内蒙古中医药,2022,41(11):154-155.

［38］李瑞云,胡营营,耿德胜.中医干预对急诊心脏骤停患者心肺复苏后康复的影响［J］.实用中医内科杂志,2022,36(2):107-109.

［39］李建洪,铁明慧,庞永诚,等.中医药综合治疗急性胰腺炎的研究进展［J］.中国中医急症,2022,31(3):549-552.

［40］李世清,康雷,丁霞,等.成人社区获得性肺炎的中医辨证回顾研究［J］.中国中医急症,2022,31(12):2102-2106.